シンプル解剖生理学

[共著]
京都府立医科大学
名誉教授
河田光博
福井大学
名誉教授
樋口 隆

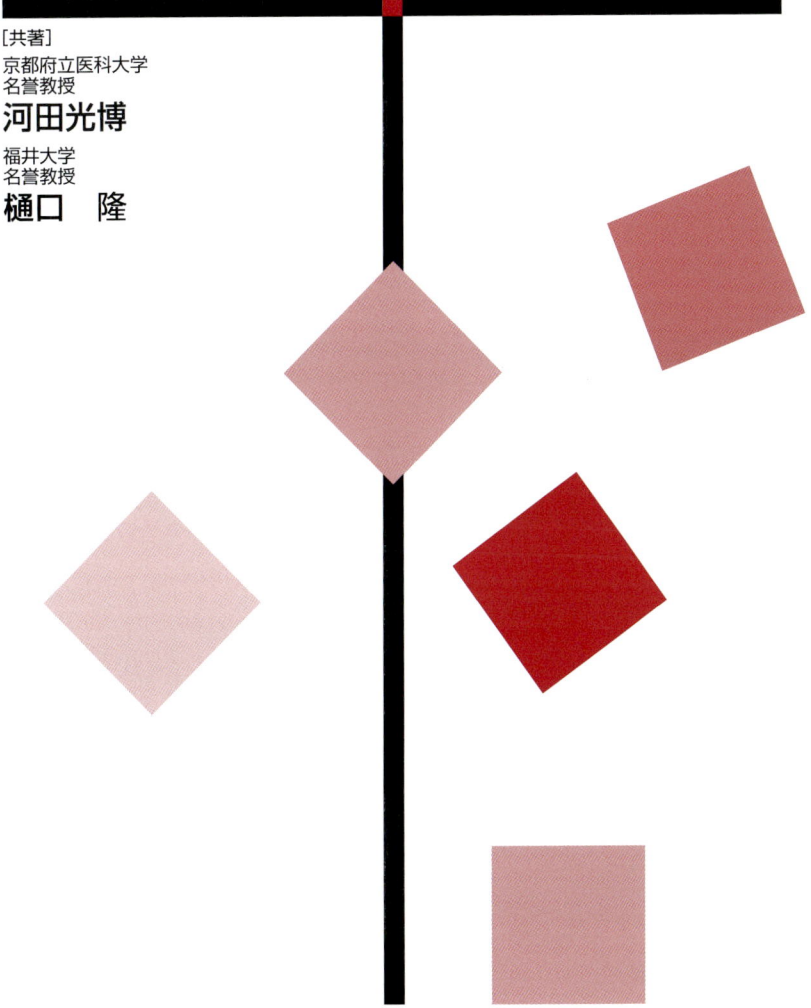

南江堂

序

　21世紀は生命科学の時代と言われている．20世紀後半から分子生物学の爆発的な発展によって，多くの生物学的現象の本質が「分子の言葉」で語られるようになった．生命の誕生のメカニズムから生体の死に至るプロセスが明らかにされ，それらの知識は基礎医学，臨床医学の分野の進展に大きく貢献した．これからの社会は，生命とはなにかという根本問題について，個人的にも社会的にも考えていかなければならないものとなろう．

　このようなバックグラウンドもあって私達のからだに対する知識は，加速度的に増加の一途にある．人体の構造と機能を学ぶ場合，多くの新しい知識といままでに蓄積されてきたものが有機的に統合されて，はじめて身につく知識となる．

　元来，解剖学，生理学という学問体系は私達が系統分類化した結果である．このような学問体系に従って身体を理解する方がより効果的であるとの考え方に，人体解剖学，生体生理学というものが存在していたのである．その結果，今までの解剖生理学の教科書は，解剖学と生理学を単につぎあわせた嫌いがあり，往々にして記載や内容に重複があった．

　本書，「シンプル解剖生理学」は，医学部やコメディカルの解剖学，生理学の教鞭をとって25年を越える二人が，いままでの教育経験を活かしながら，解剖学と生理学を切り離さずに人体の構造と機能を融和させ，一体化させることを目的に執筆したものである．医学の入門として，また，看護学や医療に携わろうと志す学習者や，あるいは生命科学を考える人達を対象として，今までに積み上げられた知識を中心に，新しく発見された知見も随所に付け加えながらまとめた．とくに図の構成などにはことのほか配慮した．

　本書が企画されてから約6年の年月が流れた．この間，大学改革の波にのまれ，大学で職を持つ者にとっては会議などに忙殺されることが多く，また，研究においてもある意味で熾烈な競争を強いられる身であった．また，執筆者の一人の妻が黄泉の世界に旅だったこともあり，エネルギーの持続には相当の労力を要したが，ここに無事，刊行に至ることができ万感の思いである．南江堂出版部の方々には執筆に際し多くの助言と励ましを得たが，ここに深甚より感謝申し上げる．

　最後に，本書が医学，看護学など将来の医療従事者のみならず，生命科学に興味を持つ人達にとって，人体の構造と機能の理解に少しでも貢献することができれば，なによりの喜びであり，心が満たされる思いである．

2003年11月

河田光博
樋口　隆

目　次

第1章　からだの構造と機能の概論　　1

- 1　解剖生理学とは　　2
  - 構造（解剖学）と機能（生理学） ……2
  - からだの構成要素 ……3
  - 生命維持のためのシステム ……7
  - からだの概観と部位の名称 ……8
  - からだの位置，方向，面を示す言葉 ……9
- からだの内腔 ……11
- 単位について ……11

> コラム 1-1　画像診断装置－進歩が早く，診断に貢献 ……12

第2章　細　胞　　15

- 1　細胞膜　　16
- 2　細胞質　　18
- 細胞内小器官（オルガネラ） ……18
  - ① ミトコンドリア ……19
  - ② リボソーム ……21
  - ③ 小胞体（網状体） ……22
  - ④ ゴルジ装置 ……23
  - ⑤ 小胞 ……23
- 細胞骨格 ……24
  - ① アクチン ……25
  - ② 中間径フィラメント ……26
  - ③ 微小管（微細管） ……26
- 中心子 ……26
- 3　核　　27
- 核膜 ……27
- 核小体 ……28
- 4　細胞周期と細胞分裂　　28

> コラム 2-1　ペルオキシソーム―細胞内小器官のニューフェイス ……25
> コラム 2-2　顕微鏡を使い，標本をつくって観察するのはなかなか大変だ ……29

第3章　遺伝とゲノム　　33

- 1　遺伝子とゲノム　　34
- 2　クロマチン　　35
- 3　染色体　　36
- 4　DNAの構造　　36
- ゲノム解析の応用 ……40

> コラム 3-1　ゲノム解読プロジェクトは完了したが ……41
> コラム 3-2　オーダーメイド医療ってなに？ ……41

第4章　組　織　　43

- 1　組織の構成　　44
- 上皮組織 ……44

- 1 上皮組織の分類 …… 45
- 2 上皮組織の分化 …… 51
- ■ 腺 …… 51
  - 1 外分泌腺の構造 …… 51
  - 2 筋上皮細胞（籠細胞）…… 52
  - 3 分泌様式 …… 52
- 4 分泌物の産生放出機序 …… 53
- 5 導管 …… 54
- ■ 結合組織 …… 54
  - 1 細胞 …… 54
  - 2 細胞間物質 …… 57
  - 3 結合組織の分類 …… 60

第5章　骨　63

- 1 骨の構造　64
- ■ 骨（緻密質）の構造 …… 65
- 2 骨組織の構成要素　66
- ■ 細胞 …… 66
  - 1 骨細胞 …… 66
  - 2 骨芽細胞 …… 66
  - 3 破骨細胞 …… 67
- ■ 線維 …… 68
- ■ 基質 …… 68
- 3 骨の再構築（リモデリング）　68
- 4 骨髄　69
- 5 骨ができるしくみ（発生）　69
- ■ 膜内骨化 …… 69
- ■ 軟骨内骨化 …… 69
- 6 骨の成長　71
- ■ 長さの伸長 …… 71
- ■ 太さの成長 …… 71
- ■ 骨の成長因子 …… 71
- 7 骨折　72
- 8 関節　72
- 9 骨格　73
- ■ 頭蓋骨 …… 73
- ■ 脊柱 …… 76
- ■ 上肢の骨 …… 79
- ■ 下肢の骨 …… 81

> **コラム 5-1** 椎間板ヘルニア―腰痛の原因　79

第6章　筋　85

- 1 骨格筋　87
- ■ 筋細胞 …… 87
- ■ 骨格筋の種類 …… 89
  - 1 I型，遅筋（赤筋）…… 89
  - 2 II型，速筋（白筋）…… 89
- ■ 骨格筋の神経支配：遠心性 …… 91
- ■ 筋紡錘 …… 91
- ■ 筋収縮のメカニズム …… 93
- ■ 筋収縮のエネルギーと酸素 …… 94
- ■ 収縮の種類 …… 94
  - 1 等尺性収縮と等張性収縮 …… 94
  - 2 単収縮と強縮 …… 94
- ■ 腱 …… 95
- ■ 骨格筋の成長，再生，肥大 …… 95
- ■ からだの主な骨格筋 …… 96
- 2 平滑筋　100
- 3 心筋　100
- ■ 普通心筋 …… 101
- ■ 特殊心筋 …… 101

> **コラム 6-1** アキレスは歴史の英雄，しかし弱点をもつ　95
> **コラム 6-2** 筋肉注射はどこにするのがよいか　99

第7章　体液と血液　　103

1　体液　104
- 体液の区分と組成 …………………104
- 体液の恒常性維持 …………………106
  - ① 体液浸透圧と体液量の調節 ……106
  - ② 体液の酸塩基平衡の調節 ………108

2　血液の構成と役割　109
- 血液の構成 …………………………109
- 血漿 …………………………………110
- 赤血球 ………………………………111
- 白血球 ………………………………112
  - ① 好中球 …………………………112
  - ② 好酸球 …………………………113
  - ③ 好塩基球 ………………………113
  - ④ 単球 ……………………………114
  - ⑤ リンパ球 ………………………114
- 血小板 ………………………………114

3　止血　114
- 血小板血栓と血液凝固 ……………114
- 血液凝固阻止機構 …………………115
- 止血の異常 …………………………115

4　血液型　116

> コラム 7-1　浮腫－むくみの原因はいろいろ ……………………106
> コラム 7-2　浸透圧ってなんだろう ………107
> コラム 7-3　スポーツドリンクの効用は？　108

第8章　免疫系　　119

1　免疫機構にかかわる器官　121
- 胸腺 …………………………………121
  - ① 皮質 ……………………………121
  - ② 髄質 ……………………………122
- 骨髄 …………………………………124
- 脾臓 …………………………………124
- リンパ節 ……………………………125
- 免疫担当細胞 ………………………125
  - ① リンパ球 ………………………125
  - ② マクロファージ（大食細胞）…128
  - ③ ナチュラルキラー細胞 ………128

2　防御反応　128
- 能動免疫 ……………………………129
- 受動免疫 ……………………………129
- アレルギー …………………………129
  - ① Ⅰ型反応（即時型）……………129
  - ② Ⅱ型反応（細胞障害型）………129
  - ③ Ⅲ型反応（免疫複合体型）……129
  - ④ Ⅳ型反応（遅延型過敏症）……130
- 自己免疫 ……………………………131

第9章　循環系　　133

1　心臓の構造　134
- 心臓の弁膜 …………………………135
- 冠状動脈 ……………………………135
- 心臓壁の構造 ………………………137

2　心筋の興奮　137
- 刺激（興奮）伝導系 ………………137
- 心電図と心音図 ……………………138
  - ① 心電図 …………………………138
  - ② 心音 ……………………………140

3　心臓のポンプ作用　140
- 心臓周期 ……………………………140
- 心拍出量とその調節 ………………141

4　血管の構造とはたらき　141
- 血管の分布 …………………………142
  - ① 動脈系 …………………………142
  - ② 静脈系 …………………………144
- 血管の生理作用 ……………………144
  - ① 弾性血管 ………………………144

viii　目次

- ②　抵抗血管 …………………………………… 145
- ③　交換血管 …………………………………… 145
- ④　容量血管 …………………………………… 145
- ■　血圧 …………………………………………… 145
  - ①　血圧とは …………………………………… 145
  - ②　血圧の決定因子 …………………………… 145
  - ③　血圧の測定法 ……………………………… 146
- **5　循環の調節** …………………………………… 147
- ■　局所的調節 …………………………………… 147
- ■　全身的調節 …………………………………… 148

- ①　ホルモンによる調節 ……………………… 148
- ②　神経性調節 ………………………………… 148
- ③　局所性調節と全身性調節のバランス …… 149
- **6　リンパ系** ……………………………………… 150

> | コラム 9-1 | 高血圧とは－定義が大切 …… 147 |
> | コラム 9-2 | 循環性ショック－一歩まちがえば死 ……………………………… 148 |
> | コラム 9-3 | 心機能曲線と血管機能曲線－スターリングの法則とは … 151 |

第10章　呼吸器系　153

- **1　呼吸器系の構造** ……………………………… 154
- ■　鼻腔 …………………………………………… 154
- ■　副鼻腔 ………………………………………… 155
- ■　喉頭 …………………………………………… 155
- ■　声帯 …………………………………………… 156
- ■　気管と気管支 ………………………………… 156
- ■　肺 ……………………………………………… 157
- ■　胸膜と縦隔 …………………………………… 157
- **2　呼吸のしくみ** ………………………………… 158
- ■　換気と呼吸運動 ……………………………… 159
- ■　呼吸量 ………………………………………… 161
- ■　肺胞でのガス交換 …………………………… 162

- ■　血液による酸素・炭酸ガスの運搬 ………… 163
- ■　呼吸運動の調節 ……………………………… 164
- ■　呼吸の異常 …………………………………… 165

> | コラム 10-1 | 咳，くしゃみ，しゃっくり，あくび－日常の生理 …………… 161 |
> | コラム 10-2 | 高地トレーニングはなぜ有効か …………………………………… 163 |
> | コラム 10-3 | アシドーシスとアルカローシス－体液の黄信号 ………… 164 |
> | コラム 10-4 | 肺水腫－肺の単なる水ぶとりではない ……………………………… 166 |

第11章　代謝，栄養，体温　167

- **1　栄養** …………………………………………… 168
- ■　エネルギー所要量 …………………………… 168
- ■　エネルギー代謝 ……………………………… 169
- ■　その他の栄養素 ……………………………… 172
- **2　体温** …………………………………………… 172
- ■　体温とは ……………………………………… 172
- ■　体温の生理的変動 …………………………… 173
- ■　体熱の産生と放散 …………………………… 174
  - ①　体熱の産生 ………………………………… 174
  - ②　体熱の放散 ………………………………… 174

- ■　体温調節機構 ………………………………… 174
- ■　体温調節異常 ………………………………… 176
  - ①　発熱 ………………………………………… 176
  - ②　うつ熱 ……………………………………… 177

> | コラム 11-1 | レプチン－体重を左右する新しいホルモン ……………………… 171 |
> | コラム 11-2 | 恒温動物と変温動物の違いはなに？ ……………………………… 176 |

第12章　消化器系　179

- 1　消化　180
- 消化器系の構成　180
  - 1　消化管の構造　180
  - 2　腹膜　181
- 口腔と咽頭　182
  - 1　歯　182
  - 2　口蓋　183
  - 3　唾液腺　183
  - 4　舌　185
  - 5　咽頭　185
  - 6　嚥下　185
- 食道　185
- 胃　186
  - 1　胃粘膜　186
  - 2　筋層　187
  - 3　胃の運動と分泌　188
  - 4　胃液の組成　188
  - 5　胃液の分泌調節　188
  - 6　嘔吐　189
- 小腸　189
  - 1　小腸粘膜　191
  - 2　筋層　191
  - 3　分節運動と蠕動運動　191
- 大腸　191
  - 1　大腸の粘膜　193
  - 2　筋層　193
  - 3　盲腸と近位結腸の運動　193
  - 4　直腸と肛門の運動　194
- 肝臓　194
  - 1　微細構造　195
  - 2　門脈　196
  - 3　肝臓の働き　196
  - 4　胆汁の分泌調節　196
- 膵臓　197
  - 1　膵液の組成　198
  - 2　膵液の分泌調節　198
- 2　栄養素の消化と吸収　199
- 炭水化物の消化と吸収　199
  - 1　炭水化物の消化　199
  - 2　炭水化物の吸収　199
- タンパク質の消化と吸収　201
  - 1　タンパク質の消化　201
  - 2　タンパク質消化産物の吸収　201
- 脂質の消化と吸収　202
  - 1　脂質の消化　202
  - 2　脂質の吸収　202
- 水と塩類の吸収　204
  - 1　水の吸収　204
  - 2　塩類の吸収　204
  - 3　水，塩類の吸収異常，下痢　204

- コラム 12-1　親知らずは進化の象徴？　183
- コラム 12-2　う歯－伝染性感染症？　184
- コラム 12-3　消化性潰瘍－ピロリ菌め！　189
- コラム 12-4　黄疸－からだの真の黄信号　197

第13章　神経系　207

- 1　神経細胞　208
- 細胞体　209
- 突起　210
- 樹状突起　210
- 軸索　211
- 2　シナプス　212
- 3　神経細胞の電気的興奮　213
- 4　シナプスにおける興奮　215
- 5　神経膠細胞　216
- 星状膠細胞　216
- 希突起膠細胞　217
- 小膠細胞　218
- 上衣細胞　218
- 6　中枢神経　218

- 大脳 ………………………………… 219
  - 1 大脳皮質 ……………………… 219
  - 2 大脳基底核 …………………… 231
  - 3 大脳辺縁系 …………………… 233
- 間脳 ………………………………… 233
  - 1 視床 …………………………… 233
  - 2 視床下部 ……………………… 234
- 脳幹 ………………………………… 235
  - 1 中脳 …………………………… 235
  - 2 延髄と橋 ……………………… 236
- 小脳 ………………………………… 237
- 網様体 ……………………………… 239
- 脊髄 ………………………………… 239
  - 1 脊髄神経節 …………………… 240
- 脊髄反射 …………………………… 241

7 末梢神経 242
- 脳神経 ……………………………… 242

8 自律神経 244

> | コラム 13-1 | 神経という言葉は造語 ……… 208
> | コラム 13-2 | 神経細胞の突起の染色 ……… 210
> | コラム 13-3 | 感覚処理の交叉の不思議 …… 226
> | コラム 13-4 | 脳梁切断患者（スプリットブレイン）から脳の左右差がわかった ……………………………… 227
> | コラム 13-5 | 記憶ってなんだろう ………… 229
> | コラム 13-6 | 長期増強－くり返すことは記憶のコツ ……………………………… 233
> | コラム 13-7 | 脳とはなにか－歴史とともに脳の研究が進んだ ………………… 247

第14章　感覚系　　251

1 視覚系 252
- 眼瞼 ………………………………… 252
- 眼球 ………………………………… 253
  - 1 眼球線維膜 …………………… 253
  - 2 眼球血管膜 …………………… 255
  - 3 網膜と光の受容 ……………… 257
- 視覚の調節とその経路 …………… 259
  - 1 明暗順応 ……………………… 259
  - 2 視力 …………………………… 260
  - 3 視覚路 ………………………… 260
  - 4 反射 …………………………… 260
  - 5 眼球運動 ……………………… 262
- 涙腺 ………………………………… 262

2 聴覚系 263
- 外耳 ………………………………… 263
- 中耳 ………………………………… 264
- 内耳 ………………………………… 264
  - 1 前庭 …………………………… 265
  - 2 半規管 ………………………… 265
  - 3 蝸牛 …………………………… 265
  - 4 音の伝わり方（聴覚のメカニズム）……265

3 平衡感覚系（前庭感覚系） 267
- 1 平衡覚をつかさどる構造 ……… 267
- 2 平衡覚のメカニズム …………… 267

4 化学感覚系 268
- 味覚 ………………………………… 268
- 嗅覚 ………………………………… 269

5 皮膚 269
- 皮膚の構造 ………………………… 269
  - 1 表皮 …………………………… 269
  - 2 真皮 …………………………… 270
  - 3 皮下組織 ……………………… 271
  - 4 付属器官 ……………………… 271
- 皮膚感覚 …………………………… 273

> | コラム 14-1 | 色盲と色弱－錐状体の異常 … 259
> | コラム 14-2 | 近視と遠視－メガネのお世話になります ……………………………… 263

第15章　内分泌系　275

1　ホルモンとは　276
- 化学構造によるホルモンの分類 …………277
  - 1　ステロイドホルモン ………………277
  - 2　ペプチドおよびタンパク質ホルモン ……277
  - 3　アミノ酸誘導体 ………………277
- ホルモンの作用機序 ……………………277
- ホルモンの分泌調節 ……………………279

2　視床下部と下垂体のホルモン　279
- 視床下部と下垂体の関係 ………………279
- 下垂体前葉ホルモン ……………………279
  - 1　成長ホルモン ………………280
  - 2　プロラクチン ………………283
- 下垂体後葉ホルモン ……………………283
  - 1　バゾプレッシン（抗利尿ホルモン） ……283
  - 2　オキシトシン ………………284

3　甲状腺ホルモン　284
- 甲状腺の構造 ……………………284
- 合成と分泌 ……………………285
- 輸送と代謝 ……………………286
- 生理作用 ……………………286
- 分泌調節 ……………………286
- 甲状腺機能の異常 ……………………287
  - 1　甲状腺機能亢進症 ………………287
  - 2　甲状腺機能低下症 ………………287

4　カルシウム代謝に関与するホルモン　287
- カルシウムの代謝 ……………………287
- ビタミン D_3 ……………………288
  - 1　ビタミン D_3 の化学構造および生合成 ……288
  - 2　ビタミン D_3 の生理作用 ………………289
- 上皮小体ホルモン ……………………289

5　副腎のホルモン　290
- 副腎の構造 ……………………290
- 副腎皮質ホルモンの生理作用と分泌調節 ……291
  - 1　糖質コルチコイドの生理作用 ………291
  - 2　電解質コルチコイド ………………293
- 副腎皮質機能の異常 ……………………294
  - 1　クッシング症候群 ………………294
  - 2　アジソン病 ………………294
  - 3　副腎性器症候群 ………………295
- 副腎髄質ホルモン ……………………295
  - 1　分泌調節 ………………296
  - 2　生理作用 ………………296

6　膵臓のホルモン　296
- 膵島の内分泌細胞 ……………………296
- インスリン ……………………296
  - 1　生合成 ………………296
  - 2　インスリンの分泌調節 ………………297
  - 3　インスリンの生理作用 ………………297
- 糖尿病 ……………………298
- グルカゴン ……………………299
  - 1　分泌調節 ………………299
  - 2　生理作用 ………………299

7　その他のホルモン　299
- メラトニン ……………………299
- 消化管ホルモン ……………………300
- レプチン ……………………300

> コラム 15-1　ホルモンの定義がゆらぎはじめた ……………………277
> コラム 15-2　ストレスとはなに？ ……………………293

第16章　泌尿器系　303

1　腎臓の構造　304
- 腎臓の内部構造 ……………………304
- ネフロン ……………………306
- 傍糸球体装置 ……………………306

2　腎臓のはたらき　307
- クリアランス ……………………307
- 糸球体濾過と腎血漿流量 ……………………308
  - 1　糸球体濾過 ………………308
  - 2　腎血漿流量 ………………308
- 尿細管の役割 ……………………309

- Na^+ と水の再吸収 ………………………309
  - 1 近位尿細管 …………………………309
  - 2 ヘンレのループ ……………………310
  - 3 遠位尿細管と集合管 ………………310
- 栄養素の再吸収 …………………………311
- 3 排尿　　　　　　　　　　　　　312
- 尿管 …………………………………………312
- 膀胱 …………………………………………312
- 排尿反射 ……………………………………313

> **コラム 16-1** 尿毒症は文字通り危険！ ……308
> **コラム 16-2** 利尿薬−腎機能を調整する薬 312

第17章　生殖と発生　　　　　　　　　　　315

- 1 生殖器系の分化と発達　　　　　316
- 遺伝的な性の決定 ………………………316
- 生殖器系の分化 …………………………317
- 生殖器系の生後発達 ……………………317
- 2 男性生殖機能　　　　　　　　　318
- 男性生殖器の構造 ………………………318
- 精子形成 …………………………………319
- 精子形成の調節 …………………………321
- 男性性行動 ………………………………321
- 男性ホルモン ……………………………323
  - 1 男性ホルモンの合成 ………………323
  - 2 男性ホルモンの輸送と代謝 ………323
  - 3 男性ホルモンの生理作用 …………324
- 3 女性生殖機能　　　　　　　　　325
- 女性生殖器の構造 ………………………325
- 月経周期 …………………………………326
  - 1 卵巣の周期的変化 …………………326
  - 2 ホルモンの周期的変化 ……………327
  - 3 子宮の周期的変化と月経 …………329
  - 4 基礎体温の周期的変化 ……………329
- 卵巣ホルモン ……………………………330
  - 1 卵巣ホルモンの合成と分泌調節 …330
  - 2 輸送と代謝 …………………………330
  - 3 卵巣ホルモンの生理作用 …………330
- 妊娠と発生 ………………………………331
  - 1 受精卵期（割球期）…………………331
  - 2 胎子期（胎芽期）……………………332
  - 3 胎児期 ………………………………334
  - 4 胎児循環 ……………………………336
  - 5 胎盤 …………………………………337
  - 6 臍帯 …………………………………338
  - 7 分娩 …………………………………338
  - 8 授乳 …………………………………339

> **コラム 17-1** 環境ホルモン−20 世紀社会の積み残し ………………………………322
> **コラム 17-2** クローン人間の誕生か ………340

第1章
からだの構造と機能の概論

学習ポイント
- 構造と機能の関連を理解する.
- からだの階層性(ヒエラルキー)とそれぞれの系について大まかに把握する.
- 恒常性の維持(ホメオスタシス)の概念を知る.
- からだの部分を示す基本的な表現を覚える.

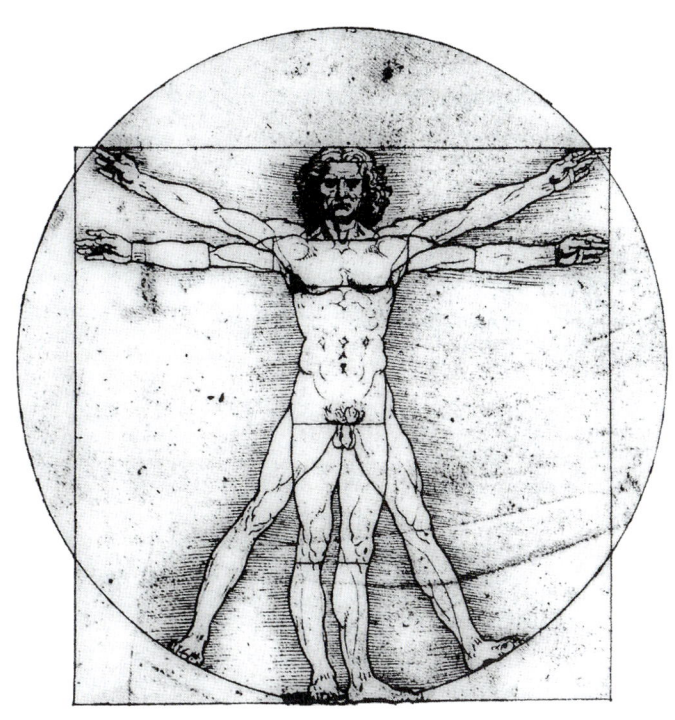

1 解剖生理学とは

key word

　解剖生理学とは，私たちのからだの構造と機能，形とはたらきを扱う学問である．従来から解剖学は構造を，生理学は機能を扱う別の学問として発展し，教科書もそれぞれ分かれていたが，内容も重複する部分がかなりみられてきた．からだを総合的にとらえるには，解剖学と生理学が互いに補いながら緊密な関係をもたなければならないことは当然である．そのような意味から本書では構造と機能について一体として説明している．構造がなければ機能が発現できないし，機能をもたない構造は生体とはいえない．両者は表裏一体をなしているのである．ただ，旧来の分類にしたがった方が理解が深まる場合は，あえて解剖(形＝構造)と生理(はたらき＝機能)を分けて説明している．

構造(解剖学)と機能(生理学)：車の両輪

　からだの構造を知るには，まず肉眼的にみてどのような仕組みになっているか調べていくことになる(**肉眼解剖**)．次に個々のパーツがさらにどのような構成要素からなるのか顕微鏡を用いて分析する(**顕微解剖**)．もともと**解剖学**(**anatomy**)という言葉はどんどんと切り開いていくという意味である(ラテン語の ana と tomy は，それぞれ英語で up と cut という意味である)．しかし，細切れにしただけではからだ全体のはたらきはわからない．これらの細切れになった分子や微細構造を組織化し，どのようなメカニズムでからだが生命現象をいとなんでいるのか統合する学問が**生理学**(**physiology**)という言葉は自然 nature を表す physi と学 study を示す ology から成り立っている)である．このように人体を理解するには，車の両輪のように構造(解剖学)と機能(生理学)が均等に整備されることが必要である(片一方がパンクすると車は走れない)(図 1-1)．

肉眼解剖
顕微解剖
解剖学
anatomy

生理学
physiology

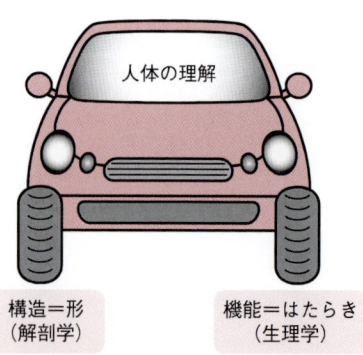

図 1-1　構造と機能の関係

からだの構成要素：物質(分子)-細胞-組織-器官-系-個体

　生物は原子，分子の集合体であり，これらの物質が調和よく配列して機能を営んでいる．この物質の秩序とでもいうべき規則が失われると，単なる物質の集まりだけになってしまう．物質の集まりだけでは「いのち」は芽生えない．ある特定の規則性によって物質の集合体が「いのち」をもつようになるのである(生命の神秘！)．

　「いのち」をもたない分子，タンパク質，脂質，糖質，金属などが絶妙に組み合わされると，細胞(cell)という生命体となる．からだを構成する要素の機能的最小単位は細胞であり，私たちは約60兆個の細胞からできている．したがって細胞というものを学ぶことによって，からだや病気の仕組みが理解できるようになる．

　このような多数の細胞はそれぞれがばらばらにはたらいているのであろうか．答えはNoである．同じような機能と構造をそなえた細胞は集団をつくる．これを組織(tissue)と呼ぶ(結合組織，上皮組織，筋組織，神経組織など)．異なる組織が組み合わさった集合体が器官または臓器(organ)(肺，心臓など)である．さらに，特定の目的のために器官群が連絡し，器官の集まりを系(system)と称する．たとえば，胃だけあっても役目をなさない．胃の前に食道，後に小腸があって胃は機能する．このように系は一連のはたらきをもった器官の集まりのことである．われわれのからだは，以下の系から構成される．

　1．骨格系，2．筋，3．呼吸器系，4．消化器系，5．循環器系，6．免疫・感染防御系，7．神経系，8．感覚器系(皮膚を含む)，9．泌尿器系，10．内分泌器系，11．生殖器系．

　このように，個体は系-器官-組織-細胞-分子という階層性(ヒエラルキー)をつくっているともいえる(図1-2)．

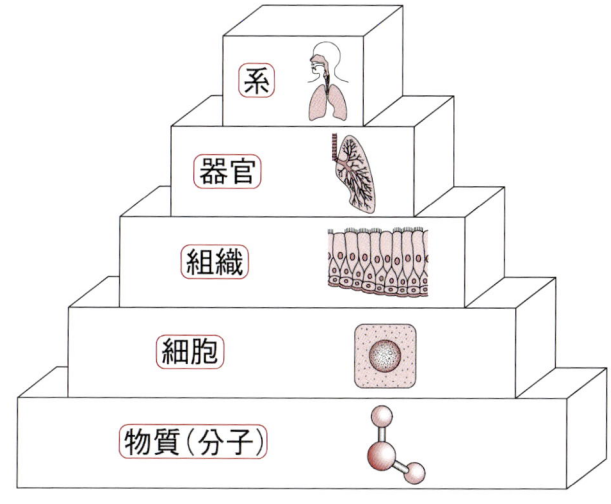

図 1-2　からだの構成要素と階層性(ヒエラルキー)

例 呼吸器系〔系〕-気管〔器官〕-呼吸上皮組織〔組織〕-肺胞上皮細胞〔細胞〕-上皮細胞を構成する物質〔分子〕

1．骨格系（図1-3a）
骨，軟骨，関節，靱帯などからなり，からだを支持するとともに，内臓などの臓器をいれる器（うつわ）の役目ももつ．また，造血やカルシウムの貯蔵場所としてもはたらく．

2．筋系（図1-3b）
骨に付着する骨格筋は収縮と弛緩の組み合わせによって身体の運動を引き起こす．内臓の平滑筋や心筋はそれぞれの器官固有のはたらきを助ける．

3．呼吸器系（図1-3c）
鼻腔，咽頭，喉頭，気管，気管支，肺からなり，酸素を取り込んで血液とガス交換をおこなう．

4．消化器系（図1-3d）
口腔からはじまり，肛門までの系で，その間，食道，胃，小腸，大腸の中腔性の消化管と，唾液腺，肝臓，膵臓などの実質性の消化器官からなる．栄養物を摂取，分解，吸収し，便を排泄する．

5．循環器系（図1-3e）
心臓と血管からなり，さまざまな物質を血液を介して身体へ分配，回収する．

6．免疫・感染防御系（図1-3f）
脾臓，リンパ節，胸腺などからなり，身体の免疫機能を担い感染からからだを防御する．

7．神経系（図1-3g）
脳と脊髄からなる中枢神経系と，脳神経，脊髄神経，自律神経からなる末梢神経系に分かれる．外界からの入力を知覚刺激としてとらえ，それに応答して筋の運動や腺からの分泌として出力する．また，脳は認知・言語・感情・意志などの高次の精神機能を生みだす．

8．感覚器系（皮膚を含む）（図1-3h）
眼球をはじめとする視覚系，蝸牛や半規管など外耳，中耳，内耳からなる聴覚・平衡覚系，鼻腔上部の嗅粘膜の嗅覚系，舌や咽頭にある味覚系など，外部からの感覚情報を感受する．また，皮膚は身体を保護するとともに，温度や痛み，触覚，圧力などを感じる受容器が存在するため感覚器とも言える．

9．泌尿系（図1-3i）
腎臓，尿管，膀胱，尿道からなり，尿を排泄するとともに，体液の量と内容を一定にする．

10．内分泌器系（図1-3j）
下垂体，甲状腺，上皮小体（副甲状腺），膵臓（膵島），副腎，卵巣，精巣，松果体か

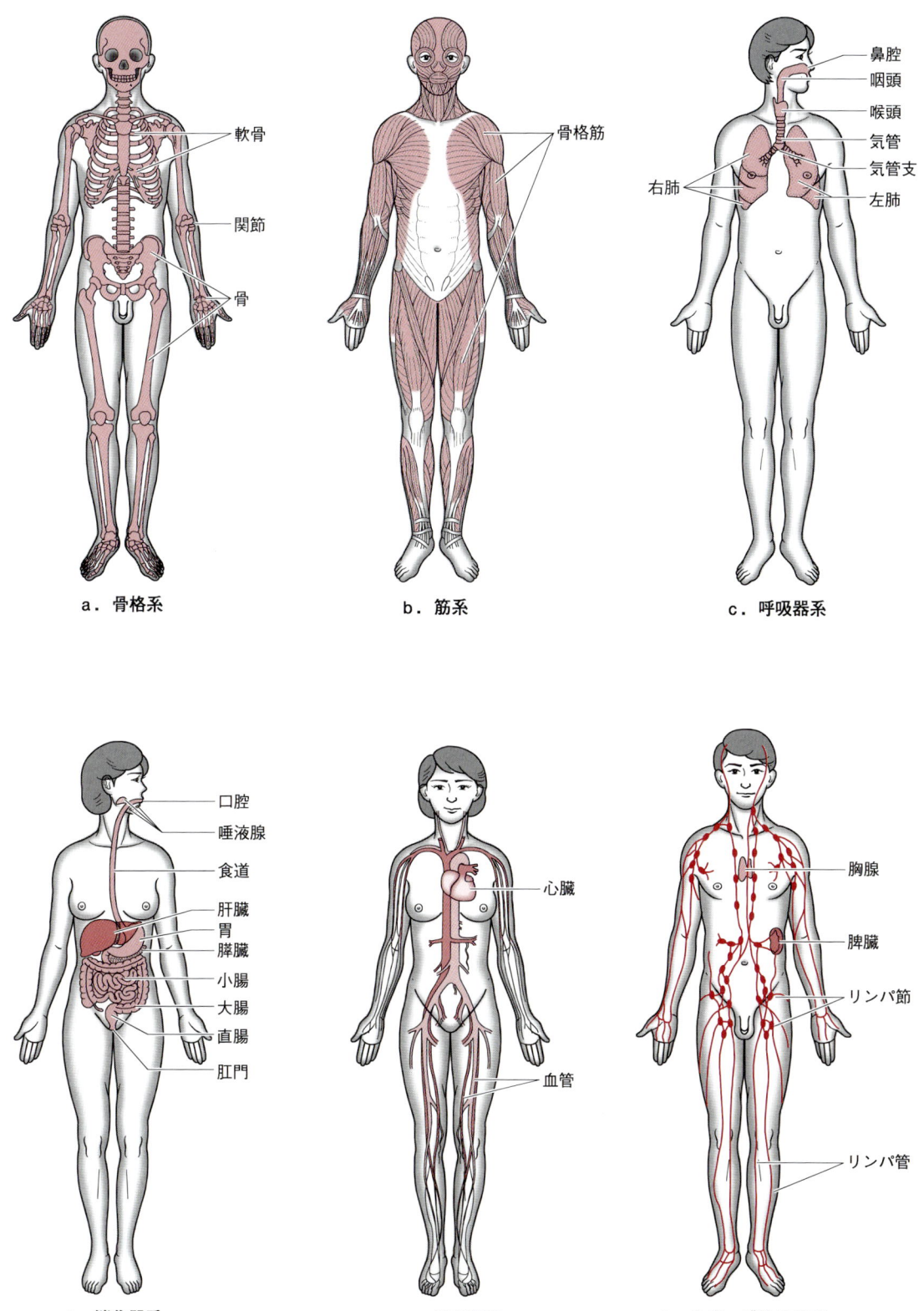

図 1-3　からだを構成するさまざまな「系」

第1章 からだの構造と機能の概論

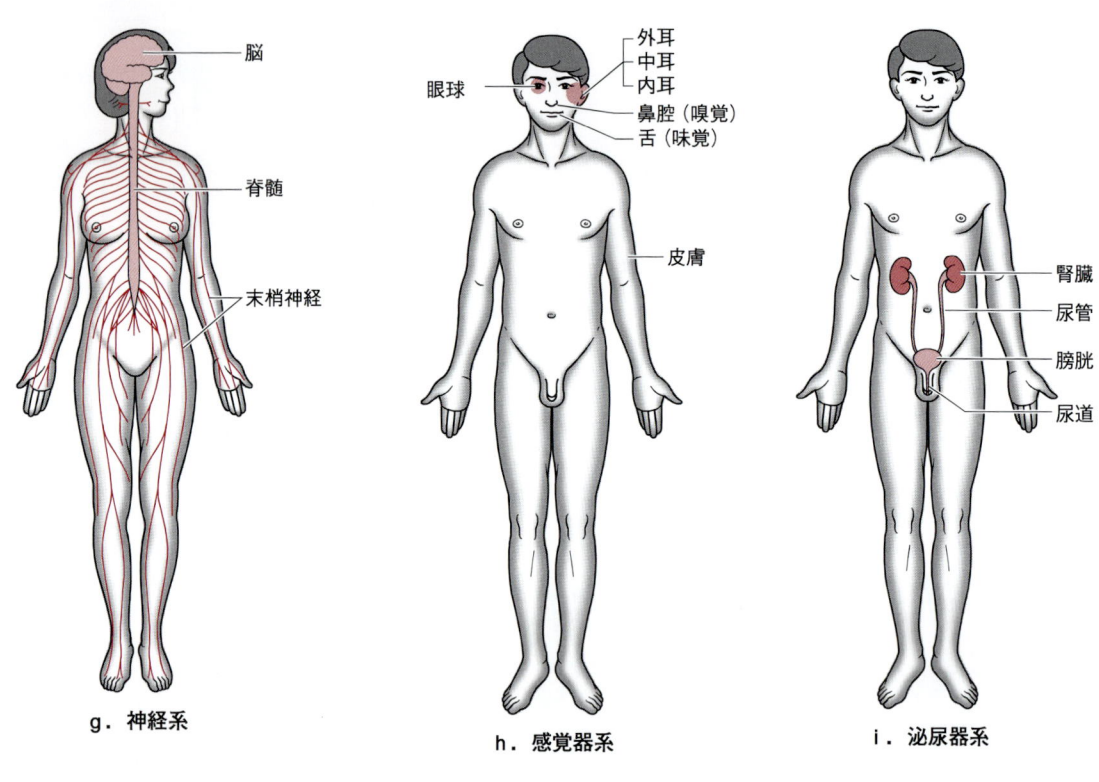

g. 神経系　　　　　h. 感覚器系　　　　　i. 泌尿器系

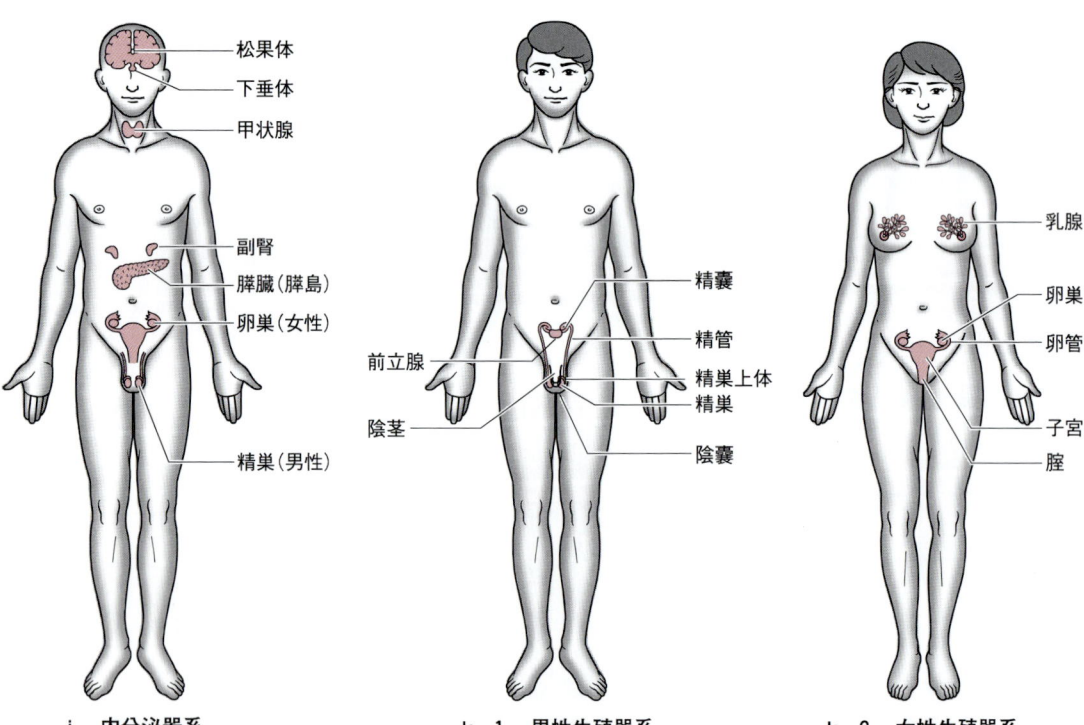

j. 内分泌器系　　　k-1. 男性生殖器系　　k-2. 女性生殖器系

図 1-3　つづき

らなり，ホルモンを分泌して標的器官に作用して，身体の恒常性(ホメオスタシス)を保ち，成長，生殖機能に関与する．

11．**生殖器系**(図1-3k)

男性では，精巣，精巣上体，精管，前立腺，精嚢，陰茎および付属腺からなり，精子をつくり，精液とともに体外へ射精する．女性では，卵巣，卵管，子宮，膣および付属腺からなり，卵子がつくられる．また，授乳にかかわる乳腺も含まれる．さらに，男性女性ともに性腺(精巣，卵巣)は性ホルモンを産生する．

生命維持のためのシステム(図1-4)

われわれのからだは外部環境がどのように変化しても，その体内の状態を比較的安定に保つ機構を有している．たとえば，部屋のエアコン(暖房時)を考えてみよう．室温が設定以下に下がるとエアコンが部屋の温度を上げるように作動し，逆に上がり過ぎるとエアコンは作動しなくなる．このようなサーモスタットに似た機構をわれわれのからだはもっており，外部環境が変動しようとも，体温の維持をはじめさまざまな生理機能が一定の基準に保たれようとするのである．このような生命を維持するため

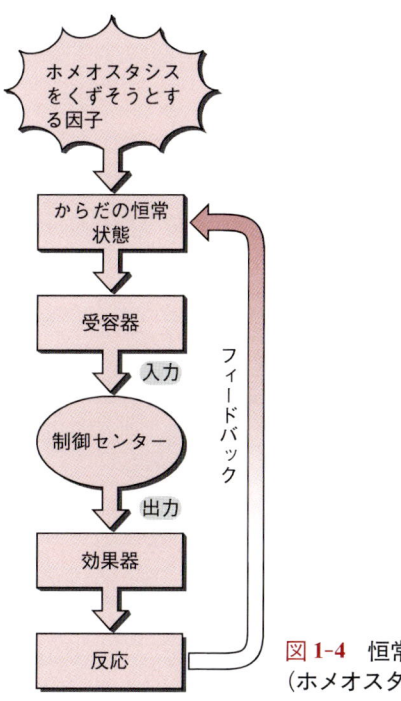

図1-4 恒常性の維持
(ホメオスタシス*)

＊ ホメオスタシスのhomeoは「同じ」，stasisは「状態」という意味である．フランスのクロード・ベルナール(Claude Bernard)，アメリカのウイリアム・キャノン(William Cannon)らによって提唱された概念と言葉である．

に外界の変動に対して受容器がはたらき，制御センターである神経系・内分泌系・免疫系などにその変化を入力し，自律神経系やホルモン，免疫反応などを通じて心臓や内臓の平滑筋，血管などの効果器にはたらきかけて生体反応をひき起こす．この反応が過剰であれば，反応を抑えるように，また反応が不十分であれば反応を促進させるように調節される(フィードバック)．このようにして内部環境を一定に保とうとすることを，**恒常性の維持(ホメオスタシス** homeostasis) という．身体の機能を考える場合，このホメオスタシスという機構はきわめて重要となる．

このホメオスタシスの機構が崩れると身体は正常な機能を保てなくなる．

> 恒常性の維持（ホメオスタシス）

からだの概観と部位の名称(図1-5)

からだを大きく分けると，木の幹に相当する体幹と，幹から出る枝に相当する体肢(左右の上肢，下肢，これらをまとめて四肢と呼ぶ)からなる．体幹は頭部(あたま)，頸部(くび)，胸部(むね)，腹部(はら)，腰部(こし)，殿部(おしり)に分かれ，体幹と上肢の付け根を腋窩部(わきの下)，下肢への移行部を鼠径部(もものつけね)と呼ぶ．腹部は広く，消化器との対応の関係から，左右の下肋部，腰部，腸骨部(側腹部，鼠径部)，中央の上腹部，臍部，下腹部に細分される．上肢は上腕部，肘部，前腕部，指部(ゆび)，下肢は大腿部，膝蓋部，膝窩部，下腿部，足部に分類される．

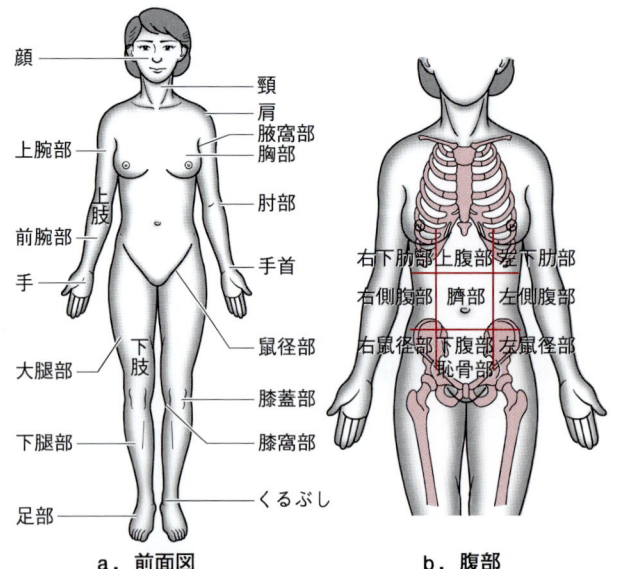

a．前面図　　　　　　　　b．腹部　　　図1-5　からだの各部位の名称

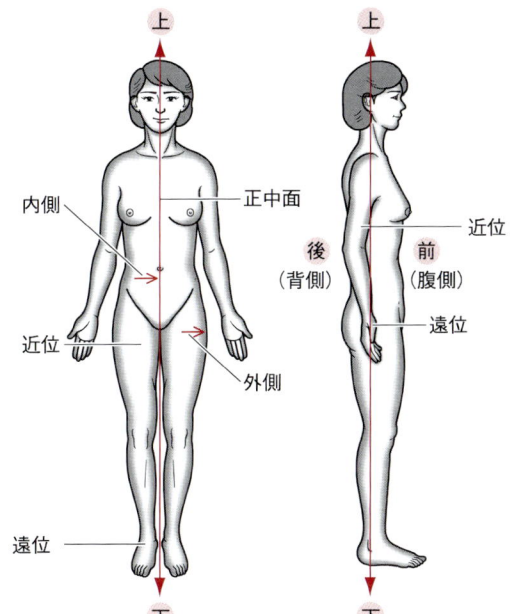

図 1-6　からだの位置と方向

からだの位置，方向，面を示す言葉(図1-6)

　基本的なからだの位置や方向，面を表す言葉がある．これらの言葉を使えば正しく構造のマクロ的な表現ができる．ただし，これらはからだのある特定の部位からの相対的な概念であり，絶対的なものではない．

上方：頭方，頭部にむかって
下方：尾方，尾側にむかって
前方：腹側
後方：背側
内側(ないそく)：正中面に向かう方向
外側(がいそく)：正中面より離れる方向
近位：ある基準となる点に近い(たとえば，上腕部は前腕部よりも体幹に対して近位，大腿部は下腿部よりも近位)
遠位：ある基準となる点より遠い(たとえば，前腕部は上腕部よりも体幹に対して遠位，下腿部は大腿部よりも遠位)
浅側：体表面に近い側
深側：体表面から遠い側

　人体には3つの切断面が想定される(3次元を示すXYZ軸に相当する)(図1-7)．近年，CTやMRIなどの画像機器が発達し，体をマクロ的に1)矢状(しじょう)面，2)前頭(ぜんとう)面，

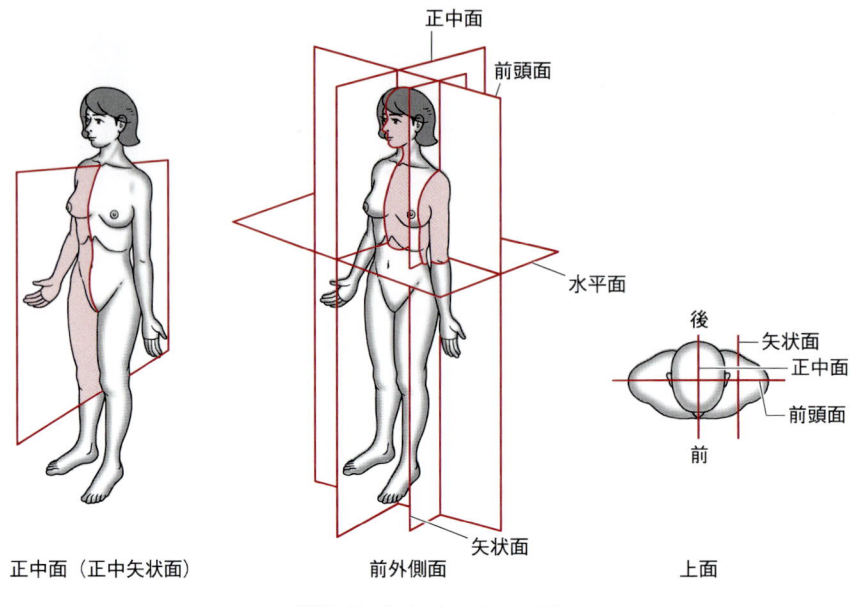

図 1-7　からだの3つの面

正中面（正中矢状面）　　前外側面　　上面

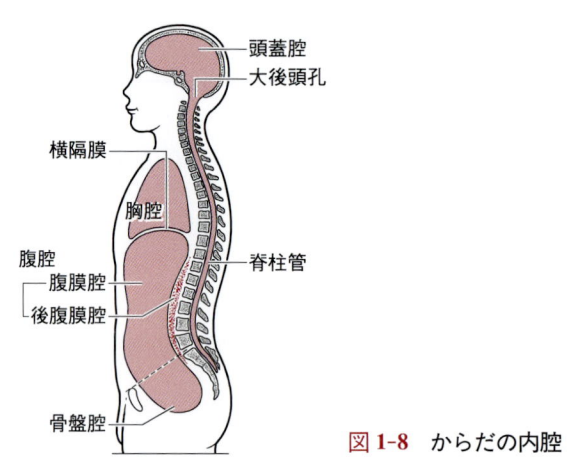

図 1-8　からだの内腔

3) 水平面のそれぞれの面での構造を示すことができるようになった（コラム 1-1 参照）．

　1) **矢状面**：身体を左右に分け，前後方向に走る面．弓矢が正面から飛んでくるところからつけられた名称．とくに，身体を左右均等に分ける面を正中矢状面（正中面）という．

　2) **前頭面**：身体を前（腹側）と後ろ（背側）に分ける面．額を通るので前額面，あるいは冠（かんむり）を着けるヒモの面でもあるので冠状面ともいう．

　3) **水平面**：地表に平行な面で，身体を上下に分ける．横断面ともいう．

からだの内腔(図1-8)

体幹にはその内部に体腔と呼ばれる骨で囲まれた腔所が存在し，この中にいろいろな臓器が入っている．体腔には頭部の頭蓋腔，脊柱の脊柱管，胸部の胸腔，腹部の腹腔，骨盤部の骨盤腔がある．頭蓋腔は脳，脊柱管は，脊髄，胸腔は肺，気管，心臓，大血管，食道をいれる．また腹腔は胃，小腸，大腸，肝臓をいれる腹膜で囲まれた腹膜腔と，腹膜腔より後ろに存在する後腹膜腔に分かれ，後腹膜腔には膵臓，十二指腸の一部，腎臓，副腎，尿管，大血管をいれる．骨盤腔は男性では膀胱，前立腺，精嚢，直腸を，女性では膀胱，子宮，卵巣，卵管，膣，直腸をいれる．頭蓋腔と脊柱管，腹腔と骨盤腔は連続的であるが，頭蓋腔と脊柱管は頭蓋骨(後頭骨)の大後頭孔によって境され，胸腔と腹腔とは骨格筋でできた横隔膜で境される．

体腔

単位について

解剖生理学で用いられる単位については，古今東西いろいろなものが用いられてきた．近年，**SI単位**(International System of Units)が制定され，これを用いることによって混乱なく万国に通用するようになってきた．医学・看護学でよく用いられる単位を以下に示す．

SI単位

長さの単位：メートル(m)
量の単位 ：リットル(l)
重さの単位：グラム(g)
時間の単位：秒(sec)
圧力の単位：現在単位は統一されていない(SI単位ではPa)
　　　　　　　1ミリメートル水銀柱(1mmHg＝133Pa＝1.33cm H_2O，Pa：パスカル)

これらの表記だけでは示されないので1/1000ごとに新たな表現を加えている．10^{-3}(ミリ：m)，10^{-6}(マイクロ：μ)，10^{-9}(ナノ：n)，10^{-12}(ピコ：p)，10^{-15}(フェムト：f)，また10^3(キロ)，10^{-2}(センチ)，10^{-1}(デシ)，10^{-10}(オングストローム)などの表記もある．

例　10^{-2}m＝cm(センチメートル)
　　10^{-10}m＝Å(オングストローム)
　　$10^{-1}l$＝dl(デシリットル)
　　$10^{-3}l$＝ml(ミリリットル)
　　10^{-6}m＝μm(マイクロメートル)
　　$10^{-9}l$＝nl(ナノリットル)
　　10^{-12}sec＝psec(ピコ秒)

画像診断装置 —— 進歩が早く，診断に貢献　　コラム 1-1

　からだの内に存在する臓器や組織の変化を画像としてとらえる機器が近年急速に発達してきている．

　CT (computed tomography，コンピューター断層撮影)：エックス線を従来の一方向から照射するのではなく，からだの周りを多方面から照射し，コンピューターによって得られた情報を処理してからだの断面像をつくり上げる(図 a)．

　MRI (magnetic resonance imaging，磁気共鳴画像)：生体に存在する陽子(プロトン)は強力な磁場の中で磁気共鳴という現象を起こす．この核磁気共鳴反応を測定して画像化したものが MRI である．CT に比べて軟部組織(筋，皮下組織など)の変化をとらえやすい(図 b)．

　PET (positron emission tomography，ポジトロン CT)：放射性同位元素(ポジトロン)を体内に注射すると，からだの電子と反応してガンマ線を放出するようになり，これをとらえて画像にする．ある特定の物質の動態や代謝がわかる(図 c)．たとえば，正常の人の脳(normal)とパーキンソン病(Parkinson's disease)の人の脳では特定の領域に PET 像の違いが認められる．

　超音波検査(ultrasonography)：超音波をからだに発射すると体内の組織で跳ね返り，それらの変化を画像化する．母体中の胎児の動きや前立腺，心臓などの検査に用いられている(図 d)．

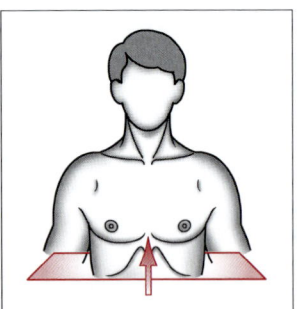 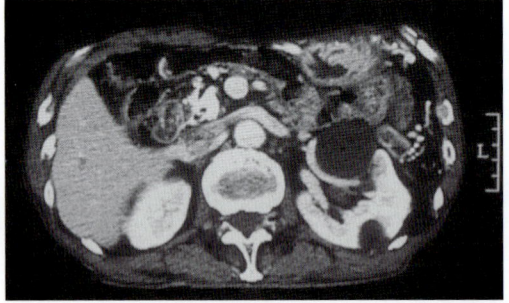

a. CT

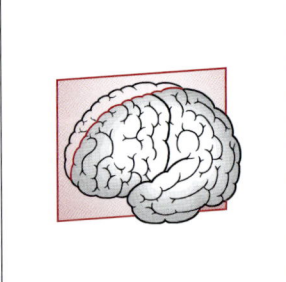 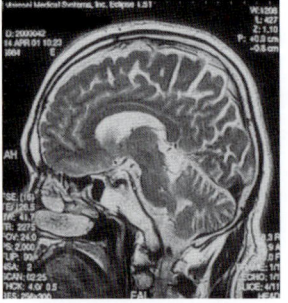

b. MRI

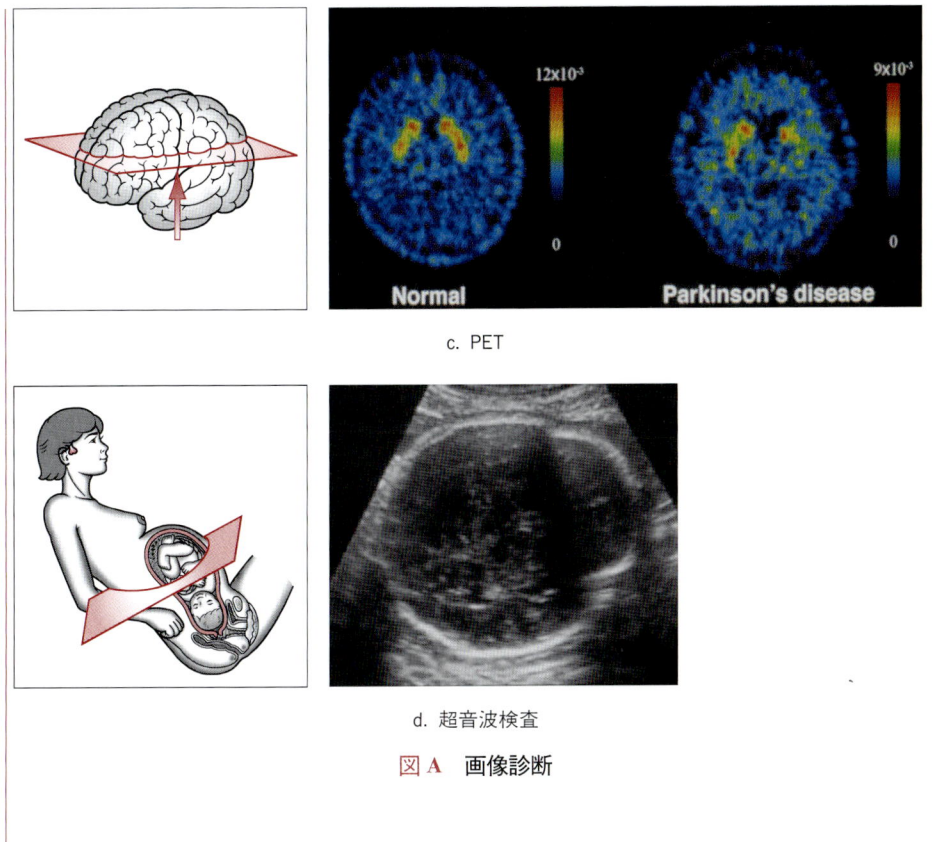

c. PET

d. 超音波検査

図A　画像診断

練習問題
1. からだの階層性（ヒエラルキー）とはどういうことか．
2. からだはどのような系から成り立っているか．
3. ホメオスタシスとはなにか．
4. からだを立体的に示す3つの面とはなにか．
5. からだの体腔にはどのようなものがあり，それぞれなにが入っているか．
6. CTとMRIの違いはなにか．

第 2 章
細　　　胞

学習ポイント
- 細胞膜の基本構造と膜を構成する化学物質について把握する．
- 細胞内小器官（オルガネラ）の種類とその役割について理解する．

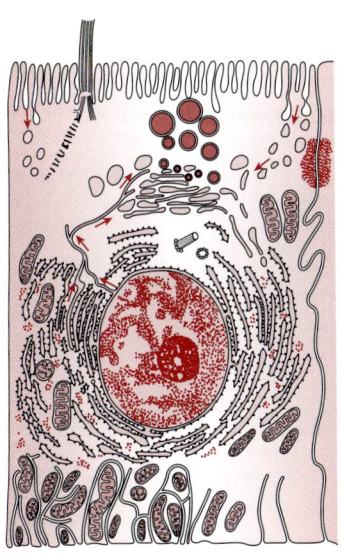

第2章 細胞

受精した卵細胞が細胞分裂を繰り返して，複雑な形態をした個体ができあがる．細胞1個から60兆個の細胞へと分裂し，筋細胞や神経細胞など多くの種類の細胞に分化していく．このように，私たちのからだには機能も形態も異なる細胞が数千種類存在しているが，細胞そのものは基本的に変わりなく，共通の特徴をもっている(図2-1)．ここでは私たちのからだを構成する細胞について理解を深めよう．

細胞は細胞膜，細胞質，核の3つの大きな構成要素からなる．

key word

1 細胞膜 cell membrane

1個の細胞は細胞膜によってまわりの環境から独立する．家でいえば個人の家がどこまでかを示す壁にあたる．すべての細胞は細胞膜によって細胞内部と外部が境されるため，細胞膜は細胞のアイデンティティーを保つ重要な構成物となる．したがって，細胞膜が壊れると細胞は死ぬこととなる．また，細胞膜は物質の細胞内外への輸送や細胞接着，細胞間伝達に深くかかわる．

細胞膜は厚さ約10ナノメートル(nm)であり，光学顕微鏡では細胞膜をみることはできない．電子顕微鏡的には，内と外に電子密度の高い(電子顕微鏡では暗くみえる)層があり，その間に電子密度の低い(明るくみえる)層をはさむような3層からなるいわばサンドイッチ構造になっている．分子の点から細胞膜をながめると，細胞膜はリン脂質によって構成される**脂質二重膜内**に，タンパク質が**モザイク**状に浮遊している[*1](図2-2)．

細胞膜

脂質二重層
モザイク

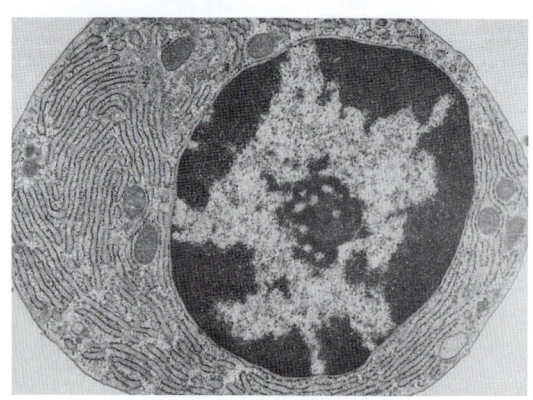

図2-1 ヒトの細胞
(電子顕微鏡写真)

---

*1 これを流動モザイク説(Singer-Nicolsonのモデル，1972)といい，今日この説が一般に認められている．

1 細胞膜　17

　リン脂質の化学構造は，グリセロール1分子に脂肪酸鎖が2分子とリン含有基が結合したものである．リンを含む基はマイナスに電荷を帯びており，このことによって水やイオンを引きつける作用(親水性)をもつようになる．他方，脂肪酸鎖の部分はこのようなことが起こらない(疎水性)．つまり，細胞膜のリン脂質は異なる2つの部分をもち，外側の**親水基**の部分が頭，内側の**疎水基**の部分が尾となり，疎水基の部分がお互いに向き合って配列していることとなる．ウランや鉛などの電子染色を施すと，これらの重金属が親水基の部分に沈着するが，疎水基の炭化水素の部分は重金属によって染色されないため，電子顕微鏡では暗-明-暗の二重膜としてみえることになる

リン脂質

親水基
疎水基

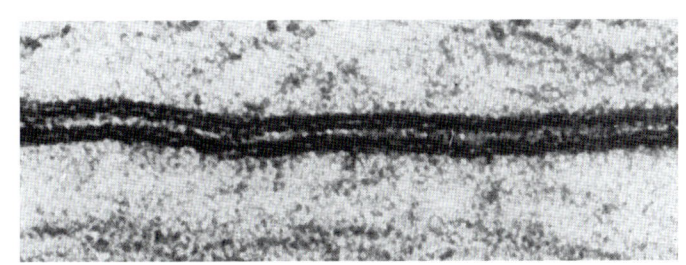
a. 電子顕微鏡写真

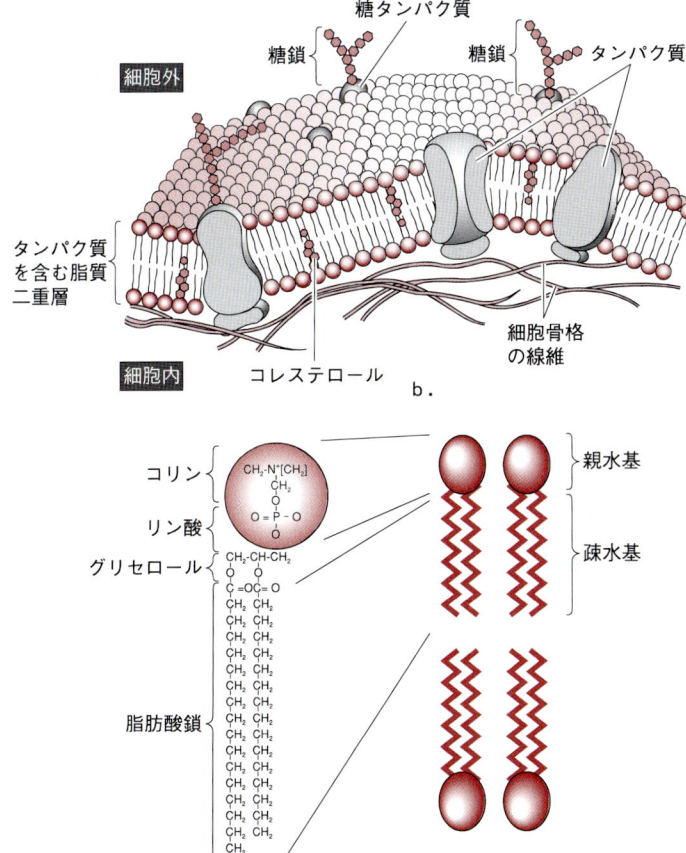

図 2-2　細胞膜の電子顕微鏡写真(a)，細胞膜の分子構造(b)とリン脂質分子(c)

(鉄道の線路を想像すればよい)．また，糖脂質(グリコリピッド)やコレステロールも細胞膜にみられる．

　このように細胞膜は親水性の物質を通さないため，細胞内外の輸送はもっぱらこの膜タンパク質を用いておこなうこととなる．

　膜に埋め込まれたタンパク質はイオンを通す**イオンチャネル**，ある特定の物質と結合する受容体(**レセプター**)，さらには物質を運ぶ**トランスポーター**としてはたらく．イオンチャネルである膜タンパク質は，水や水溶性分子，イオンなどが通り抜けることのできる微小な孔を有している．イオンチャネルは細胞内外のイオン濃度差にしたがって受動的にイオンを輸送させるものと，イオン濃度差に逆らって能動的にイオンを輸送するものとがある．細胞の内/外で，ナトリウムは 10/142mEq/l，カルシウムは 0.0001/2.4mEq/l と細胞外が高く，逆にカリウムは 140/4mEq/l と細胞内が高く，細胞内外での濃度差が存在している．受容体やトランスポーターには神経伝達物質，ホルモン，成長栄養因子などと結合したり，輸送にあずかる．なお，疎水性の物質は自由に細胞膜を通る．

　細胞膜の外側には**糖鎖**が結合している．これらは糖脂質，糖タンパク質として存在している．糖鎖は一般にオリゴ糖鎖であり，ガラクトース，マンノースなどからなる．糖鎖が豊富な細胞としては消化管上皮細胞がある．また，糖鎖は ABO の血液型や免疫反応，細胞移植に関与する抗原物質として，さらに細胞接着分子として重要なはたらきを示す．

　このように細胞膜の機能は，細胞の単なる仕切り(バリアー)だけではなく，細胞という 1 個の独立した生物単位に，個としての性質を与えたり，細胞内外の物質の輸送の調節を担っている．

2 細胞質 cytoplasm

　細胞膜と核を除く細胞の部分を**細胞質**(図 2-3)という．細胞質には液性成分(物質代謝がおこなわれ，その代謝産物が存在している)と，有形成分である細胞内小器官や細胞骨格が存在している．

細胞内小器官(オルガネラ) organella

　細胞のなかで物質をつくったり，分解したり，いろいろな役割を果たしている小器官を**細胞内小器官**(オルガネラ)という．細胞のいわば工場にあたる．通常，光学顕微鏡では見つけることは困難であり，電子顕微鏡をもちいてはじめて観察することがで

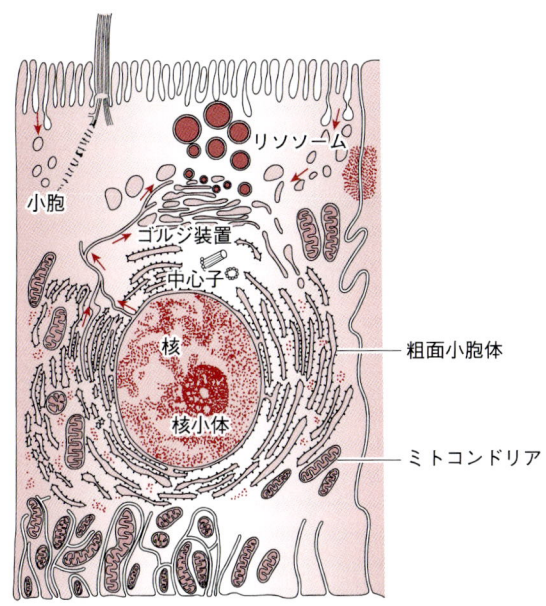

図 2-3 細胞の構成要素

きる．

1 ミトコンドリア mitochondria（図 2-4）

ミトコンドリアは一般的には糸のように細長く，0.5〜2μm の大きさであるが，生体では絶えずその形を変化させており，細長い糸状から球状，楕円状などさまざまな形を呈している．数は細胞のエネルギー代謝を反映しており，代謝が活発な細胞ほどミトコンドリアの数が多い．

ミトコンドリアは外膜と内膜の二重の膜から成り立っている．外膜と内膜の間は膜間腔，内膜よりもさらに内側の部分はマトリックスと呼ばれる．外膜は細胞質側の膜で微小管と連絡しており，ミトコンドリアは微小管をレールにして細胞質内を移動している．内膜は内腔に向かってとび出しクリステと呼ばれる棚状の突起構造をつくっている．クリステによって内膜の表面積が著しく大きくなる．クリステの数も細胞の代謝活動を反映しており，代謝の活発な細胞ほどクリステの数が多い．

ミトコンドリアのマトリックス内ではクエン酸回路の反応がおこなわれている．その結果，生じた電子（e^-）はクリステの膜にある電子伝達物質をステップを踏むように移動していく（図 2-4）．一連の電子の流れを電子伝達系（図 2-4，①）と呼び，最終的に酸素に電子が与えられるので，呼吸鎖ともいう．この電子伝達系によってプロトン（H^+：水素イオン）が膜間腔（図 2-4，②）からマトリックスに移動し，これにともなってアデノシン三リン酸（ATP）が生じることになる（図 2-4，③）．ATP が生じると

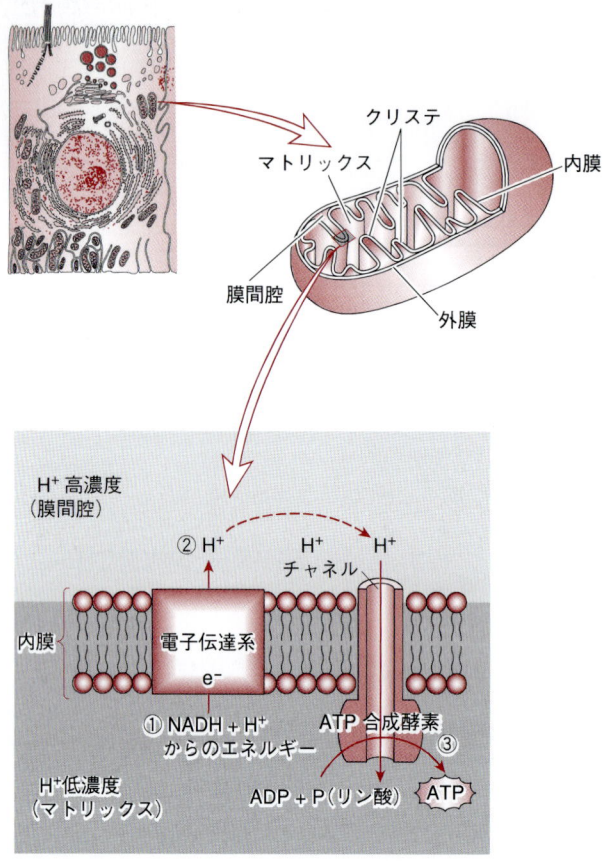

図 2-4　ミトコンドリアにおける電子伝達系と ATP の産生

いうのは，アデノシン二リン酸(ADP)にリン酸1分子が結合することである．したがって，ATPができるのには酸素が必要であり，同時にADPがリン酸化されるので，これらの過程をまとめて**酸化的リン酸化**という．このようにして，エネルギーの通貨ともいうべきATPがミトコンドリアでつくられるのである(ATPは蓄えることができないため絶えず産生され続けなければならない)(第11章参照)．

　ミトコンドリアは独自のデオキシリボ核酸(DNA)をもち，細胞の核からの遺伝情報とは独立したタンパク質合成システムを有する(ミトコンドリアはバクテリアに似た前核生物がヒトの細胞に共生したとされる)．したがって，エネルギーが必要な細胞はミトコンドリアがどんどん分裂していくので，結果としてミトコンドリアの数が増えることとなる．

　ミトコンドリア DNA はすべてが母親(卵母細胞)由来である．なぜなら，受精の時には精子の核の遺伝情報だけが卵母細胞に入り込むからである．異常ミトコンドリアDNAはミトコンドリアのはたらきを侵す．これによって筋肉や神経系の形態異常，酸化的代謝異常にともなう異常代謝が引き起こされる．また，ミトコンドリアDNA

酸化的リン酸化

ミトコンドリア DNA

は人類の進化や法医学的に人物の特定に利用されている．

2 リボソーム ribosome（図2-5）

リボソームは直径が15nmの球状粒子であり，RNA（リボソームRNA：rRNA）とタンパク質（リボソームタンパク質）の2種類の物質があわさってできている．構造的にはリボソームは大きなサブユニット（60S, 2800kDa）と小さなサブユニット（40S, 1400kDa）[*2]の2つの粒子が重なってできている（図2-5）．リボソーム上でメッセンジャーRNA（mRNA）の情報がアミノ酸に翻訳され，ペプチド鎖が伸びていく．このように，リボソームはタンパク質が合成される場としてはたらいている（第3章，DNAの構造参照）．

リボソームには，細胞質中に遊離，浮遊しているリボソーム（自由リボソーム）と，小胞体に結合しているリボソーム（付着リボソーム）の2種類がある．自由リボソーム

リボソーム

翻訳

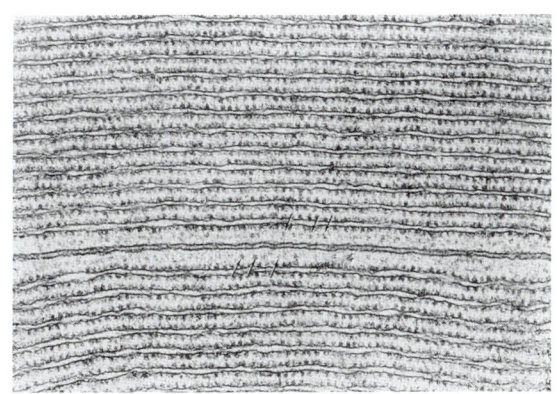

a. 電子顕微鏡写真

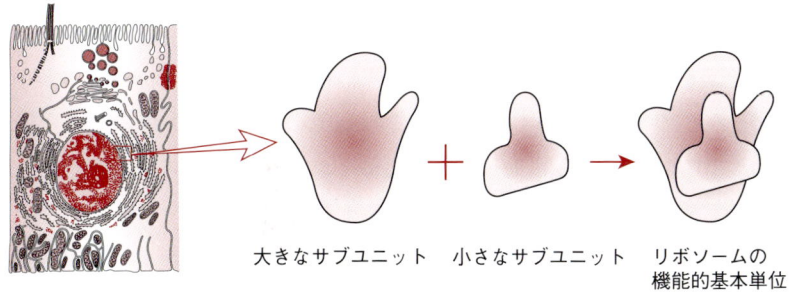

b. サブユニットの分子モデル

図2-5 リボソームの電子顕微鏡写真（a）とサブユニットの分子モデル（b）
a. 規則正しく配列する層板状の小胞体に点状のリボソームが付着している．

[*2] Sはsedimentation coefficientの略で沈降定数．重い粒子ほど価が大きいが単に重さだけで決まるものでなく，大きさ，形，会合状態によって価は変わる．また，分子量の単位としてDa（ドルトン）が用いられる．kDa（キロドルトン）は1000ドルトンのことである．

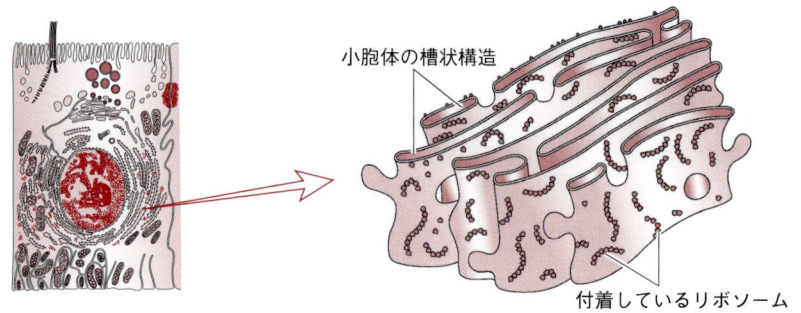

図 2-6　小胞体

は細胞質中でらせん状につながり，集合している場合がある．これをポリソームと呼ぶ．自由リボソームによってつくられるタンパク質は細胞質内のタンパク質で，酵素，細胞骨格，シグナル伝達系のタンパク質などである．一方，小胞体の膜に付着しているリボソームによってつくられるタンパク質としては，分泌性のタンパク質，膜タンパク質などがある．

3　**小胞体（網状体）**endoplasmic reticulum：ER（図 2-6）

　小胞体は膜のシートが網目状に入り込んだ構造であり，あるものは管状に，あるものは槽状に配列している．

　小胞体は構造的にも機能的にも 2 種類に分けられる．小胞体の表面にリボソームが付着している**粗面小胞体**(rER)と，リボソームがなく表面が滑らかな**滑面小胞体**(sER)がある（実際は，粗面小胞体と滑面小胞体はつながっており，さらに核膜の外膜は滑面小胞体と連続している）．小胞体の数は細胞の代謝活動に比例しており，代謝活動が低い細胞では小胞体は少なく，タンパク質を含む分子を大量に産生するような代謝活動の活発な細胞では，小胞体の数は圧倒的に多い．

　粗面小胞体は塩基性の色素（ヘマトキシリンやアニリン青）によって染色される（塩基好性）．粗面小胞体で分泌タンパク質がつくられる．くわしくいうと，タンパク質の合成は細胞質に存在する自由リボソームに mRNA が接着し，シグナルペプチドをつくり始め，その後小胞体に接合して（付着リボソーム）残りのタンパク質を合成する．膜タンパク質の場合はそのまま粗面小胞体の膜に取り込まれ，分泌タンパク質の場合は小胞体の内腔に入り込む．小胞体腔内に入った分泌タンパク質は，機能的な 3 次元構造に折りたたまれ，その後ゴルジ装置に向かう．

　滑面小胞体は脂質やステロイドの合成の場である．また，脂溶性の薬物の解毒や代謝がこの部位でおこなわれる．滑面小胞体は筋細胞ではカルシウムの貯蔵場所としてきわめて重要な小器官となる．

粗面小胞体
滑面小胞体

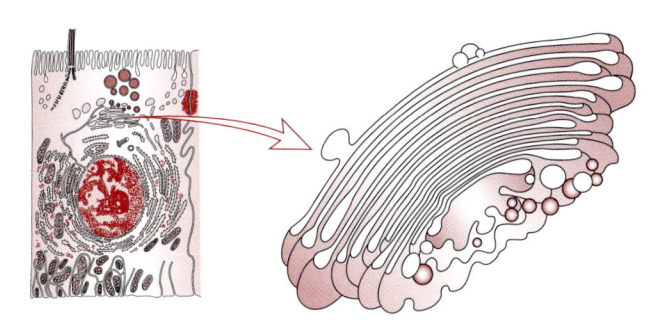

図 2-7 ゴルジ装置

4 ゴルジ装置 Golgi apparatus（図 2-7）

　ゴルジ装置は，膜で囲まれた扁平な袋が小さな嚢（槽）になり，これが4から10枚，積み重なって層板状に配列したものである．さらに層板のまわりには小胞が多数みられる．これらの嚢と小胞をあわせた複合体をゴルジ装置と呼ぶ（分泌物をつくる小器官なので装置と命名されている．ゴルジは発見者の名前である）．ゴルジ装置の形態は全体として緩やかに弯曲し，シス（cis），内側，トランス（trans）の3つの部分に分かれ，粗面小胞体から近い部位がシス，遠い部位がトランスとなる．それぞれリン酸化，糖の付加，タンパク質の分解と分別（特定のタンパク質をより分ける．ゴミの分別回収と同じ意味）がおこなわれる．トランス側の部分はとくにトランスゴルジネットワーク（trans-Golgi network：**TGN**）と呼ばれ，分泌過程において重要なはたらきをもつ．

　ゴルジ装置のはたらきとしては，分泌物の生成と小胞のやり取りがあげられる．粗面小胞体でつくられた膜タンパク質はゴルジ装置の膜に取り込まれ，ほかのタンパク質（細胞外へ分泌されるタンパク質）はゴルジ装置の内腔に入り込み，TGNの部分で分泌小胞が分別され，微小管によって細胞膜の方へ選別輸送される（分配センターと考えればよい）．

5 小　胞 vesicle（図 2-8）

　膜で包まれた小さな袋をいい，大きさはさまざまである．

a. 分泌小胞

　内分泌細胞や神経細胞，血球細胞の一部などでは，膜で包まれた**分泌小胞**があり，小胞内にはペプチドやタンパク質，伝達物質などを含んでいる．

　ゴルジ装置のTGNの部分の膜がちぎれたような形で小胞となり，微小管をレールにして細胞膜直下まで輸送され（図 2-8 ①），小胞の膜と細胞膜が癒合し（②），内容物が放出される（③）ことになる．この過程は，あたかも細胞膜が口を開いたような様相なので，**開口分泌**と呼ばれている．放出された後の膜はまた回収（④）されて，再利用

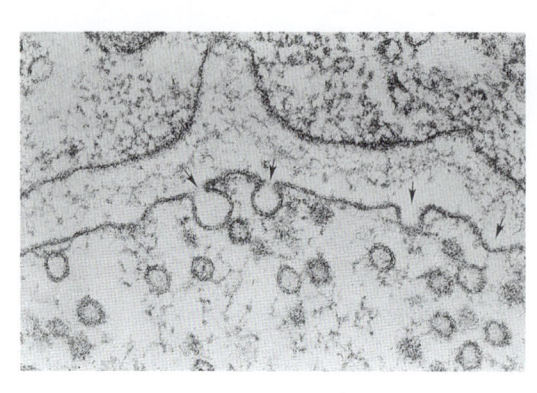

a. 電子顕微鏡写真

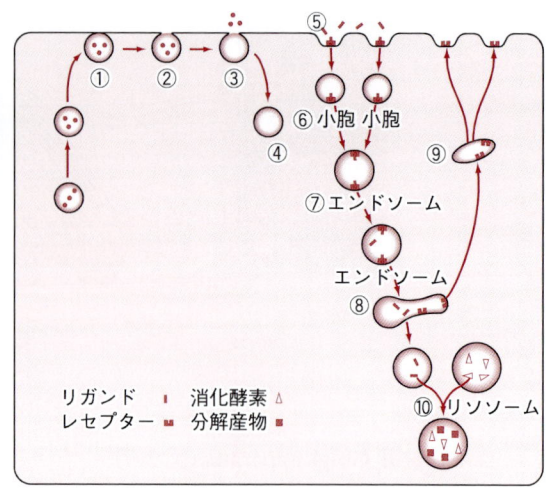

b. 開口分泌と取り込み

図 2-8　小胞の電子顕微鏡写真(a)と開口分泌と取り込み(b)

される．

b. 取り込み小胞(エンドソーム)

細胞は細胞の表面に小突起を出したり，あるいは細胞膜を陥没させ，外部の物質を細胞膜で包み込みながら細胞内部に取り込む．取り込むものが大きければ**食作用**(ファゴサイトーシス phagocytosis)，小さければ**飲作用**(ピノサイトーシス pinocytosis)と呼び分ける．

ある特定のペプチドやタンパク質(これらをリガンドと呼ぶ)は膜に存在する受容体(レセプター)と結合し(図2-8 ⑤)，取り込まれ(⑥)，これらの小胞が癒合して大きな取り込み小胞(エンドソーム)となる(⑦)．ある特定の物質は受容体と離れ(⑧)，小胞に受容体がくっついたものは再び細胞膜に取り込まれて再利用される(⑨)．受容体と離れたリガンドは次に述べるリソソーム内の消化酵素の作用を受け分解産物となる(⑩)．

取り込み小胞

食作用

飲作用

c. リソソーム(ライソゾーム) lysosome

別名，水解小体ともいわれ，取り込んだものや老廃物を消化する細胞内小器官である．**リソソーム**には**加水分解酵素**が存在し，これによってエンドソームの内容物を分解するが，酸性のpHではたらく．加水分解酵素は核酸，タンパク質，糖，脂質などを分解するが，40種類以上の酵素が含まれる．

リソソーム

加水分解酵素

細胞骨格 cytoskeleton (図2-9)

細胞内には線維性のタンパク質がはりめぐらされており，あたかも細胞の骨格のよ

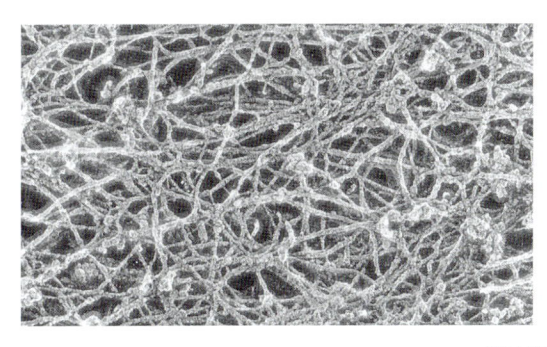

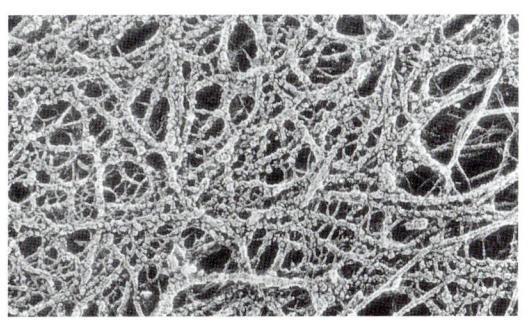

a. 電子顕微鏡写真

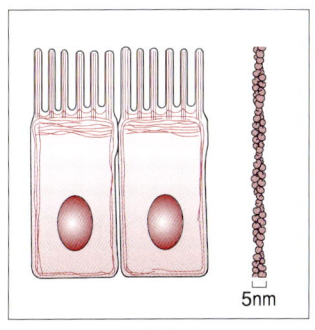

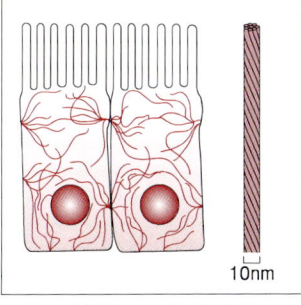

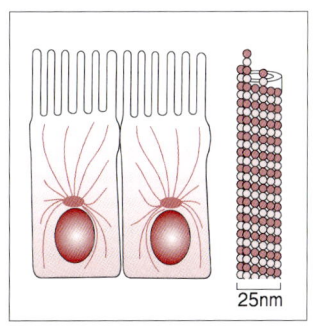

アクチン　　　　中間径フィラメント　　　微小管

b.

図 2-9 細胞骨格(筋細胞内にみられる細胞骨格)の電子顕微鏡写真(**a**)と,3種類の分子(**b**)

うな印象をあたえるので,そのタンパク質を細胞骨格と呼ぶ.細胞骨格のはたらきは,① 細胞の形態を保ち,細胞の三次元構造をつくり出す,② 細胞内の物質(分泌タンパク質や細胞内小器官)の移動,輸送のレールになることである.

細胞骨格

細胞骨格はその径の大きさによって3種類に分類される.

ペルオキシソーム —— 細胞内小器官のニューフェイス　　コラム 2-1

　腎臓尿細管上皮,肝細胞にはリソソームと似た細胞内小器官が存在する.球状を呈し,ペルオキシダーゼ,カタラーゼなどの酵素を有する.

　ペルオキシソームは長鎖の脂肪酸を β 酸化させる酵素を含む膜状構造物であり,糖尿病をはじめとする病気との関係で近年注目されている.

1　アクチン actin

　直径 5 nm の球状のアクチン分子が連なって線維状となったもので,すべての細胞にみられる.アクチンは筋運動で中心的はたらきをなすが(筋の収縮),筋細胞以外の細胞のいろいろな形の保持にかかわっている.細胞の周囲に多く分布し,上皮細胞の

微絨毛内にも存在する．

2　中間径フィラメント intermediate filament

アクチンと微小管との中間の直径(直径10nm)をもつことから中間径フィラメントと呼ばれる．中間径フィラメントは線維状であり，ほとんどの細胞に存在しているが，細胞の種類によってその名称，構造が異なっている．ケラチン(上皮細胞)，デスミン(筋細胞)，ラミン(すべての細胞の核)，ビメンチン(中胚葉由来の多くの細胞，たとえば線維芽細胞など)，ニューロフィラメント(神経細胞)，GFAP(glial fibrillary acidic protein, グリア線維酸性タンパク質)(神経膠細胞)の6種類がある．

3　微小管(微細管) microtubule

細胞骨格のなかでももっとも径が大きく(直径25nm)，アクチンと中間径フィラメントと異なり，中が腔の管である．球状の分子であるα, βのチュブリンと呼ばれるタンパク質が交互に連なってできている．微小管はレールとなって細胞内のさまざまな物質を輸送するが，その輸送にかかわるタンパク質をモータータンパク質という．これらはATPのエネルギーを使って物質を運ぶ．モータータンパク質には遠心性(細胞の中心から遠ざかる方向)にものを運ぶキネシンや，求心性(細胞の中心に近づく方向)に運ぶダイニンなどがある．

中　心　子 centriole (図2-10)

微小管が3本ずつ組になり，9組が集合したものを**中心子**という．核の近くに2個の中心子がお互いにL字形に配列しており，この一組の中心子をあわせて中心小体と呼ぶ．細胞分裂の時に，紡錘体を細胞の両極からつなぎ止めている．

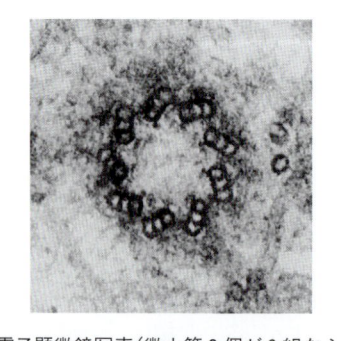

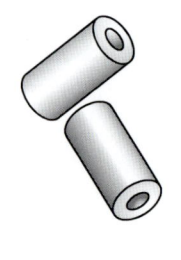

中心子

a. 電子顕微鏡写真(微小管3個が9組ならぶ)　　b. 直交する2個の中心子
図2-10　中心子の電子顕微鏡写真(a)と直交する2個の中心子(b)

3 核 nucleus(図2-11)

　核は細胞のなかでもっとも大きな構造物であり，多くの場合細胞の中心に1個，球形または楕円形の形をして存在している．2個以上の核を有する細胞も私たちの身体には存在する(肝細胞など)．核は塩基性色素で染めると濃染されるが，核内に認められる細かい線維状の構造物をクロマチン(染色質)という．クロマチンは，核酸と，DNAに結合しているヒストンと呼ばれるタンパク質からなる．クロマチンは，細胞の周期やどれぐらい遺伝子が活発に活動しているのかによって変化する．クロマチンは暗い部分と明るい部分がまだら状に分布している．クロマチンの暗い部分(ヘテロクロマチン)はヒストンとDNAが凝集しており，一方，クロマチンの明るい部分(ユークロマチン)はDNAがほどけた部分で，遺伝子の転写がおこなわれていると考えられている．

核膜 nuclear envelope(membrane)

　核は**核膜**で包まれているが，実は核膜は二枚の膜から構成されている．内核膜と外核膜は核膜孔(核膜にあいた小さな孔)の部分で移行する．内核膜と外核膜の間は腔隙があり，核周囲腔と呼ぶ．外核膜はそのまま細胞質側に張り出していき，滑面小胞体となる．したがって，小胞体腔と核周囲腔は連続していることになる．細胞質と核の間には2方向性の物質の輸送がある．核内のタンパク質は細胞質でつくられた後，核膜孔を通って核内に運ばれる．核内ではたらくタンパク質は，ヒストンをはじめ，DNAやRNAポリメラーゼ，遺伝子調節タンパク質(転写因子)，などがあげられ

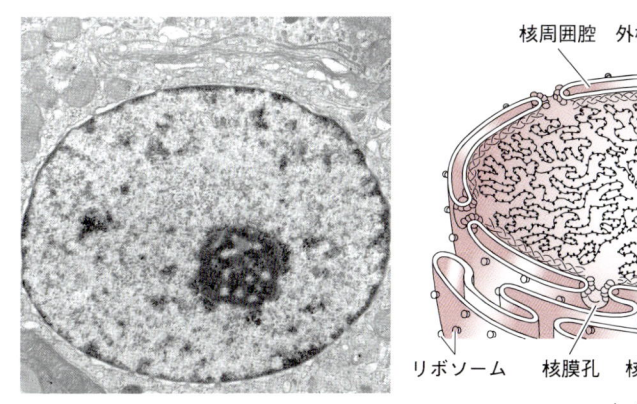

a. 電子顕微鏡写真

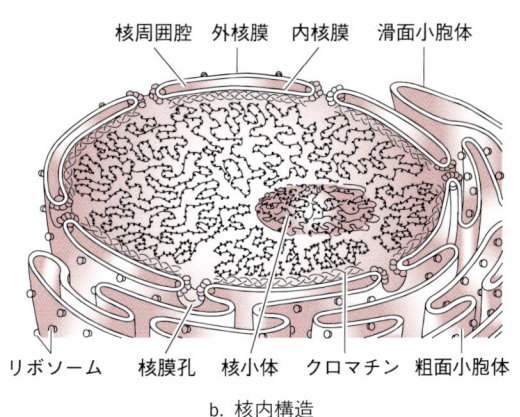

b. 核内構造

図2-11　核の電子顕微鏡写真(a)とクロマチンなどの核内構造(b)

る．一方，核内でつくられた転移 RNA (tRNA)，メッセンジャー RNA (mRNA) は核内から核膜孔を経て細胞質へと運ばれる．

核小体 nucleolus

核小体は色素によく染まり，通常核内に 1 個，少し中心よりはずれた位置に存在している（図 2-11）．核小体ではリボソーム RNA (rRNA) がつくられている．

> 核小体

4 細胞周期と細胞分裂

ヒトの細胞の分裂は有糸分裂（染色体が現れる）で，細胞分裂によって細胞数を増やしていく．分裂を始めた細胞が分裂を終えて次の分裂を始めるまでの時間を分裂周期という．

細胞分裂には，一般の細胞がおこなう体細胞分裂と，生殖細胞がおこなう減数分裂の 2 通りがある．

> 細胞分裂

体細胞は DNA 合成（S）と有糸分裂（M）をおこない，細胞の数を増加させるが，有糸分裂と DNA 合成の間に間期があり，それぞれ G_1，G_2 と表示される．したがって 1 回の細胞周期は G_1-S-G_2-M となる（図 2-12a）．

> 細胞周期

M 期の分裂はさらに前期，中期，後期，終期に分けられる．前期には紡錘糸が現れ，クロマチンは糸状から染色体となり，このとき核小体と核膜は消失する．中期には染色体は赤道面にならび，娘染色体となる．後期に分離した 2 組の染色体は両極の紡錘体に引き寄せられ，終期に至って細胞体はまん中からくびれ，2 つの細胞となる（図 2-12b）．染色体については第 3 章参照．

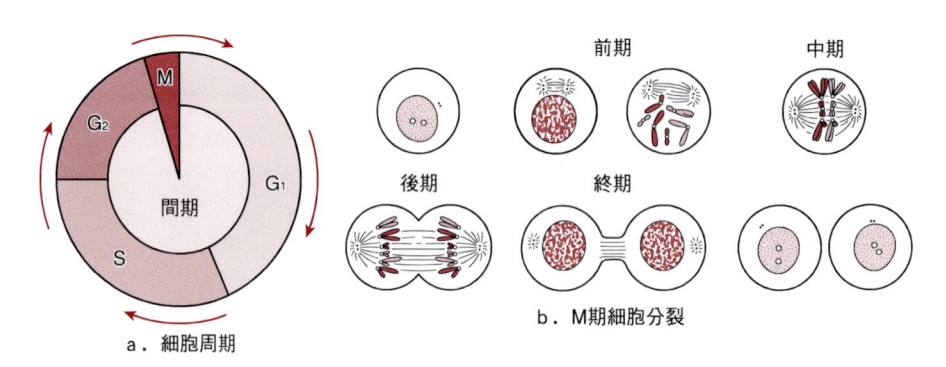

図 2-12 細胞周期（a）と M 期細胞分裂（b）

顕微鏡を使い，標本をつくって観察するのはなかなか大変だ　　コラム 2-2

細胞をみるには顕微鏡 microscope（光学顕微鏡，電子顕微鏡）を用いる（図 A）．

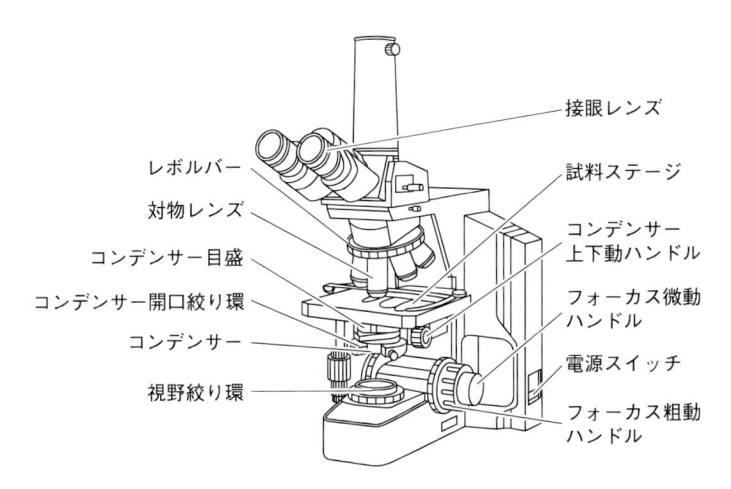

図 A　光学顕微鏡の各部の名称

・倍率と分解能について

　光学顕微鏡は最大約 1000 倍まで，電子顕微鏡は約 10 万倍まで拡大することができる．人間を 10 万倍の倍率で観察すると過程すると，160cm の人は 160km になる．

　どのくらい細かいところまでみえるのかということを，分解能という言葉で表す．分解能とは，2 点を 2 点として認めうる最小の距離をいう．肉眼では 0.1～0.2mm，光学顕微鏡では 0.1μm，電子顕微鏡では 1nm がそれぞれの分解能となる．

　顕微鏡で用いられる単位としては，マイクロメートル（μm），ナノメートル（nm）がある．1μm（以前はミクロンと呼ばれていた）は 1/1000mm，1nm は 1/1000μm，1 オングストローム（Å）は 1/10nm である（図 B）（単位については第 1 章参照）．

・顕微鏡標本の作成（図 C）

　構造を保つためにタンパク質などを固定，変性させなければならない．これが防腐処置となるが，そのための代表的な薬剤としてフォルマリンがある．

　顕微鏡標本を観察するためには組織を薄く切る必要がある．組織だけを薄く切ることは難しいので，樹脂などに埋め込んでひとかたまりとしてミクロトームと呼ばれる切断機器で薄切する．切片の厚さは光学顕微鏡では 3～5μm，電子顕微鏡では 100nm でなければならない．このような切片には色がついていないので，いろいろな細胞や組織を区別することはできない．そこで，切片を染色することによってはじめてコントラストがつき，観察可能となる．染色にはいろいろな色素が用いられるが，光学顕微鏡標

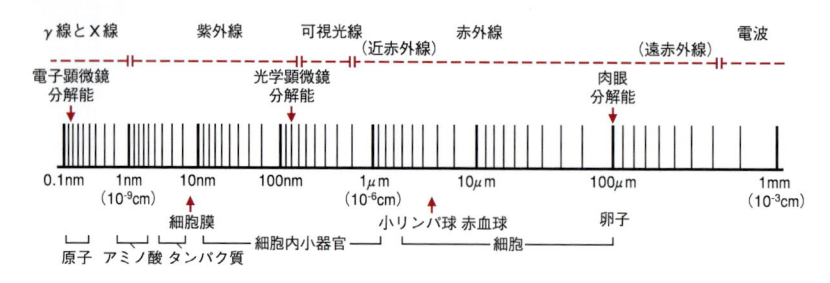

図B 顕微鏡レベルにおけるいろいろなものの大きさを示す対数ものさし

(Bessis, M. より改変)

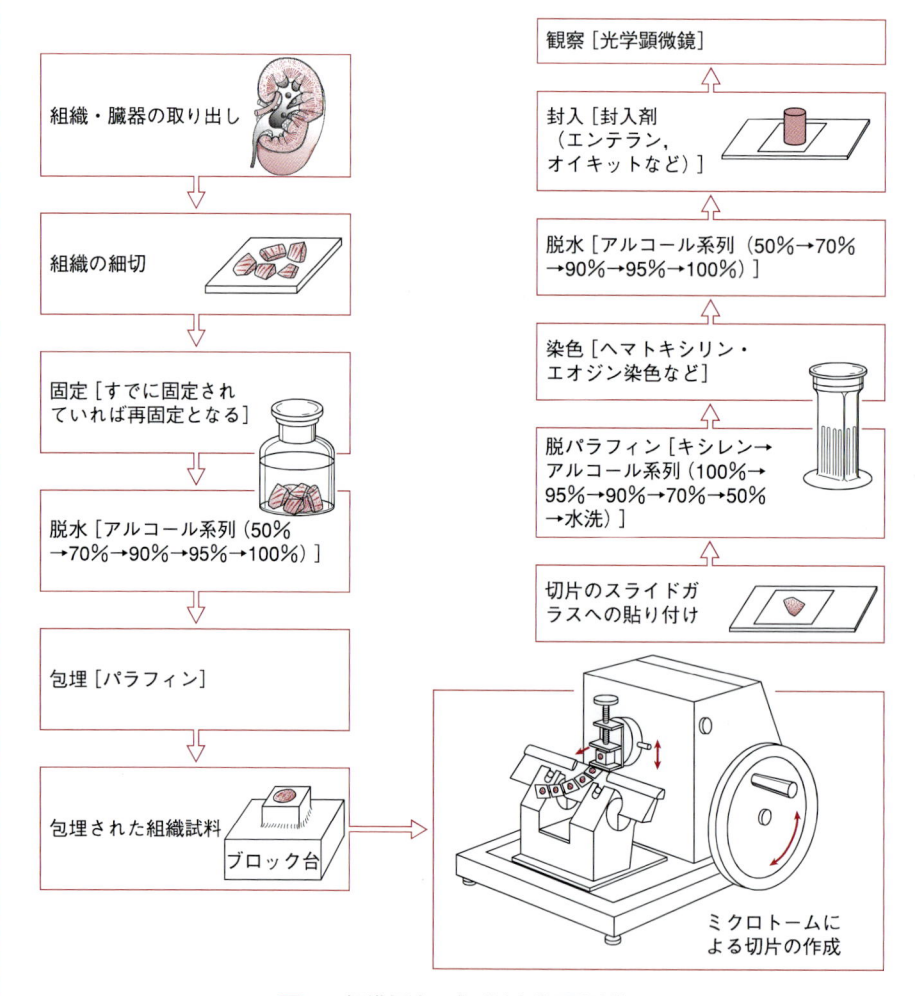

図C 組織標本の作成（光学顕微鏡）

本で用いられる代表的な染色方法はヘマトキシリン・エオジン染色がある．この方法によって，核が青色に細胞質が桃色にそれぞれ染色される．切片にはカバーガラスがかけられ，永久標本となる．電子顕微鏡標本の染色には鉛やウランなどの金属が用いられる．

練習問題

1. 細胞膜はどのような構造か．
2. 開口分泌とはなにか．
3. 細胞内小器官を列挙し，それぞれの役割について説明せよ．
4. 細胞骨格とはどのようなものから構成されているのか．
5. 核の内部はどのようになっているのか．
6. 体細胞分裂について説明せよ．

第3章
遺伝とゲノム

学習ポイント
- 遺伝子とゲノムはどうちがうのか理解する.
- 遺伝情報をつくりあげている化学物質について把握する.
- 核のクロマチン,染色体との関係を理解する.

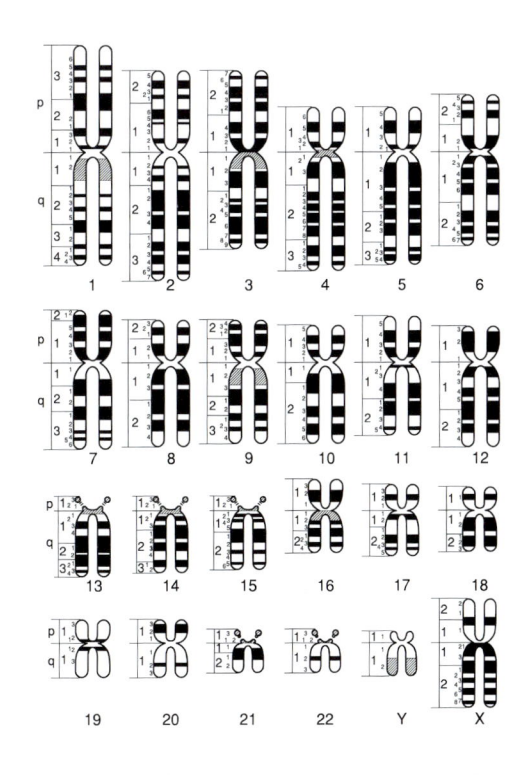

1 遺伝子とゲノム（図3-1）

遺伝子（gene）とは **DNA**（デオキシリボ核酸）と呼ばれる化学物質であり，生物が生活活動を営むための情報が納められている．

ゲノム（genome）とは，ある生物がもっている遺伝情報の全体をいう．つまり，生物がもっているすべての遺伝子と，遺伝子の間にある領域をも含む，細胞の全DNAのことである．ヒトのゲノムは約30億個の塩基で構成されており，23対の染色体にたたみこまれている．いい換えると，DNAの遺伝情報のなかで，タンパク質をつくるための設計図，暗号が遺伝子である．ヒトの場合では，遺伝子の数は約3万個であることが判明し，遺伝子だけの長さはゲノム全体の長さの5％程度となる．残りの部分は直接の遺伝子ではなく，その役割についてはいまだ不明である．

ほとんどの遺伝情報はわれわれのような真核生物（膜に包まれた核をもつ生物）では核に存在しているが，ごくわずかなものがミトコンドリア（ミトコンドリアDNA，第2章，ミトコンドリアの項参照）に存在する．したがって，ゲノムを核ゲノムとミ

key word
遺伝子
DNA
ゲノム

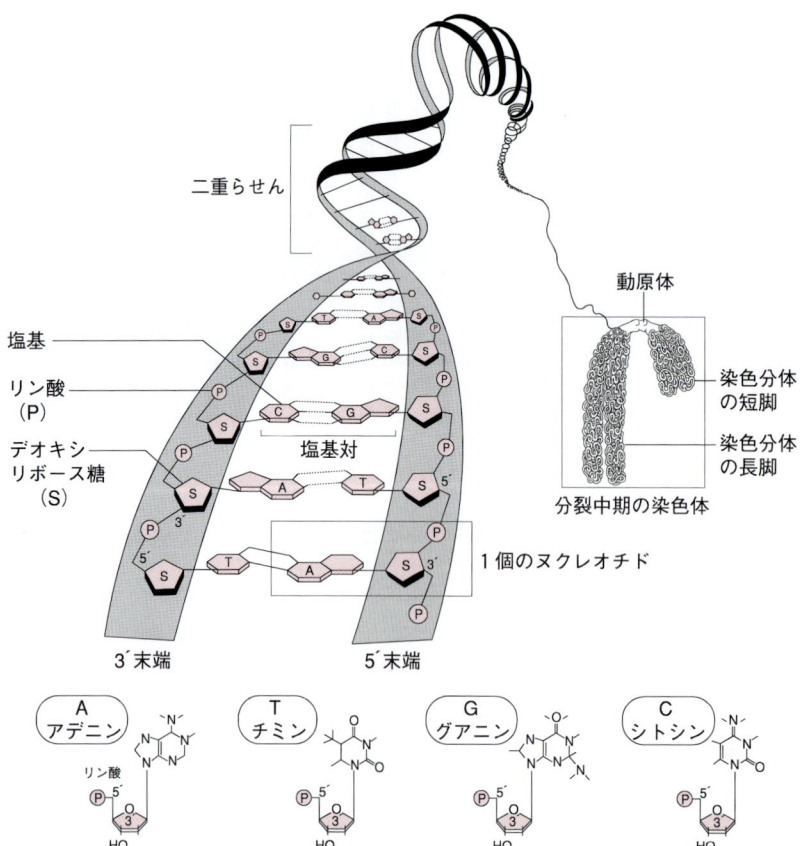

図3-1 染色体，DNA，四種類の塩基

トコンドリアゲノムの2つに分ける場合もあるが，一般的にゲノムといえば，それは核ゲノムをさすことになる．

2 クロマチン chromatin（図 3-2）

遺伝情報をもつ核は前章でも述べたように，クロマチン（染色質）と呼ばれる細かい線維の集合体から成り立っている．生化学的には，クロマチンは直径 10nm の**ヌクレオソーム**とそれを結ぶ直径 4nm の細い DNA 線維から構成されている．ヌクレオソームは4個の異なる**ヒストンタンパク質**が2個ずつ計8個が結合し（ヒストン8量体），そのまわりに DNA がらせん状にまとわりつき，ヌクレオソームを結ぶ DNA にもヒストンが付着している．ヒストンタンパク質と DNA はさらにコイル状に配列し，核タンパク質に凝集している．光学顕微鏡で核をみると，濃く染まっている部分（これを**ヘテロクロマチン**という）と染まっていない部分（**ユークロマチン**という）がま

ヌクレオソーム

ヒストン

ヘテロクロマチン

ユークロマチン

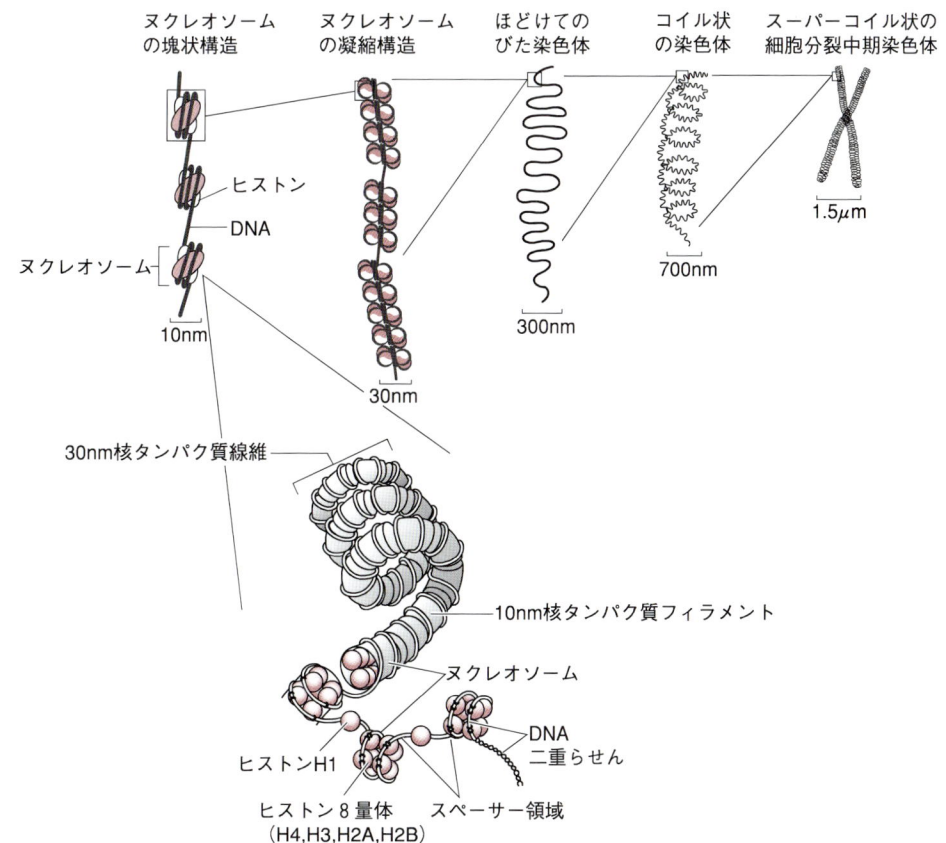

図 3-2 染色体，ヌクレオソーム，DNA

だら状になっている．ヘテロクロマチンの顆粒状構造はこの凝集した核タンパク質の像であり，ユークロマチン像は核タンパク質のコイルがほどけ，DNAが露呈している状態と考えられている．

通常はすべてこのような状態であるが，細胞が分裂している状態では，クロマチンは濃縮し染色体となる．

3 染色体 chromosome（図3-3a，3-3b）

細胞分裂の時に，DNAの長い線維は染色体のいわば棒状構造物に圧縮されることになる．ヒトでは46本の染色体が存在する．このうち44本は対になっており，大きさの順に第1染色体から第22染色体まで分類される．この22対の染色体（常染色体と呼ぶ）のほかに男性はXY，女性はXXと呼ばれる性染色体をもつ．X染色体は第7染色体に次ぐ大きさであるが，Y染色体は第22染色体よりも小さい．

染色体をギムザという染色液で染めると，それぞれの染色体には色の濃いバンドと薄いバンドが交互に現れる．これは次に述べる塩基組成の違いによって生じる（濃いバンドはアデニン，チミンが豊富であり，薄いバンドはグアニン，シトシンが多い）．また，染色体の中央部あたりは少しくびれたところがあり，この部位をセントロメアと呼び，細胞分裂の際に微小管が結合し，2つに分裂したおのおのの核へと引っ張られることとなる．

精子は減数分裂（第17章参照）の結果，22本の染色体とX染色体をもつもの，22本の染色体とY染色体をもつものの2種類に分かれる．卵子はすべて22本の染色体とX染色体だけをもつ．

常染色体

性染色体

4 DNAの構造

DNAは非常に長い分子で，2本のヌクレオチド鎖が反対方向にからみあっている．これを二重らせんモデルといい，1953年にワトソンとクリックによって提唱され，20世紀最大の発見の1つといわれるほど分子遺伝学の根幹をなしている．それぞれの鎖はヌクレオチドであるが，これはリン酸基と糖（デオキシリボース）と塩基からなる．これらは連結して，相補的配列を示す一方のDNAと結合する．塩基にはアデニン(A)，グアニン(G)，シトシン(C)，チミン(T)という4種類が存在する．アデニ

二重らせんモデル

塩基

相補的配列

アデニン

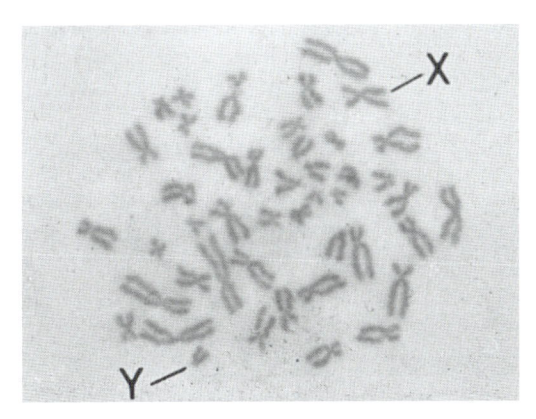

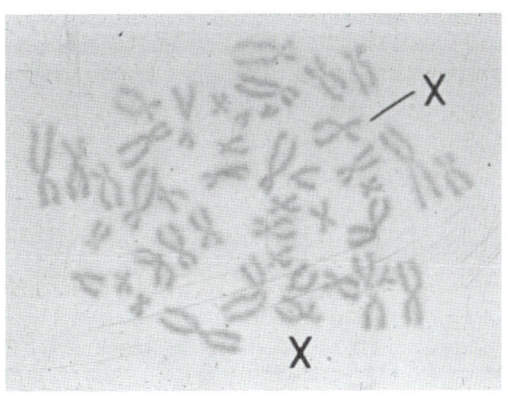

図 3-3a　ヒトの染色体（男性（左）と女性（右））

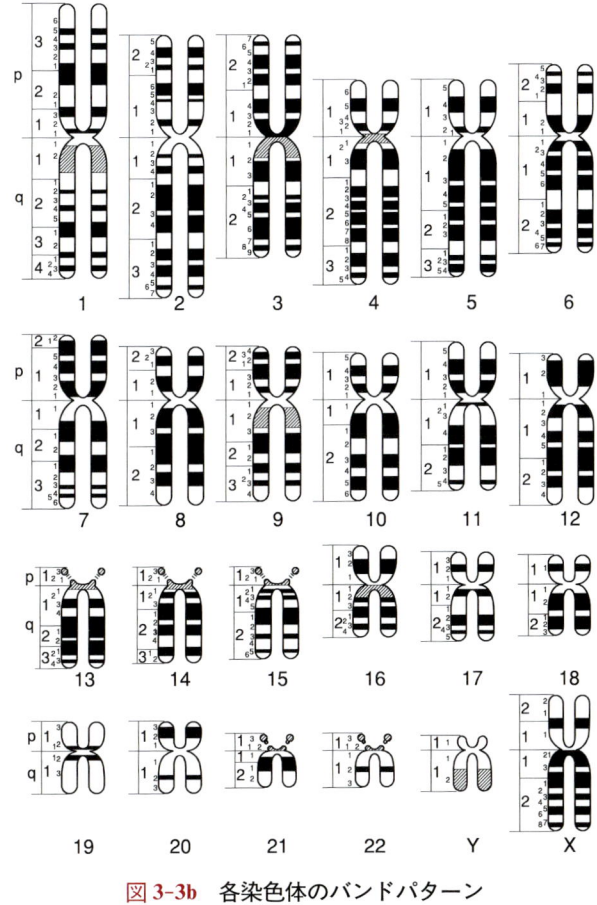

図 3-3b　各染色体のバンドパターン

ンはチミンと，グアニンはシトシンとそれぞれ水素結合と呼ばれる弱い結合で結びついている．遺伝の単位である遺伝子は，核酸やタンパク質をつくり出すのに必要な情報を含む DNA の塩基配列にほかならない．つまり，塩基配列はタンパク質を構成するアミノ酸の配列を指定する暗号と呼んでよい．

グアニン
シトシン
チミン

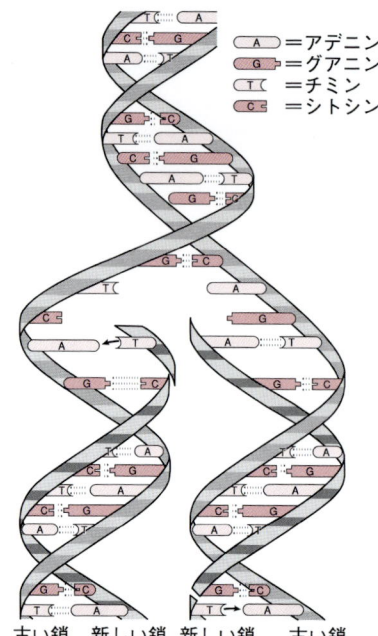

図 3-4　DNA の複製

　DNA はタンパク質をコードする遺伝暗号の情報をつくっているのであるが，同時に細胞分裂など娘の細胞へ同じ遺伝情報を伝える(複製)しくみをもっている．二重らせんモデルはこの特徴を説明するのに好都合の構造をしている．2 本のヌクレオチド鎖の間で向かい合っている塩基どうしは決まったペアでなければならない．この塩基の対合の規則性によって，2 本の鎖がほどけて新しい鎖が合成されても，もとと同じ新しい 2 組の二重らせんが得られることになる(図 3-4)．

　タンパク質をつくるにはまず DNA からメッセンジャー RNA (**mRNA**) がつくり出されねばならない．この過程を転写という．mRNA はヌクレオチドが長くつながった分子であるが，DNA の糖はデオキシリボースであるのに対して，RNA はリボースである．さらに塩基の種類も異なり，RNA はアデニン，グアニン，ウラシル (U)，シトシンから構成される．DNA の二重らせんの一部がほどけると，そこの部分に RNA が割り込んできて DNA の塩基配列を写し取ることになる(図 3-5, ①)．DNA と RNA の塩基のペアは DNA どうしのものと基本的に同じで，グアニンとシトシン，アデニンとウラシルの対合となる．DNA の二重鎖のうち，遺伝情報があるのはどちらか一方だけである．二重鎖のそれぞれを(＋)鎖，(－)鎖と呼び，(＋)鎖が遺伝情報を帯びた鎖であるとすると，二重らせんがほどけてその(－)鎖にあわせて RNA の鎖が合成されれば(＋)の RNA の鎖ができることになる．これが mRNA なのである．mRNA 上において 3 種類の連続する塩基(コドン)によって 20 種類のアミノ酸のそれぞれ特定の 1 つが決定される(表 3-1)．mRNA は核から細胞質に移動し，リボソーム上で mRNA の塩基配列にしたがってアミノ酸が次々と合成され結合し，

表 3-1 コドンとアミノ酸との対応

1文字目		2文字目				3文字目
		U	C	A	G	
U		フェニルアラニン フェニルアラニン ロイシン ロイシン	セリン セリン セリン セリン	チロシン チロシン 終止 終止	システイン システイン 終止 トリプトファン	U C A G
C		ロイシン ロイシン ロイシン ロイシン	プロリン プロリン プロリン プロリン	ヒスチジン ヒスチジン グルタミン グルタミン	アルギニン アルギニン アルギニン アルギニン	U C A G
A		イソロイシン イソロイシン イソロイシン メチオニン	トレオニン トレオニン トレオニン トレオニン	アスパラギン アスパラギン リシン リシン	セリン セリン アルギニン アルギニン	U C A G
G		バリン バリン バリン バリン	アラニン アラニン アラニン アラニン	アスパラギン酸 アスパラギン酸 グルタミン酸 グルタミン酸	グリシン グリシン グリシン グリシン	U C A G

Uはウラシル，Cはシトシン，Aはアデニン，Gはグアニンを表わす．

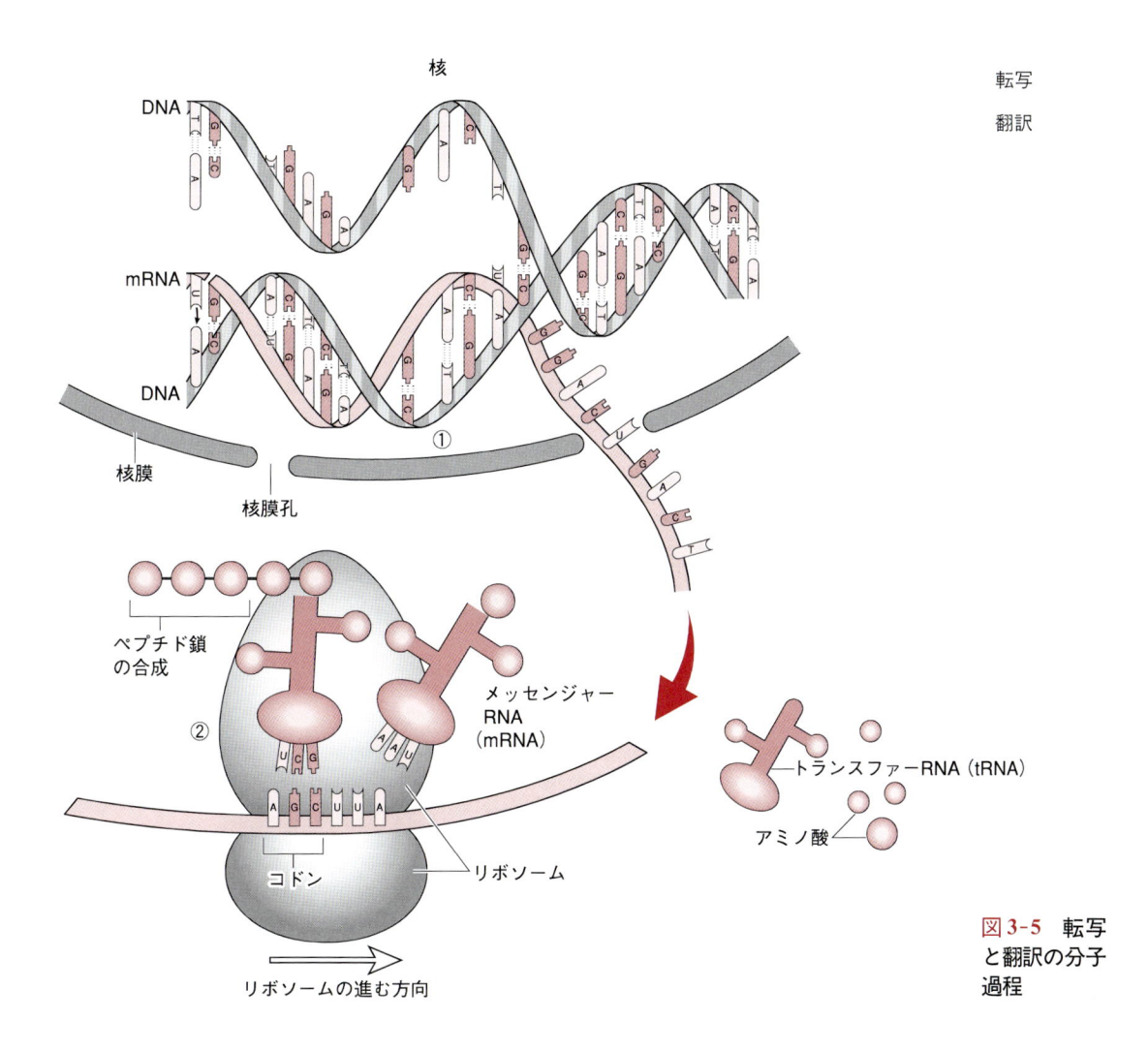

図 3-5 転写と翻訳の分子過程

タンパク質がつくられる(図3-5, ②). この過程は塩基配列という暗号からタンパク質が実際につくられるので翻訳と呼ばれる. このほかに2つのリボ核酸, リボソームRNA, トランスファーRNAが核内で転写され細胞質に運ばれ, リボソーム上でタンパク質を合成する(第2章, リボソームの項参照).

ゲノム解析の応用

　塩基配列だけがわかっても, それだけではわれわれにとって役立つ情報にはなりえない. ゲノムを解読すれば, いくつもの遺伝子を一度に解析することができる.
　糖尿病や高血圧などの生活習慣病にはいくつもの遺伝子が複雑にからんでその原因となる. これらの病気が起きるしくみの解明にもゲノム解読が有力な武器となり, 病気の予防にも多大な影響を与える.

練習問題
1. 遺伝子をつくる4種類の塩基について説明せよ.
2. クロマチンとはなにか.
3. DNAの遺伝情報からタンパク質がつくられるメカニズムを説明せよ.

ゲノム解読プロジェクトは完了したが… コラム 3-1

米国や英国，日本，フランス，ドイツなどが国家的プロジェクト（国際ヒトゲノム計画）として本格的な解読作業をおこなった．各国の研究機関は協力し，役割を分担して解読の作業にあたった．一方，民間企業（セレーラ・ジェノミクス社）が解読プロジェクトに参入し，これらの間で激しい競争になったが，2000年の6月に，研究機関と民間企業が共にヒトゲノムの全容を明らかにしたことを発表した．

さらに2003年5月に，各国の共同研究機関によってヒトのすべてのゲノムの塩基配列が解明された．これからは，遺伝子の同定などポストゲノムについての検索が始まった．

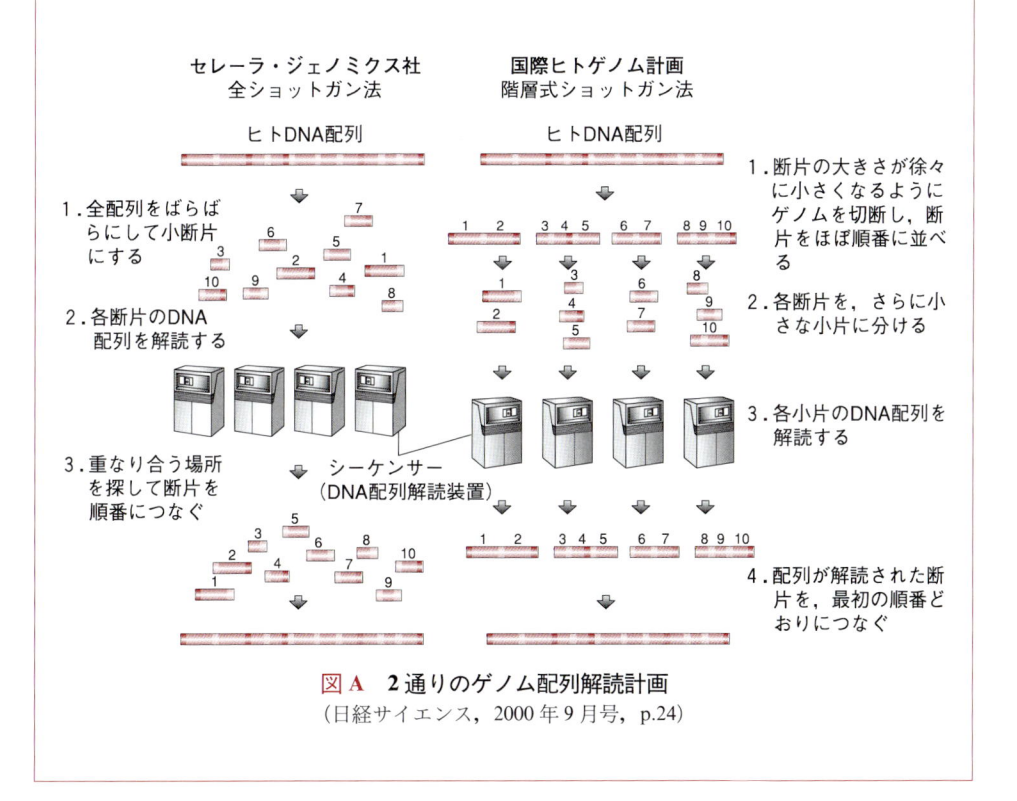

図A　2通りのゲノム配列解読計画
（日経サイエンス，2000年9月号，p.24）

オーダーメイド医療ってなに？ コラム 3-2

同じ遺伝子でもヒトによってDNAの塩基配列が異なることがある．これをSNPs（single nucleotide polymorphisms）という．

このようなことが薬の効き方がヒトによって違う個人差をもたらす．そのため，必要な遺伝子のDNA塩基配列を調べ，その遺伝子の個性にあわせた診断や治療が可能となる．

第4章
組　　織

学習ポイント
- 組織とはどのようなものか，その概念を理解する．
- 組織をつくりあげる細胞や線維，基質にはどのようなものがあるか整理し，まとめる．

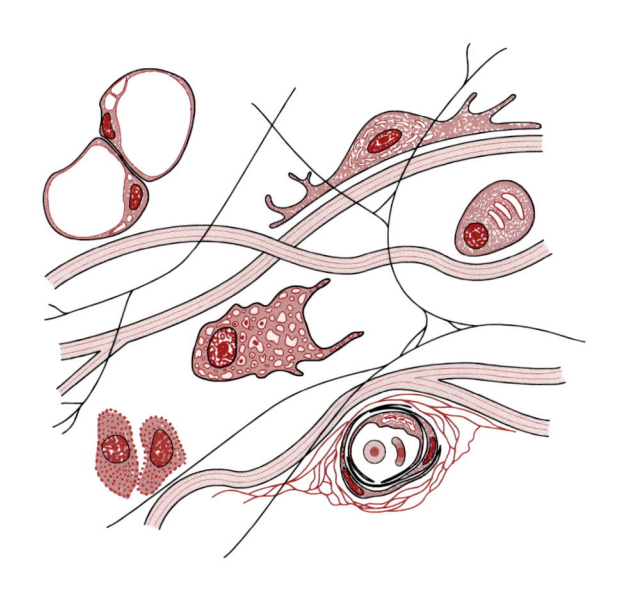

第4章 組織

人体を構成する要素の機能的最小単位は細胞であることは述べた．同じような機能と形状をそなえた細胞の集まりを組織(tissue)と呼ぶ．組織の考え方は重要で，組織の組み合わせと配列によってさまざまな器官がつくりあげられる．

key word

1 組織の構成

組織は細胞と細胞間物質からなる．細胞間物質は線維性タンパク質(線維)と無構造の基質(マトリックス)から構成されるが，これらはすべて細胞がつくり出したものである．

発生学的には，1個の細胞(受精卵)の分裂によって多数の細胞がつくられ，それらは外胚葉(ectoderm)，中胚葉(mesoderm)，内胚葉(ento(endo)derm)の3つの胚葉に分けられて分化していく．これらの胚葉がさらに分化して，次に述べる4つの基本的な組織になっていく．基本となる組織は，1．上皮組織，2．支持・結合組織，3．筋組織，4．神経組織である．

したがって，すべての器官，臓器はその比率は異なるものの，この4種類の基本型の組み合わせによってできているのである(図4-1)．

上皮組織 epithelium

われわれは，空気をはじめ身体の外の世界(外界)となんらかの形で接しており，これらの外部の環境は時々刻々変化している．そのため，これらに適切に対応するために，私たち自身の内部環境を保たねばならない．このような外の世界と内の世界(自分)を境する細胞集団を**上皮組織**と呼び，体表や内腔のもっとも外層に存在する組織がそれにあたる．具体的には，皮膚，消化管，呼吸器，泌尿生殖器など，外部となん

上皮組織

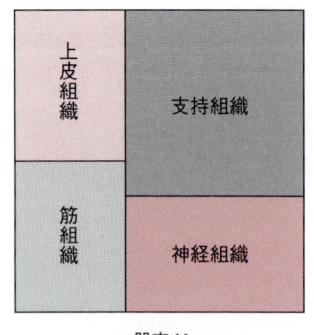

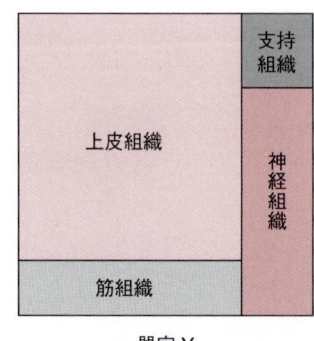

図4-1 組織と器官の関係
ある器官Xと別の器官Yとではそれぞれの組織の構成比率が異なる．

らかの形で接している組織である．上皮組織は外胚葉と内胚葉由来の組織であり，この組織から発生する悪性腫瘍をがん(癌)と呼ぶ．

1 上皮組織の分類(図4-2, 4-3)

上皮組織の細胞がどのような数で配列しているのか，また細胞の形はどうかによって，上皮組織は分類される．

細胞の配列数では，単層(細胞が1層)と重層(細胞が2層以上)の2種類に分かれる．また，最表層の細胞形態によって，扁平(細胞の幅が高さよりも広い)，立方(細胞の幅と高さがほぼ同じ長さ)，円柱(細胞の高さが幅よりも大きい)の3種類に分かれる．したがって，われわれの身体の上皮組織は理論的には2×3＝6種類の上皮に区別されるが，この他に特殊な例として2つの上皮(多列円柱上皮，移行上皮)が存在し，合計8種類の上皮組織に分類されることになる．

- 単層扁平上皮(血管内皮，腹膜上皮，肺胞上皮)
- 単層立方上皮(腎尿細管，外分泌腺やその導管，角膜内皮)
- 単層円柱上皮(消化管上皮，子宮内膜上皮，卵管上皮)
- 重層扁平上皮(角化するもの：皮膚の表皮，角化しないもの：腟，角膜上皮，食道)
- 重層立方上皮(汗腺の導管)

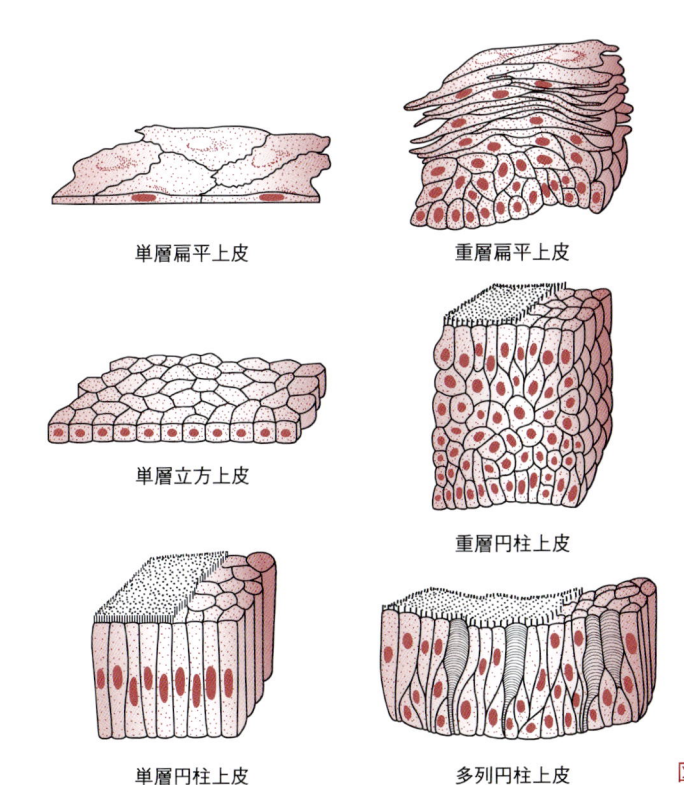

図4-2 上皮細胞の分類

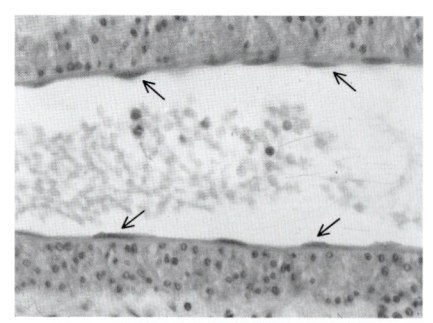

a-1. 単層扁平上皮（血管内皮細胞）

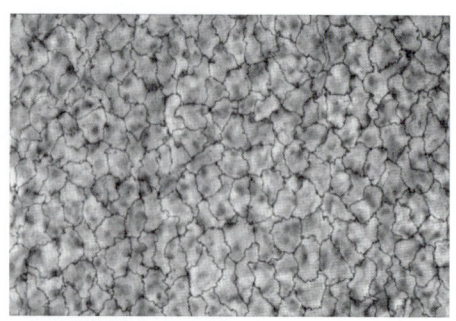

a-2. 単層扁平上皮（表面からみたもの，敷石状になっている）

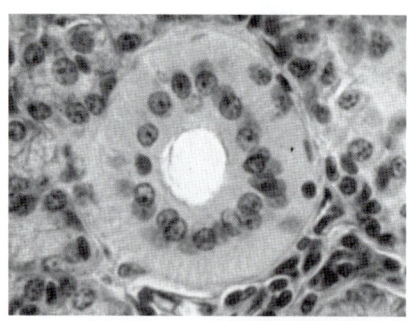

b. 単層立方上皮（外分泌腺の導管）

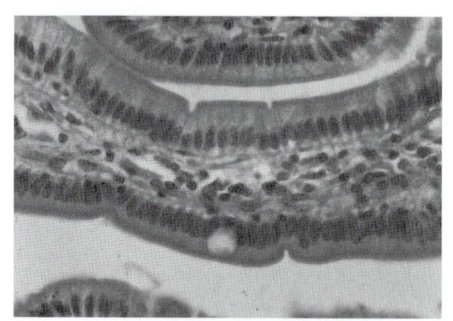

c. 単層円柱上皮（小腸上皮）

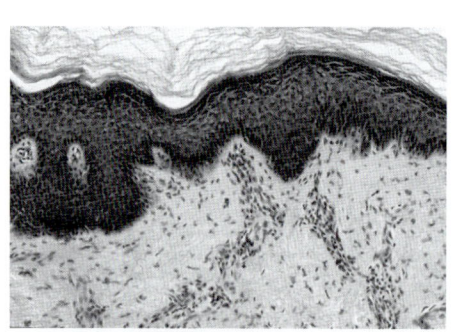

d-1. 重層扁平上皮（皮膚：角化）

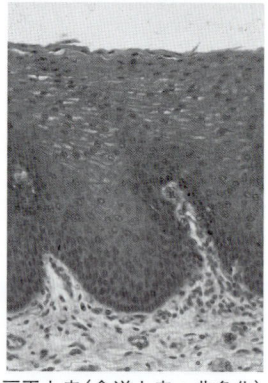

d-2. 重層扁平上皮（食道上皮：非角化）

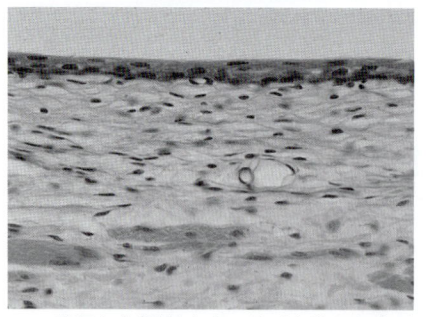

e-1. 移行上皮（膀胱上皮：尿が充満し上皮が2層になる）

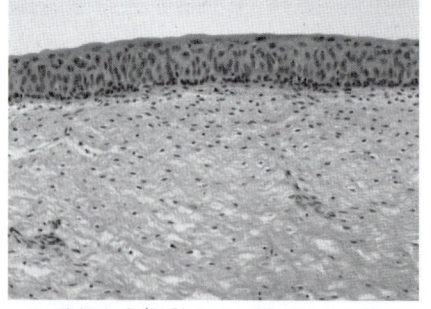

e-2. 移行上皮（膀胱上皮：尿がなく上皮が5〜6層からなる）

図 4-3　上皮組織の例

- 重層円柱上皮(結膜円蓋，尿道(遠位)，軟口蓋)
- 多列円柱上皮：元来上皮は単層で，すべての細胞が基底膜の上にのっているが，細胞の高さや核の位置がばらばらで，一見重層上皮のようにみえる(呼吸器系気道上皮，精管上皮)．
- 移行上皮：臓器の機能状態に対応して上皮の形状や数が変化する．たとえば，膀胱などにおいて尿があまりなく空に近い状態では数層の上皮であるが，尿が充満してくると上皮が引き伸ばされた形になり，細胞数が1〜2層の上皮へと変わる(移行する)(腎盂，腎杯，尿管，膀胱，尿道)．

上皮のなかでも，血管系の上皮を内皮，体腔(胸腔，心膜腔，腹腔)表面の上皮を中皮と呼ぶ．

上皮細胞は外側に接する面，となりどうし接する面，内側に接する面，があり，これにともなって細胞膜のはたらきが異なるため，構造も場所によって異なってくる．これら3つの面をそれぞれ自由面，側面，基底面と呼ぶ(図4-4)．このような1つの細胞内でも部位による膜の違い，細胞質の違いがあり，これを上皮細胞の極性という(地球の北極と南極に相当する)．

a. 自由面にみられるもの

(1) 微絨毛 microvilli (図 4-5a, c)

表面積を拡大するため細胞質の一部が突出したもので，光学顕微鏡的に刷子縁または小皮縁とも呼ばれる．微絨毛の1つひとつの構造は電子顕微鏡を用いないと見えない．微絨毛は腎臓の尿細管や消化管などの上皮にみられ，吸収面積を拡大している．微絨毛内には細胞骨格のアクチンが存在し，倒れないようになっている．

微絨毛

(2) 線　毛 cilia (図 4-5b, c)

線毛

微絨毛よりも長く太い細胞の突起である．微絨毛と異なり運動能を有し，あたかも稲穂が風になびくような運動をする．呼吸器系の上皮は粘液や異物を，子宮内膜上皮

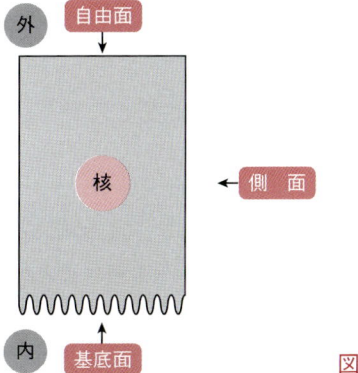

図 4-4　上皮細胞の3つの面

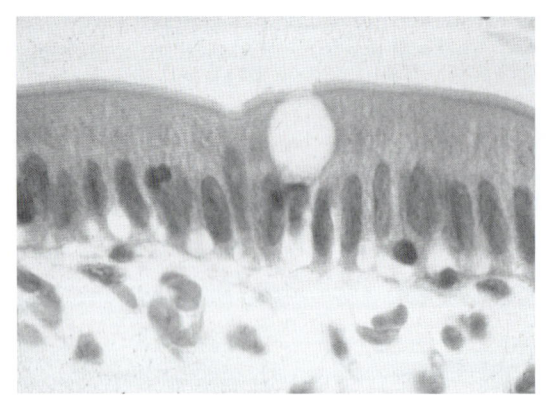

a. 微絨毛を光学顕微鏡でみたもの．上皮の表面に多数の微絨毛が配列している

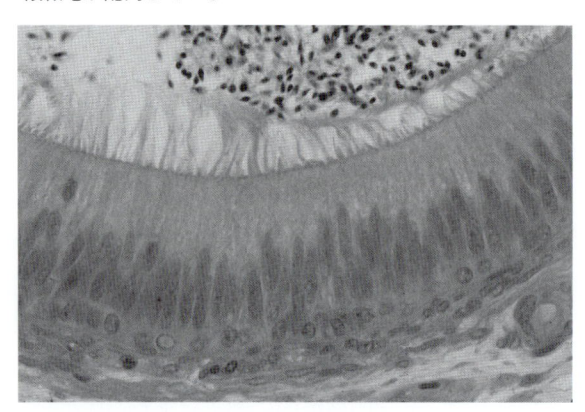

b. 線毛（精巣上体管上皮に多数の線毛がみられる）

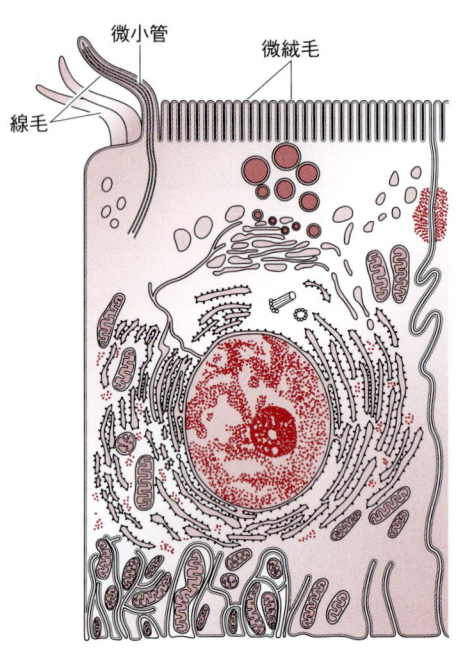

c.

図 4-5　微絨毛と線毛

は卵を線毛の運動によって運ぶ．

　線毛の内部には微小管が周辺に9対と中央に1対存在する．微小管に腕のようなダイニンというモータータンパク質があり，このはたらきによって微小管がお互いにずれ，線毛自体が傾斜することで線毛の運動が生じる．

b. 側面にみられるもの（図4-6）

　となりあう細胞と細胞の間には細胞間質はほとんどなく，隣接する細胞どうしは**細胞間接着装置**と呼ばれる特殊な構造物でお互いの膜がくっつき，細胞間を閉塞している．細胞間接着装置は自由面側より順に次の4つから構成されている．

（1）閉鎖帯 tight junction（タイトジャンクション）

　細胞間隙が完全に消失している．細胞膜の外葉どうしの癒合つまり，膜内タンパク質（オクルジンやクラウジンなど）粒子をとなりあう細胞が共有する．これによって水分子をはじめ多くの物質は細胞間から上皮組織の内側に入り込まないことになる．

細胞間接着装置

閉鎖帯

図 4-6 細胞間接着装置

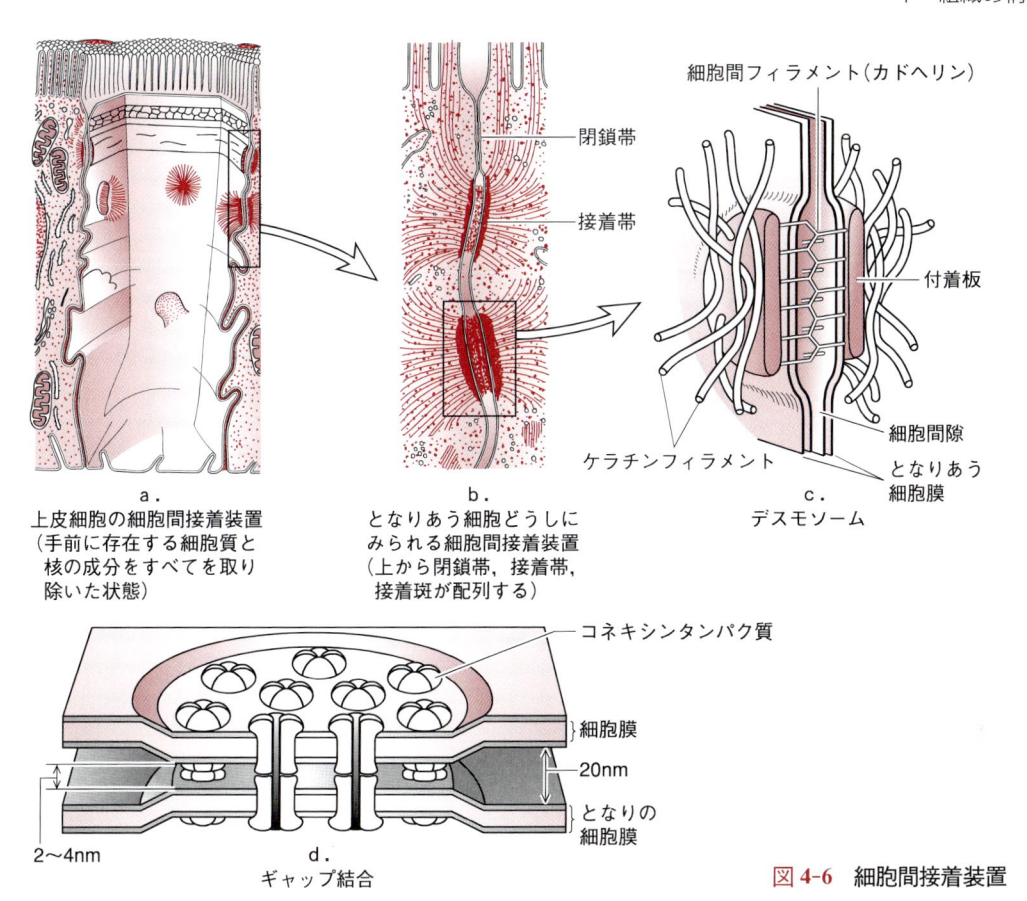

(2) 接着帯 zonula adherens

細胞間隙にカドヘリンと呼ばれる物質が存在して上皮細胞どうしを結びつけている．細胞膜直下に裏打ち構造が発達しており，これにアクチンが付着している．

(3) 接着斑 desmosome（デスモソーム）

細胞間隙が少し広がっており，細胞質側には付着板があり，この板に中間径フィラメントであるケラチンがループ状についている．閉鎖帯や接着帯は細胞側面の周りをぐるりと取り囲んでいるのに対し，接着斑は細胞側面の膜にところどころに斑状に存在している．

(4) ギャップ結合 gap junction, nexus

隣接する2つの細胞膜がわずかな細胞間隙（約2〜4nm）を介して密接しており，架橋タンパク質を共有（6つのコネキシンタンパク質）し，なおかつこのタンパクの真ん中に小さな孔があいているため，分子量の小さな物質やイオンの移動が可能となる．上皮細胞以外にもこの構造が認められる．

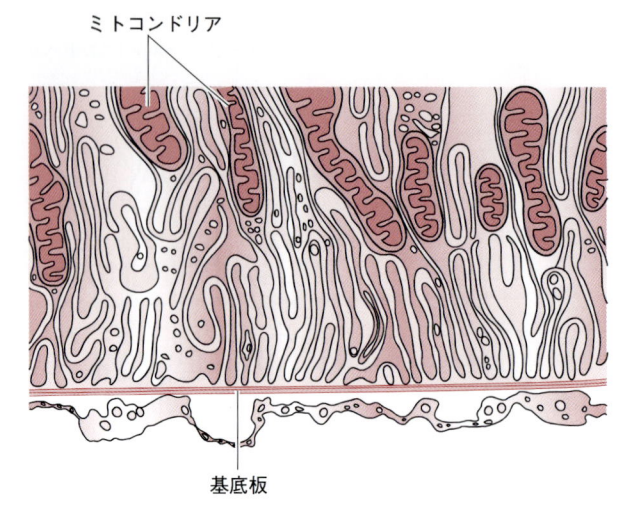

図 4-7 基底陥入
多数の細胞の突起が入り乱れて配列する．

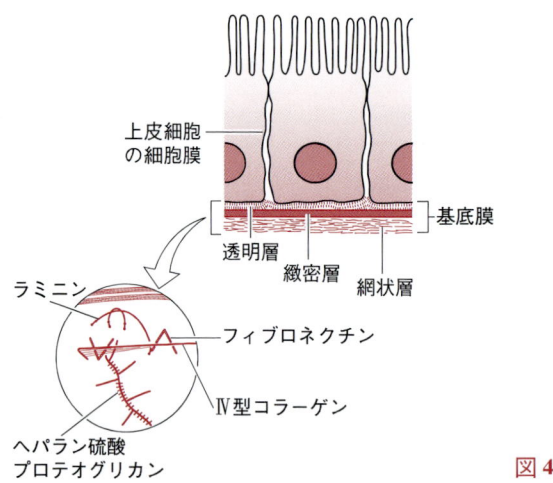

図 4-8 基底膜

c. 基底面にみられるもの

(1) 基底陥入 basal infolding（図 4-7）

細胞の基底側の細胞膜が内部に規則正しく入り込み，となりの細胞と重なり合わさる（咬合）．陥入していない細胞質にはミトコンドリアが多数存在し，能動輸送のエネルギー源となる．腎臓の尿細管，外分泌の導管線条部などのイオン吸収に強く関与する細胞ではこれがよく発達する．

(2) 基底膜 basement membrane（図 4-8）

細胞そのものの膜ではなく，上皮細胞と下の結合組織の間に存在している細胞外成分としての膜構造である．基底板とも呼ばれ，PAS（過ヨウ素酸 Schiff 氏溶液）反応陽性の膜である．透明層，緻密層，網状層の3層からなるが，化学成分の解析からラミ

ニン(糖タンパク質)，IV型コラーゲン，細網線維からなる．基底膜は上皮細胞と下の結合組織を結びつけ，上皮細胞の膜に極性を与える．つまり，基底膜の存在によって上皮の自由面，側面，基底面の膜の分化が生じる(上皮細胞を通常の培養法で培養すると平べったい細胞として増殖するが，基底膜を人工的につくった培地で培養すると生体と同じ様な極性をもった細胞形態となる．また，細胞再生時に基底膜が足場となって細胞の損失を埋めていく)．

2 上皮組織の分化

上皮細胞が特殊に分化したものとして腺，感覚細胞毛，爪，水晶体(レンズ)などがあげられるが，感覚細胞毛，爪，水晶体(レンズ)についてはそれぞれの項で説明する．

腺 gland

特定の物質を産生し，細胞外へ放出する組織として腺があげられる．腺は上皮組織が深部へ陥入してつくられるが，2種類に大別される．**外分泌腺**(exocrine)は導管を介して分泌物を外へ放出するのに対して，内分泌腺(endocrine)は分泌物を血中へ放出する．腺の特殊な例として上皮組織が陥入せず，その部位で1個の細胞が分化し，細胞自体が腺となった杯細胞(Goblet cell)は消化管や呼吸器に多くみられる．

外分泌腺

1 外分泌腺の構造(図4-9)

外分泌腺は腺房(終末部)と導管からなる．腺房は分泌物を産生，放出する細胞群であたかもぶどうの房状を呈しており，導管は分泌物を運ぶ管をなす細胞の集まりである．

腺房でつくられる分泌物によって，外分泌腺は三種類に分けられる．

a. 漿液腺

漿液腺

漿液細胞から構成される．タンパク質成分に富み，サラサラ状の分泌物を産生す

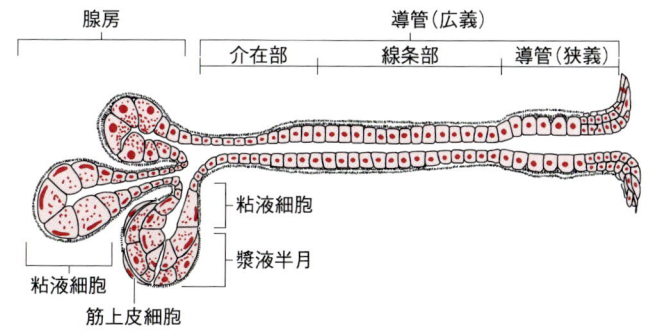

図4-9 腺と導管

る．漿液腺の細胞の形状は立方形または紡錘形をしている．細胞の核は中央部か少し基底側に位置する．細胞質は好塩基性を示すが，これはタンパク質合成の粗面小胞体(rER)が多く，とくにリボソームが塩基性色素と親和性をもつからである．

b. 粘液腺

粘液細胞からなる．粘稠度の高い分泌物(ムチン)を産生する．粘液腺の細胞の形状は錐体形をしている．核は基底側で扁平の形を呈し，細胞質はヘマトキシリンエオジン染色ではうすい赤色となる．細胞の核上部にゴルジ装置が豊富にあり，ここでタンパク質の糖鎖化が起こる．粘液はムチンとも呼ばれ，糖タンパク質とプロテオグリカンの混合物である．PAS染色をおこなうと赤紫色になる．

c. 混合腺

漿液細胞と粘液細胞の両方の細胞からなり，漿液と粘液が混じり合った分泌液がつくられる．同一細胞から漿液，粘液が分泌されるのではない．混合腺の組織像には漿液細胞が三日月状にみえる(これを漿液半月と呼ぶ)が，これは漿液細胞が粘液細胞を外側から取り囲むような配置をしていることによる．

2 筋上皮細胞(籠細胞)

腺房の細胞と基底膜の間に特殊に分化した細胞が存在しており，これを筋上皮細胞と呼ぶ．細胞突起を多く有し，腺房をあたかも籠のように包む形をしている．この細胞の収縮によって腺房そのものが収縮し，管腔側へ分泌物が放出されることになる．乳腺の腺房にある筋上皮細胞はオキシトシンの標的細胞である．

3 分泌様式(図4-10)

外分泌腺から分泌が放出される仕方には次の4種類がある．
1. **全分泌**：細胞質中に分泌物が充満し，細胞膜が破れ，細胞全体として排出される．皮脂腺，瞼板腺などに認められる
2. **離出分泌**：細胞膜がもち上がり，突起状になり，くびれて放出される．乳腺，

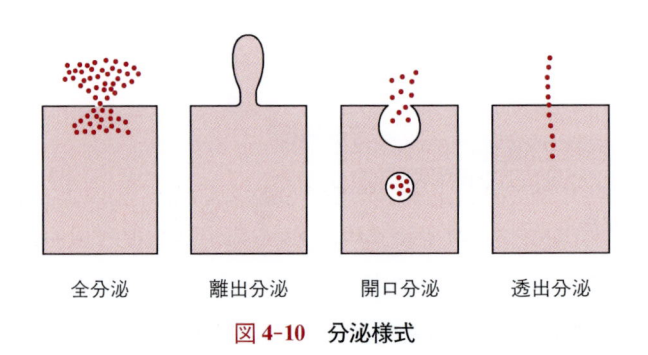

| 全分泌 | 離出分泌 | 開口分泌 | 透出分泌 |

図4-10 分泌様式

耳垢腺などに認められる

3. **開口分泌**：タンパク質性分泌物放出にもっとも一般的にみられる様式で，膜で包まれた顆粒が細胞膜と癒合し，あたかも細胞膜が口を開いたような状態で内容物のみが放出される．癒合した膜そのものは再利用される．

4. **透出分泌**：膜の形状が変化せず，内容物のみ放出される．低分子の物質や脂質などの分泌，たとえば汗腺，胃の壁細胞(塩酸分泌)に認められる．

開口分泌

透出分泌

4 分泌物の産生放出機序(図4-11)

タンパク質やペプチド性(ステロイドは含まない)の分泌物は外分泌細胞内で次のような過程を経て最終的に放出される．

1. 毛細血管から材料となる物質を細胞の基底側から取り込む．
2. 粗面小胞体とくにリボソーム上でmRNAからの情報が翻訳され，アミノ酸の縮合，タンパク質の合成がなされる．
3. つくられたタンパク質は粗面小胞体腔内へ入り，プロセッシングや修飾を受ける．
4. ゴルジ装置で糖の添加や分別，分泌物の濃縮が起こり，膜で包まれた分泌小胞となる．
5. 分泌小胞はモータータンパク質によって細胞骨格(微小管)に沿って，細胞の自由面側へ輸送される．
6. 細胞膜と小胞の膜が癒合し，開口分泌によって内容物が放出される．
7. 放出された後の膜は再利用され，再び小胞やゴルジ装置などの膜に利用される(第2章の小胞の項参照)．

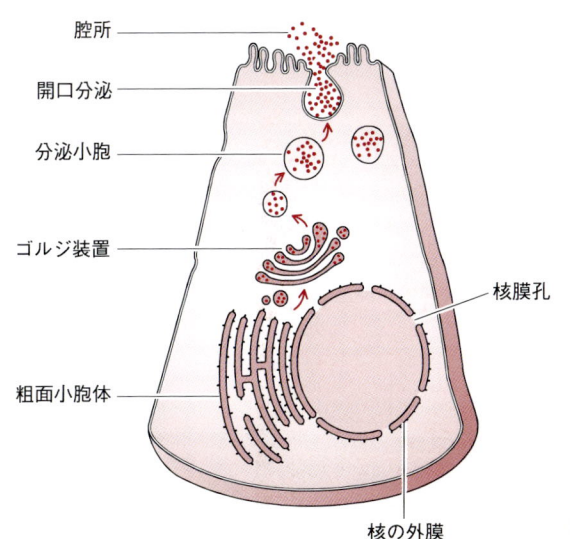

図4-11 分泌物の産生機序

5 導　管 duct

腺房から分泌物を運ぶ管であるが，単なる通路でなく，分泌物を修飾したりして能動的に分泌現象を営む．

1. 介在部：腺房(終末部)に直接続く管で，細胞内小器官の発達は乏しい．
2. 線条部：単層円柱上皮で細胞膜の基底側には基底陥入がみられ，多数のミトコンドリアが存在し，いろいろなイオンの能動輸送にかかわっている．
3. 導管(狭義)：単層〜二列円柱上皮で構成され，まわりに結合組織がとり囲み，体表や管腔に接して分泌物を放出する．

結合組織 connective tissue

組織と組織を結びつけるいわば接着剤のような組織を**結合組織**という，これらを構成する細胞は中胚葉由来である．結合組織は数種類の細胞と，その細胞からつくり出される細胞間物質(線維性タンパク質と基質)からなる(図4-12)．

1 細　胞

a. 線維芽細胞 fibroblast (図4-13)

結合組織でもっとも多くみられる扁平から不正形の形をした細胞で，楕円形の核が1個，細胞の中央に存在している．この細胞から**コラーゲン**をはじめとする線維性タンパク質が細胞間に分泌される．**線維芽細胞**は活動状態になると粗面小胞体を増加させ，活発なタンパク質合成にあたる．膠原線維の主成分コラーゲンの前駆体であるポリペプチド α 鎖が分泌小胞内で3量体になり，これをプロコラーゲンと呼ぶ．開口

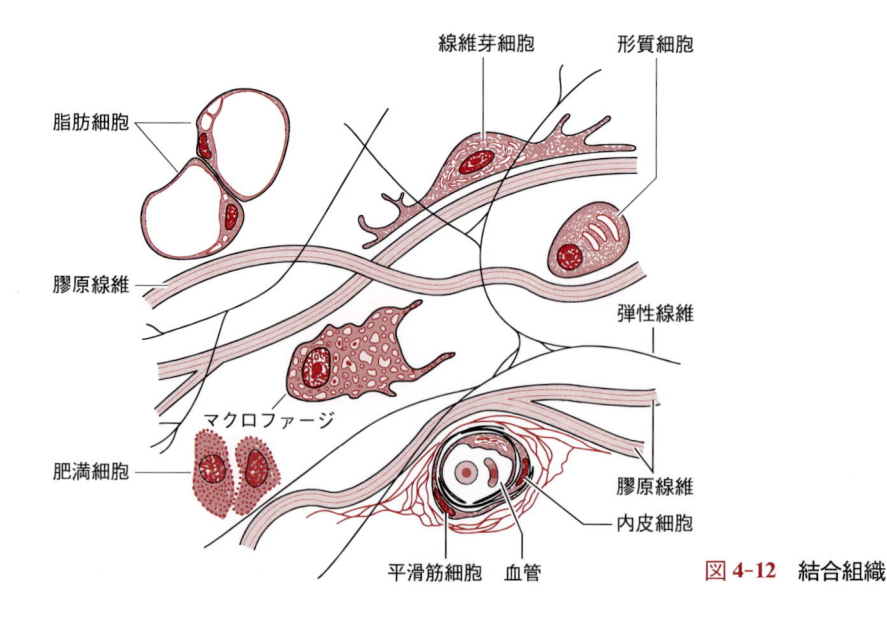

図4-12　結合組織

分泌によってプロコラーゲンが細胞外へ放出され，その一部が切断されて膠原原線維（コラーゲン分子）となる．

コラーゲン分子

傷の治癒過程に動員され，増殖する．分化した非活動性の細胞を線維細胞と呼ぶ．

b. 脂肪細胞 adipocyte (fat cell)（図4-14）

脂肪細胞

細胞体のほとんどが中性脂肪で占められ，そのため核は圧平されて偏在し，扁平である．通常の光学顕微鏡標本では細胞質は抜けがら状になっているが，これは，切片作成時でのアルコール使用によって，細胞質に貯蔵されていた脂肪が溶出した結果である．脂肪を染色する特殊な方法としてはSudan III（朱色），Sudan black（黒色）がある．いわゆる皮下脂肪などの脂肪組織はこの脂肪細胞が多数集まったものであるが，III型コラーゲン（細網線維）の線維が細胞のまわりに分布している．成長ホルモン（GH），インスリン，グルココルチコイド（糖質コルチコイド），ノルアドレナリンなどの受容体が膜に存在し，これらの物質によって脂肪の貯蔵や放出が制御されている．

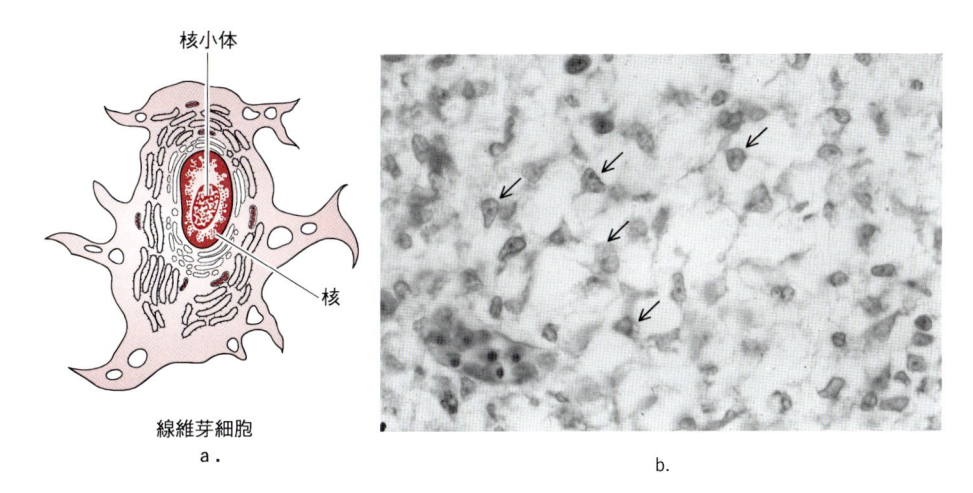

図4-13 線維芽細胞の模式図(a)と顕微鏡写真(b)

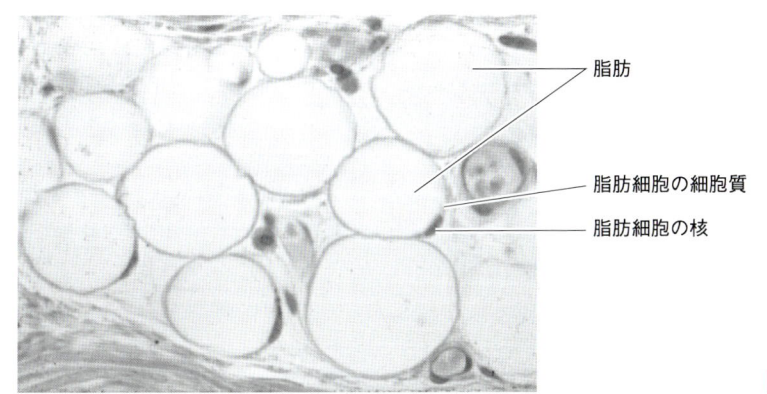

図4-14 脂肪細胞

肥満，やせなどの体重増減は，脂肪細胞の数が変化したのではなく，脂肪細胞が大きくなったり，小さくなったりする結果である．脂肪細胞からレプチンというペプチドが血中へ放出され，摂食量が調節される．

c. マクロファージ（大食細胞）macrophage（図 4-15）

細胞の突起である偽足を出し，アメーバ様運動を行って異物（外来性の微生物）や老廃物に近づき，これらを貪食（食作用 phagocytosis）したり，清掃能を有する．食べられた物質はリソソーム（水解小体）によって細胞内で消化吸収される．また免疫機能に大きく関与している（第8章のマクロファージの項参照）．

実験動物にトリパン青や墨汁を食べさせたり，血中に注入するとマクロファージがこれらを取り込み，結果的に染色されることになる．このような染色法を生体染色（vital staining）と呼ぶ．

血液中に存在する単球由来であるが，組織内で動かないものは組織球とも呼ばれる．体の部位によって名称が異なる．マクロファージと同じ性質の細胞は身体の至るところに存在しており，肝臓ではクッパー細胞（Kupffer cell），骨では破骨細胞，肺では肺胞マクロファージ，皮膚では樹状細胞，脳ではミクログリアが相当する．

d. 肥満細胞（マスト細胞）mast cell（栄養物という意味）（図 4-16）

卵円形の細胞で血管近傍に存在し，トルイジンブルーやアニリンブルーなどの青い塩基性色素で赤紫色に染まる．このようにもとの染色液の色調と異なる色合いを示すことを異調染色（メタクロマジー metachromasia）と呼ぶ．

肥満細胞は細胞質中に膜で包まれた大型の顆粒を豊富にもっている．顆粒の本体は**ヘパリン**や**ヒスタミン**である．ヘパリンは血液抗凝固作用をもち，プロテオグリカンの1つである．ヘパリンの化学的性質によって異調染色となる．

感作（一度抗原にさらされる）されたのち，再び同一の抗原にさらされると抗体が生じ，この抗体のIgEが肥満細胞のIgE特異Fc受容体と結合し，ヒスタミンを含む顆粒が開口分泌される．ヒスタミンは血管壁の透過性を高め，これによって組織に浮腫が生じることとなる．気管支喘息や蕁麻疹などのアレルギーの原因となる．

e. 形質細胞（プラズマ細胞）plasma cell

円形の細胞で核が細胞質のどちらかに偏って存在している細胞である．

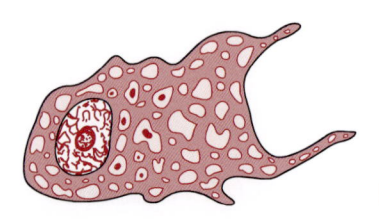

図 4-15　マクロファージ（大食細胞）

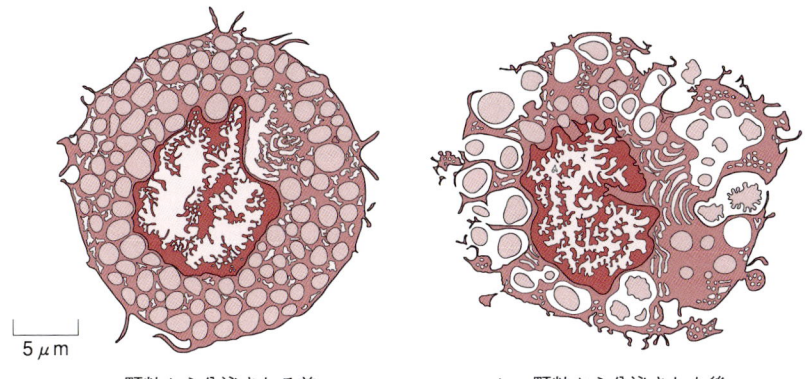

a．顆粒から分泌される前　　　　b．顆粒から分泌された後

図 4-16　肥満細胞（マスト細胞）

形質細胞の核は，クロマチンが核膜周辺に塊状にならぶため，あたかも自転車の車軸状にみえることが特徴である．**免疫グロブリン**（immunoglobulin：Ig）G, A, E などのタンパク質を産生する抗体産生細胞であり，Bリンパ球の分化したものである．

f. 色素細胞 pigment cell

細胞質内に**メラニン**色素顆粒をもつ．他の中胚葉性の細胞と異なり，外胚葉とくに神経堤由来の細胞であり，発育につれ移動し，最終的に皮膚表皮の最下層に存在するようになる．色素細胞が真皮の移動の途中で止まり，集団となったものは蒙古斑（mongolian spot）と呼ばれ，アジア系人種の乳児殿部にしばしば認められる．

g. その他

血液由来の細胞として好酸球，リンパ球，血管壁の細胞として内皮細胞，平滑筋細胞，周皮細胞などが存在している．

2　細胞間物質

結合組織の細胞の間を満たしている物質は細胞間物質と呼ばれる．結合組織の細胞がつくり出すが，この物質の性質によって組織の物理学的な特性が決められる．細胞間物質は物理的支持場のみならず，細胞の形態，移動，代謝などに深くかかわっていることが示されている．細胞間物質は，線維の部分と，顕微鏡では無構造の物質（基質，マトリックスと呼ぶ）に分けられる．線維は線維性タンパク質によってできているものである．

a. 線　維 fiber

従来は基本的な線維は三種類とされていたが，近年細網線維は膠原線維の特殊なものと位置づけられるようになった．

(1) 膠原線維 collagen fiber（図4-17）

膠原線維

肉眼的にみて光沢のある白い線維である．日本語の膠原は，煮ると膠（にかわ）を生じるところから由来している．線維の走行に平行な引っ張りに対しては高い抵抗力をもつ．膠原線維はおもに線維芽細胞，軟骨芽細胞，骨芽細胞から産生される．

膠原線維は膠原原線維の集合である．膠原原線維は線維状のタンパク質（コラーゲン分子）からなる．膠原原線維を電顕でみると，太さが50〜100nmのフィラメントで67nmごとに明暗縞がある．

化学的には3本の**ポリペプチドα鎖**が集まりプロコラーゲンとなる．プロコラーゲンのN末端，C末端が切断され，真ん中の部分だけが残り，コラーゲン分子（トロポコラーゲン）となる．コラーゲン分子は規則正しく配列するが，コラーゲン分子が少しずつずれて分子架橋するため，結果として膠原原線維の明暗縞ができる．線維芽細胞の分泌小胞内でポリペプチドα鎖がつくられ，細胞外にでて重合する

ポリペプチドα鎖

コラーゲンはそれぞれ異なるアミノ酸配列をもち，異なる遺伝子によってコードされる四種類のものが分類されている．

I型コラーゲンはもっとも一般的なもので，皮膚，骨，腱，筋膜や臓器の被膜にみられる．

II型コラーゲンは細い線維をつくり，軟骨，椎間板髄核，硝子体などにみられる．

III型コラーゲンは，以前細網線維と呼ばれていたもので，脂肪組織やリンパ組織，疎性結合組織，血管膜，脾臓，腎臓，子宮などに存在している．

IV型コラーゲンは基底膜にみられる．

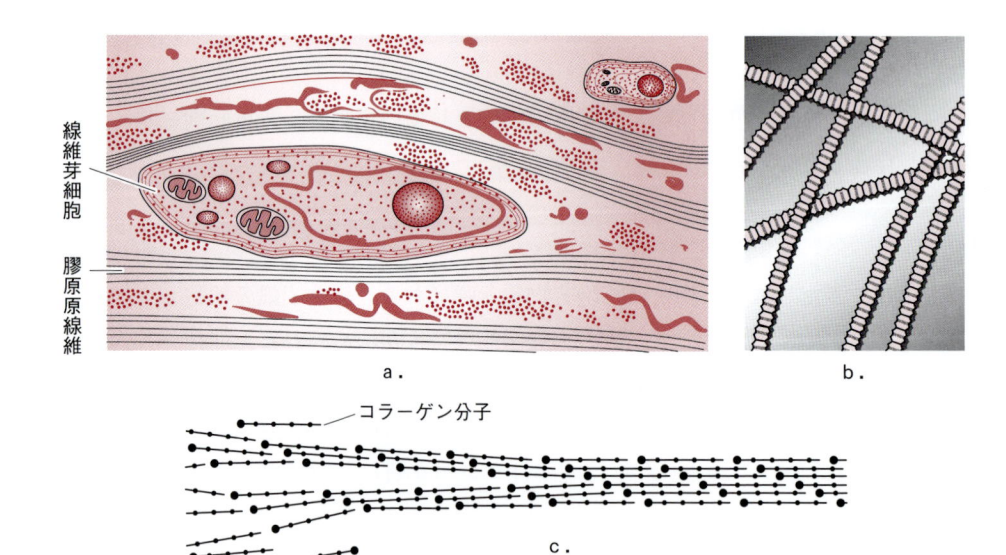

図4-17 膠原線維と線維芽細胞
a. 線維芽細胞からつくられた膠原線維
b. 膠原原線維の縞模様
c. コラーゲン分子が集まった膠原原線維

(2) 細網線維 reticular fiber

膠原線維にくらべ径が細く，格子状であるので，別名格子線維，また銀好性ゆえ好銀線維とも呼ばれる．基本的に膠原線維の構成要素と同じで，III 型コラーゲンである．細網線維の周囲には糖タンパク質が存在するため，PAS 反応が陽性となる．とくに細網線維が多く分布し，特殊な細胞群からなる組織を細網組織と呼ぶ．

(3) 弾性線維 elastic fiber

肉眼的に黄色を帯びた線維で，身体の特殊な靱帯(項靱帯，黄色靱帯)，軟骨(弾性軟骨)，肺など，張力がかかる部位に多く存在する．

弾性線維には，エラスチンと呼ばれるコラーゲンとは異なるアミノ酸組成からなる不溶性タンパク質が線維の中心にあり，その周囲に微細線維が長軸状に配列している．エラスチンは糖タンパク質であり，微細線維もフィブリリンと呼ばれる糖タンパク質である．線維芽細胞や平滑筋が弾性線維を産生している．

b. 基 質(マトリックス)(図 4-18)

基質は粘性のゲル状物質であり，大量の水を含んでいる．基質は通常の組織切片では脱水などの操作によって失われており，顕微鏡で認めることはできないので，無形基質あるいは無定形質とも呼ばれる．

基質の主たる成分はグリコサミノグリカンと呼ばれる多糖鎖と，タンパク質との結合体であるプロテオグリカンや，糖タンパク質などである．

(1) グリコサミノグリカン glycosaminoglycan

二糖の反復によってでき，枝分かれをしない多糖類である．ムコ多糖類とも呼ばれる二糖が単位となり，1 つは必ずアミノ糖(N-アセチルグルコサミンか N-アセチル

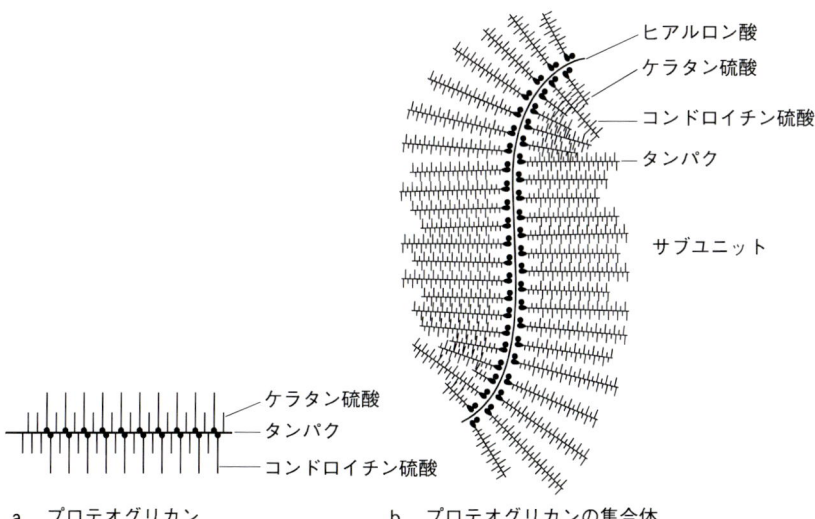

a．プロテオグリカン　　b．プロテオグリカンの集合体

図 4-18　基質の種類と構造

ガラクトサミン)であるため，硫酸化されており，その結果負に荷電し，Na$^+$を引きつけ，それに伴って水が入り込むことになる．グリコサミノグリカンにはヒアルロン酸，コンドロイチン硫酸，デルマタン硫酸，ヘパラン硫酸，ヘパリン，ケラタン硫酸などがある．

　これらは身体の部位によってその割合，分布密度がことなり，それぞれの組織の特徴をつくり出すのに役立っている．

(2) プロテオグリカン

　ヒアルロン酸を除くグリコサミノグリカンがタンパク質と共有結合している物質で，糖が多く，タンパク質が少ない割合になっている．

プロテオグリカン

(3) 糖タンパク質

　糖が少なく，タンパク質が多い物質を糖タンパク質と呼ぶ．これには，フィブロネクチンやラミニンなどがある．

3　結合組織の分類

　結合組織は一般的に細胞，線維成分が多いか少ないかによって次の二種に分けられ，さらにからだのある特定の部位に特異的に存在する特殊結合組織もある．

　疎性（そせい）結合組織：細胞，線維が少なく，基質が多い組織をいう．
　緻密（ちみつ）結合組織：基質が少なく，細胞，線維が多い組織をいう．

a. 疎性結合組織

疎性結合組織

　皮下組織(皮膚と下の筋，骨とを結びつける)や，粘膜下組織(粘膜と下の筋層を結びつける)，血管の外膜などにみられる．炎症等が起こると，細胞間があいているため，組織液が細胞間に入り込み，浮腫（ふしゅ）(顔などでははれぼったいこと)になる．

b. 緻密結合組織

緻密結合組織

　線維成分がきわめて豊富な組織で，線維の配列が規則正しいか不規則かでさらに分類される．

(1) 規則性緻密結合組織

　膠原線維が規則性をもって配列しており，腱(筋と骨という異なる組織を結びつける)，靱帯(骨と骨，軟骨と軟骨を結びつける)，角膜の固有層などにみられる．

(2) 不規則性緻密結合組織

　真皮(皮膚表皮の下の層)や筋膜，骨膜，軟骨膜，腱膜などにみられる．

c. 特殊結合組織

膠様組織

(1) 膠様（こうよう）組織

　胎児の一般的結合組織で，未分化な間葉組織からなる．細胞，線維成分が少なく，基質が豊富，とくにプロテオグリカンが多い．代表的な部位として臍帯（さいたい），椎間円板の

まん中に存在する髄核(ずいかく)(脊索の名残り)がある．

(2) 細網組織

細網細胞と細網線維から構成される組織である．細網細胞は一種の線維芽細胞で，星状の形態を有し，軽度の食作用をもつ．細網線維は網工を形成しており，リンパ系組織(リンパ節，扁桃，胸腺)，脾，骨髄，肝などにみられる．

(3) 褐色脂肪組織

褐色脂肪組織

肉眼的に褐色を呈する脂肪組織で，新生児の特定の部位(肩甲骨間，腋窩，後頸部，縦隔，大動脈周囲)，あるいは冬眠動物に多く認められる．脂肪の分解によって熱が発生し，新生児や冬眠動物の体温を調節するためである．褐色脂肪細胞は通常の脂肪細胞(褐色に対して白色脂肪細胞と呼ぶ)にくらべ小型で，核が中央部に存在し，脂肪滴が小さく分散する．交感神経の支配を受けている．

練習問題

1. 組織にはどのようなものがあるか．
2. 上皮組織の特徴はなにか．
3. 上皮細胞にだけみられる構造物はなにか．
4. 結合組織の特徴はなにか．
5. 結合組織を構成する細胞はどのようなものがあるのか．
6. 膠原線維とはどのようなものか．
7. 結合組織の基質はどのような化学物質でできているのか．
8. 特殊結合組織とはどのようなものか．

第 5 章
骨

学習ポイント
- 骨の構造，とくに層板構造について把握する．
- 骨組織を構成する細胞，基質について理解する．
- 骨の発生や成長について理解する．
- 人体の代表的な骨の名称を記憶する．

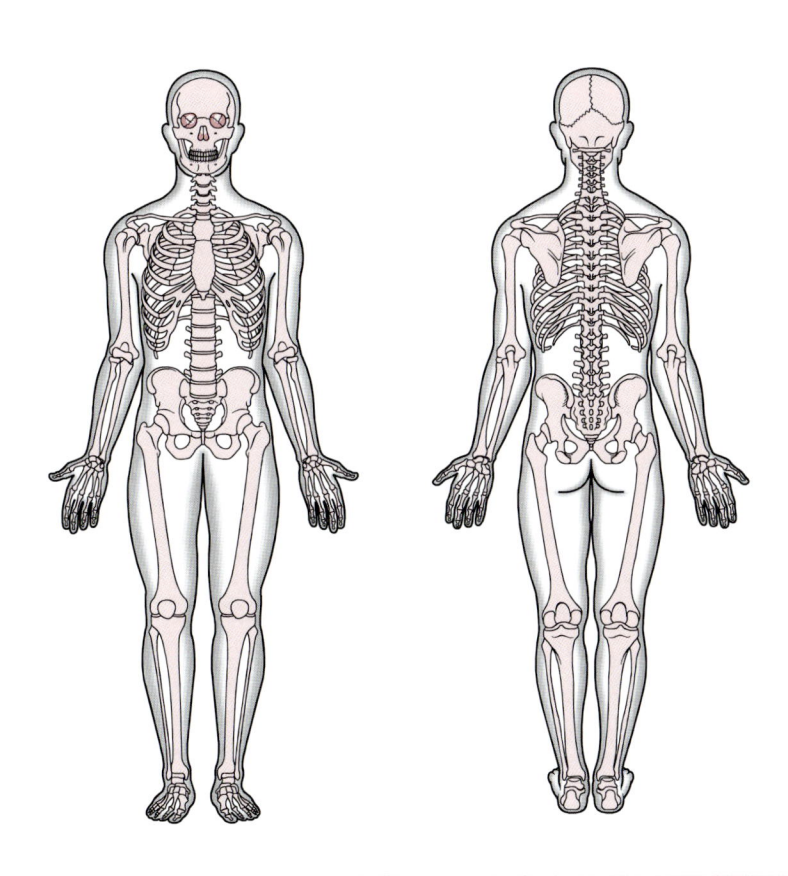

人体には約200個の骨があり，これらが組み合わさって人体の骨組み，すなわち「骨格」を形成している．

骨の機能には大きく分けて3つの機能がある．その第一は運動器としてのはたらきであり，この機能が正常にはたらくためには骨に加わる機械的な圧力（主に筋による）が必要である．したがって慢性疾患などで長期間臥床していると骨量は著明に減少する．第二の機能はカルシウムなどのミネラルの恒常性を保つはたらきで，骨の吸収と形成におけるミネラルの交換が恒常性維持（ホメオスタシス）に役立っている．第三の機能として造血機能がある．骨の内部には骨髄と呼ばれる造血組織が存在しており，血球（赤血球，白血球，血小板）は骨髄で産生されている．

key word

1 骨の構造

骨は上腕骨のように長い骨（長骨），手根骨のように短い骨（短骨），頭の骨や肩甲骨のように扁平な骨（扁平骨），腱などの中に存在する小さな骨（種子骨）がある．ここでは代表的な長骨を例に説明する（図5-1）．骨の中央部を骨幹，骨の両端を骨端（骨端の部分でもとくに球状のものは骨頭と呼ぶ）という．**骨端**や骨頭の部分には成人になるまで骨をつくり続けていた軟骨組織（骨端軟骨）が線維化した**骨端板**（骨端線）がある．骨は関節面を除いて骨膜という膜で包まれている．

骨の内部は肉眼的にみて海綿質と緻密質の2種の異なる構造を示す．**海綿質**（spongy bone）は文字どおり海綿様あるいは蜂の巣状の構造で，骨質があまり詰まっ

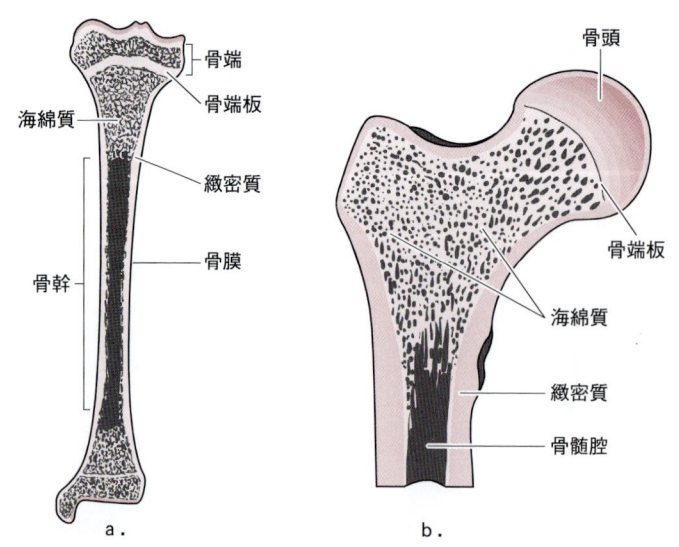

骨端
骨端板
海綿質

図5-1 骨の構造

た状態になっていない．海綿質は骨頭などにみられる．**緻密質**(compact bone)は骨質がぴっちりと詰まり，**骨幹**などにみられる．これらはいずれにしても同じ骨組織であるからその構成要素は同じで，骨細胞や骨組織の配列，比率が異なるだけである．緻密質や海綿質の内腔は骨髄腔となり，造血組織である骨髄をいれている．

　骨が支柱となるためには，骨組織が非常に硬くなければならない．骨質にはリン酸カルシウムがあるため，硬さが増しているが，さらに骨の構造が強固になるようなしくみをもっている．それは骨そのそのものが多数の層板状構造を呈しているからである．

骨(緻密質)の構造(図5-2)

　緻密質の組織は基本的に線維状の層板構造をしている．
　骨膜側から順に以下の構成要素がならぶ．

1. **骨膜**：骨膜には骨芽細胞が多く分布し，骨芽細胞から骨細胞が分化していく．これによって骨は太くなり骨折しても治癒する．また骨膜には知覚神経線維が豊富に存在している．骨の内部には知覚神経線維は入り込まず，痛覚などの感覚はないが，骨折の時などの痛みはこの骨膜が引きちぎられる結果生じる．

2. **外基礎**(環状)**層板**：外表面に平行に骨小腔(骨細胞が骨質の中に入り込んでいる小腔)と骨細管(骨小腔どうしを結びつける細い管)が配列している．骨膜側から膠原線維が入り込み，骨膜と外基礎層板を結びつけている．この線維をシャーピー(Sharpey)線維と呼ぶ．

3. **ハバース**(Haverse)**層板**：血管を中心に骨小腔，骨細管が同心円状に配列してお

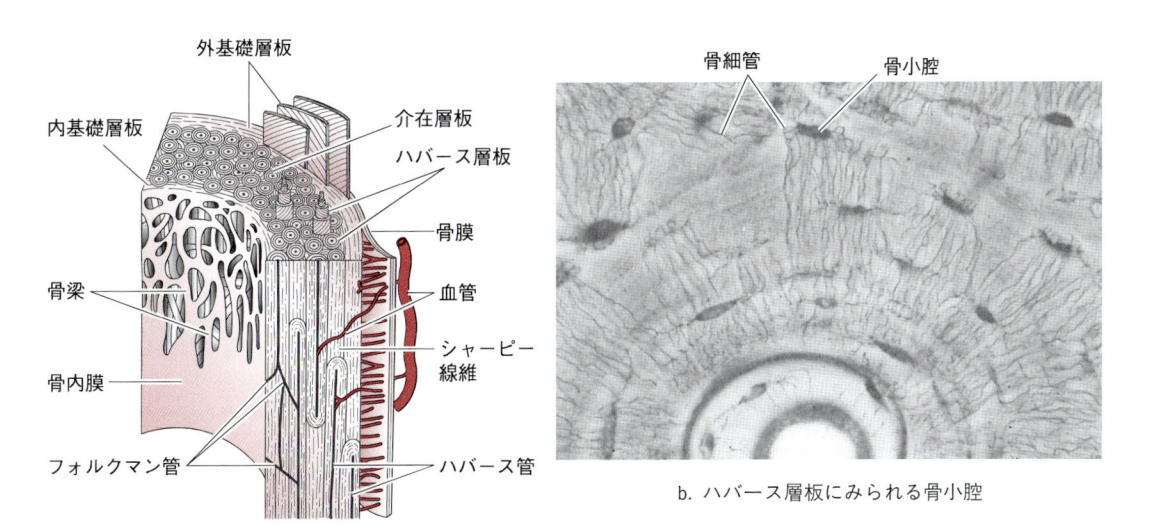

a. 骨の構造(緻密質)

b. ハバース層板にみられる骨小腔

図5-2　骨(緻密質)の構造

り(お菓子のバウムクーヘン状)，骨の長軸方向に管がならぶ．この管をハバース管と呼ぶ．1個のハバース層板を骨単位(osteon)と呼ぶこともある．緻密質ではこのハバース層板が何層も規則正しく配列している．

このハバース管に対して髄腔側，外表面側から直交する管が存在している，これをフォルクマン(Volkmann)管と呼び，骨の内外からの血管がここをまず通って骨に入り，ついで分かれてハバース管内を走ることになる．

 4．**介在層板**：ハバース層板の間を埋める層板である． 介在層板

 5．**内基礎(環状)層板**：骨髄腔面に平行に骨小腔，骨細管が配列している．内基礎層板の一部は骨髄腔側へ凹凸をつくってとびだし，あるいは陥凹している．このようなでこぼこの組織を骨梁という． 内基礎層板

 6．**骨内膜**：1〜2層の細胞成分による膜で，骨芽細胞，破骨細胞，線維芽細胞などから構成される． 骨内膜

骨組織の栄養を担う栄養血管は，骨膜からフォルクマン管を介してハバース管へ入り，骨小腔，骨細管を通して各骨細胞へ栄養を与える．逆に骨髄内で産生される血球などは骨髄から骨膜側へでて骨を離れる．

なお，海綿質はこのような層板構造がない．骨端などの関節を構成するため，支柱としての強度よりも，骨と骨の運動によるきしみ，たわみといった柔構造が必要とされるため，緻密質とは違った構造を有している．

2　骨組織の構成要素

細　胞

骨の細胞には骨細胞，骨芽細胞，破骨細胞の3種類がある(図5-3)．

1　骨細胞 osteocyte
骨細胞

骨細胞は骨小腔の中に存在しており，通常1個の骨小腔には1個の骨細胞がある．

それぞれの骨小腔は骨細管を放射状にだし，分岐，吻合しながらたがいに連結している．

骨細胞は骨細管中へ突起をだし，他の骨細胞の突起とギャップ結合で連絡し，これによって，骨細胞どうしによる物質のやり取りがおこなわれている．

2　骨芽細胞 osteoblast
骨芽細胞

骨細胞へ分化する細胞であり，骨内膜や骨膜に多く分布している．骨芽細胞はプロコラーゲンを開口分泌によって細胞外へ放出し，その結果，膠原線維(I型コラーゲ

図5-3 骨にみられる3種類の細胞

ン)が細胞の周りに分布することになる．骨芽細胞はまた基質小胞と呼ばれる小さな膜で包まれた構造物を細胞外へ放出する．この中にはアルカリ性ホスファターゼが存在し，これによって局所的リン酸濃度を上昇させる．さらに，オステオカルシンと呼ばれる糖タンパク質も分泌し，これも細胞外の Ca^{2+} と結合して局所の濃度を上げる．これらによって，骨質が強固なものとなり，骨芽細胞や骨細胞そのものは骨質の中に閉じ込められ，結果的に骨小腔，骨細管の中に骨細胞や骨細胞の突起が入り込むことになる．

3 破骨細胞 osteoclast

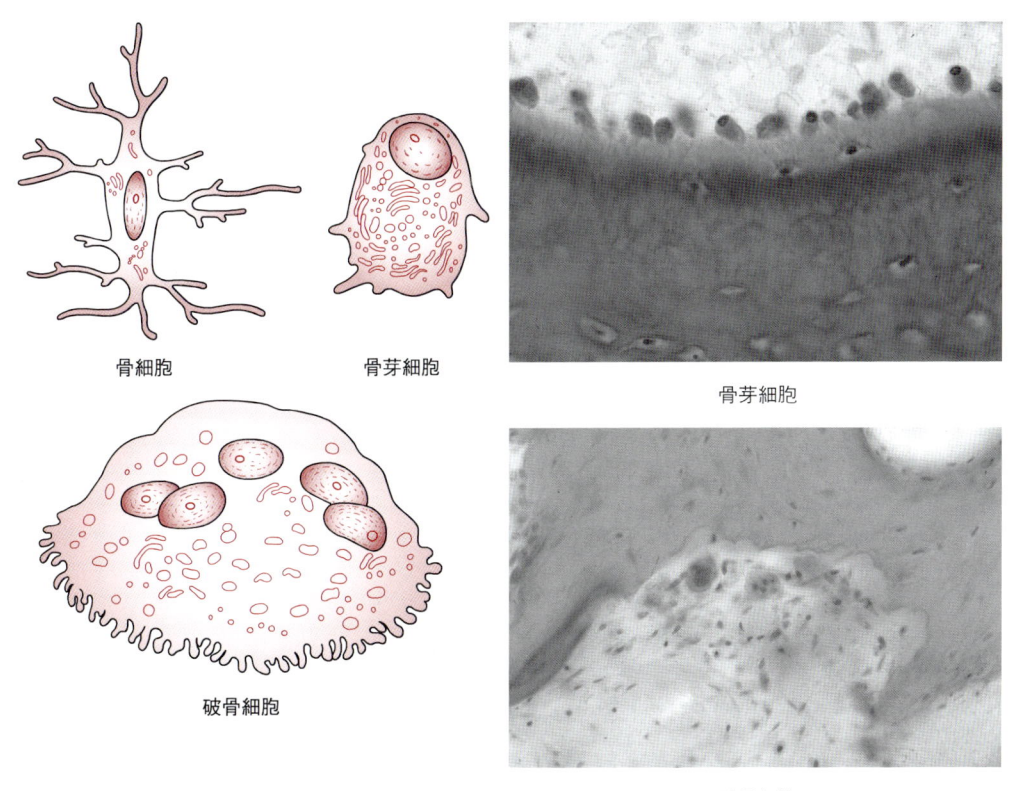

破骨細胞

　骨は新生されるとともに一方で破壊，吸収されるが，この破壊にかかわる細胞が破骨細胞である．血球の単球由来でマクロファージの一種である．細胞は大型で多核（数個から20個まで）な細胞である．骨組織の骨髄腔側への突出を骨梁（こつりょう）といい，骨梁と骨梁の間には窩（くぼみ）が生じるが，この窩に破骨細胞は多数存在している．

　破骨細胞は多数の突起様構造物（微絨毛様）を有し，この部分から骨質の活発な溶解と吸収がおこなわれる．上皮小体の主細胞から上皮小体ホルモン（副甲状腺ホルモン，PTH）が分泌されると，破骨細胞が活発に骨組織を加水分解し，骨質が削り取られる

こととなる．その結果，血中の Ca^{2+} が上昇する(第15章，上皮小体ホルモンの項参照)．

線　維

骨組織には膠原線維が層板状に配列し，主にⅠ型コラーゲンからなる．

基　質

基質には，リン酸カルシウムを主成分とするアパタイト(水酸化アパタイト [$Ca_{10}(PO_4)_6OH_2$])と呼ばれる微細な結晶が存在している．

水酸化アパタイト

3　骨の再構築(リモデリング)

リモデリング

骨組織は絶えずハバース層板を中心につくり変えられている，いわばスクラップアンドビルド状態にある．つまり，骨は破骨細胞によって吸収され，骨芽細胞によって新たにつくられている．これを再構築(リモデリング)という(図5-4)．骨格を動かさないと，この再構築がおこなわれず，基質が古くなり，骨が弱くもろくなる(これを廃用萎縮と呼ぶ)．

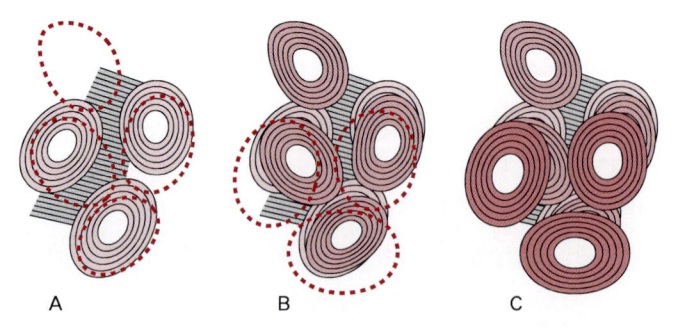

図 5-4　骨の再構築(リモデリング)
古い層板の部分がしだいに壊され(スクラップ)その部位に新しい層板(点線)の部分が付け加わって(ビルド)いく．A→B→Cと時間的に変化し古いAと新しいCとは異なるものとなっている．
(Don W. Fawcett : Bloom and Fawcett A Textbook of Histology, Chapman & Hall, 1994)

4 骨　髄 bone marrow

骨の内腔は骨髄腔と呼ばれ，骨髄をいれている．骨内膜がいろいろな方向へ張りだし，複雑な立体構造の骨梁をつくる．骨髄には赤色骨髄と黄色骨髄の2種類がある．赤色骨髄とは実際に血球産生がおこなわれている骨髄組織のことであり，造血機能を有するので，肉眼的にみても赤色を呈している．成人では，胸骨，肋骨，腸骨，椎骨，頭蓋骨，上腕骨，大腿骨の近位側にみられる(図8-5参照)．子供の骨髄はすべて赤色骨髄である．年齢を重ねるにつれて赤色骨髄は脂肪細胞へ置き換わり，黄色骨髄となる(脂肪細胞は肉眼的に黄色を呈する)．

5 骨ができるしくみ(発生)

骨ができてくるしくみには二種類の様式がある．頭蓋骨(顔面骨)，胸骨など扁平な骨は膜内骨化と呼ばれる様式であるが，上記以外のほとんど全身の骨は軟骨内骨化と呼ばれる様式で骨がつくられる．

膜内骨化 membraneous ossification

将来の骨となるべき部位に血管とともに未分化な間葉組織が侵入し，膜様構造ができる(図5-5①)．そしてこの間葉細胞が増殖，分化し，骨芽細胞になる(図5-5②)．骨芽細胞はプロコラーゲンや基質を分泌する結果，骨芽細胞そのものは基質中に埋没し，石灰化が起こり骨細胞となる．この細胞群を中心に小柱，小片，骨片が形成され(図5-5③)，骨片が癒合して骨梁となり骨組織が形成される(図5-5④)．このように膜の内部から骨化が生じるので膜内骨化と呼ぶ．たとえば，頭蓋骨では，四方から血管と間葉組織が侵入し，脳を包む．以後骨化し，4つの骨(前頭骨，頭頂骨)によって，それぞれの結合部の縫合が形成される．縫合の結合部位は膜性組織で，これを大泉門または小泉門と呼ぶ．

軟骨内骨化 enchondral ossification

将来の骨ができる部位に軟骨(硝子軟骨)のモデルがまずでき，この軟骨組織が骨組織に置換され，骨ができてくる．つまり軟骨の内部から骨化が進むので軟骨内骨化と

第5章 骨

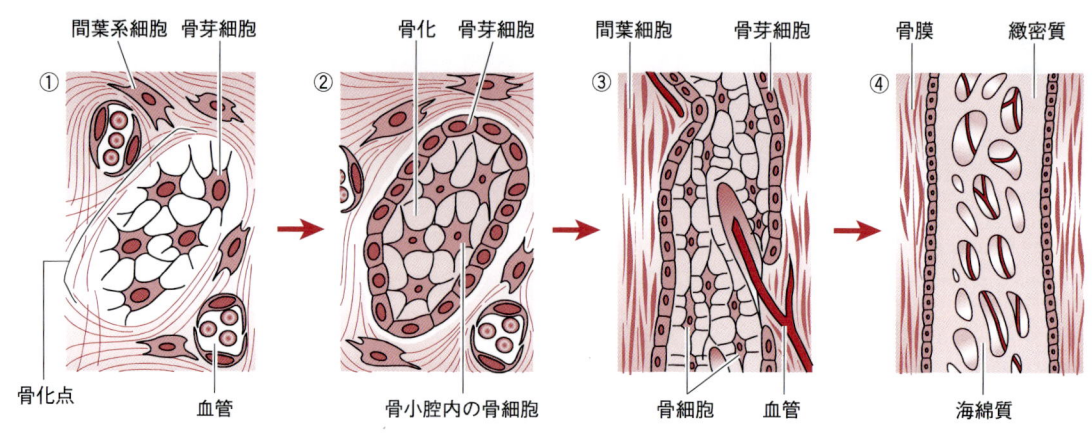

図5-5 骨ができる仕組み
(膜内骨化)

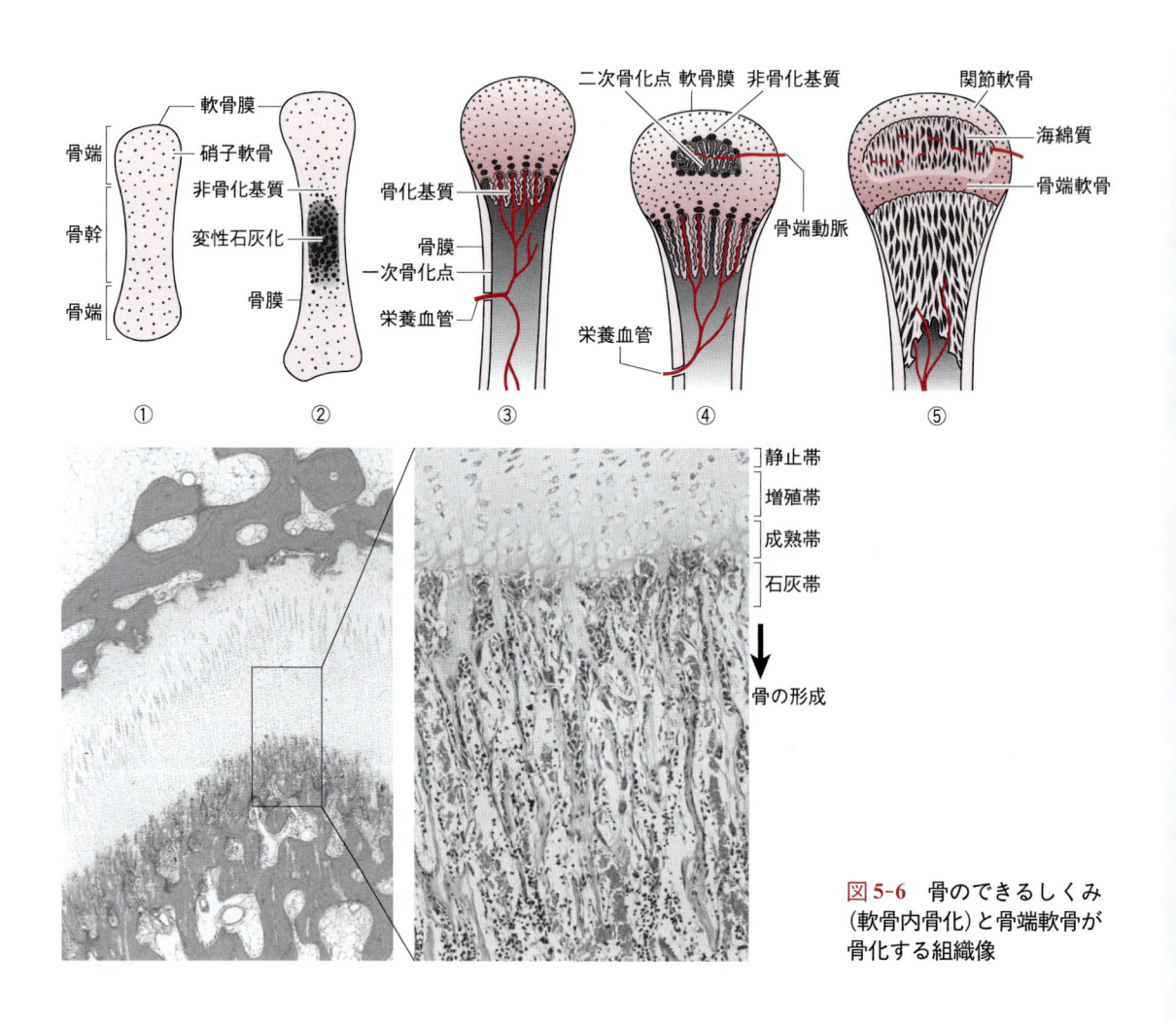

① 間葉系細胞 骨芽細胞 / 骨化点 / 血管
② 骨化 骨芽細胞 / 骨小腔内の骨細胞
③ 間葉細胞 骨芽細胞 / 骨細胞 血管
④ 骨膜 緻密質 / 海綿質

① 軟骨膜 / 硝子軟骨 / 非骨化基質 / 変性石灰化 / 骨膜
骨端 / 骨幹 / 骨端
② 骨化基質 / 骨膜 / 一次骨化点 / 栄養血管
③ 二次骨化点 軟骨膜 非骨化基質 / 骨端動脈 / 栄養血管
④ 関節軟骨 / 海綿質 / 骨端軟骨
⑤

静止帯 / 増殖帯 / 成熟帯 / 石灰帯
↓ 骨の形成

図5-6 骨のできるしくみ(軟骨内骨化)と骨端軟骨が骨化する組織像

呼ぶ．そのでき方は次のようになる．

　まず，未分化間葉組織が集積し，分化し，軟骨細胞になり，硝子軟骨の骨格モデルができる（図5-6①）．中央の軟骨組織（将来の骨幹に相当する部位）は，軟骨の肥大，変性石灰化が起こり，この部分に血管が骨芽細胞やマクロファージとともに侵入してくる（図5-6②）．これによって変性軟骨は吸収され，骨が形成される（一次骨化点）（図5-6③）．その後，骨端部軟骨組織の中央部にも変性，石灰化が起こり，この変性部位に血管が侵入，これは骨芽細胞をともない骨の形成となる（二次骨化点（図5-6④））．これらの骨化点を中心にすべての方向へ骨化がひろがるが，関節軟骨と骨端軟骨の2つの部位のみは軟骨として存在することになる（図5-6⑤）．

6　骨の成長

骨の成長は，①長さが伸びるものと，②太さが増すものの2つがある（図5-6）． 骨の成長

長さの伸長

骨の長軸方向への伸長は，骨端軟骨が骨に置換されることによって起こる．骨端軟骨部中央から髄腔へ向かって4層（静止帯，増殖帯，成熟帯，石灰帯）が生じ，静止帯から石灰帯に向かって骨が柱状に形成されていく． 骨端軟骨

太さの成長

骨膜の骨芽細胞が骨細胞になり，骨質を形成し，骨を太くしていく．

骨の成長因子

骨を成長させる調節因子としては，下垂体前葉のソマトトローフ（α細胞）から分泌される成長ホルモン（growth hormone：GH）がある．成長ホルモンによって骨端軟骨の軟骨細胞が増殖するとともに，軟骨が骨に置換され，結果として骨の成長が起こる．成人になると骨端軟骨はすべて骨に置換され，骨端線という痕跡的な線状構造になる．成長ホルモンがないと小人症に，成長ホルモンが出すぎると巨人症になる．成長後（骨端軟骨が閉鎖後）に成長ホルモンが出すぎると末端肥大症となる（第15章，成長ホルモンの項参照）．

7 骨　折 fracture

骨折が起こると，どのようにして治癒するのであろうか．　　　　　　　　　　　　　　骨折

　骨折が起こると，断裂した血管から出血，凝塊が生じ(血腫，図5-7 ①)，急性炎症となる．このとき痛みをともなう．

　次いで，骨膜，骨内膜から線維芽細胞と線維が生じ，骨梁ができる(図5-7 ②)．さらに線維軟骨，硝子軟骨等の仮骨と呼ばれる組織が形成され(図5-7 ③)，仮骨が最終　　仮骨
的に骨に置換される(図5-7 ④)．したがって仮骨ができないと原則的に骨折は治癒しない．また，治癒には骨折の程度，年齢，栄養状態が大きく左右する．

8 関　節 joint（図5-8）

　骨と骨との連結部を関節という．関節を包む膜を関節包と呼び，外側は線維成分に　関節
富んだ膜でできている(線維被膜)．関節の内側の膜は滑膜と呼ばれ，滑液という黄色　滑膜
みを帯びた潤滑液を関節腔に分泌し，関節の運動を滑らかにしている．関節の部分で　滑液
は，骨は関節軟骨によって連結している．関節運動に関与する関節においては，相対　関節軟骨
する骨の一方は凸面，他方は凹面となっており，前者を関節頭，後者を関節窩と呼ぶ．

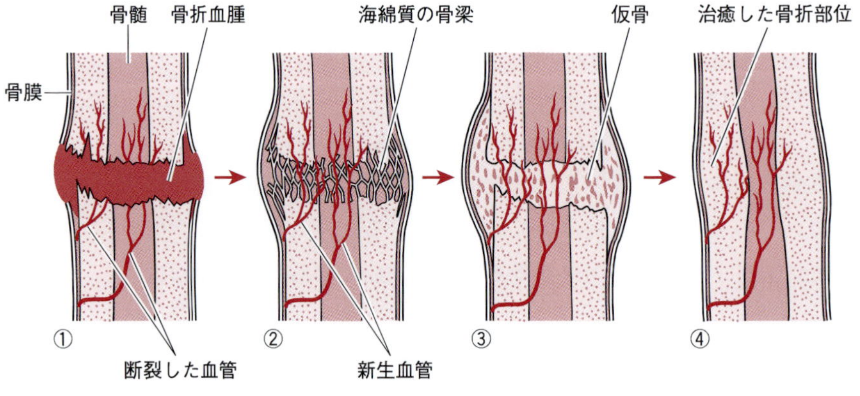

図5-7　骨折の治癒

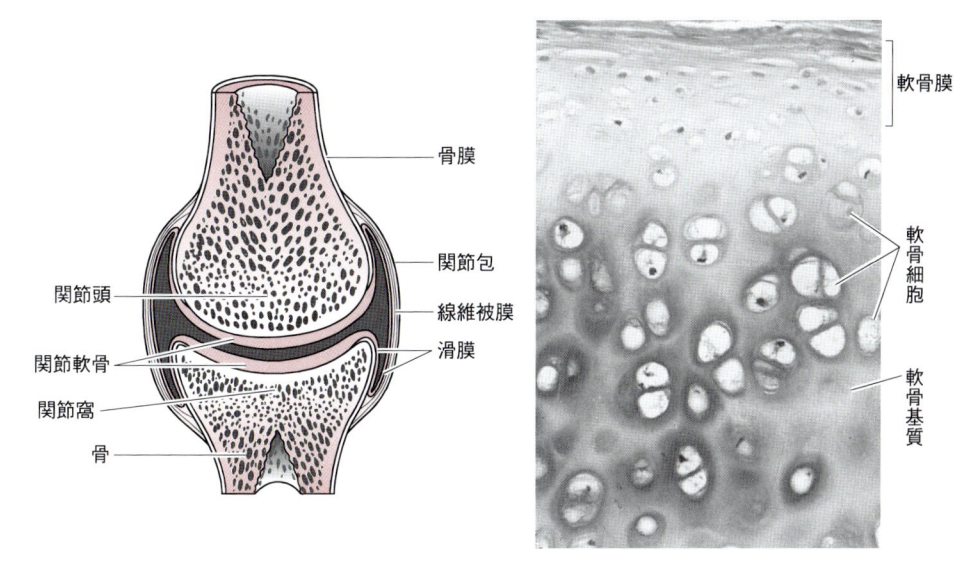

図 5-8　関節と関節軟骨の組織像

9　骨　格 skeleton（図 5-9）

われわれの骨格を形成する骨について概略する．人体の骨は，①頭蓋骨，②脊柱，③上肢の骨，④下肢の骨に分けられる．

頭蓋骨 cranium（図 5-10）

頭蓋は 15 種 23 個の骨からなり，ほとんどは縫合と呼ばれる動かない関節で固く結合している．頭蓋骨は大きく分けて，脳をおおう脳頭蓋と顔をつくる顔面頭蓋に分けられるが，頭蓋冠と頭蓋底（フタと容器の関係に似る）というふうに分けることもできる．脳頭蓋は，前頭骨，頭頂骨，側頭骨，後頭骨，蝶形骨，篩骨からなる．前頭骨と頭頂骨は**冠状縫合**によって，左右の頭頂骨は**矢状縫合**によって，頭頂骨と後頭骨は**ラムダ縫合**（人字縫合）によって連結している．新生児では前頭骨が左右に 2 つに分かれているため，矢状縫合と冠状縫合が交わる部位に菱形の膜ができており，これを**大泉門**と呼ぶ．また矢状縫合とラムダ縫合の交点にも小さな膜ができており，これを**小泉門**と呼ぶ．通常，大泉門は生後 2 年で，また小泉門は生後 6 ヵ月で閉鎖する．脳に異常があると（水頭症など）閉鎖が遅れる．

頭蓋底には多数の脳神経や血管が通る孔がある．内面は大きく前頭蓋底，中頭蓋底，後頭蓋底の 3 つの窪みがあり，それぞれ前頭葉，側頭葉，後頭葉と小脳をいれて

頭蓋骨

冠状縫合
矢状縫合
ラムダ縫合
大泉門
小泉門

第5章　骨

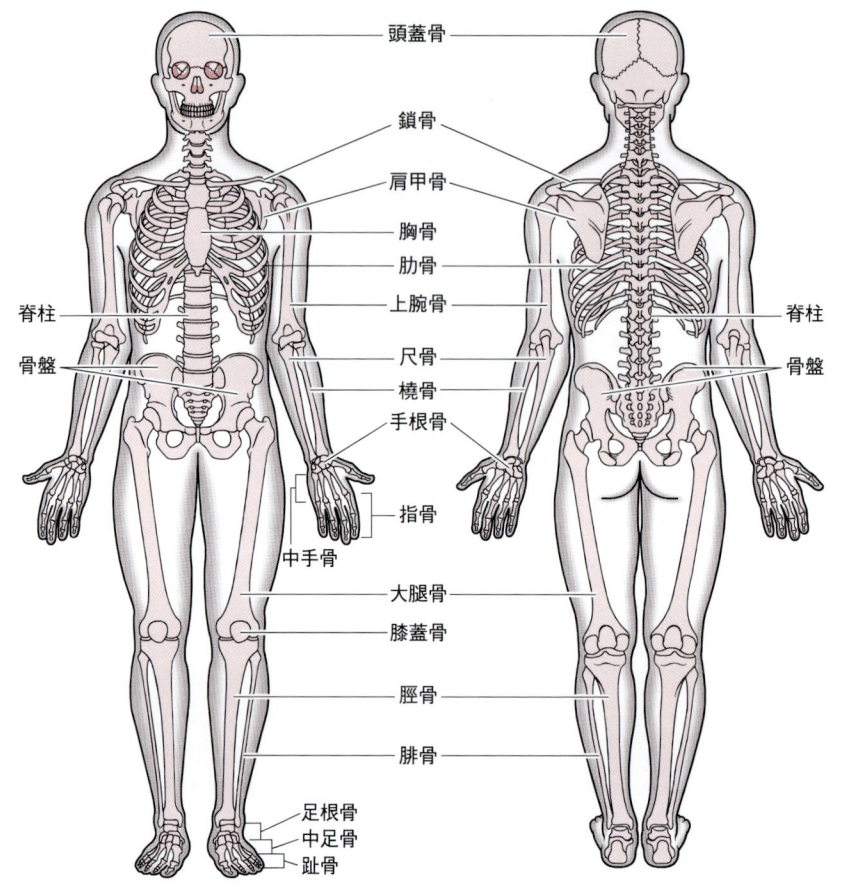

前からの図　　　後からの図

図 5-9a　全身骨格

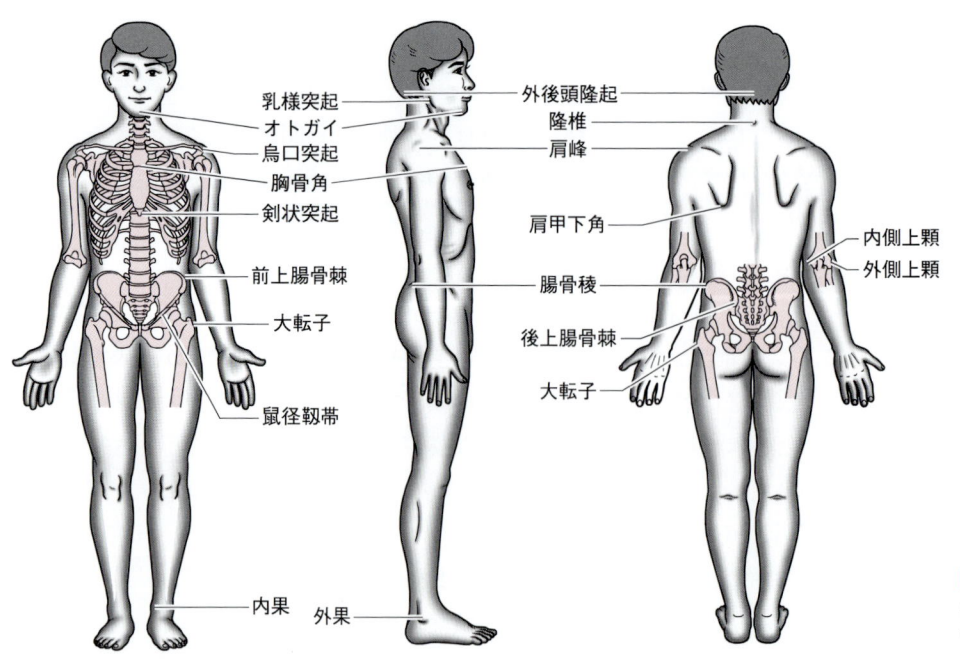

- 頭蓋骨
- 鎖骨
- 肩甲骨
- 胸骨
- 肋骨
- 上腕骨
- 尺骨
- 橈骨
- 手根骨
- 指骨
- 中手骨
- 大腿骨
- 膝蓋骨
- 脛骨
- 腓骨
- 足根骨
- 中足骨
- 趾骨
- 脊柱
- 骨盤

図 5-9b　体表から触知できる部位

- 乳様突起
- オトガイ
- 烏口突起
- 胸骨角
- 剣状突起
- 前上腸骨棘
- 大転子
- 鼠径靱帯
- 外後頭隆起
- 隆椎
- 肩峰
- 肩甲下角
- 腸骨稜
- 後上腸骨棘
- 大転子
- 内側上顆
- 外側上顆
- 内果
- 外果

9 骨格　75

図の各部名称：

a．頭蓋，前面
- 矢状縫合
- 鼻骨
- 前頭骨
- 頭頂骨
- 上眼窩裂
- 蝶形骨
- 側頭骨
- 篩骨
- 涙骨
- 下眼窩裂
- 篩骨の中鼻甲介
- 頬骨
- 下鼻甲介
- 上顎骨
- 鋤骨
- 下顎骨

b．頭蓋，外側面
- 頭頂骨
- 冠状縫合
- 側頭骨
- 前頭骨
- ラムダ縫合
- 蝶形骨
- 篩骨
- 涙骨
- 鼻骨
- 後頭骨
- 頬骨
- 上顎骨
- 鱗状縫合
- 頬骨突起
- 下顎骨（体）
- 乳様突起
- 茎状突起
- 筋突起（下顎骨）
- 関節突起（下顎骨）

c．頭蓋，底面（下顎骨は除去）
- 上顎骨
- 硬口蓋
- 口蓋骨
- 上顎骨
- 頬骨
- 頭頂骨
- 側頭骨
- 蝶形骨
- 鋤骨
- 卵円孔
- 茎状突起
- 頸動脈管
- 側頭骨
- 乳様突起
- 頭頂骨
- 頸静脈孔
- 大後頭孔
- 後頭顆

d．頭蓋，内頭蓋底（頭蓋冠を除去して上からみる）
- 前頭骨
- 鶏冠
- 篩骨（篩板）
- 前頭蓋窩
- 蝶形骨
- 下垂体窩
- 中頭蓋窩
- 内耳道
- 側頭骨
- 頸動脈孔
- 頭頂骨
- 後頭蓋窩
- 大後頭孔
- 後頭骨

e．成人の頭蓋冠（上方よりみたところ）
- 前
- 冠状縫合
- 矢状縫合
- ラムダ縫合

f．新生児の頭蓋冠（上方よりみたところ）
- 大泉門
- 小泉門

図5-10　頭蓋骨

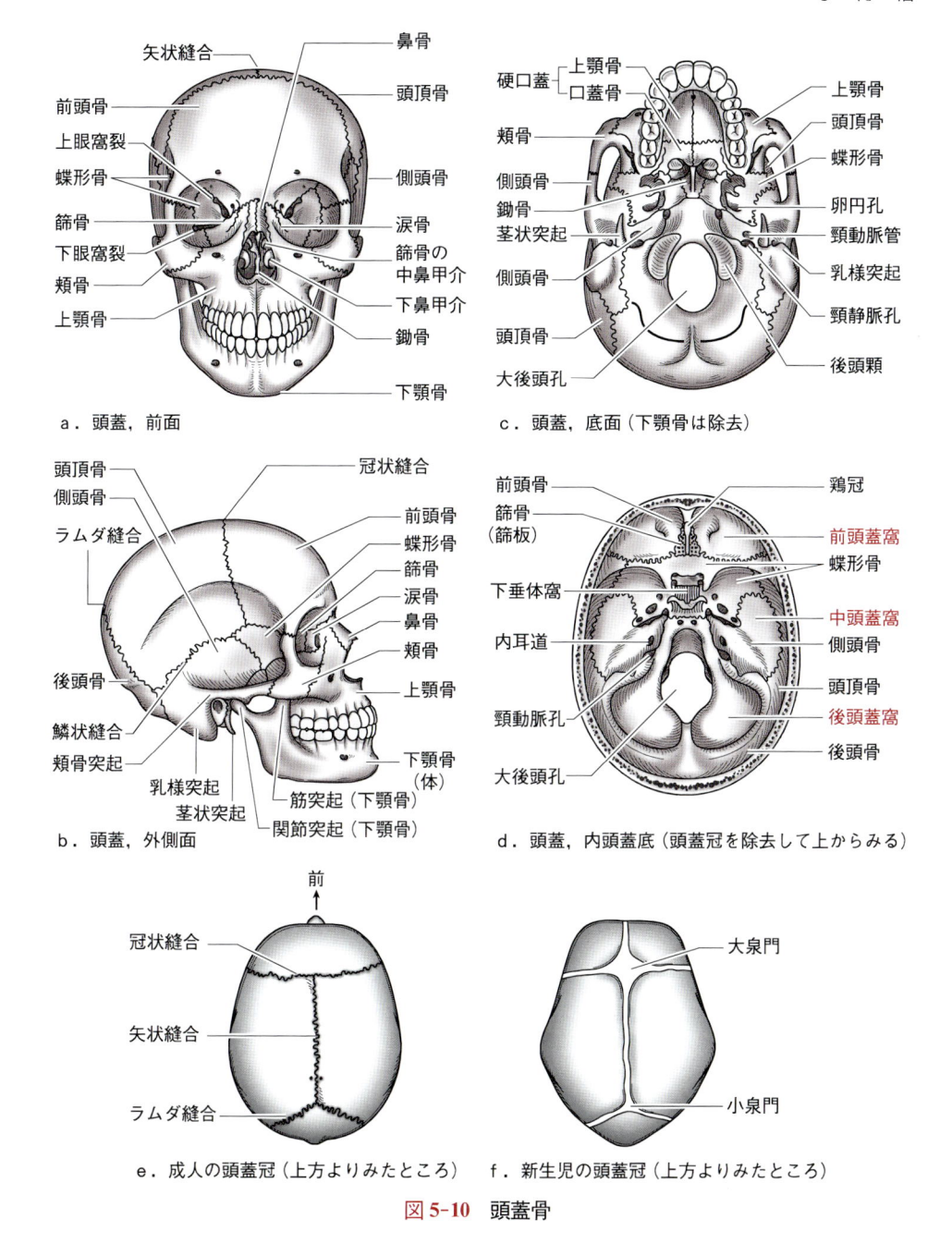

いる．頭蓋底の中央には下垂体をいれる下垂体窩があり，大後頭窩（大孔）には延髄が通る．

眼窩には視神経管があり，眼球からの視神経を通す．また上下の眼窩裂があり，顔面を支配する神経，血管を通す． 眼窩

鼻腔の正中面には鼻中隔があり，外側から内側に向かって上中下の鼻甲介がでて，上中下の鼻道をつくる．顔面頭蓋の骨の中は空洞になっており，これを**副鼻腔**と呼ぶ 鼻腔／副鼻腔

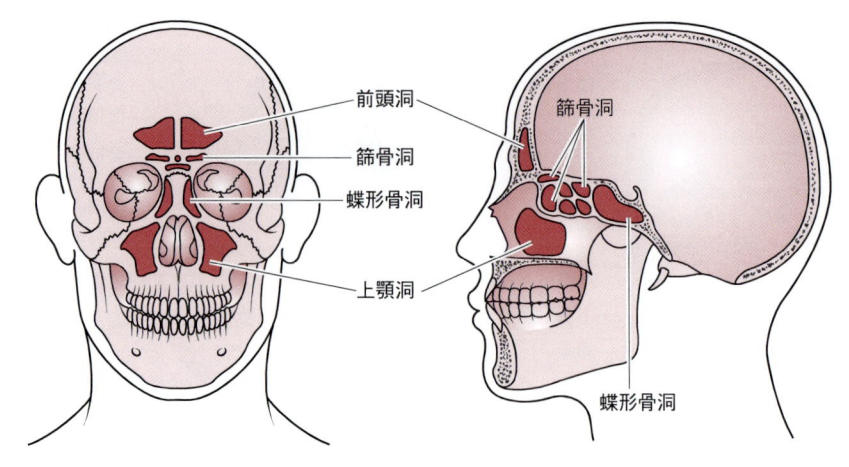

図 5-11 副鼻腔
前方(左図)および側方(右図)からみる．

図 5-12 脊柱

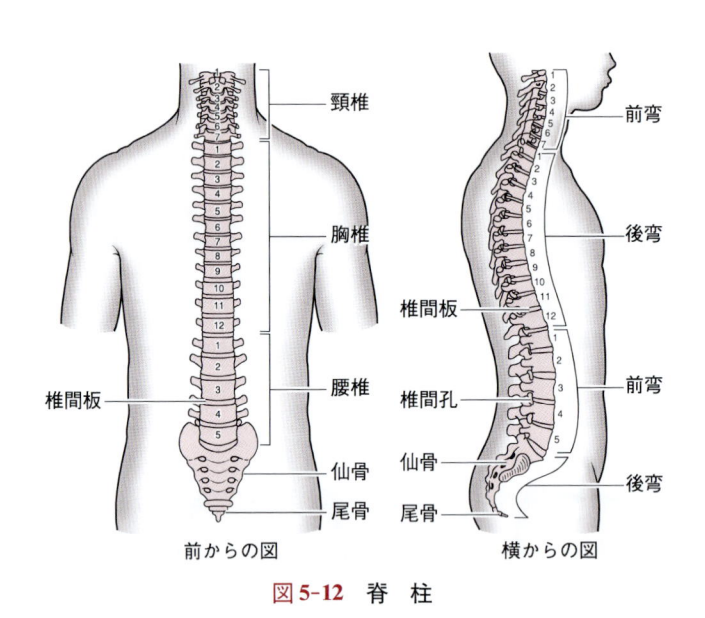

(図 5-11)．上顎洞，前頭洞，蝶形骨洞，篩骨洞(篩骨蜂巣ともいう)があり，いずれも鼻腔に開口している．鼻涙管は下鼻道に開く．下顎骨の関節突起は側頭骨と関節をつくり，筋突起には側頭筋が付着し，咀嚼運動にかかわる．

脊　柱(図 5-12)

脊柱は 32～34 個の椎骨が重なり合った骨の柱で，上より頸椎 7 個，胸椎 12 個，腰椎 5 個，仙椎 5 個，尾椎 3～6 個からなる．
　仙椎は癒合して 1 個の仙骨となり骨盤の一部を形成している．

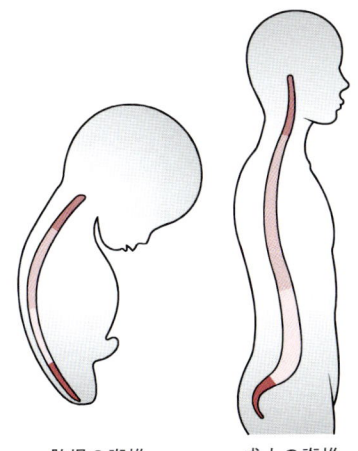

胎児の脊椎　　成人の脊椎　　図 5-13　脊柱の弯曲

a．正常時　　b．負荷がかかった時　　c．椎間板ヘルニアの上からの図

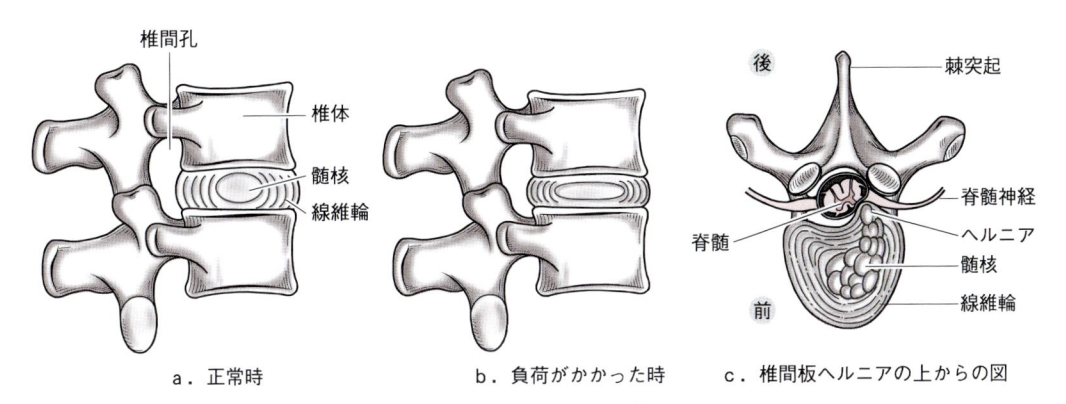

図 5-14　椎骨と椎間板の関係および椎間板ヘルニア

　脊柱は前後方向からみるとまっすぐであるが，側面からみると頸椎と腰椎が前に弯曲し（前弯），胸椎と仙椎では後に弯曲（後弯）している．これを生理的弯曲と呼ぶ．

生理的弯曲

　直立二足歩行（二本足）の結果ヒトでは脊柱が直立から弯曲するようになった．ただし，胎児では脊柱はゆるやかに後ろに弯曲している（図 5-13）．

　椎骨は部位により形態が異なるが，おおむね椎体，椎弓と椎孔を有しており，椎孔が連続して脊柱管を形成して中に脊髄をいれる．椎骨には 7 個の突起（後方へ棘突起，左右に横突起，上下左右に関節突起）があり，となりの椎骨や筋が付着する．上下の椎体は椎間板によってつながり，クッションの役目をしている（図 5-14）．椎間板は外側の線維軟骨からなる線維輪と，内部に存在する髄核（脊索の名残）からなる．椎骨どうしの間には椎間孔が空いており，ここから脊髄神経が出入りする．頸椎の特徴としては横突起に孔があり（横突孔），ここに椎骨動静脈が入る．第一頸椎は環椎とも呼ばれ，後頭骨を載せる．第二頸椎は軸椎とも呼ばれ，環椎と関節をつくり頭部の回転運動に寄与する．第七頸椎の棘突起はもっとも長く，体表面からでも触ることができるため隆椎とも呼ばれる．胸椎には下に述べるように肋骨と接合するくぼみ（肋骨窩）

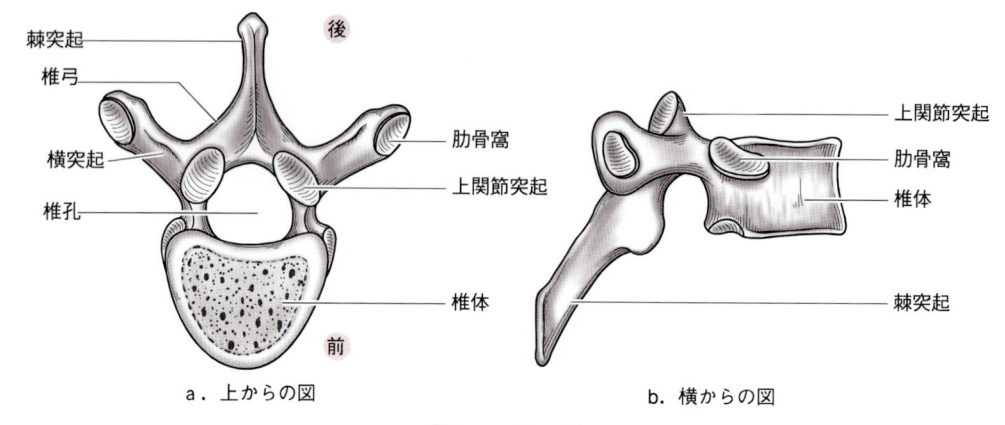

図 5-15 胸椎

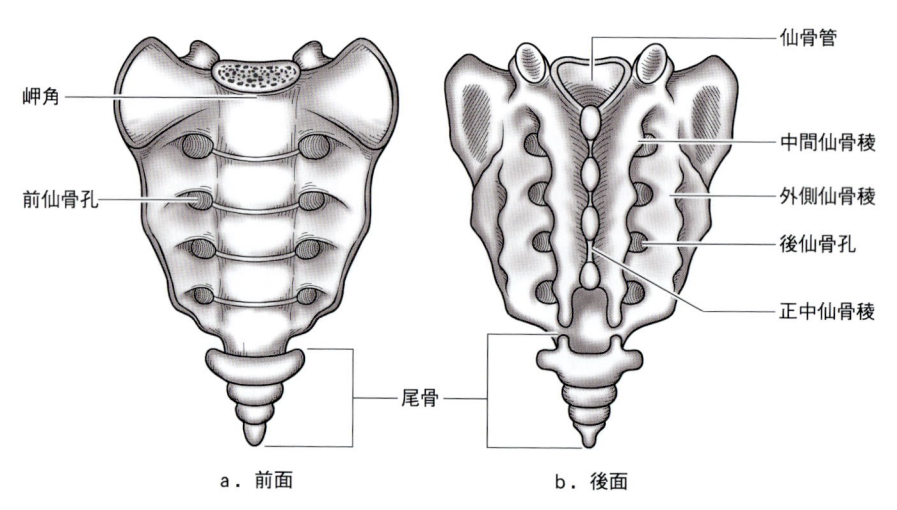

図 5-16 仙骨と尾骨

がある（図 5-15）．腰椎は下にいくほど椎体の大きさが増し，肋骨突起など他の椎骨にない突起がある仙椎は 5 つが合わさって仙骨をつくる．そのため棘突起，関節突起，横突起が癒合してそれぞれ正中仙骨稜，中間仙骨稜，外側仙骨稜となる．また椎間孔は前後に分かれ，前仙骨孔，後仙骨孔となる．仙骨の椎体部前面の少しとびでた部分を岬角と呼ぶ．仙骨の下に尾椎が付着し，尾骨となる（図 5-16）．

　胸郭とは 12 個の胸椎と，12 対の肋骨および 1 個の胸骨からなる籠型の骨格である（図 5-17）．肋骨は胸骨と肋軟骨によって連絡しているが，第一肋骨から第七肋骨までは胸骨に別々につながる．第八肋骨から第十肋骨はすぐ上の肋軟骨に付着し，第十一，十二肋骨は短く，胸骨とは連絡せずに浮遊している．

　胸骨そのものは柄，体，剣状突起の 3 つの部分に分かれる．柄と体部の接合部は体表から触れるぐらいの盛り上がりとなり（胸骨角），第二肋骨の付着部位として肋骨の番号づけに役立つ．

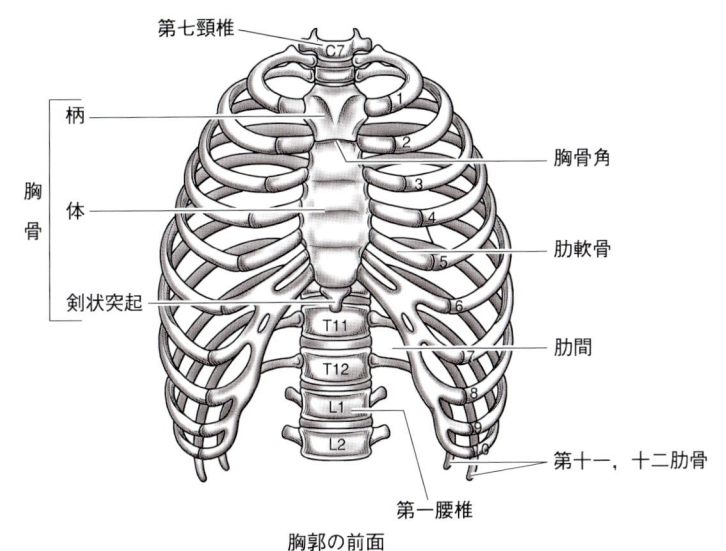

図5-17 胸郭と前面

胸骨：柄、体、剣状突起
第七頸椎、胸骨角、肋軟骨、肋間、第十一、十二肋骨、第一腰椎
胸郭の前面

椎間板ヘルニア —— 腰痛の原因　　　　コラム5-1

　椎間板ヘルニアは，椎間板を構成している外側の線維輪にひずみが生じ，そのひずみから髄核が外側へ出てくる疾患である．外へでた髄核は脊髄神経を圧迫し，痛みを生じさせる．おもに負荷がかかる腰椎でみられ腰痛の原因となる．治療としては椎弓を切除することで髄核による脊髄神経の圧迫をとり除く．

上肢の骨（図5-18）

　肩関節をつくるものとして肩甲骨と鎖骨，これに続くものとして自由上肢（上腕，前腕）と手がある．　　　　　　　　　　　　　　　　　　　　　　　　　　　肩関節

　肩甲骨の背側に横にはしる肩甲棘の先端は大きく隆起して肩峰となり，上縁の外側から烏口突起がでる．外側に上腕骨頭と関節をつくる浅い関節窩がある．　　肩甲骨

　鎖骨は内側は胸骨と，外側は肩峰と関節をつくる．　　　　　　　　　　　　鎖骨

　上腕骨の骨頭は肩甲骨の関節窩と関節をつくるが，解剖頸の外側に大小の結節が存　上腕骨
在する．その下のくびれたところが外科頸となる（骨折がよく起こる）．上腕骨の前面には三角筋粗面（三角筋が付く）が，後面には橈骨神経溝（橈骨神経が上内側から下外側に向かって通る）が認められる．下端には内側上顆，外側上顆があり，体表から触れることができる．内側上顆の下には尺骨神経溝があり，同名の神経が通る（ひじを強く打ったときにしびれを感じる神経）．

　橈骨は尺骨との間に関節環状面を介して，また上腕骨小頭との間にも関節をつく　橈骨
る．橈骨粗面には上腕二頭筋が付着する．下端の母指側は肥大し，茎状突起となる．

第5章 骨

a.

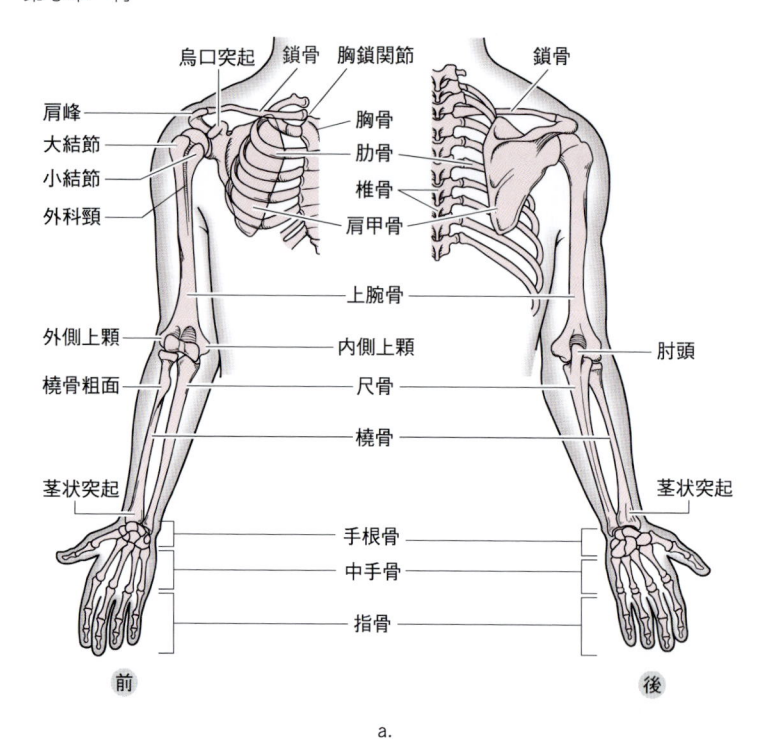

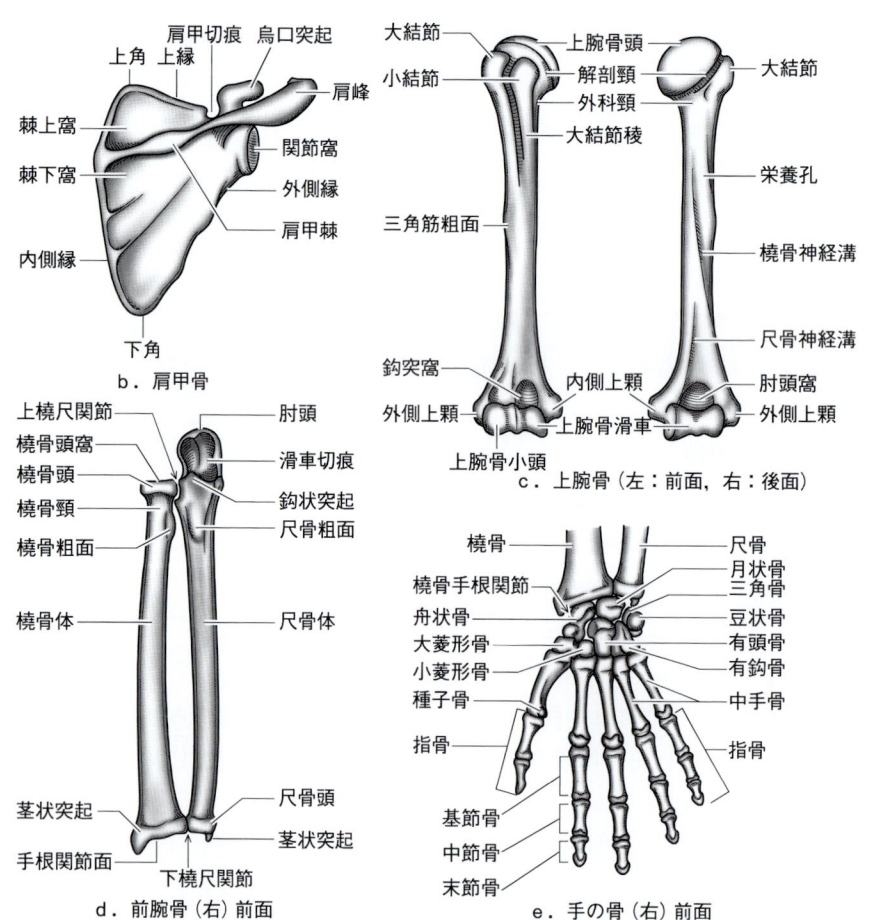

b. 肩甲骨

c. 上腕骨（左：前面，右：後面）

d. 前腕骨（右）前面

e. 手の骨（右）前面

図 5-18　上肢の骨

尺骨の近位端はフック状になり肘頭と呼ばれ，上腕骨滑車や橈骨と関節をつくる．遠位端の小指側は茎状突起を有する．

手骨は手根骨，中手骨，指骨からなる．手根骨は8個（月状骨，舟状骨，豆状骨，三角骨，大菱形骨，小菱形骨，有頭骨，有鈎骨）が2列に並び，中手骨は5本，指骨は末節骨，中節骨，基節骨からなる．母指は中節骨を欠く．

下肢の骨

骨盤は左右の寛骨と仙骨，尾骨から構成される（図5-19）．寛骨は腸骨，恥骨，坐骨の3つの骨があわさったもので，胎児ではこれらはちょうどY字軟骨で連結している．仙骨の岬角から弓状線をあわせて分界線と呼び，この線で囲まれた下の部分が骨盤腔となる．骨盤の形は性差がある．女性は分娩に都合のよいように，仙骨の弯曲度が少なく，また恥骨結合の下の角度（恥骨下角）が大きい．骨盤の大きさは分娩において重要である．とくに岬角から恥骨結合の最短距離は産科学的結合線（真結合線）と呼ばれ，日本人女性の平均値は約11cmであり，骨盤の大きさの目安となる．

寛骨臼は大腿骨頭をいれ，股関節をつくる．腸骨の外側縁は腸骨稜となって広がり，前にいけば上前腸骨棘となる．上前腸骨棘は骨盤の大きさや虫垂の位置を体表か

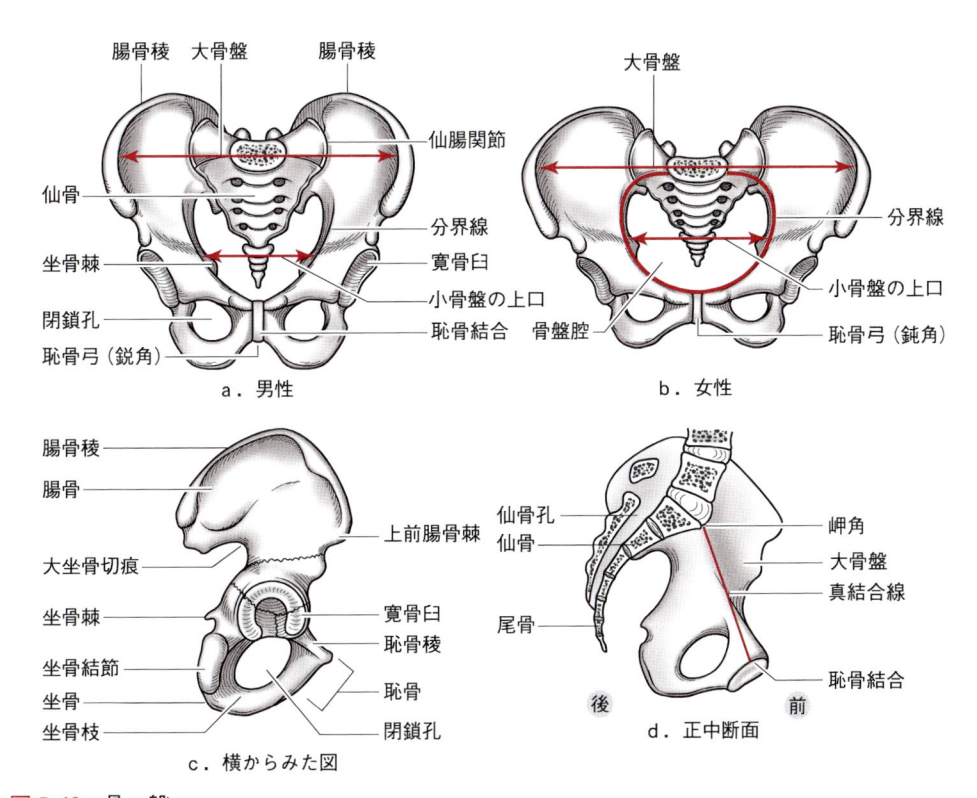

図5-19 骨 盤
a．男性の骨盤，b．女性の骨盤，c．右寛骨について腸骨・坐骨・恥骨の癒合を示す．d．骨盤の正中断面．

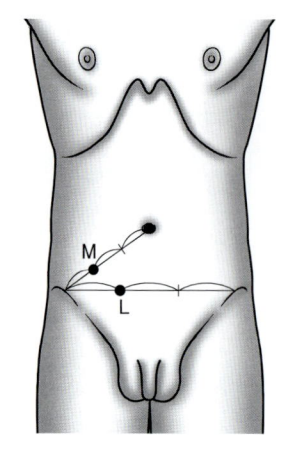

図 5-20　虫垂の位置を体表から知る方法
M：McBurney の点
L：Lanz の点

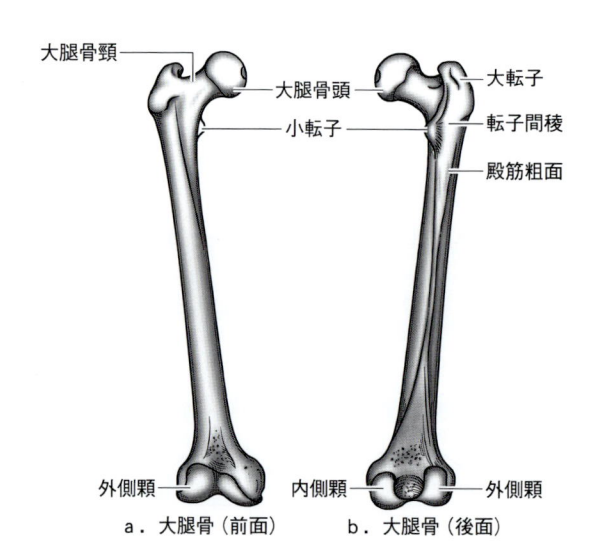

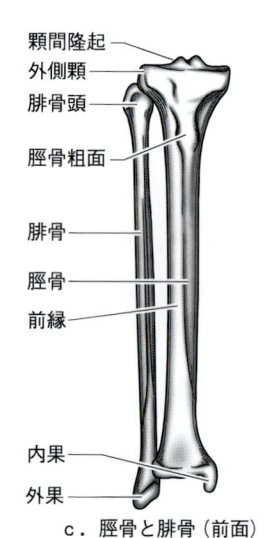

a．大腿骨（前面）
b．大腿骨（後面）
c．脛骨と腓骨（前面）

図 5-21　大腿と下腿

ら知るときの指標になる（臍と右の上前腸骨棘を結び，外側 1/3 の点がほぼ虫垂の位置に相当する．この点をマックバーニー（McBurney）の点という．または，左右の上前腸骨棘を結び右側 1/3 の点をランツ（Lanz）の点といい虫垂の位置を示す点である．虫垂の位置はこのように少し広がりをもっている（図 5-20））．また座ったときに椅子にあたる部分が坐骨結節である．

大腿骨の近位端の外側には大きな突起があり，大転子，小転子と呼ばれる．大腿骨の遠位端は脛骨や膝蓋骨と関節する（図 5-21）．

膝蓋骨は膝蓋靱帯（大腿四頭筋の腱）の中にある骨（種子骨）で，外側が大きく，膝関節をつくる．

脛骨は下腿を形成し，太い．近位端は大腿骨と関節をつくる．脛骨粗面には大腿四頭筋の腱（膝蓋腱）が付着する．遠位端は内果となって張り出す（図 5-21c）．

腓骨は脛骨に比べ細く，遠位端は外果となる（図 5-21c）．

大腿骨

膝蓋骨

脛骨

腓骨

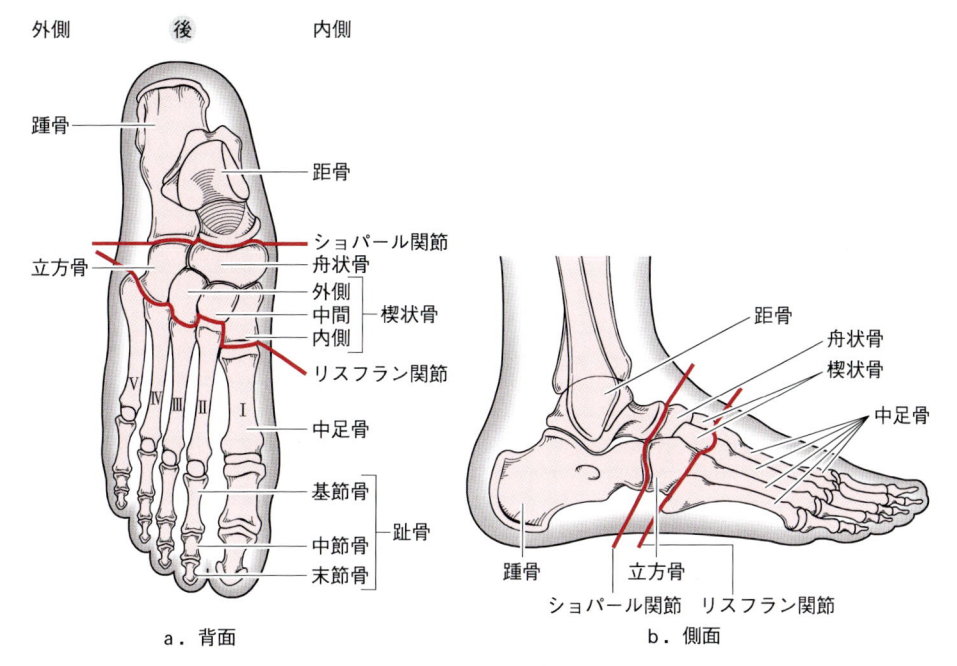

図5-22 足 骨

　足骨は足根骨，中足骨，指骨からなる（図5-22）．足根骨には踵骨（踵の骨），距骨，舟状骨，立方骨，楔状骨（内側，中間，外側）の7個の骨から構成される．中足骨は5本，指の骨は基節骨，中節骨，末節骨からできるが，母指には中節骨はない．距骨と舟状骨，立方骨の間にできる関節をショパール関節，楔状骨，立方骨と中足骨の間にできる関節をリスフラン関節と呼び，足の切断面として重要である．

足骨
足根骨
ショパール関節
リスフラン関節

練習問題

1. 長骨の緻密質について説明せよ．
2. 骨細胞，骨芽細胞，破骨細胞の関係について述べよ．
3. 骨の発生様式について述べよ．
4. 骨はどのようにして長く，太くなるのか．
5. 頭蓋骨はどのような骨からできているのか．
6. 骨盤を構成する骨を列挙せよ．

第6章
筋

学習ポイント
- 骨格筋の構造とその収縮メカニズムを理解する．
- 人体の主要な骨格筋の名称を記憶する．
- 骨格筋，平滑筋，心筋のそれぞれの細胞の違いを理解する．

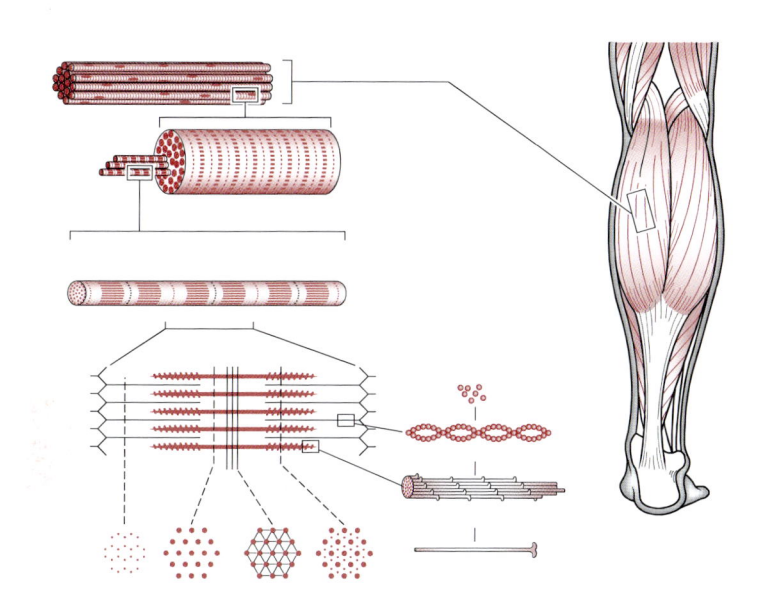

第6章 筋

「動くもの」である動物は，筋の収縮と弛緩によってその運動がもたらされる．われわれの身体には基本的に3種類の筋，骨格筋，平滑筋，心筋が存在している．これらの筋肉はその構造，収縮速度，神経支配において異なり，生体のさまざまな運動をつかさどる（図6-1）．

骨格筋は骨に付着して骨を動かす．また意志によって動き（随意筋），顕微鏡でみると横紋を有する．それに対して，平滑筋は内臓や血管の壁を構成し，意志によらず運動する（不随意筋）．顕微鏡的に横紋はなく，平滑である．さらに心筋は心臓の壁を構成し，意志によらず運動（不随意筋）するが，横紋を有する．本章では骨格筋を中心に述べ，平滑筋，心筋はとくに骨格筋との相違点について言及する．

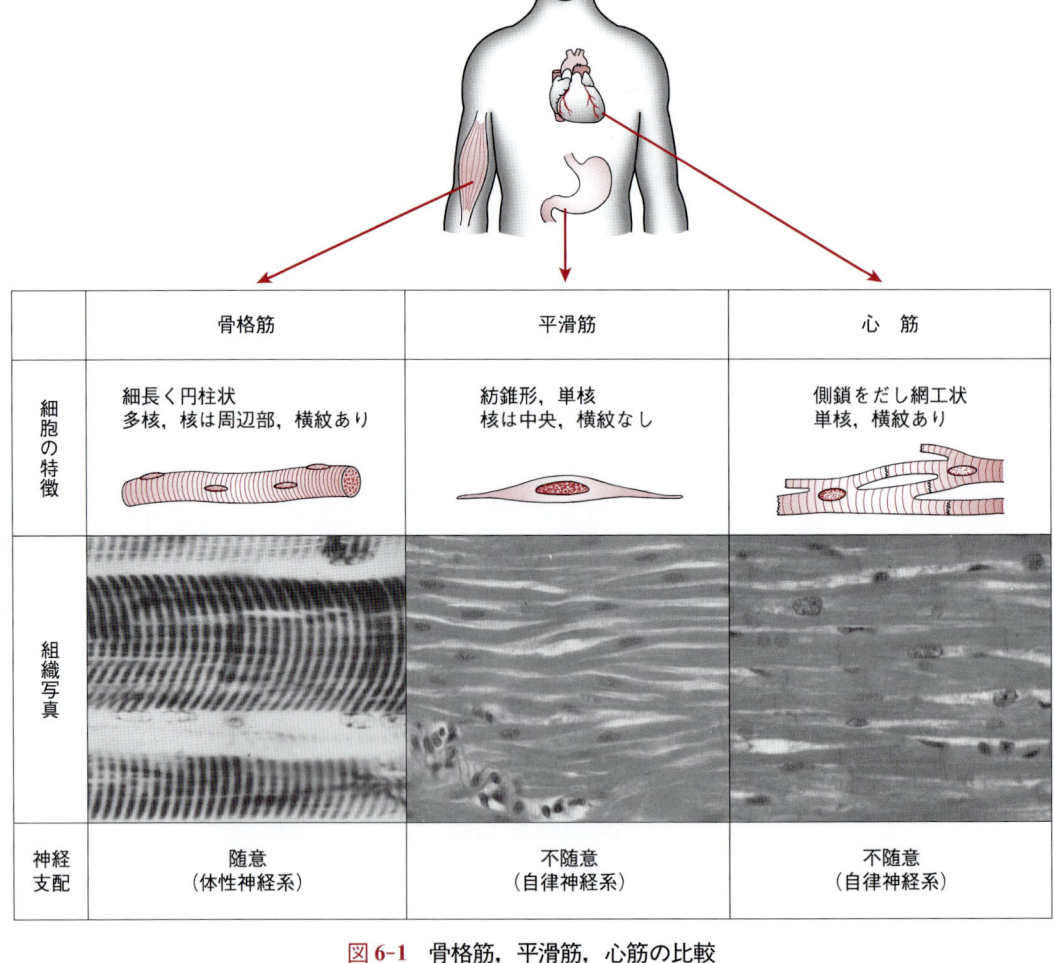

	骨格筋	平滑筋	心筋
細胞の特徴	細長く円柱状 多核，核は周辺部，横紋あり	紡錘形，単核 核は中央，横紋なし	側鎖をだし網工状 単核，横紋あり
組織写真			
神経支配	随意 （体性神経系）	不随意 （自律神経系）	不随意 （自律神経系）

図6-1　骨格筋，平滑筋，心筋の比較

1 骨格筋 skeletal muscle

key word

骨格筋は結合組織性の膜で包まれる．これらの膜は筋組織を順次細かく包むようになるが，三種類の膜(筋上膜，筋周膜，筋内膜)を区別することができる(図6-5参照)．

骨格筋

筋上膜は別名筋膜とも呼ばれ，筋肉を包む一番外側の結合組織の膜である．この結合組織が筋の実質内に入り込み，筋周膜となって多くの筋束に分ける．筋内膜は筋周膜がさらに分かれ，個々の筋細胞を包むようになった膜である．

これらの膜内に血管，神経が分布しており，筋細胞に栄養物や酸素を供与する．

筋細胞 myocyte, muscle cell (図6-2)

骨格筋細胞は細長く，ときに数十cmに及ぶこともあるので，筋細胞のことを筋線維ともいう(ここでいう線維は細胞のことであり，膠原線維などの線維とは意味が異なる)．

筋細胞

骨格筋細胞の核は細胞の周辺部に位置し，多核である．これは多数の筋芽細胞が発生段階で癒合したため，1個の骨格筋細胞に多数の核を有するようになった．

骨格筋細胞の細胞質を筋形質，筋細胞の細胞膜を筋鞘とも呼ぶ．

骨格筋細胞内にはさらに細い線維状の構造物があり，これを筋原線維と呼ぶ．筋原線維は，複屈折性(anisotropic；光が通過するときに結晶構造があると光の性質がかわる．これを複屈折性という)のA帯(暗調)と，単屈折性(isotropic；光の性質がかわらない)のI帯(明調)が交互にならび縞模様を示す．さらに詳しくみると，A帯の中央部に明線があり，これをH帯という．また，I帯の中央部に暗線があり，Z線という．Z-Z間(2～3μm)を筋節と呼び，筋収縮時にこの筋節そのものが1つの単位となって短縮することになる．つまり筋は多数の収縮単位である筋節からできていることになる．

筋原線維

A帯

I帯

A帯は太いミオシン，I帯は細いアクチンの分子からなっている．

ミオシン

筋収縮時にはA帯は変化せず，I帯が短くなり，しかもH帯が消失することから，細いアクチン分子が太いミオシン分子の間に滑り込むことが判明した(これはHuxleyらによる滑り説と呼ばれている)．

アクチン

ミオシン分子には頭と尾があり，頭の部分は重いメロミオシン，尾は軽いメロミオシンであり，この2本のミオシンが架橋されて少しずつずれながら6列に配列している．ミオシン分子の頭部には酵素のATPaseがあり，この酵素によってATP→ADP＋～Pの反応が起こり，この高リン酸のエネルギーを利用してミオシンの頭部とアクチンの滑り込みがおこなわれる．アクチンのまわりにトロポニンやトロポミオ

a. 骨格筋(縦断像)

b. 骨格筋(横断像)

c.

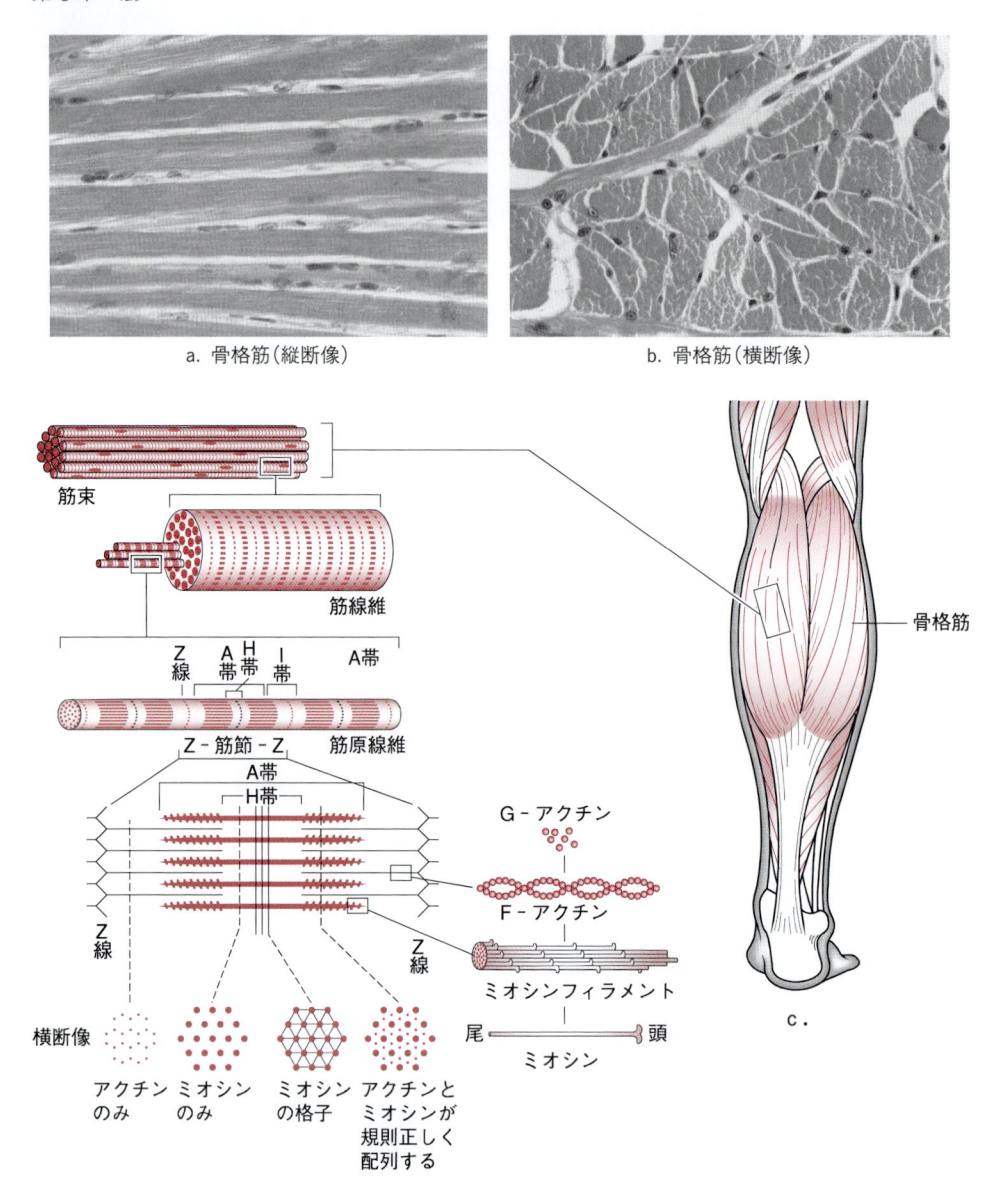

図6-2 骨格筋の組織像(縦断(a)と横断(b))と構造(c)

シンと呼ばれる収縮調節タンパク質がならぶ(図6-7).

このように筋原線維が規則正しく配列するほかに,骨格筋細胞には次のような特徴がある(図6-3).

1. 筋細胞膜は,A帯とI帯が接する部位で垂直に陥入しており,これを**T系**(T細管)と呼ぶ.

T系

2. 筋細胞の滑面小胞体は筋形質小胞体と呼ばれ,筋原線維の上でアクチンやミオシンの走行と平行して配列する.この小胞体を終末槽という.T系と2つの小胞体,合計3つを合わせて**3つ組**という.

3つ組

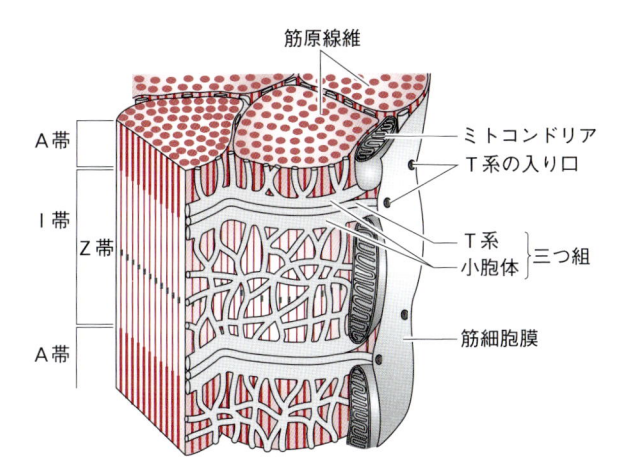

図 6-3 筋原線維と三つ組の関係を示す模式図

これらは，細胞膜に刺激が伝わった時に，アクチンがミオシンへ滑り込むのに有利な構造となっている．
3．細胞質には多くのミトコンドリアを含む．
4．さらにグリコーゲンやミオグロビンと呼ばれるタンパク質がある．とくにミオグロビンは酸素を運搬，貯えるタンパク質としてはたらいている．

骨格筋の種類(表6-1，図6-4)

骨格筋細胞は収縮速度の違いからⅠ型，Ⅱ型さらにⅡ型はⅡA型とⅡB型に分けられる．Ⅰ型骨格筋細胞はその色調から赤筋，Ⅱ型骨格筋細胞は白筋とも呼ばれる．たとえば，白身の川魚は動きは俊敏であるが，長く泳ぐことはできない．逆に，赤身の魚は動きはさほど機敏ではないが，ゆっくりと長時間泳ぐことができる．

[1] **Ⅰ型，遅筋(赤筋)** slow twitch oxidative (SO)　　　　　　　　　　　　Ⅰ型
ゆっくりと動く筋で疲れにくい．筋そのものは細くミトコンドリアが多いのはより酸素を必要とするからである．姿勢を保つ筋に多く含まれる．

[2] **Ⅱ型，速筋(白筋)**
速い収縮をし，筋そのものが太く，疲れやすい．この筋はさらに二種類の筋に分かれる．
ⅡA型：Ⅰ型とⅡB型の間の性質をもつ中間筋．fast-twitch oxidative and glycolytic　ⅡA型
(FOG)
ⅡB型：収縮が速くミトコンドリアが少ない．fast-twitch glycolytic (FG)　　　ⅡB型
われわれの筋はこの三種が入り混じっており，たとえば背中の筋はⅠ型の筋成分が多く，眼輪筋などはまばたきをするようにⅡBの筋が成分として多い．また，腓腹

表 6-1 骨格筋の種類

	I 型	II A 型	II B 型
線維の直径	最も小さい	中間	最も大きい
ミオグロビンの量	多い	中間	少ない
ミトコンドリア	多い	多い	少ない
毛細血管	多い	多い	少ない
色	赤	ピンク	白
ATP 産生様式	好気性	好気性	嫌気性
収縮速度	遅い	速い	速い
疲労度	疲れにくい	中間	疲れやすい
グリコーゲン貯蔵	少量	中間	多量
使われ方	姿勢を保つ長時間の運動	歩行, 走る	短時間の運動・瞬発力を要する運動

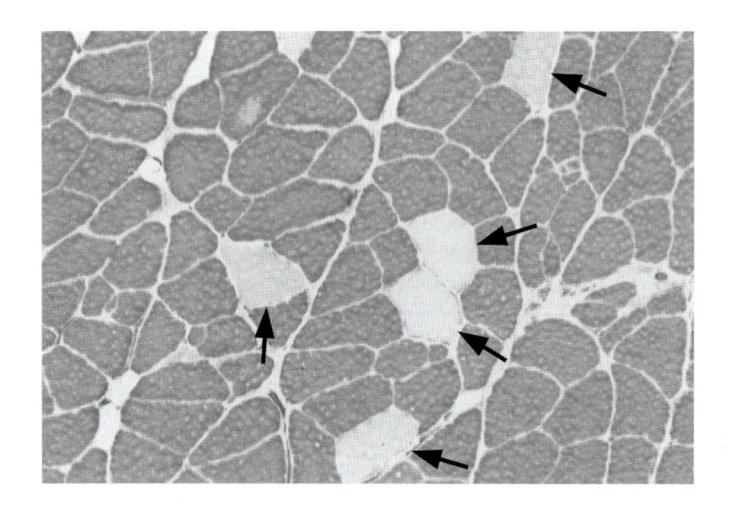

図 6-4 骨格筋
矢印は I 型. 他は IIA 型.

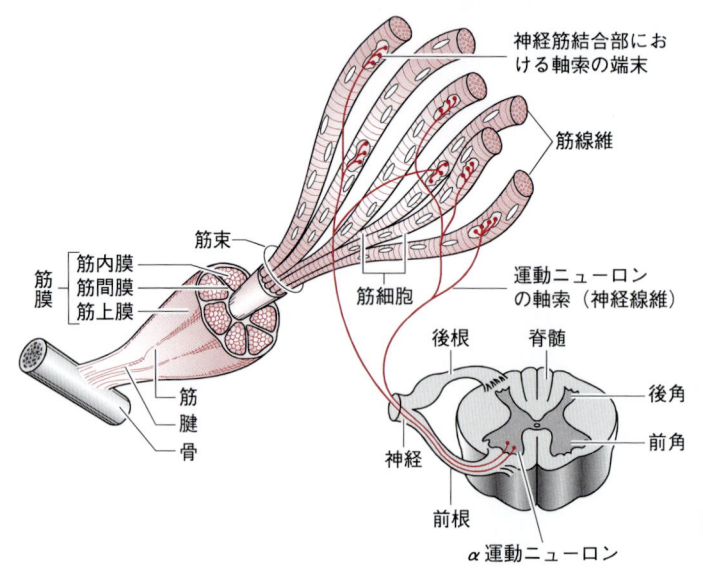

図 6-5 筋膜の構造と骨格筋の神経支配

筋は強力で速く収縮するⅡB筋であるのに対して，ヒラメ筋は長時間の収縮に適したⅠ型筋である．

骨格筋の神経支配：遠心性（図6-5）

骨格筋は，脊髄前角のα運動ニューロン（α-motoneuron）によって支配されている．1つの運動ニューロンとそれに支配されているいくつかの骨格筋線維をまとめて運動単位という．細かい運動が必要な眼球運動の筋などでは，1つの運動単位に含まれる筋線維は3〜6本であるが脚の筋では100本以上にもなる．

α運動ニューロンは脊髄の前根を通り，椎間孔から外にでて，シュワン（Schwann）細胞によって形成されるミエリンの髄鞘で包まれながら末梢神経となり筋に終末する．神経終末にはシナプス小胞が存在し，この内にアセチルコリンを含んでいる．筋と神経の接合部位は神経筋接合部（運動終板）と呼ばれ，神経終末からのアセチルコリンの放出が筋細胞を興奮させ，結果的に筋収縮させることになる．神経終末と筋との間は隔たりがありシナプス間隙となる．筋細胞膜は接合部のところで多数のヒダをつくる．ヒダのもっとも突出した部位にはアセチルコリンの受容体（ニコチン性アセチルコリン受容体）が存在する．

α運動ニューロン

運動単位

神経筋接合部
運動終板

筋紡錘（図6-6）

筋収縮の状態は絶えず中枢に伝えておく必要がある．つまり，どれくらいの筋力でどの程度収縮しているのか（筋の長さを），モニターする必要がある．その装置として筋紡錘がある．筋紡錘は筋肉内にある結合組織で包まれた紡錘状の構造物である．紡錘内にも筋細胞が存在し，これを錘内筋と呼び，筋紡錘の外の通常の骨格筋細胞を錘外筋と呼んで対比させている．錘内筋には知覚線維が多数まつわりついているが，錘

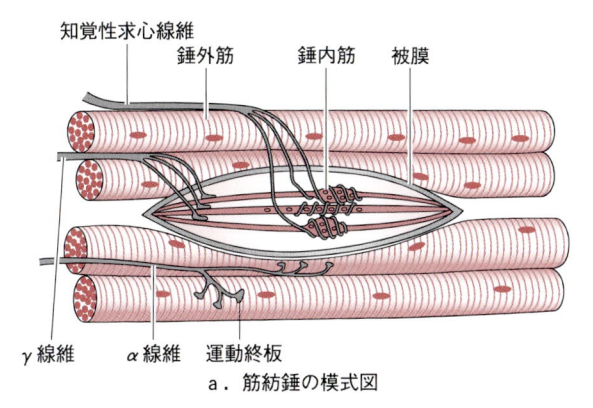

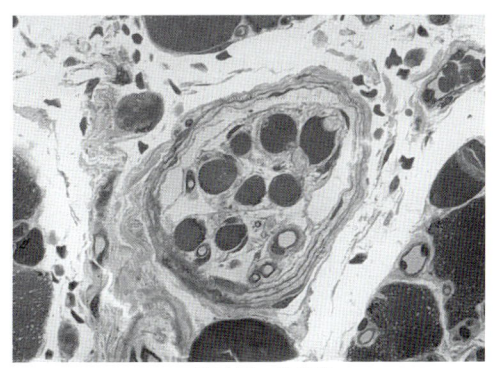

筋紡錘

a．筋紡錘の模式図

b．筋紡錘の組織像
被膜で囲まれた中に錘内筋が存在している．

図6-6 筋紡錘

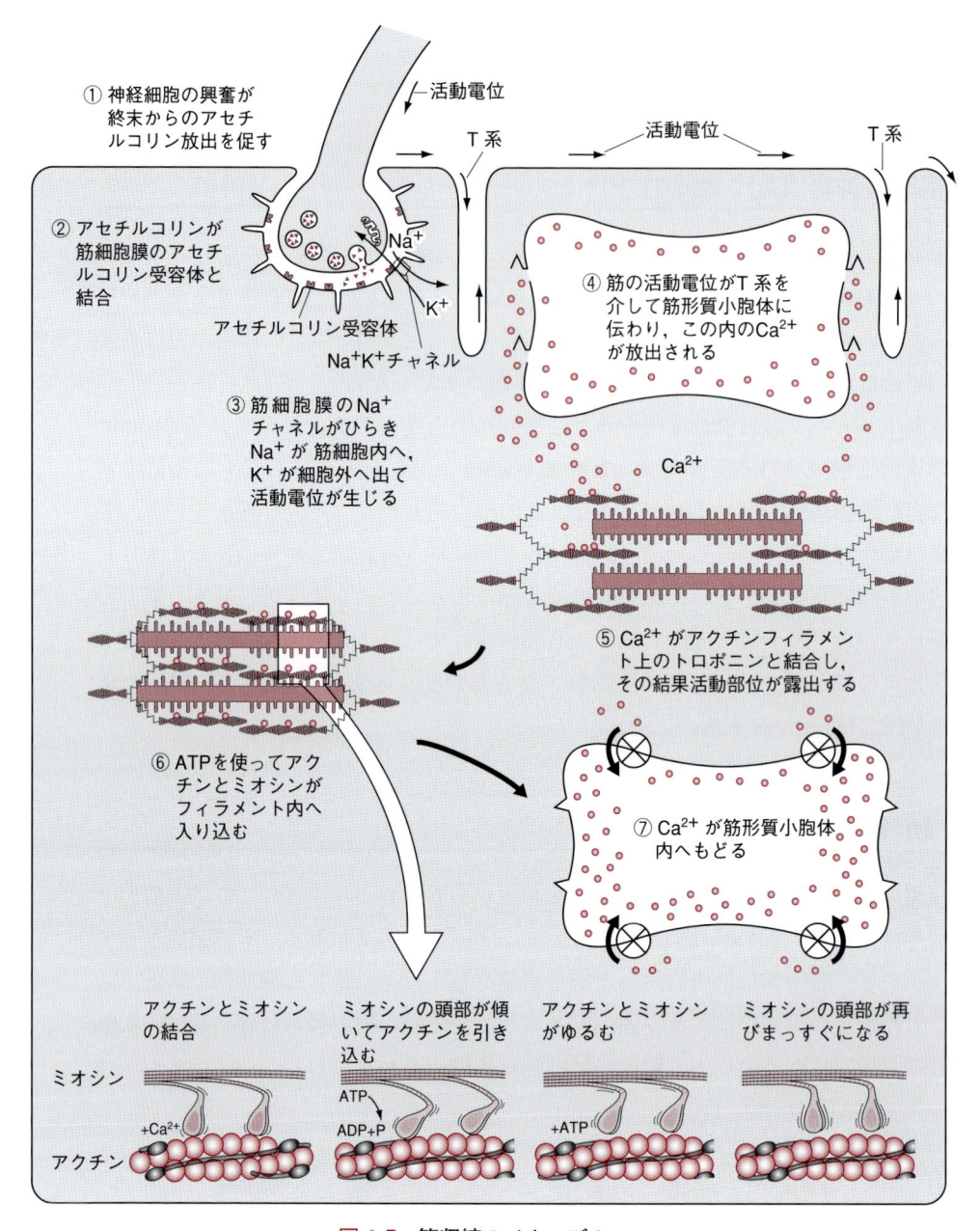

図6-7 筋収縮のメカニズム

① 神経細胞の興奮が終末からのアセチルコリン放出を促す
② アセチルコリンが筋細胞膜のアセチルコリン受容体と結合
③ 筋細胞膜のNa^+チャネルがひらきNa^+が筋細胞内へ，K^+が細胞外へ出て活動電位が生じる
④ 筋の活動電位がT系を介して筋形質小胞体に伝わり，この内のCa^{2+}が放出される
⑤ Ca^{2+}がアクチンフィラメント上のトロポニンと結合し，その結果活動部位が露出する
⑥ ATPを使ってアクチンとミオシンがフィラメント内へ入り込む
⑦ Ca^{2+}が筋形質小胞体内へもどる

内筋は錘外筋と同じく運動神経線維の支配を受けなければならない．つまり，錘内筋は弛緩することなく絶えず緊張した状態であることが，正しい筋の収縮情報を中枢へ伝えることになるのである．この錘内筋を支配している運動神経は脊髄前角に存在するγ運動ニューロンからのγ線維である．γ線維の興奮によって錘内筋は収縮し，収縮によるゆるみを抑えて筋の緊張と伸張反射(p241参照)の起こりやすさを調節している．脳卒中後の伸張反射の異常亢進はγ運動神経の過剰な興奮のためである．

筋収縮のメカニズム(図6-7)

筋収縮はつぎのようなプロセスをへて起こる．

1. 大脳皮質の活動によって特定の筋を動かそうとする意志がはたらくと，この司令は脊髄前角のα運動ニューロンを興奮させる(第13章，脳と脊髄の項参照)．

2. α運動ニューロンの活動電位が，軸索終末からのアセチルコリンを放出させる．

3. 神経筋接合部における筋細胞膜に存在するアセチルコリン受容体とアセチルコリンが結合する．

4. 筋細胞膜のNa^+チャネルが開き，Na^+が筋細胞内へK^+が筋細胞外へ出て，この部位における筋細胞の静止電位が上がる．これを微小終板電位と呼び，この総和が閾値に達すると，筋細胞として活動電位が生じ，筋細胞膜を伝わる．

アセチルコリン受容体と結合したアセチルコリンはアセチルコリンエステラーゼによって分解される．

5. 筋の細胞膜の脱分極はT系から筋形質小胞体へと伝わり，筋形質小胞体にたくわえられているCa^{2+}が細胞質内へ放出される．

6. Ca^{2+}がトロポニンと結合する結果，トロポニンの立体構造が変わり，トロポミオシンがひき離されて，アクチンの活性部位(active site)が露出する．この結果，アクチンとミオシン頭部が架橋を形成し，ミオシン頭部の傾きがかわり，その結果アクチンがミオシン内に入り込むことになる．

これによって筋節が収縮し，筋全体が収縮することになる．

放出されたCa^{2+}は再び筋形質小胞体内に取り込まれ蓄積される．

以上の過程を興奮収縮連関と呼ぶ．

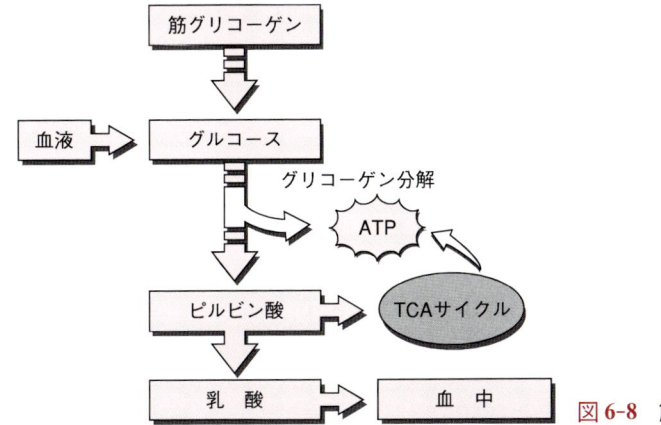

図6-8 筋収縮のエネルギー

筋収縮のエネルギーと酸素(図6-8)

筋収縮の直接のエネルギーはATPの分解(ATP → ADP＋エネルギー)による．また，クレアチン―リン酸の分解によってATPが再合成される．

筋肉内のグリコーゲンが分解される過程は酸素の存在が必要でないので，嫌気性代謝と呼ばれる．酸素の供給が十分な場合には，血中から取り込んだグルコースとグリコーゲンの分解で生じたグルコースは，さらにピルビン酸を経てTCAサイクルに入って炭酸ガスと水に分解され，多くのATPを生成する．酸素不足の場合はピルビン酸は乳酸に変換される．この過程で生じるエネルギーがクレアチン―リン酸の再合成に利用される．

筋の酸素負債：激しい運動中は，体内に貯蔵されている酸素を用いるが，運動の後も頻繁に呼吸をおこなうのは，この消費された酸素を補うためである．これは，いったん酸素を借りて，後で返却するという機構であり，**酸素負債**という． 　　　　酸素負債

収縮の種類

1 等尺性収縮と等張性収縮

筋の両端を固定して刺激すると，筋は縮まないで張力を増す．つまり，長さを変えないで張力を増し，熱を出す．これを**等尺性収縮**という．一方，筋の一端に重りをつけ，刺激すると収縮する．この場合筋の張力は一定なのでこれを**等張性収縮**と呼ぶ．

等尺性収縮
等張性収縮

歩行や運動は等張性収縮であるが，姿勢を保つ運動はおもに等尺性収縮である．咀嚼筋の咬筋は等尺性収縮によって機能する．通常われわれの筋収縮は等尺性収縮と等張性収縮の混合によって行われている．

2 単収縮と強縮

骨格筋を1回だけ刺激すると1回限りの収縮が生じる．これを**単収縮**または**攣　縮**（れんしゅく）と呼ぶ．単収縮が終わらないうちに次の刺激を加えると，2つの単収縮が重なって単収縮より大きい収縮が生じる．これを収縮の加重という．刺激を何回も続けておこな

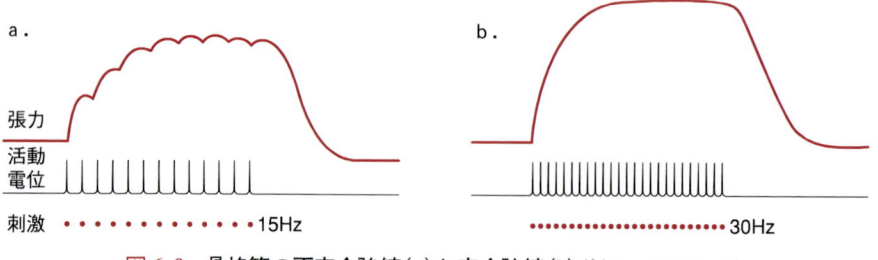

単収縮
攣縮

図6-9　骨格筋の不完全強縮(**a**)と完全強縮(**b**)(杉ら，1985より)

うと収縮の加重によって，大きな収縮となる(図6-9)．これを強縮という．われわれ 強縮
の骨格筋の収縮は通常，強縮であり，これが長時間続くと収縮力が低下してくる．こ
れを筋の疲労という．

腱

腱 腱は筋と骨を結びつける強靱な結合組織の一種であり，腱そのものは伸び縮みしな
い．腱には腱紡錘(ゴルジ腱器官)と呼ばれる感覚装置がある．こらは筋紡錘と同じ構
造をもち，腱が伸びると伸展したという情報を脊髄へ送り，収縮の程度を中枢性に調
節している．

アキレスは歴史の英雄，しかし弱点をもつ　　　　　　　　　　　　　コラム6-1

　アキレス腱は下腿三頭筋と踵骨を結びつける人体最大の腱である．正確には踵骨腱と
呼ぶ．急激に足を伸ばしたりすると痛みを伴ってこの腱が断裂する．とくにスポーツ障
害としてよく起こる疾患であるが，人体の弱点として比喩的にも使われる．
　アキレス(Axilles)はギリシャ神話にでてくる英雄で，オメロスの著による有名な
オディセイアにも登場する．時はトロイ戦争．アキレスを生んだ母親が子供の不死身を
祈って，両足の付け根の部分をつかんで聖なる川の水に浸けた．成長したアキレスは期
待通り，武勇の大活躍をし，身体はまさに鉄板のように強靱そのもので弓矢をはねとば
した．しかしながら毒矢が足首の付け根に当たり，さすがのアキレスもこの部位だけは
弱点であったため，壮絶な死となった．オランダの医者は切断された自分の足を解剖し
ながら，故事にちなんで踵骨腱をアキレス腱と呼ぶように提案した．これがアキレス腱
の名の起こりである．

骨格筋の成長，再生，肥大

　骨格筋は高度に分化した細胞で，出生前または生後一年以内に増殖を終了する．し
たがって，生後は，骨格筋の数が増えるのではなく，筋の容積つまり筋原線維の数が
増加することになる．生後においても多少は数の増加が認められるが，これは外套細
胞と呼ばれる未分化な細胞が分化して筋細胞になることによる．
　筋組織が大きな障害を受けると筋は再生せず瘢痕となるのはこのような理由からで
ある．運動によって筋形質の増大と結合組織の増大がみられる．これがいわゆる筋の 筋肥大
肥大である．トレーニングによって筋がふくれるのは筋細胞そのものが大きくなるこ
とによる．また，神経が切断されたり，連絡が断たれると筋は変性し，萎縮を起こ
す．脊髄損傷による筋の萎縮はこの例にあたる．

a．からだの筋（前面）

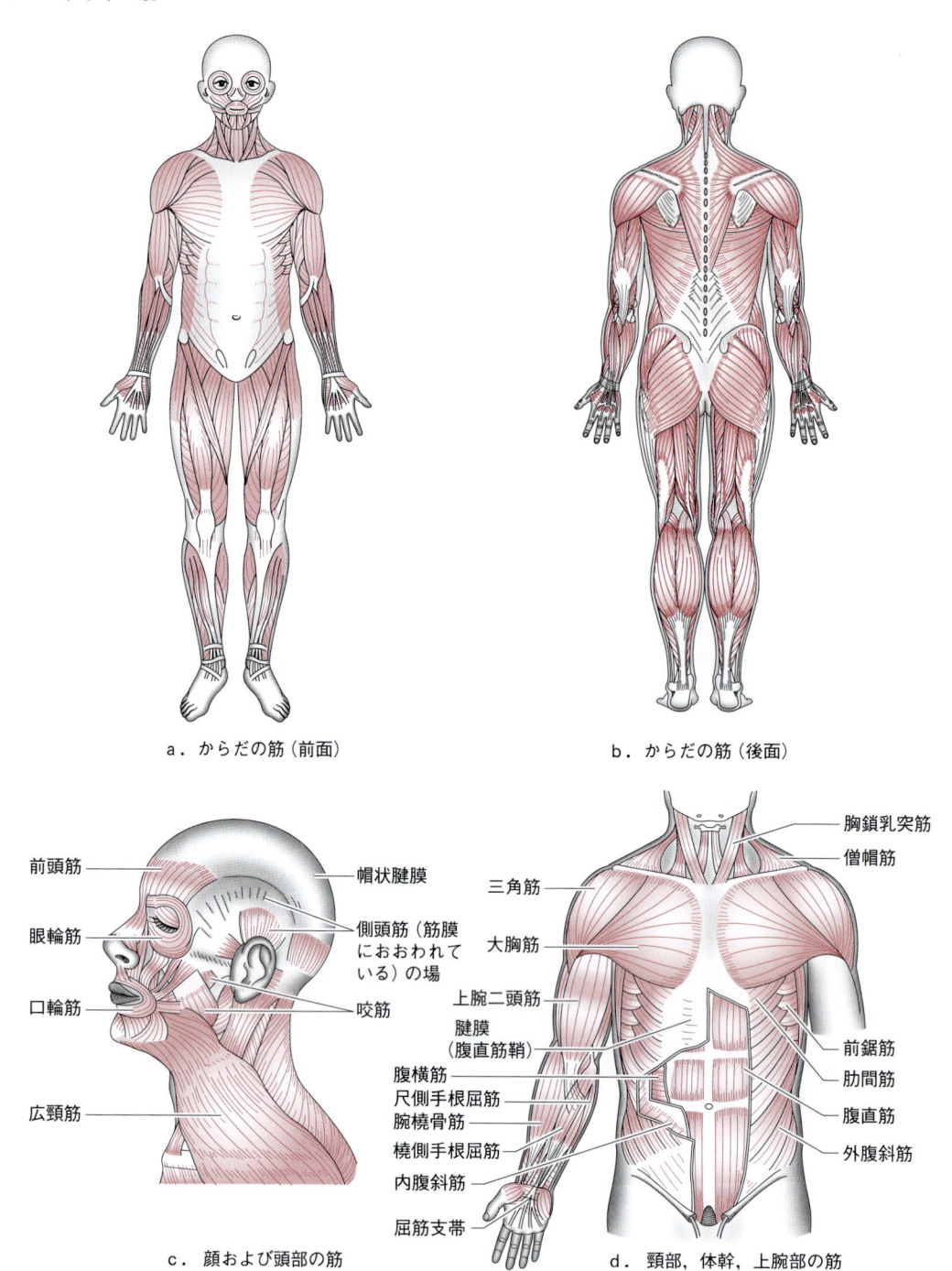

b．からだの筋（後面）

c．顔および頭部の筋

d．頸部，体幹，上腕部の筋

図 6-10　主な骨格筋（つづく）

からだの主な骨格筋（図 6-10）

頭部：頭部の筋は，主に表情筋群と咀嚼筋群の 2 種類の筋に分けることができる．

1 骨格筋　97

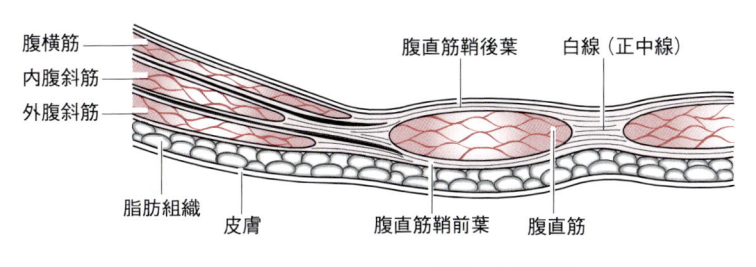

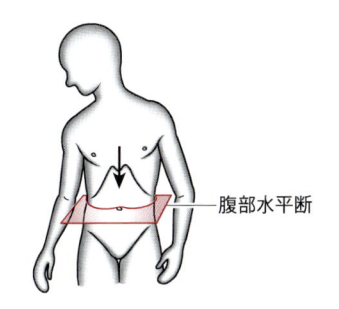

e. 腹壁の水平断面
腹直筋と側腹筋の関係を示す．

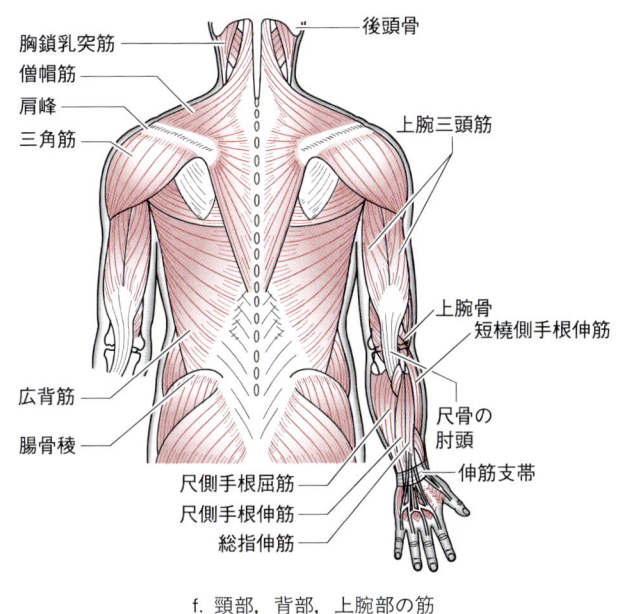

f. 頸部，背部，上腕部の筋

g. 骨盤，腰部，大腿部の筋

図 6-10　つづき

　表情筋としては，前頭後頭筋が頭蓋冠の上にあり，前頭筋と後頭筋をあわせて前頭後頭筋と呼ぶ．この2つの筋は帽状腱膜によって結ばれている．前頭筋は前額に横皺（しわ）をつくる．眼輪筋は眼球の周りにあり，瞼を閉じる．口輪筋は口の周りにあり，口を閉じたりとがらせたりする．表情筋はすべて顔面神経の支配をうける．

表情筋

　咀嚼筋としては，側頭筋や咬筋，内側翼突筋，外側翼突筋があり，下顎骨を引き上げてものを咀嚼する．三叉神経の第3枝である下顎神経の運動神経の支配を受ける．

咀嚼筋

　頸部：頸部の筋には広頸筋，**胸鎖乳突筋**，舌骨上筋，舌骨下筋などがある．胸鎖乳突筋は胸骨・鎖骨と側頭骨とを結びつける大きな筋で，頭部を前に出したり横へ回したりする．副神経によって支配されている．

胸鎖乳突筋

h. 殿部，大腿部の筋

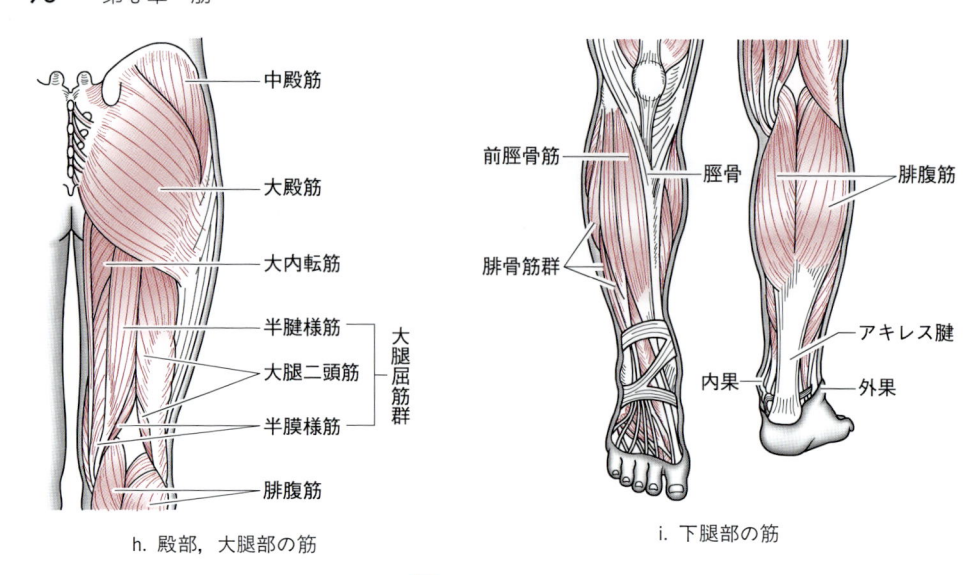

i. 下腿部の筋

図 6-10　つづき

　胸部：胸部の筋には，**大胸筋**，小胸筋，前鋸筋，内外肋間筋などがある．大胸筋は鎖骨・胸骨と上腕骨を結びつける大きな筋で，上腕を内転（からだの正中の方へ近づける）させる．外肋間筋は吸気時にはたらいて肋骨を引き上げ，内肋間筋は呼気時にはたらいて肋骨を引き下げる．

　横隔膜は体表からみることはできないが，胸腔と腹腔を境する骨格筋である．吸気時に収縮し，胸腔を広げ，呼気時には弛緩して胸腔が狭くなる．

　腹部：腹部の筋としては，**腹直筋，側腹筋**，腰方形筋などがあり，腹部を前，横，後ろから取り囲んでいる．腹直筋は正中線の左右に一対あり，3 から 4 個の腱画という節状の筋塊が隆起として観察される．腹直筋は腹直筋鞘（腹部側の前葉と背部側の後葉に分かれる）と呼ばれる腱膜で包まれている．側腹筋として表面側から深層に向かって外腹斜筋，内腹斜筋，腹横筋が配列する．これら 3 つの筋の筋膜は癒合して腹直筋鞘へと続く．上前腸骨棘と恥骨結合の間に張る外腹斜筋の腱膜は，**鼠径靱帯**を形成し，その下には鼠径管と呼ばれる筋で囲まれた管があって男子では精索，女子では子宮円索をいれている．

　背部：背部の筋としては，**僧帽筋，広背筋**などの浅い背筋群と脊柱についている固有背筋などがある．僧帽筋は後頭骨から第十二胸椎までの棘突起と肩甲棘・肩峰・鎖骨を結びつける筋で，胸をはったり，肩をすくめたりさせる．文字どおりお坊さんの帽子状の形をしている．広背筋は背部の大部分を占める筋で「背筋力」はこの筋の力をさす．

　上肢：上肢の筋としては，**三角筋，上腕二頭筋**，上腕三頭筋，腕橈骨筋などがある．三角筋は肩関節をおおう筋で，肩の丸みをつくり，鎖骨・肩甲骨と上腕骨を結びつけているため，収縮すると上腕が外転（からだの中心から遠ざかる運動），挙上す

> **筋肉注射はどこにするのがよいのか** コラム6-2
>
> 　筋肉内に注射をする場合，その注射部位に神経や血管が走行していないことが必要である．殿部の場合は上外側の部位に，上腕の場合は三角筋の中央部に注射すれば問題ない．
>
> a．殿部
>
> b．上腕の三角筋部
>
> **図A　筋肉注射の部位**

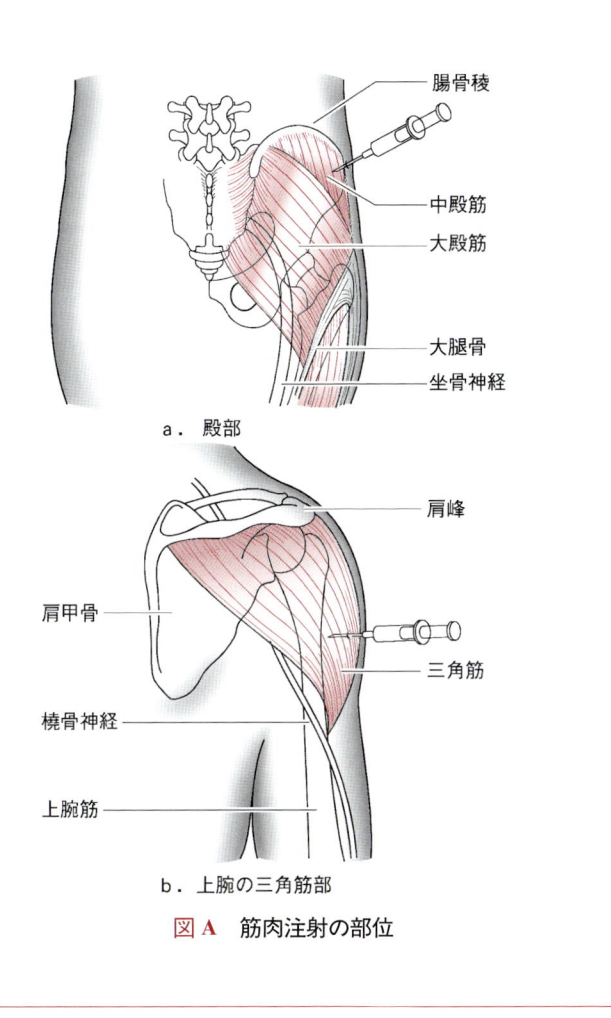

る．上腕二頭筋(力こぶの筋)が収縮すると前腕が屈曲し，上腕三頭筋が収縮すると前腕を伸展させる．

　前腕の前面には腕橈骨筋があり，肘関節の屈曲に橈側・尺側手根屈筋は手首の屈曲に関与する．前腕の後面には長・短橈側手根伸筋，尺側手根伸筋，総指伸筋などがあり，手首や指の伸展に関与する．また手首には屈筋支帯，伸筋支帯と呼ばれる靱帯があり，指の屈筋や伸筋の腱を通す．

　下肢：下肢の筋としては，大殿筋，大腿四頭筋，内転筋群，下腿三頭筋などがある．大殿筋は殿部の膨らみをつけ，股関節を伸展させる．大腿四頭筋(大腿直筋，内

大殿筋
大腿四頭筋

側広筋，外側広筋，中間広筋からなるため頭が4つできる）は大腿の前部をおおう大きな筋で，寛骨や大腿骨と脛骨粗面を膝蓋腱（靱帯）を介して結びつけ，膝関節を伸展させるとともに下腿を伸ばす（ボールをキックするときの筋）．下腿三頭筋はヒラメ筋，腓腹筋が合わさった筋で脛骨・腓骨と踵骨をアキレス腱を介して結びつけ，歩行時に踵を上げるはたらきをもつ．

下腿三頭筋

2 平 滑 筋 smooth muscle

　内臓や血管壁に存在する筋で，筋細胞の長さは平均 30μm までの細胞から妊娠子宮の 500μm までさまざまである．
　光顕的には横紋はなく，核は1個で中央に位置している．
　筋原線維の規則正しい配列はないので，平滑筋と呼ばれるが，多数のアクチンとトロポミオシン（トロポニンを欠く）からなる．

平滑筋

　中間径フィラメントとしてはデスミン（内臓）やビメンチン（血管壁）がある．その他にカルモデュリン（calmodulin；カルシウム結合タンパク質）があり，このタンパク質は Ca^{2+} と結合しミオシンをリン酸化する．細胞膜の裏面に緻密小体が付着しており，緻密小体どうしは中間径フィラメントによって結合している．また，平滑筋細胞どうしはギャップ結合によって連結している．したがって，収縮は骨格筋のように多くの筋が瞬時に同期して収縮するのではなく，個々の筋が特有の収縮様式を示しながら収縮が伝わっていくため，虫が這うような動きとなる．このような平滑筋の運動を蠕動という．
　平滑筋の神経支配は自律神経によってなされる．副交感神経と交感神経の両者によって拮抗的に支配される．しかし自律神経による平滑筋の支配は運動神経による骨格筋の支配のように厳密なものではなく，たとえば平滑筋を伸展させると自律神経からの命令がなくても収縮を起こす．

3 心 筋 cardiac muscle

　心臓の壁は筋（心筋）から成り立っているが，この筋は形もはたらきも異なる2種類の筋に区別される．心臓を一定のリズムで収縮させるために特殊な形状を呈する筋を特殊心筋と呼ぶ（図6-1）．これに対して大部分の筋を普通心筋と称する．

心筋

特殊心筋

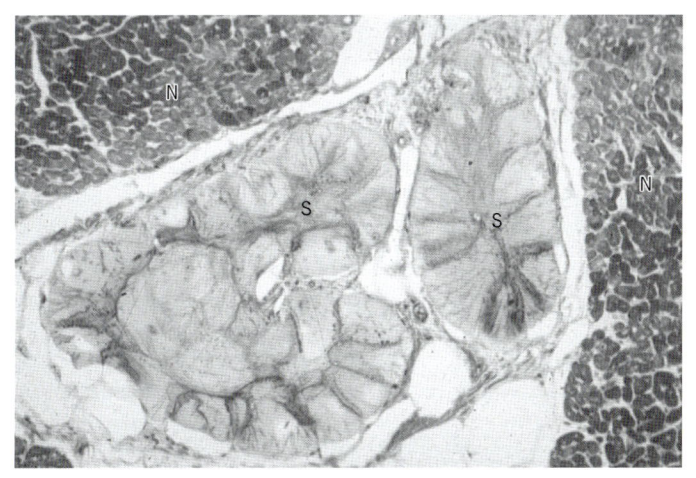

図 6-11　特殊心筋
心内膜の直下にみられるもので，普通心筋と異なり，筋の径が太く，となりの筋と癒合している．
N：普通心筋
S：特殊心筋

普通心筋(図 6-1)

　一般の心筋細胞の核は1〜2個で細胞の中央部に位置し，細胞質には横紋がある．
　これは筋原線維の規則正しい配列によるものである．筋細胞の滑面小胞体では筋形質小胞体はあまり発達していない．Ca^{2+}は細胞外と細胞内に貯留されているものから供与される．
　となりの心筋との境界部を介在板または光輝線と呼ぶ．電顕的には，細胞の接合はZ線を階段状に篏入咬合しており，その篏合面には接着帯，デスモソーム，ギャップ結合が存在している．
　右心房の心筋細胞にはナトリウム利尿ペプチド(ANP)を含む顆粒が認められる．このペプチドはNa利尿を生じ，その結果，血圧が低下し，レニン分泌の抑制や，アルドステロンの分泌抑制などの作用をもつ．

特殊心筋(図 6-11)

　刺激伝導系を形成する心筋で，一部はプルキンエ線維と呼ばれる．筋小胞体は豊富に存在し，グリコーゲンが多く分布している．洞房結節や房室結節の指令によって各普通心筋が一定のリズムで収縮するようになる(第9章，心筋の興奮の項参照)．

練習問題
1. 骨格筋に横紋がある理由を考えよ．
2. 骨格筋の収縮はどのような物質がどのようにはたらいて起こるのか説明せよ．
3. 前腕を屈曲する筋，下腿を曲げる筋について説明せよ．

第7章
体液と血液

学習ポイント
- 体液の区分と存在量を覚える.
- 体液の量と組成を一定に保つ仕組みを理解する.
- 血液の構成成分を覚える.
- 血球の組織学的特徴を理解する.
- 血液の生理的役割を理解する.
- 血球数を調節する仕組みを理解する.

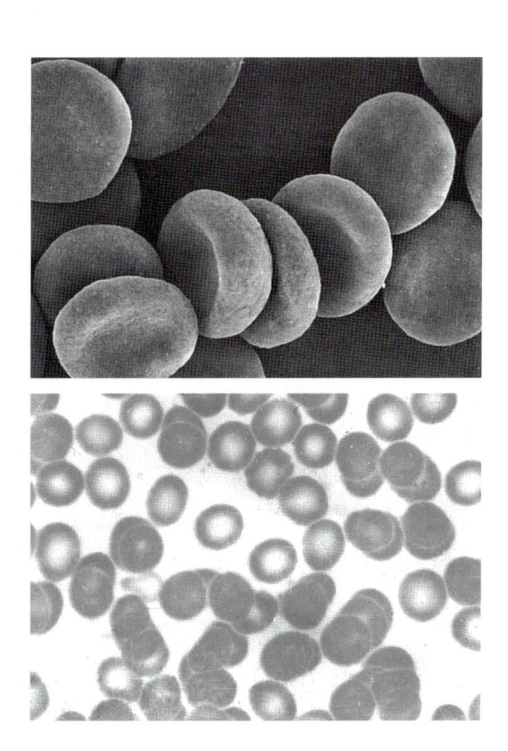

1 体 液 body fluid

皮膚，粘膜などの表面にある上皮細胞以外の細胞は，直接外部の環境とは接していないで，細胞外液と呼ばれる体液と接している．すべての細胞は細胞外液から酸素や栄養素を取り込み，炭酸ガスや老廃物を細胞外液に排出する．細胞外液は内部環境を構成しているわけである．細胞が生存できる環境を提供するために，体液の量とその内容を一定に保つこと（恒常性の維持，ホメオスタシス，第1章参照）が，生命を維持する上で，重要である（図7-1）．

key word
細胞外液
体液
内部環境
ホメオスタシス

体液の区分と組成

われわれの身体に存在するすべての液体成分を体液と呼ぶ．体液は体重のほぼ60％をしめ，細胞内液（40％）と細胞外液（20％）に分けられる（図7-2）．細胞外液はさらに血管の中にある血漿，リンパ管の中にあるリンパ液と，細胞と細胞の間にある間質液（細胞間液，組織液）に分けられる．細胞外液の主な成分はNa^+，Cl^-，HCO_3^-である．組織液に比べて血漿ではタンパク質が多い．細胞内液にはK^+，Mg^{2+}，HPO_4^{2-}とタンパク質が多いのが特徴である（図7-3）．各区分にある体液は相互に自由に移動する．

からだが獲得する水は飲水，食物中の水と，体内での物質代謝の結果生じる水が主なものである．失われる体液には尿，糞便，呼気，皮膚からのものがある．両者は1

細胞内液
血漿
リンパ液
間質液

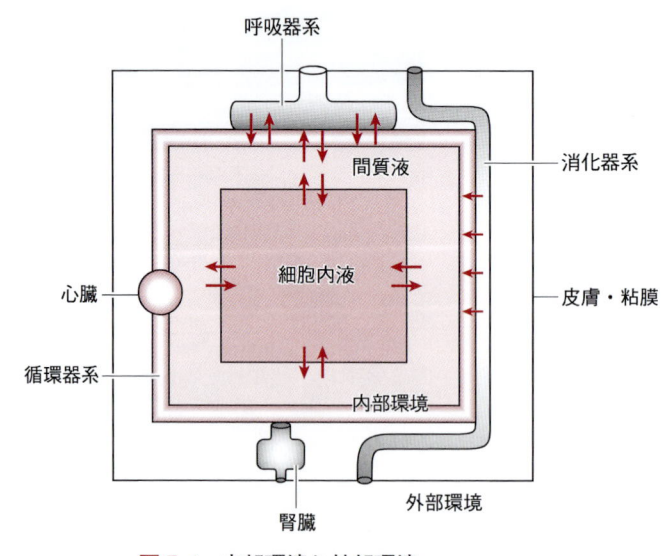

図7-1 内部環境と外部環境
矢印は呼吸ガス，栄養素などの移動を示す．

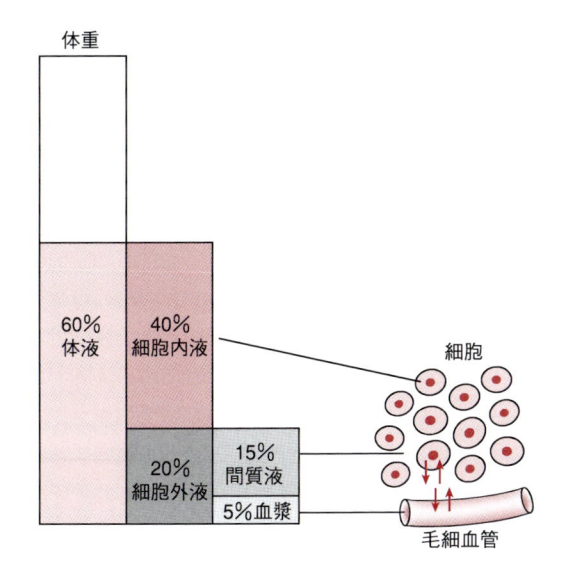

図 7-2 体液の区分
体液が体のどの部分に存在するかを示す．パーセンテージは体重に占める割合である．矢印は相互に移行が可能であることを示す．

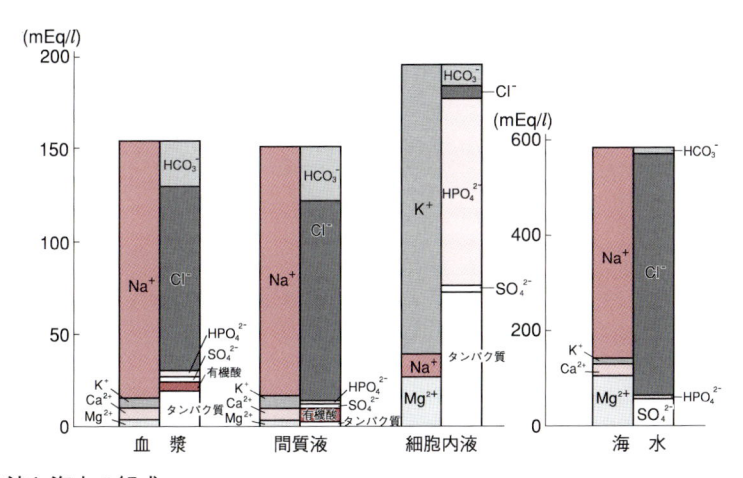

図 7-3 体液と海水の組成
海水の塩分濃度は体液と比べて濃い．しかしその組成の割合は細胞外液（血漿，間質液）とよく似ている．生物が海で発生したことを示唆している．

日約 2.5 l で平衡している．最少でも 1.5 l の体液は必ず失われる．体液が過剰に存在する状態（とくに間質に）を浮腫（edema，コラム 7-1 参照）といい，逆に少なすぎる状態を脱水という．

浮腫
脱水

> **浮　腫 ── むくみの原因はいろいろ**　　　　　　　　　　　　　　コラム 7-1
>
> 　浮腫は組織（とくに間質）に必要以上の水分が存在する状態である．正常の状態では，毛細血管から組織へ出ていく水の量と，組織から毛細血管あるいはリンパ管へ戻る水の量は等しい．したがって，浮腫が起きるのは，1）毛細血管から間質に異常に多量の水が出ていく，2）間質から毛細血管，リンパ管に十分に水分を戻すことができない場合である．1）の原因として，a）毒物，細菌感染，免疫反応による毛細血管の透過性の亢進，b）腎不全による過剰な塩分・水分の貯留，心不全による静脈圧の上昇などによる毛細血管静水圧の上昇，c）尿中へのタンパク質の喪失，火傷などによる皮膚からのタンパク質の喪失，肝臓病・栄養不足によるタンパク質産生の障害による血漿タンパク質の減少がある．2）の原因としてはリンパ管の閉塞がある．リンパ管が閉塞する原因には，a）がん，b）フィラリア，c）手術によるリンパ節の切除などがある．それぞれ，浮腫の原因に応じて適切な処置がなされなければならない．

体液の恒常性維持

1　体液浸透圧と体液量の調節

　体液量とその**浸透圧**は，飲水量の調節と腎からの排泄量の調節によって，高い精度で調節されている．

　体液浸透圧は視床下部にある**浸透圧受容器**がモニターしている．浸透圧の上下は浸透圧受容器からの信号によって，**バゾプレッシン**（vasopressin，**抗利尿ホルモン** antidiuretic hormone）分泌量の増減をもたらし，尿量を変化させる．一方，浸透圧受容器からの信号は口渇感を調節して，飲水量を変化させる．血漿浸透圧が高まると，バゾプレッシンの分泌が亢進して尿量が減少し，口渇感が生じて水を飲む．逆に血漿浸透圧が低下すると，バゾプレッシンの分泌は抑制されて体液の喪失が増える．この2つの機構で体液浸透圧を一定に保つ．

　心房には循環血液量をモニターする**容積受容器**（**低圧受容器**）があり，そこからの信号がバゾプレッシンの分泌量を調節する．また心房の細胞のなかに，腎からNa^+の分泌を刺激して水分の排泄を盛んにする，**心房性ナトリウム利尿ホルモン**（**ANP**）を分泌するものがある．このホルモンも循環血液量の変化に応じて分泌量を変える．

　もう1つの循環血液量のモニターは腎の**傍糸球体装置**である．循環血液量が減少して腎動脈の血圧が下がると，傍糸球体装置から**レニン**（renin）の分泌が増え，副腎皮質から**アルドステロン**（aldosterone）の分泌が増えるので，Na^+が体内に貯留することになり，それにともなって水が保持される．

浸透圧ってなんだろう

コラム 7-2

　水は通すが，ある溶質を通さない性質をもった膜（半透膜）で仕切られて，その物質の水溶液（A）と水（B）が存在するとすると，（A）液のこの溶質の濃度を薄めるように水が（A）液に向かって移動する．このような現象を浸透という．浸透現象はいつまでも続くわけではなく，ある程度進むと止まる．この時（A）液と水の高さの差に相当する圧力は，（A）液中にこの溶質が存在するために発生した力で，これを浸透圧と呼ぶ．溶液中の分子やイオンなどの粒子によって生じる浸透圧は，その分子の性質に関係なく，溶媒の体積あたりの粒子の数（つまりモル濃度）で決まる．たとえばNaClはNa$^+$とCl$^-$に解離するので，NaCl 1モルは浸透圧活性からみると2モルに相当する．浸透圧活性を粒子の数を表す単位としてオスモル（Osm）を用いる．つまり，NaCl 1モルは2 Osmである．溶液中に浸透圧活性をもつ粒子が存在すると，その量に比例して沸点は上昇，凝固点は降下するので，この現象を利用して浸透圧を測定する．細胞膜は半透膜なので，細胞外液と細胞内液の浸透圧は一定になるように（290mOsm/kg）なっている．もし細胞外液の浸透圧が高すぎると，細胞は水を失ってしぼんでしまい，逆に低すぎると，細胞は水を含み過ぎて破裂してしまう．

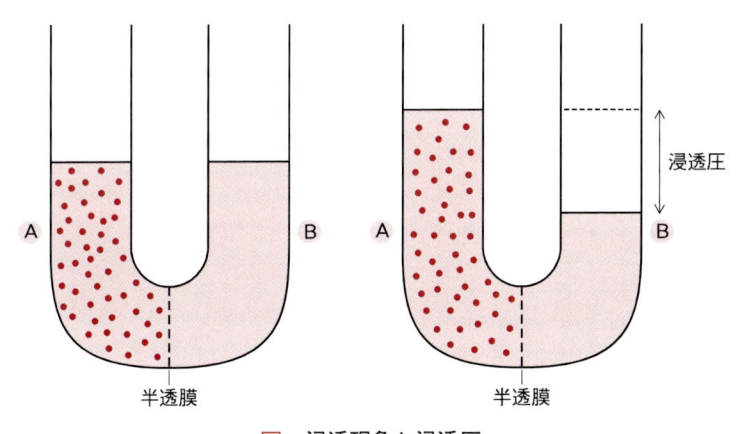

図　浸透現象と浸透圧

> **スポーツドリンクの効用は？** コラム7-3
>
> 　図に示すのはある医科大学の生理学実習で得られた実際のデータである．被験者は朝食の後飲食をせずに午後の実習をおこなった．30分間の尿量を測定した後，Aグループは800mlの水道水を，Bグループは800mlの0.9％食塩水を飲んで，以後30分間隔で尿量と尿の浸透圧を測定した．水道水を飲んだグループでは1時間後に取ったサンプルから尿量が増大して，1.5～2時間後にピークとなり，多い人では30分間の尿量が400mlにも達した．一方，0.9％食塩水を飲んだグループではほとんどの人が尿量に変化は無かった．同じ量の水分を採ったのに，この大きな尿量の差がみられた理由はなんであろうか．尿サンプルの浸透圧を調べてみると，尿量が増加した場合には浸透圧が低下していることがわかる．この結果は，水道水を飲んだ場合には血漿浸透圧が低下して，視床下部の浸透圧受容器にはたらいて，バゾプレッシンの分泌を抑制したために，低張の尿が多量にでたのであろう．0.9％食塩水は体液浸透圧と等しいので，800ml飲んでも血漿浸透圧には変化がないはずである．したがってバゾプレッシンの分泌量は変わらず，尿量・尿浸透圧に変化がなかったのであろう．この実験から，スポーツで汗をかいたあとの脱水状態を早く回復させるには，水道水より体液浸透圧により近い組成のスポーツドリンクを飲む方がよい事がわかる．
>
> 図A　尿量の時間的変化　　図B　尿浸透圧の時間的変化

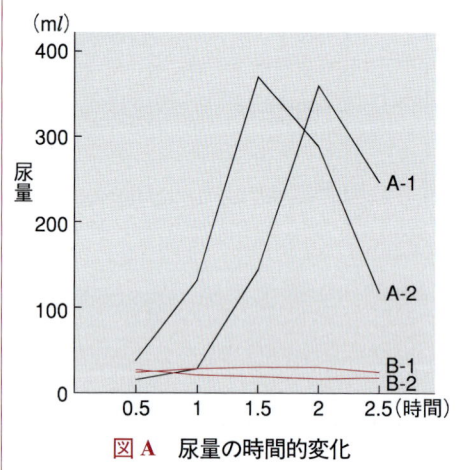

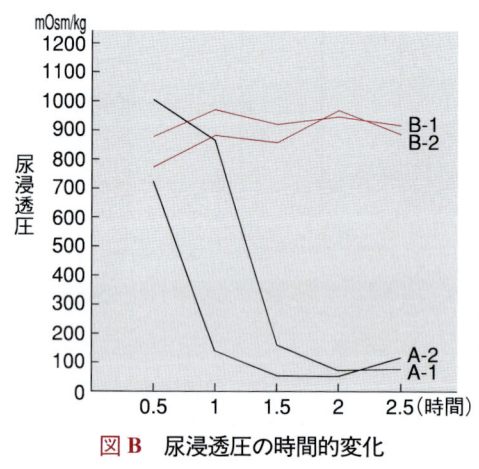

2　体液の酸塩基平衡の調節

　体液のpH(水素イオン濃度)は7.4である．これより酸性の場合を**アシドーシス**(acidosis)，アルカリ性の場合を**アルカローシス**(alkalosis)という．pHが±0.05以内の変動であれば障害はないが，7.7以上，7.0以下になると，細胞は生きられない．体液のpHは以下の3つの機構で一定になるように調節されている．

アシドーシス
アルカローシス

a. 体液の緩衝作用

主な緩衝作用をもつ物質はヘモグロビン，タンパク質，リン酸塩，炭酸である．これらの物質のよって，体液(たとえば血液)の pH の変化はすぐに緩衝される．

b. 腎による調節

尿細管の細胞は $H_2O + CO_2 \rightleftarrows H_2CO_3$ の反応を触媒する**炭酸脱水酵素**をもっていて，炭酸を合成できる．できた炭酸は HCO_3^- と H^+ に解離する．尿細管で Na^+ が再吸収されるときに，交換に H^+ が分泌される．しかし尿中の pH は 4.5 より低下しえないので，さらに多くの H^+ を排泄するには，$HPO_4^{2-} + H^+ \rightarrow H_2PO_4^-$，$NH_3 + H^+ \rightarrow NH_4^+$ の形で尿中に排泄する．

炭酸脱水酵素

c. 呼吸による調節

血中の pH，CO_2 濃度は**頸動脈小体**，延髄の**呼吸中枢**で感知され，呼吸運動を変化させる．pH が下がれば呼吸が刺激されて，血中の CO_2 濃度が低下する．肺換気の低下でアシドーシスになった場合を，呼吸性アシドーシスと呼び，それ以外の原因でアシドーシスになった場合を代謝性アシドーシスという．糖尿病でみられる，ケトンが増えるためのケトアシドーシス，嘔吐によって多量の胃液が失われた場合のアルカローシスがよく知られている(コラム 10-3 参照)．

頸動脈小体
呼吸中枢

2　血液の構成と役割

血液の構成(図 7-4)

血液(blood)は淡黄色の液体中に赤血球をはじめとする多くの細胞が浮遊したもの

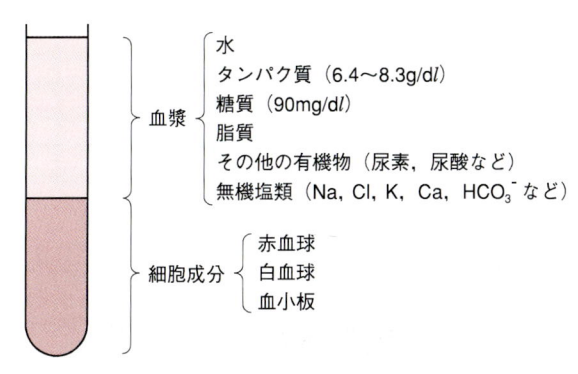

図 7-4　血液の成分

で，赤血球内のヘモグロビンのために赤色を呈する．血液は体重の約8％を占める．
血液の液体成分を**血漿**といい，細胞成分には赤血球，白血球，血小板がある．血液は
試験管にとって放置すると，ゲル状に固まる．これを**血餅**という．さらに時間がたつ
と血餅は縮んで淡黄色の液体が分離してくる．これを**血清**(serum)という．血漿と血
清の違いは，血清中には血液を固まらせるための**フィブリノゲン**がない点である．

　抗凝固剤を加えて，血液を固まらないようにして細いガラス管に入れて遠心分離す
ると，血球が下に，血漿が上になって分離される．血液中で血球（ほとんど赤血球）の
占める体積の割合を**ヘマトクリット**(hematocrit)という．正常値は約40〜45％であ
る．

　血液中の細胞は絶えず交換されている．成人では骨髄の多能性幹細胞からすべての
細胞が分化して，血液中にでてくる（図7-5）．

血漿タンパク質
膠質浸透圧

血　　漿 plasma

　90％は水であるが，**血漿タンパク質**，グルコースなどの栄養素，無機塩類，老廃
物，ホルモンなど重要な物質を多く含む．血漿タンパク質は約100種類ものタンパク
質で，電気泳動法によって5つのグループに分類する（図7-6）．

　血漿タンパク質には**膠質浸透圧**の維持（主としてアルブミンによる），免疫（主にグ
ロブリン），緩衝作用，担体輸送，血液凝固（フィブリノゲン）などの生理作用をもつ．

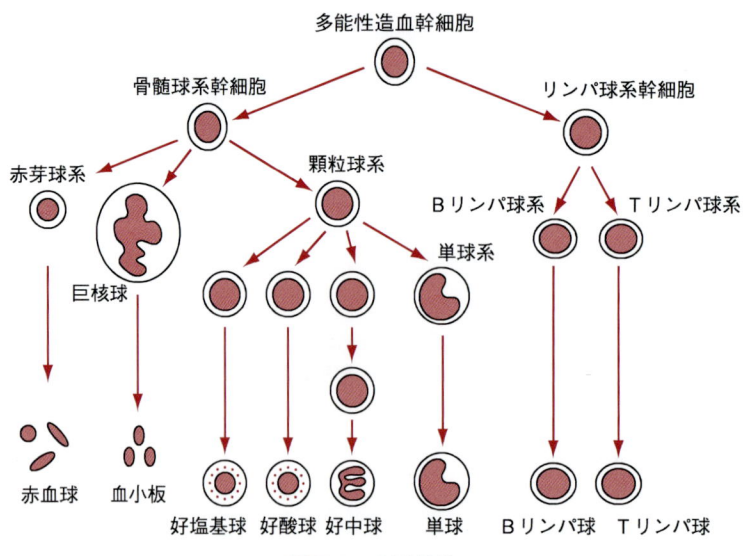

図7-5　血球分化

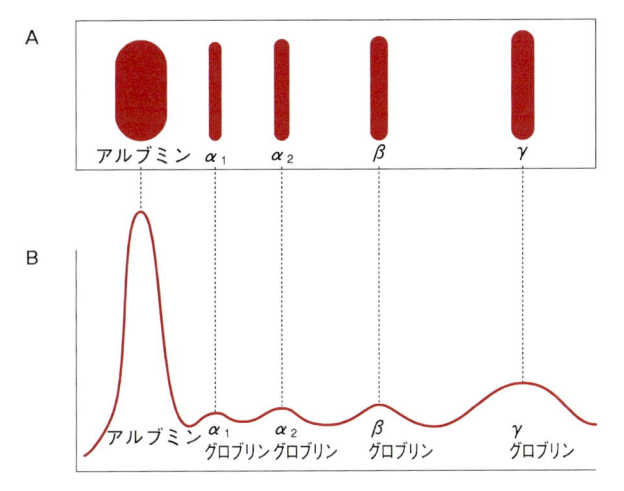

図 7-6　電気泳動法による血漿タンパク質の分離
Aのように分離されたタンパク質を染色して，濃度計でBのように定量する．

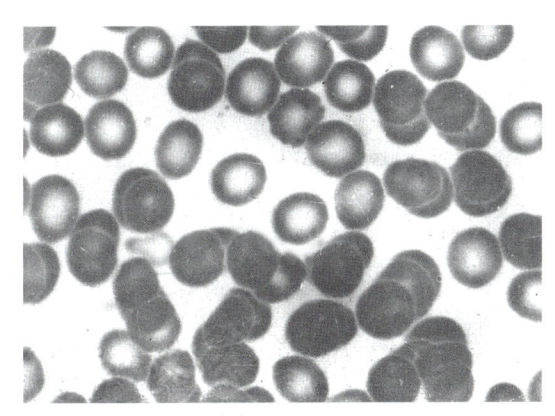

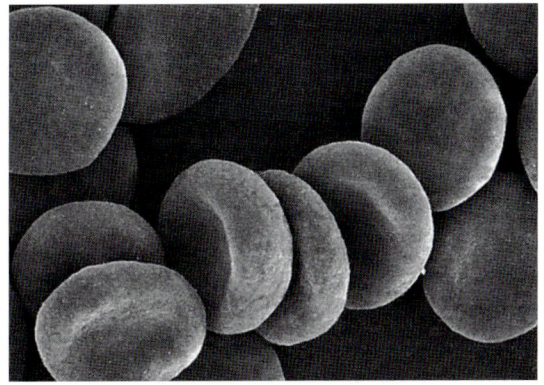

a. スメア標本　　　　　　　　　　b. 走査電子顕微鏡による立体構造

図 7-7　赤血球

赤 血 球 erythrocyte

　赤血球は中央部がややへこんだ，直径 7.5μm の円盤状の細胞である（図 7-7）．成人男子で約 500 万個/mm³，成人女子で約 450 万個/mm³ 存在する．骨髄には**多能性造血幹細胞**と呼ばれる細胞があって，循環血中のすべての細胞はこの細胞からできてくる．胎児期には赤血球は主として肝臓でつくられ，生後は骨髄でつくられる．幼児期にはすべての骨髄で**造血**がおこなわれる．成人になると長骨での造血はみられず，椎骨，胸骨などの扁平骨の骨髄で造血がおこなわれる（第 8 章，骨髄の項参照）．

　赤血球は骨髄での成熟過程で核を失い，**ヘモグロビン**（hemoglobin）で充満されるようになって循環血中に出てくる．赤血球の形成は腎臓から分泌される**エリスロポエチン**というホルモンによって刺激される．細胞質はヘモグロビンで充満しているため

> 多能性造血幹細胞
>
> 造血
>
> ヘモグロビン
>
> エリスロポエチン

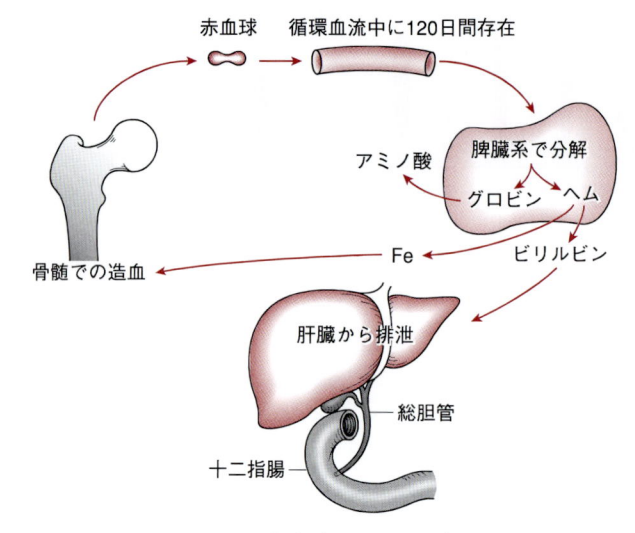

図 7-8 赤血球の産生と分解

に，赤色を呈する．ヘモグロビンは鉄を含んだ色素タンパク質で，酸素と結合して鮮赤色のオキシヘモグロビンとなる(ヘモグロビンの鉄分子は酸素と結合しても 2 価のままであるから，3 価となる酸化ではなく，酸素添加である)．肺でオキシヘモグロビンとなった赤血球は各組織で酸素を離してデオキシヘモグロビンとなる．赤血球は約 120 日たつと脾臓で破壊される(溶血)．溶血によって細胞外にでたヘモグロビンのうちの色素(ヘム)は肝臓から**ビリルビン**として胆汁中へ排泄される(図 7-8)．血中ビリルビン濃度が高くなりすぎて 2mg/dl を超えると皮膚・強膜などが黄色くなる．これが**黄疸**で，過剰な溶血，肝臓での排泄の障害(肝炎などによる)，胆道の閉鎖などによるビリルビン排泄の異常で発生する．ヘモグロビン量が少ないと組織への酸素の供給が不十分となる．これが**貧血**である．貧血の原因は赤血球の産生不足(鉄欠乏性貧血など)，赤血球が異常に多く破壊されたとき(溶血性貧血)，多量の出血などである．

ビリルビン

黄疸

貧血

白 血 球 leukocyte

白血球は核をもった球形の細胞で，色素による染色の様子から 5 種類に分類される(表 7-1)．ウイルス，細菌，寄生虫の感染に対する防御の役割を果たす．白血球数は約 7000 個/mm³ であるが，感染症で数が増える(第 8 章免疫系の項参照)．

白血球

1 好中球(図 7-9(a))

中性の色素に染まる顆粒をもつ．血液中に存在するのは 6〜8 時間で，組織中へ出て，細菌などを貪食して殺す．膿は好中球と組織の死骸の混ざったものである．感染症で増加する．

好中球

a. 好中球　　　　　　　　　　　b. 好酸球

c. 好塩基球　　　　　　　　　　d. 単球(右)とリンパ球(左)

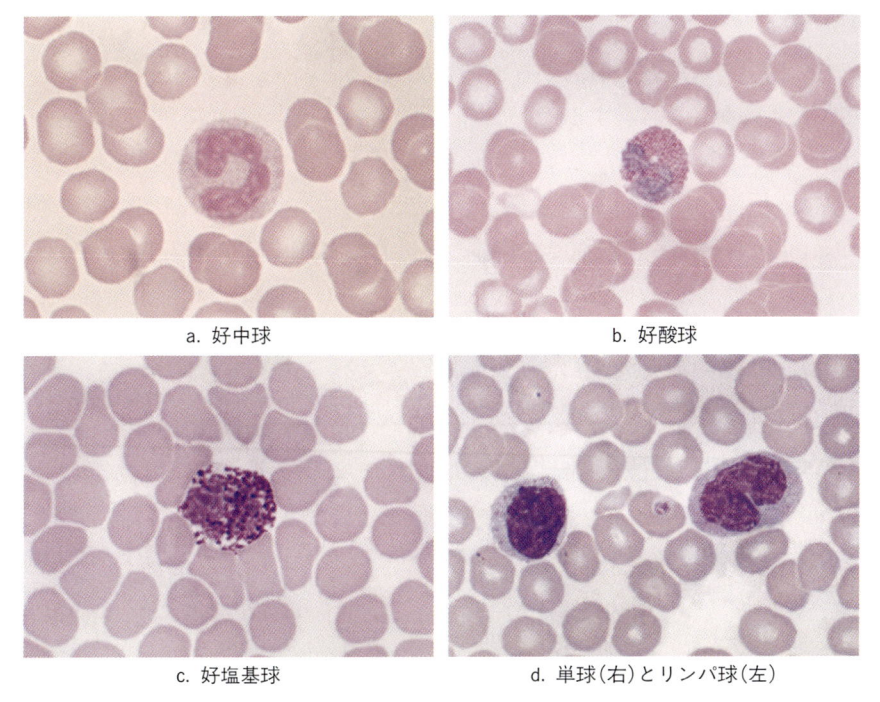

図 7-9　白血球
(Wright 染色)

② **好酸球**(図 7-9(b))

酸性色素によく染まる顆粒をもつ．アレルギー反応，寄生虫感染，自己免疫疾患などでその数が増す．

③ **好塩基球**(図 7-9(c))

塩基性の色素によく染まるヒスタミンを含む顆粒をもつ．組織へ出ると，肥満細胞となる．アレルギー反応に関与している．

表 7-1　各種ヒト白血球の割合

名　称	全白血球中の割合(％)
好中球	55〜65
好酸球	1〜3
好塩基球	0.5
単球	2〜8
リンパ球	20〜40

4 単 球(図 7-9(d))

　直径が 12〜20μm で，血中では最大の細胞である．組織に出ると，マクロファージ（大食細胞）となって，微生物などを貪食する．

5 リンパ球(図 7-9(d))

　リンパ球は直径が 7〜12μm の小さい細胞で，骨髄の他にリンパ節，胸腺，脾臓などでつくられる．

血 小 板 platelet

　骨髄に存在する巨核芽細胞の細胞質の一部がちぎれた直径 1〜2μm の核の構造物である．血中に 15 万〜40 万個/mm³ 含まれる．止血，血液凝固に重要である．

3 止 血 hemostasis

　小さい血管が障害されて出血が起きると，その部位に血液が固まって傷が塞がり，出血が止まる．この過程を止血という．

血小板血栓と血液凝固(図 7-10，7-11)

　損傷を受けた血管は収縮し，傷の所に血小板が集まって，粘着性をもつようになった血小板と傷の周囲のコラーゲンとで塊をつくる．これを血小板血栓（白色血栓）という．次に血小板血栓の周りに線維素（フィブリン）の網が形成されて，最終的な血栓が形成される．この過程を血液凝固という．安定化した網目状のフィブリン内では線維芽細胞が増殖して，血栓は結合組織に置き換わって，傷は瘢痕となって治る．

　フィブリンが形成されるためには，多くの血液凝固因子が次々と活性化されねばならない．試験管に入れた血液，血管の損傷が血管内膜に限局されている場合には，血液が異物に触れたことが引き金になって，血液凝固の過程が開始する．最終的にはトロンビンが血漿タンパク質で可溶性のフィブリノゲン（線維素原）を不溶性のフィブリン(fibrin)にすることで終わる．この過程を内因性凝固系という．損傷が血管周囲の組織にまで及ぶ場合は，組織の凝固因子であるトロンボプラスチンがはたらいて，内因性凝固系より速くフィブリンが形成される．この過程を外因性凝固系と呼ぶ．

図 7-10 止血のしくみ

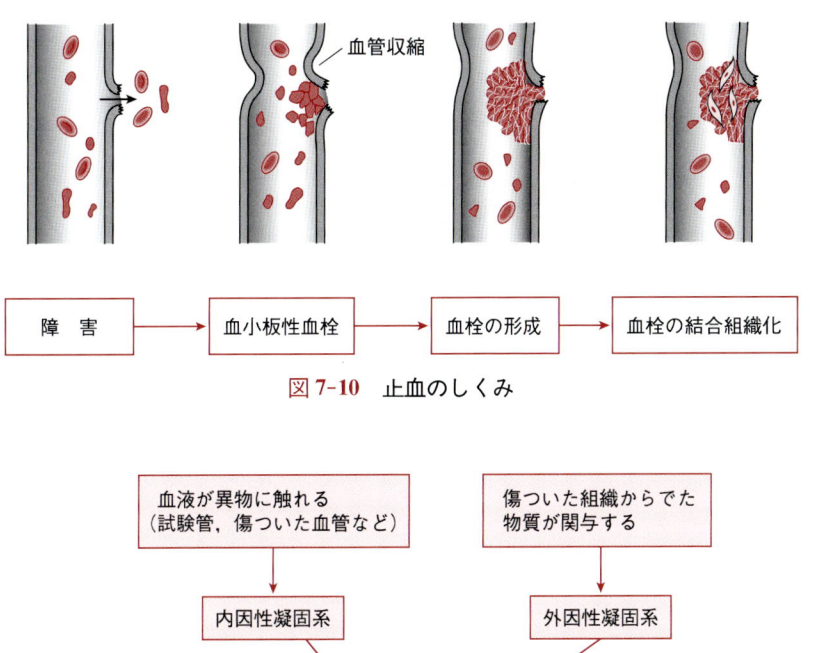

図 7-11 血液凝固の過程

血液凝固阻止機構

血管内で血液が凝固するのを防ぐ機構が存在して，不必要な場所での血液凝固を防いでいる．また損傷を受けた血管が治癒した後で，プラスミンによって線維素溶解と呼ばれる反応が起きて，フィブリンが溶かされて，つまっていた血管が再開通する．

血液凝固を抑えるために使われる物質が凝固阻止剤で，生体から取り出したヘパリン，凝固に必要な Ca^{2+} を除く作用をもつシュウ酸塩などがある．

プラスミン
線維素溶解

止血の異常

血液凝固因子の異常で正常に止血が起きないと出血傾向が現れる．小さい皮下出血

出血傾向

のために紫斑がみられる(紫斑病)．とくに因子 VIII 欠損で生じる**血友病** A がよく知られている． 血友病

血管内で凝固が生じることを**血栓症**という．冠動脈，脳の動脈に血栓が生じて血流が途絶えると，心筋梗塞，脳梗塞になる．凝固した血液塊(血栓)が血流で運ばれて，別の血管を詰まらせることがある(塞栓)．骨盤や下肢の静脈に生じた血栓による肺塞栓症は，手術後や分娩後にみられる危険な合併症である． 血栓症

4　血液型 blood type

二人の血液を混ぜると，赤血球が集まって目にみえるくらいの塊の形成(凝集)が起

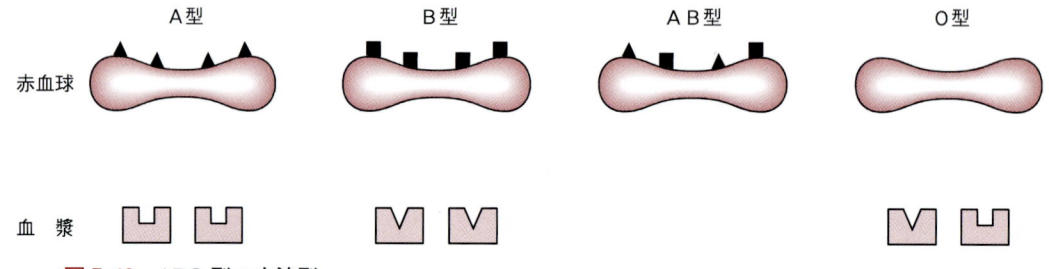

図 7-12　ABO 型の血液型
赤血球表面の▲，■はそれぞれ A 型，B 型抗原，血漿中の凹，凹は，それぞれ抗 A，抗 B 抗体を示す．

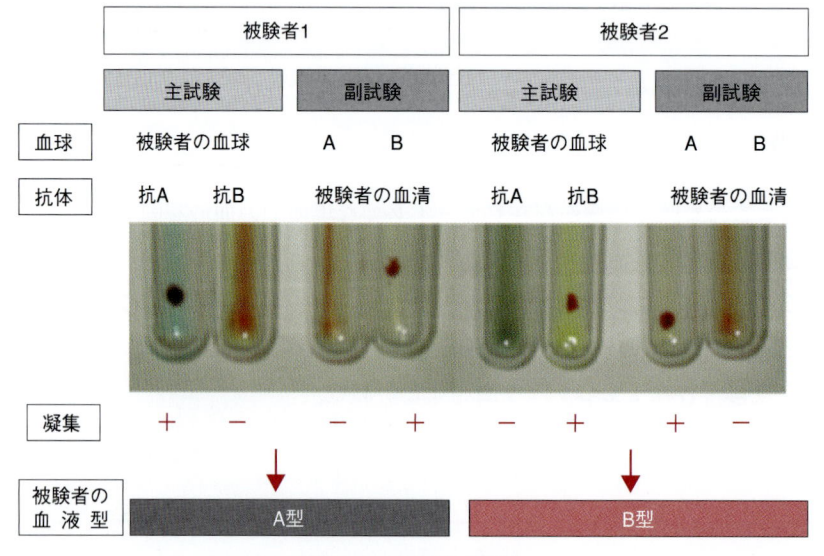

図 7-13　交叉適合試験

きる場合と起きない場合がある．凝集を起こすような血液を輸血すると溶血で死亡することもある．赤血球の細胞膜には血球型抗原(凝集原)が含まれている．一方，血漿にはこの抗原に対する抗体(凝集素)が含まれている．凝集を起こすのは凝集原と凝集素による抗原抗体反応の結果である．凝集した赤血球はやがて溶血する．血液型の抗原となる物質は実は300以上も知られているが，そのなかでもとくに**ABO型**，**Rh式**が重要である．ABO型ではA型，B型の赤血球にはそれぞれの型抗原があり，その血漿にはA型のヒトは抗B凝集素，B型のヒトには抗A凝集素が含まれている．O型の赤血球にはA型，B型の凝集原はなく，抗A凝集素と抗B凝集素をともにもっている(図7-12)．したがって，A型あるいはB型の血液を異なった血液型のヒトに輸血すると抗原抗体反応が起きてしまう．ところがO型の血液を異なった血液型のヒトに輸血した場合は，凝集素は受血者の多量の血液で希釈されるので，不適合反応が生じない．しかし，輸血は同じ血液型の血液を使うのが原則である．輸血の際には**交叉適合試験**をする．供血者の赤血球と受血者の血清を混合して適合性を調べる主試験，受血者の赤血球と供血者の血清間で適合性を調べる副試験とからなる(図7-13)．

　Rh式血液型で問題になるのは，Rh陰性の母親がRh陽性の子供を妊娠した場合で，とくに2度目の妊娠の際に抗Rh凝集素が胎盤から胎児に移行して，抗原抗体反応が生じる結果，新生児溶血性疾患を起こすことがある．

練習問題
1. 体液は体のどこにどれだけ存在するのか．
2. 体液量，浸透圧，水素イオン濃度はどのように一定に保たれているのか．
3. 血液の成分はなにか．赤血球の産生と分解はどのようにおこなわれるか．
4. 白血球の生理的役割はなにか．
5. 止血，血液凝固はどのようにおこなわれるか．
6. 血液型とはなにか．

第 8 章
免 疫 系

学習ポイント
- 免疫にかかわる臓器，細胞を理解する．
- 細胞性免疫と体液性免疫の違いについて把握する．
- アレルギーの概念とそのメカニズムについて理解する．

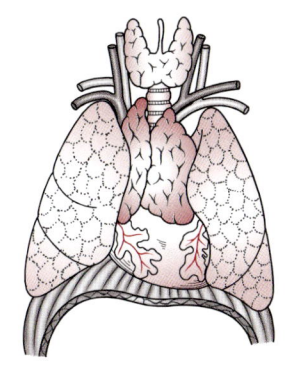

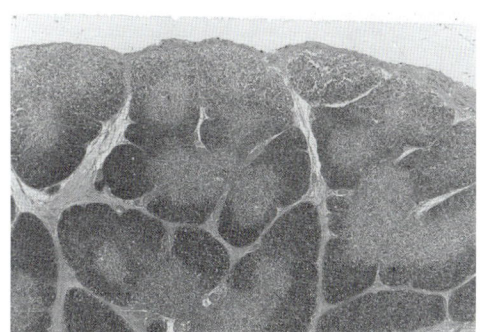

病原体によって1回感染すると，2回目に同じ病原体にはかかりにくい仕組みをわれわれのからだはもっている．これを免疫(文字どおり疫を免がれる)という．このような免疫を担う感染防御機構はリンパ球のはたらきによる．リンパ球にはB細胞とT細胞の2種類(名前の由来については後述)があり，B細胞は抗体をつくり，T細胞はサイトカインをつくる．

免疫のしくみは大きく2つに分かれる．1つは体液性免疫というもので，血液やリンパ液，組織液に溶け込んだ抗体が細菌やウイルス，異物などをとらえる．B細胞がその中心的役割をになっている．ワクチンなどはこの分類に入る．もう1つは細胞性免疫というもので，さまざまなT細胞がはたらいて免疫反応をおこなう．エイズによってこの機構が広く知られるようになった．

免疫機構にかかわる人体の器官には，胸腺，骨髄，脾臓，リンパ節，リンパ管，扁桃などがある(図8-1)．

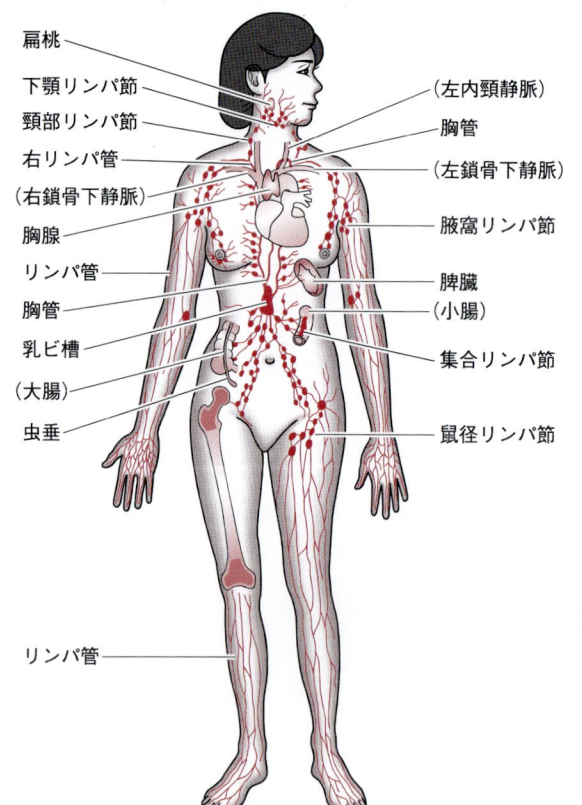

図8-1 免疫機構にかかわる器官と全身のリンパの流れ
右リンパ管を介してのリンパ：右上半身のリンパは右リンパ管を介して右鎖骨下静脈へ入る．
胸管を介してのリンパ：左上半身と下半身のリンパは胸管を介して左鎖骨下静脈へ入る．

1 免疫機構にかかわる器官

胸　腺 thymus（図 8-2）

　胸腺は胸骨のすぐ後ろ，気管の前（この部位を前縦隔と呼ぶ）に存在するリンパ器官であり，思春期までは発達するがそれ以降萎縮し，脂肪組織に置き換わる．したがって成人ではほとんど痕跡的であるが，乳幼児では大きな器官として認められる．

　左右の葉からなり，線維性被膜で包まれる．被膜から結合組織が進入し，中隔をつくる．胸腺は周辺部の暗調な部分と，中央部の明調な部分に分けられ，前者を皮質，後者を髄質と呼ぶ．胸腺は骨髄でできた T 細胞の前駆細胞を教育するいわば学校の役目を果たしている．

1　皮　質

　皮質には細網細胞が多数存在し，上皮性細網細胞と呼ばれる．細網細胞は長い細胞突起をもち，となりどうしの細胞突起は先端がデスモソームによって連絡している．この細網細胞の突起は網工（ネットワーク）をつくり，網目の間の空間をリンパ球が満たすことになる（図 8-3）．リンパ球は胸腺細胞とも呼ばれ，大部分は未熟な T 細胞である．

key word

胸腺

細網細胞
上皮性細網細胞

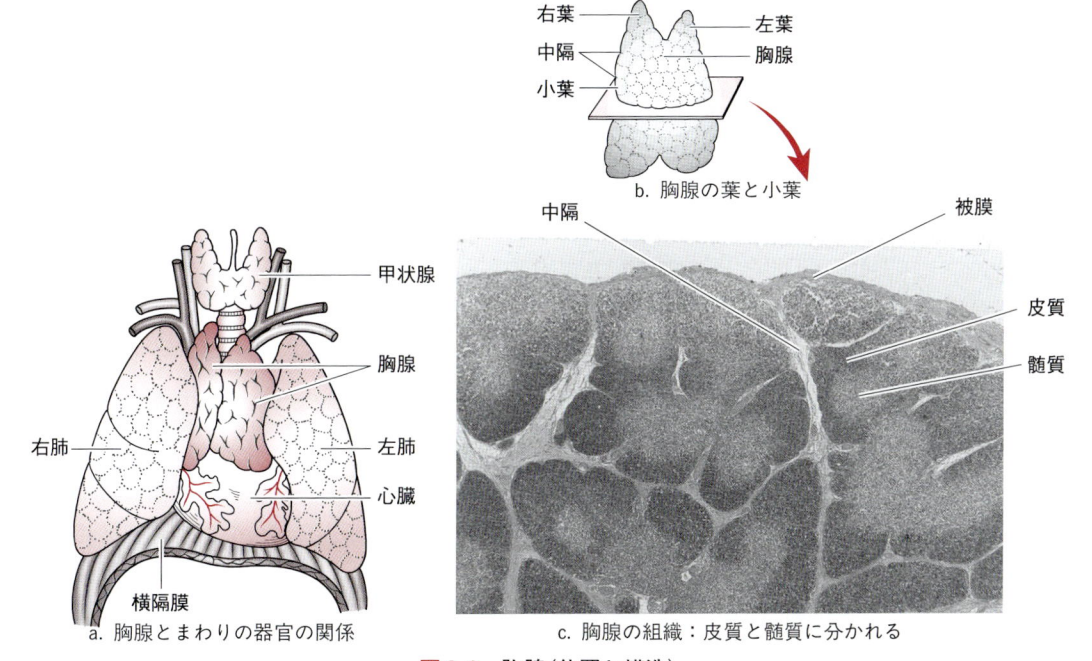

図 8-2　胸腺（位置と構造）

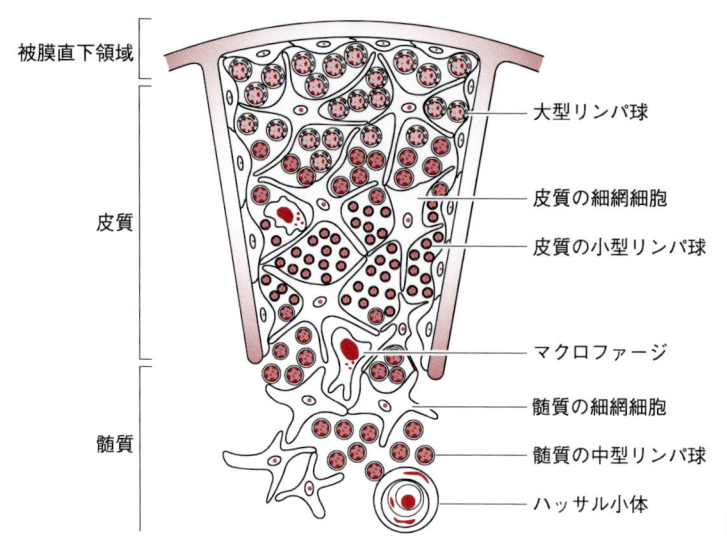

図 8-3　胸腺内部の模式図

2　髄質

　リンパ球と上皮性細網細胞からなるが，リンパ球の密度が少ない．上皮性細網細胞は網工をつくると同時に，大型細胞質をもつ場合もある．大型上皮性細網細胞の集塊があり，細網細胞が同心円状に配列している．これを**ハッサル小体**という（図 8-3）．ハッサル小体のはたらきは不明である．

　胸腺細胞と呼ばれる **T**(thymus)**細胞**のリンパ球は，もともとは骨髄由来である．未熟な T 前駆細胞は骨髄から血液中にでて胸腺内に入り（これをホーミングと呼ぶ），胸腺内において増殖し，外界の異物を認識するような教育を受けることになる（図 8-4）．具体的には，胸腺に存在する細網細胞やマクロファージ，樹状細胞などの支持細胞（ストローマ細胞）から出される**サイトカイン**(IL-1，IL-7)などによって胸腺細胞に T 細胞受容体が発現し，また自己の主要組織適合遺伝子複合体(MHC)に反応することができるようになることをいう．その結果，胸腺細胞は抗原となる情報（侵入してきた異物），言い換えるなら自己と非自己を見分けることができるようになる．これは胸腺細胞に CD4*，CD8*という物質が発現することによる．このようにして自己の MHC 抗原を認識できるような T 細胞だけが成熟し，そうでない大部分の T 細胞は死滅することになる．生き残った成熟 T 細胞は血流にのり，全身のリンパ組織に送られる．

＊　CD とは cluster of differentiation の略字．白血球の細胞膜表面に発現してくる抗原分子のこと．したがって白血球が分化するにつれて，いろいろな CD が発現することになる．CD4 や CD8 はそれらの 1 つである．

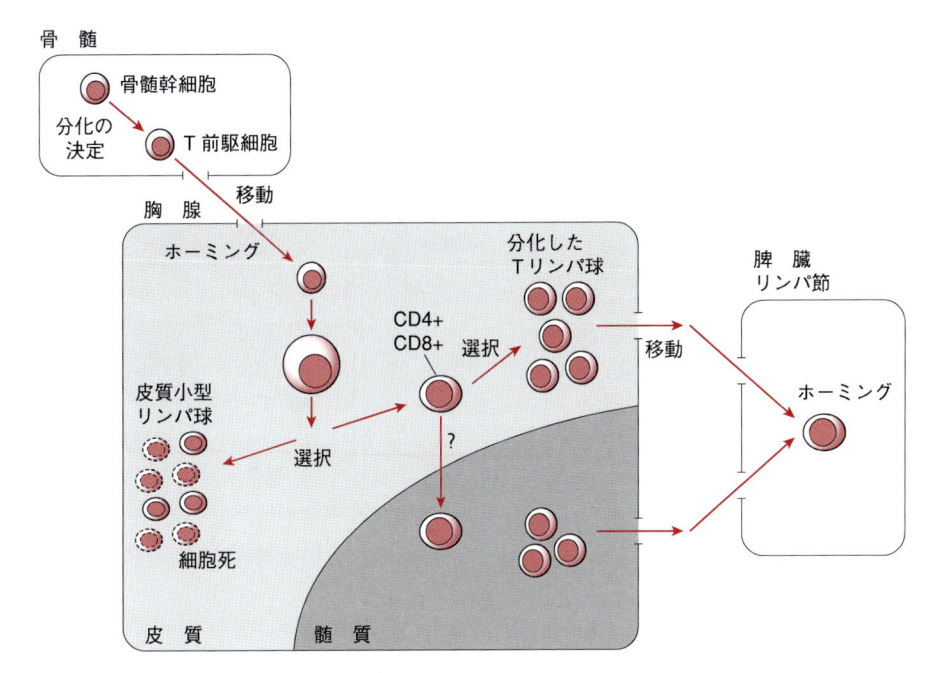

1 免疫機構にかかわる器官　123

図 8-4　T 細胞の分化
ホーミングとはリンパ球が血液中から特定の
リンパ組織へ移行することをいう．

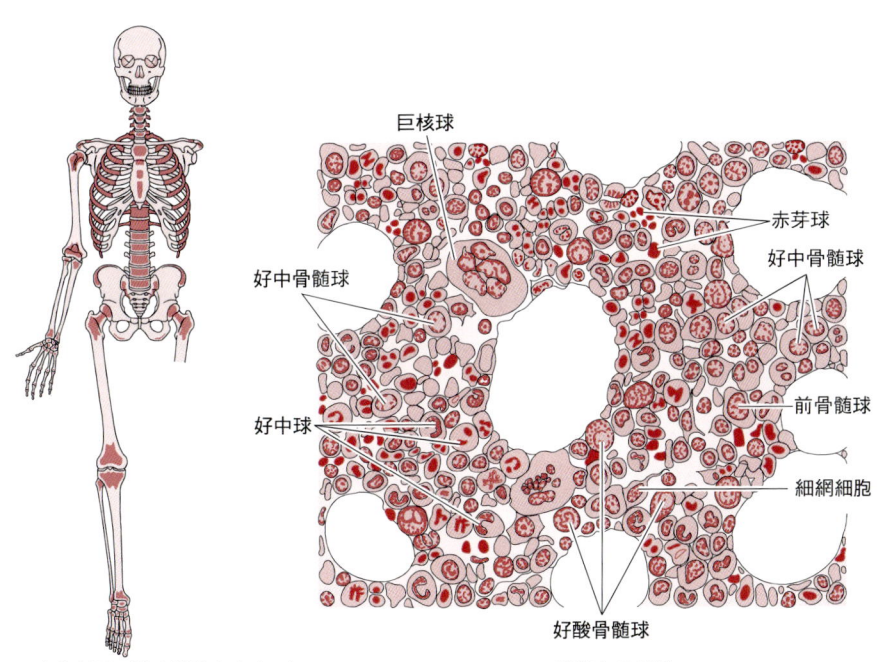

a．赤色骨髄（造血機能を有する）の存在する骨の部位

b．骨髄内の組織

図 8-5　骨　髄

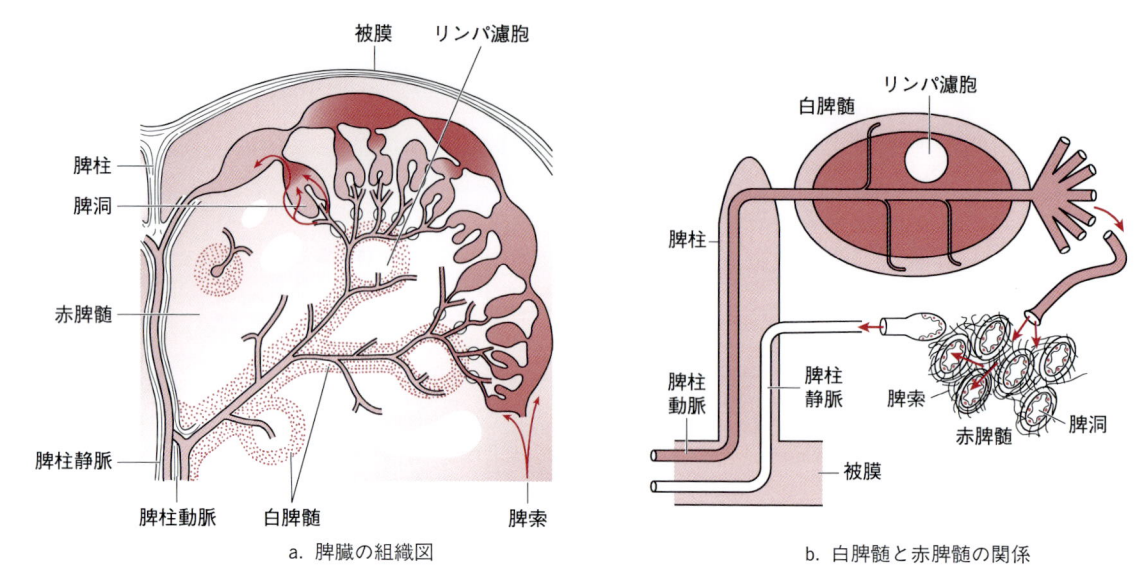

図 8-6 脾 臓

a. 脾臓の組織図

b. 白脾髄と赤脾髄の関係

骨　　髄 bone marrow（図 8-5）

骨髄ではいろいろな血球の源となる造血幹細胞が存在している．この造血幹細胞は自分と同じ細胞を再生しながら（自己複製），一方で増殖，分化し，血球（白血球，赤血球，血小板）になっていく．**B細胞**となるリンパ芽球や，T細胞の前駆細胞も骨髄でつくられる．これらの細胞増殖，分化は骨髄に存在する間質細胞（線維芽細胞，脂肪細胞，血管内皮細胞）との物理的接触や顆粒球マクロファージコロニー刺激因子（GM-CSF）などによって制御されている．

脾　　臓 spleen（図 8-6）

左上腹部に存在する臓器で，胃の後ろに位置している．脾臓の表面は結合組織の被膜によって包まれており，その続きは脾柱と呼ばれる結合組織となって脾臓をいくつかの実質に分ける．脾臓の実質は**白脾髄**と**赤脾髄**の2つの部分に分けられる．白脾髄は主にリンパ小節からなり，胚中心を含むリンパ濾胞と動脈の周囲に鞘を形成するリンパ組織（動脈周囲リンパ組織鞘）が存在している．リンパ濾胞にはB細胞が，動脈周囲リンパ組織鞘にはT細胞が豊富に分布している．赤脾髄には脾索と脾洞があり，前者は白脾髄に続く細網組織であるのに対して，後者は血管が拡張した腔所でこのなかに赤血球やマクロファージなどが入っている．そのため赤くみえるのである．

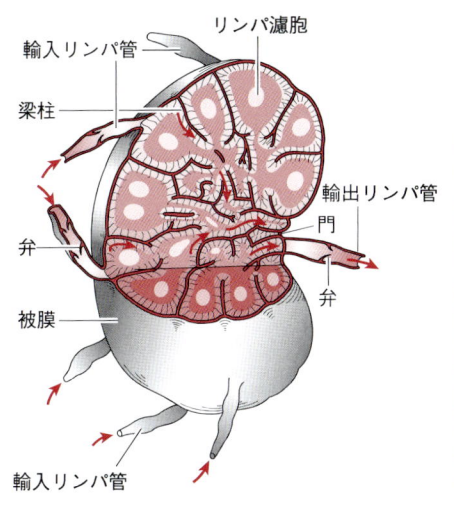

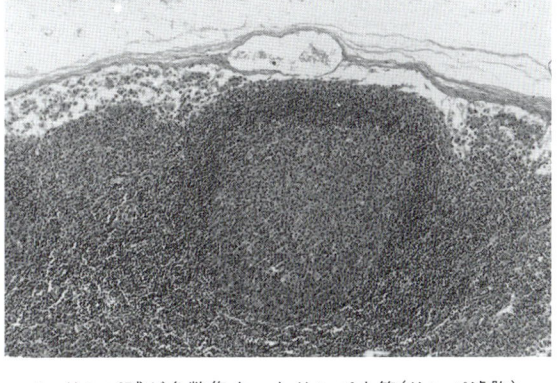

a. リンパ節の構造

b. リンパ球が多数集まったリンパ小節(リンパ濾胞)の組織写真

図8-7 リンパ節

リンパ節 lymph nodes(図8-7)

リンパ節は米粒大の大きさで全身に広く分布するが、とくに鼠径部、膝窩部、腋窩部、頸部、肘部、さらには胸腔、腹腔の臓器の周辺に存在している。一側の中央部がややくぼみ、門と呼ばれ、1本の輸出リンパ管や血管が出入りする。門以外の部位からは数本の輸入リンパ管が入り込む。

リンパ節内にはリンパ球が集団をなして存在しており、これをリンパ小節(リンパ濾胞)という。リンパ小節の中央部の明るい部分を胚中心といい、リンパ芽球が多数存在している。抗原刺激を受けると、リンパ小節を中心にB細胞へと分化し、輸出リンパ管から出て体内へ向かう。

免疫担当細胞

免疫反応をおこなう細胞としては、リンパ球、マクロファージ、好中球など白血球がある。

1 リンパ球

リンパ球の大部分はB細胞とT細胞の二種類に分類され、特異的防御反応にはたらいている。B細胞とT細胞はともにリンパ芽球として骨髄で産生される。骨髄内でB細胞は形質細胞へと分化していくのに対して、T細胞は胸腺内で分化成熟する(図8-8、本章の胸腺の項参照)。

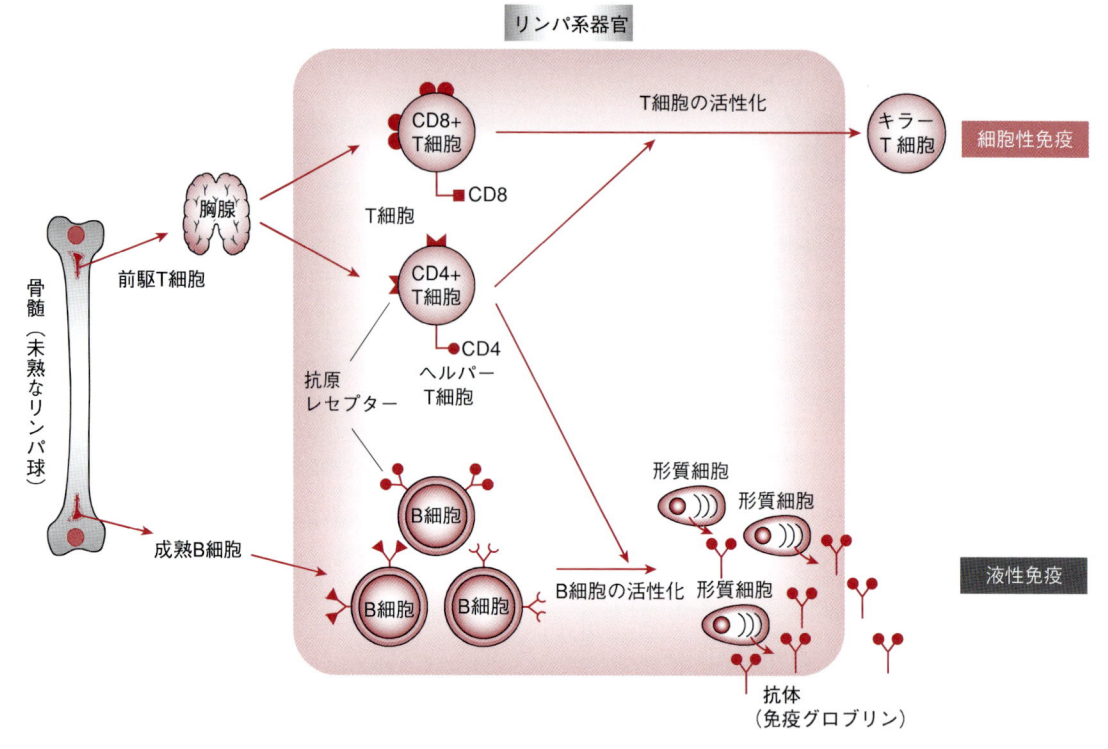

図 8-8 免疫担当細胞

a. B 細胞

骨髄での B 細胞はいくつかの分化段階を経て抗体を産生する形質細胞へと分化する．B 細胞の B は，もともとはリンパ球が多数存在する鳥類のファブリキウス嚢（**b**ursa Fabricii；bursa は嚢の意味）の B から由来したが，骨髄（**b**one marrow）の B でもある．B 細胞は，まず免疫グロブリンの IgM を産生しはじめる．さらに成熟すると IgM の他に IgD 分子を産生するようになる．ここまでは抗原や T 細胞とのかかわりはない．このような状態の B 細胞に感染などによる抗原刺激が加わると，B 細胞は活性化し，ヘルパー T 細胞の存在のもとでそれぞれ IgG，IgE，IgA を産生する形質細胞へと分化していく．抗原刺激を受けた B 細胞の一部は記憶 B 細胞として体内に長く残留し，再び同じ抗原の病原体が侵入してきても，形質細胞への分化と抗体産生がいち早くおこなわれることになる．

b. 免疫グロブリン（図 8-9）

抗体は免疫グロブリンとしてまとめられる分子で，血液やリンパ液に溶け込んでいるため，免疫グロブリンによっておこなわれる免疫を「液性免疫」と呼ぶ．免疫グロブリンはわれわれヒトでは **IgG**，**IgM**，**IgA**，**IgD**，**IgE** の 5 種類が存在する．これらはいずれも基本的に Y 字形をしたポリペプチドからなり，長い鎖（H）と短い鎖（L）が

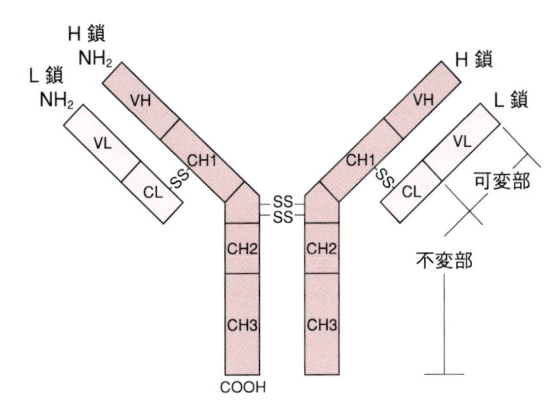

図8-9 免疫グロブリンの構造

それぞれ2本あってS-S結合によってつながっている．H鎖とL鎖のあたまの部分（アミノ末端またはN末端）はそれぞれの分子ごとにアミノ酸配列が異なっており（これを可変部と呼ぶ），さまざまな抗原分子と結合することで，特定の物質に対する生体防御反応が起こるのである．H鎖とL鎖の残りの部分（カルボキシ末端，C末端）は各免疫グロブリン間で同じアミノ酸配列を示している（これを不変部と呼ぶ）．

5種類の免疫グロブリンはそれぞれ異なる反応を示す．

(1) IgG

IgGは血清中のガンマグロブリンの主要成分で，ウイルスや細菌，自己抗原などさまざまな抗原に対する抗体となる．新生児が感染症にかからないのは，このIgGが母親から胎盤を通って新生児に運ばれ，免疫反応をおこなうからである．

(2) IgM

IgMはもっとも分子量の大きな免疫グロブリンで，感染症に際してもっとも早期に産生される．また補体を活性化し，食作用を増強させる．

(3) IgA

IgAは唾液，鼻汁，小腸や気管支の分泌液，初乳など，分泌液に多く含まれる．粘膜の感染防御に重要なはたらきを有する．

(4) IgD

IgDの作用については不明な点が多いが，B細胞が形質細胞へ分化するときに重要である．

(5) IgE

IgEはアレルギー反応時に産生される．肥満細胞や好塩基球と親和性をもち，アレルゲン（アレルギーを引き起こす物質）と結合することによって，ヒスタミンやセロトニンが放出され，即時型アレルギー反応を引き起こす．

c. T細胞

T細胞は骨髄の造血幹細胞（胎児期では肝臓などに存在する）から発生し，T細胞の

前駆細胞が胸腺に入ることによって成熟T細胞へと分化する．抗原となる分子によって刺激されると，T細胞は増殖，分化し，さまざまな細胞免疫応答機能をもつサブグループに分かれていく．

　ヘルパーT細胞はB細胞が形質細胞へと分化していくのを文字通り助ける細胞である．**細胞障害性(キラー)T細胞**は抗原を介して直接標的細胞に接触し，同種移植細胞の拒絶やウイルス感染細胞の排除などをおこなう．また，**サプレッサーT細胞**はヘルパーT細胞のはたらきを抑制する結果，抗体産生や細胞性免疫を抑えることになる．

2　マクロファージ(大食細胞)

　マクロファージは単球が分化したもので，免疫応答にとって非常に重要な役割を担っている．マクロファージは，免疫応答のプロセスで最初に抗原を捕捉し，その抗原の情報をT細胞へ伝えるはたらきをもっている．これを抗原提示機能と呼ぶ．マクロファージの細胞は貪食能をもち，細胞質には豊富なリソソームが発達している．このリソソーム内の水解酵素によって貪食した異物や，古くなった細胞，腫瘍細胞などを最終的に消化する(第4章，マクロファージの項参照)．

3　ナチュラルキラー細胞

　リンパ球の一種であるが，B細胞，T細胞にも属さず，食作用も有さない．特定の抗原刺激がなくても腫瘍細胞やウイルスの感染細胞を障害し，破壊する．ナチュラルキラー細胞は腫瘍細胞やウイルスの感染によってもたらされるサイトカイン(インターフェロン，インターロイキン)によって活性化される．

2　防御反応

　われわれのからだは，病原体などの外来性異物や，体内で生じた老廃物やがん細胞などから自分のからだを防御する機構が存在している．

　外来性の異物が侵入してくると，好中球やマクロファージがこれらの異物を貪食し，分解する．血液中には補体と呼ばれる一連のタンパク質が存在する．これはマクロファージや肝細胞などでつくられるが，抗原と抗体が結合した抗原抗体複合体が生じると，補体は活性化され，その結果マクロファージや好中球を動員する．また，補体の一部は血管の透過性を亢進させ，炎症反応を引き起こす．

能動免疫

細菌やウイルスなどに感染すると，長期間にわたってこれらの病原物に対する免疫が得られる．この免疫性は一定の期間維持されることになる．たとえば，麻疹（はしか）にかかるとその抗体がほぼ一生を通じて機能することになる．

予防接種も同じ原理により，病原微生物を不活化したり，毒性を弱めたものがワクチンとして使用されている．BCG（結核予防ワクチン）やポリオ（急性灰白脊髄炎），百日咳，ジフテリア，破傷風，麻疹，流行性耳下腺炎，風疹，B型肝炎などに対するワクチンがある．

受動免疫

生体への短期間の免疫防御力を高めるために，免疫グロブリン製剤などの投与がよくおこなわれている．

アレルギー

免疫は元来生体の防御機構として，異物の排除にはたらく有利な反応であるが，ときに生体にとって組織や細胞を障害する場合がある．アレルギー反応は4型に分類される（図8-10）．

1　I型反応（即時型）

抗原（花粉，ペニシリン，特定の食べ物など）と接触すると，大量のIgEが産生される（これを感作されるという）．同じ抗原に再び接触するとIgEは肥満細胞や好塩基球の細胞表面に付着し，ヒスタミンやセロトニンなどが数分以内に放出される．その結果，瘙痒，浮腫（むくみ），さらには血圧低下，気管支攣縮などが起こる．とくに激しいアレルギー反応（薬物投与などによる）はアナフィラキシーショックと呼ぶ．アトピー性皮膚炎もこの型に含まれる（アトピーとは語源的には特異なヒトを意味する）．

2　II型反応（細胞障害型）

抗原がIgM，IgGと結合し，補体系が活性化される．数時間から数日後に抗原をもつ細胞が障害される．血液型不適合輸血による血液細胞の溶血などがこの型に属する．

3　III型反応（免疫複合体型）

抗原抗体複合体により補体系も活性化され，組織が障害される．血清病，全身性エ

I 型反応（即時型） IgE と結合した肥満細胞からヒスタミンが放出される	抗原／肥満細胞／IgE／ヒスタミン／→アレルギー反応
II 型反応（細胞障害型） 抗体は細胞表面上の抗原と結合し，補体を活性化することにより抗原をもつ細胞が障害（細胞溶解）される	補体活性化／IgG／細胞障害／抗原保有細胞
III 型反応（免疫複合体型） 免疫複合体（抗原抗体複合体）が形成され組織局所に沈着し，補体を活性化し，組織傷害を引き起こす	免疫複合体／補体活性化／組織傷害
IV 型反応（遅延型過敏症） 感作T細胞が抗原によって刺激され，サイトカインを放出し，マクロファージを活性化して組織傷害を引き起こす	感作T細胞／サイトカイン／マクロファージが活性化／抗原提示細胞／組織傷害

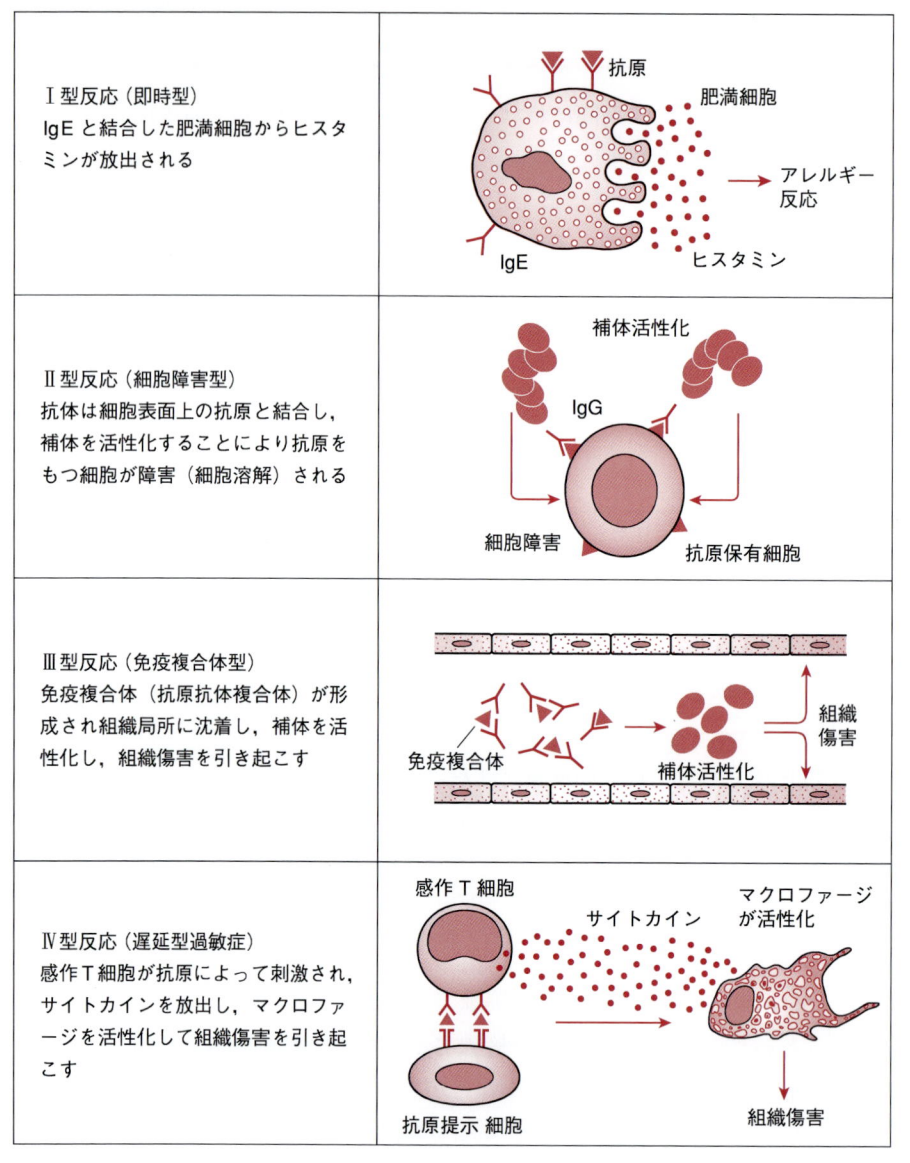

図 8-10　アレルギー反応の 4 つの型

リテマトーデス（SLE），糸球体腎炎などがこの型に属する．

4　IV 型反応（遅延型過敏症）

特異抗原（アレルゲン）によって感作された T 細胞が再びアレルゲンと接触すると，マクロファージを活性化し，アレルギー反応となる．移植免疫またはサイトカインによっても誘発される．ツベルクリン反応，接触性皮膚炎などがこの型に属する．

自己免疫

生物は自分自身の構成要素を抗原として反応させないしくみをもっている．これを免疫寛容と呼ぶ．しかしながら，いろいろな原因によってこの免疫寛容機構がはたらかなくなり，自己に対する抗体を産生する異常が生じる場合がある．これを自己抗体と呼び，その結果，生体自らが障害をうける疾患を自己免疫疾患という．この疾患に含まれる病気としては，関節リウマチ，全身性エリテマトーデス(SLE)，重症筋無力症，多発性硬化症，グレーブス病(バセドウ病)，インスリン依存型糖尿病(1型糖尿病)などがあげられる．

練習問題
1. リンパ節の構造について説明せよ．
2. B細胞とT細胞について説明せよ．
3. 免疫グロブリンについて説明せよ．
4. アレルギー反応の種類について説明せよ．
5. 自己免疫とはなにか．

第9章
循 環 系

学習ポイント
- 循環系を構成する，心臓と血管系の形態と分布を覚える．その組織学的特徴を理解する．
- 心臓がポンプとしてはたらく仕組みを理解する．
- 心臓から拍出される血液の量を調節する仕組みを理解する．
- 血圧がなにによって決まるかを理解する．
- 組織での物質の交換の仕組みを理解する．

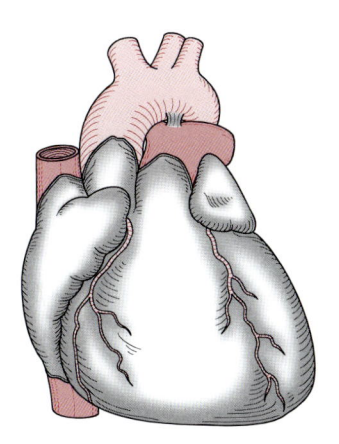

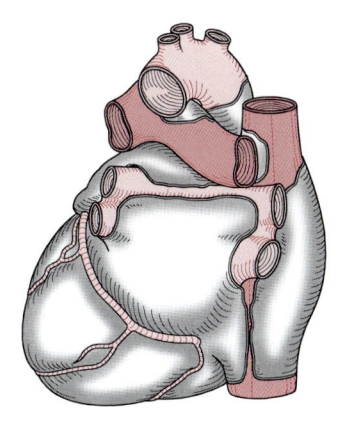

第9章 循環系

循環系(circulation system)のはたらきは体液による物質の運搬である．呼吸ガス，栄養素，老廃物，ホルモンなどを運ぶ．血液を運搬手段とする血管系とリンパ液によるリンパ管系とがある．

血液は心臓のポンプ作用によって送り出される．左心室からでた血液は，体中の組織をめぐって右心房に戻る．これを**大循環(体循環)**と呼ぶ．右心房から右心室へ移り，右心室から送り出された血液は肺を循環して左心房へ戻る．これを**小循環(肺循環)**と呼ぶ(図9-1)．組織へ移行した体液の一部は毛細血管からリンパ管系に入る．リンパ管は最終的に胸管，あるいは右リンパ本管から大循環の静脈系に合流する．

key word

大循環
(体循環)

小循環
(肺循環)

1 心臓の構造(図9-2，9-3)

心臓(heart)は左右の肺にはさまれて胸腔の縦隔にある．重さは約250〜300gのほぼ円錐形の中空の臓器で，正中より少し左にかたよって位置する．心臓の長軸は右上後方から左下前方へ向かっていて，先端を心尖という．心臓の拍動は心尖から胸壁に伝わる．これを**心尖拍動**という．心尖拍動によって心尖の位置がわかる．

心臓は中隔によって左右に分けられる．それぞれに，静脈から心臓へ戻ってくる血液を受け入れる心房と，心臓から血液を拍出する心室とがある．左右の心房の隔壁を**心房中隔**，心室の隔壁を**心室中隔**という．

心尖拍動

心房中隔
心室中隔

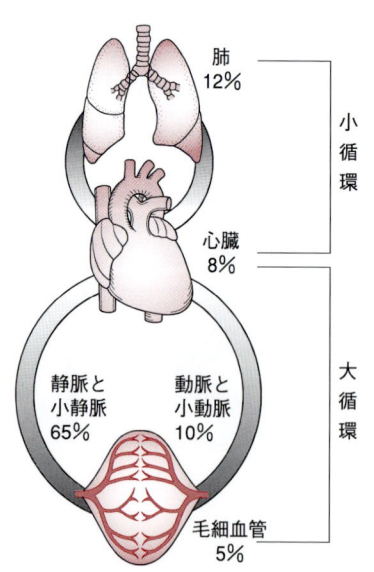

図9-1 大循環と小循環
数字は血液の分布する割合を示す．

1　心臓の構造　135

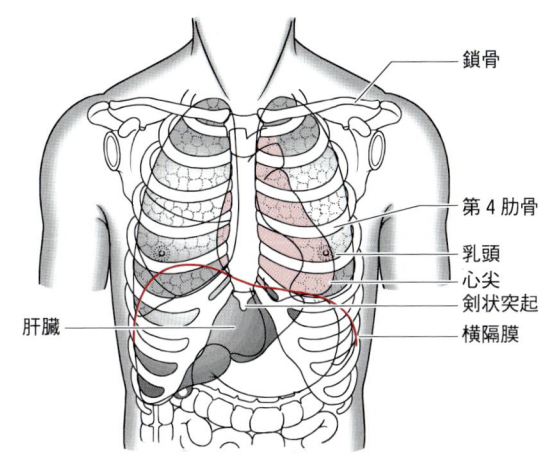

図 9-2　心臓の位置

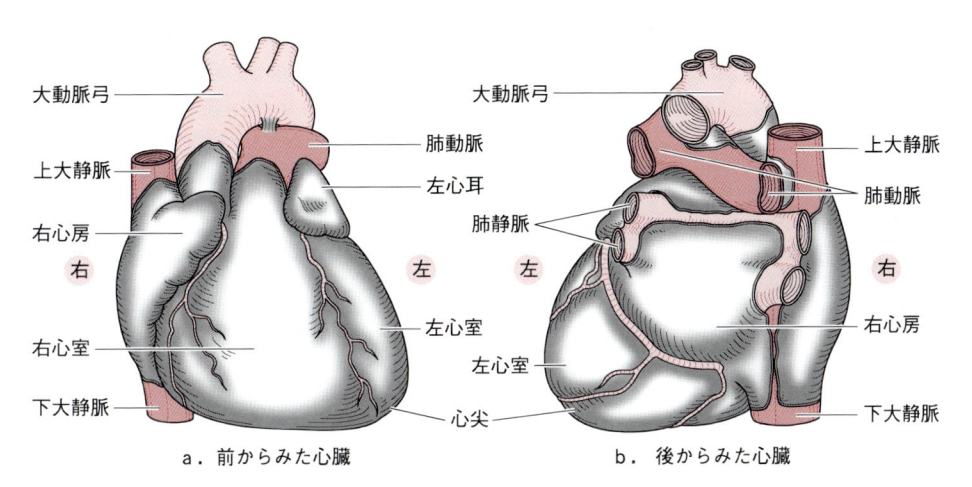

図 9-3　心臓の構造
a．前からみた心臓
b．後からみた心臓

心臓の弁膜(図 9-4, 9-5)

　心室の入り口と出口には弁があって、血液の流れを一方向にしている。左心房から左心室への入り口には**僧帽弁**(そうぼうべん)(mitral valve)、右心房から右心室への入り口には**三尖弁**(さんせんべん)(tricuspid valve)がある。左心室から大動脈への出口には**大動脈弁**(aortic valve)、右心室から肺動脈への出口には**肺動脈弁**(pulmonary valve)がある。弁が十分に開かない状態を狭窄、完全に閉じない状態を閉鎖不全という。このような弁の異常で心臓のポンプ作用の効率が悪くなる病気が弁膜症である。

僧帽弁
三尖弁
大動脈弁
肺動脈弁

冠状動脈(図 9-6)

　心臓自体に酸素・栄養を供給する血管は大動脈弁のすぐ上で大動脈から分かれて、

図9-4 上からみた心臓の弁

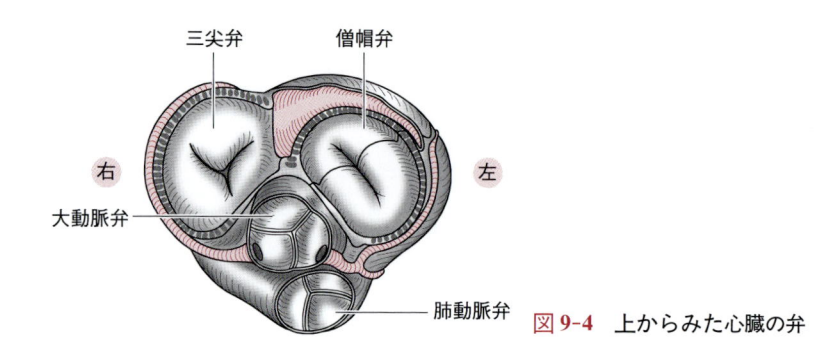

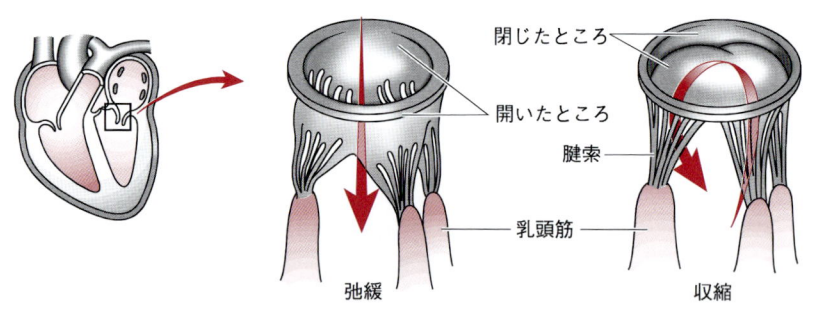

図9-5 僧帽弁の開閉

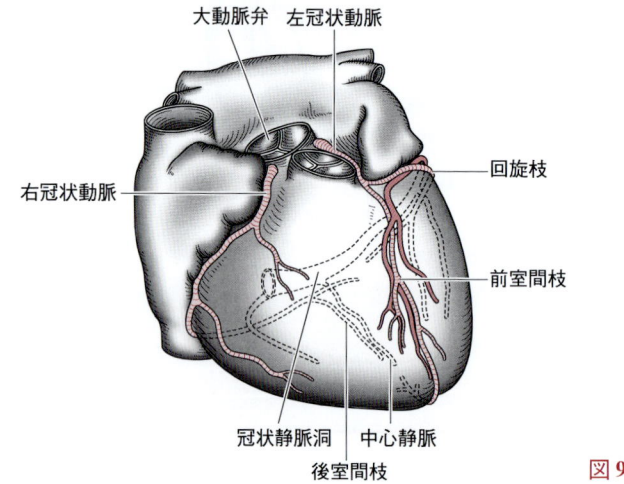

図9-6 心臓の冠状血管

左右の心房と心室の間の溝を通って心臓の表面に分布する，**冠状動脈**(coronary artery) である．冠状動脈を流れる血液量が減少すると，左胸部および左肩に放散する激痛が起きる．これを狭心症という．心筋の血液不足がさらにひどくなると，心筋細胞が壊死に陥る．これが心筋梗塞である．

冠状動脈

図 9-7　心筋の組織像

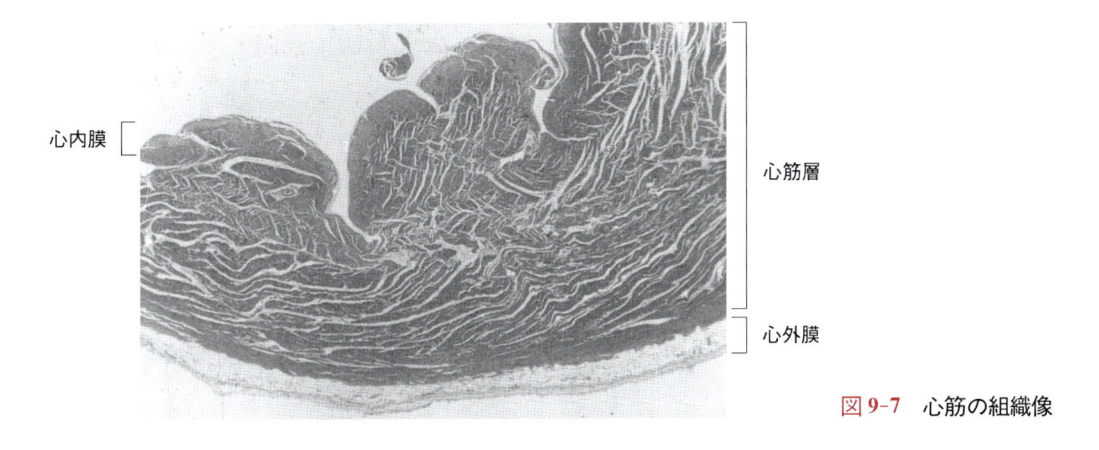

心臓壁の構造（図 9-7）

心臓壁は内から外へ向かって，心臓の内面をおおう薄い心内膜，心筋から構成される厚い心筋層，心臓の外面をおおう薄い漿膜の心外膜からできている．

2　心筋の興奮

心筋は骨格筋と同じ横紋筋であるが，骨格筋とは異なったポンプとしてのはたらきに有利な特徴がある．心筋の活動電位，収縮の持続時間が長い（図 9-8）．そのために不応期が長いので強縮は起きない．骨格筋のように強縮してしまうと，ポンプとしての役割が果たせない．また心筋の電気的興奮はギャップジャンクションを通してとなりの心筋に伝わるので，心室・心房それぞれが 1 つの筋線維のように全体として「全か無かの法則」にしたがう．

刺激（興奮）伝導系 cardiac conduction system（図 9-9）

心臓は神経からの命令が無くても，自動的に収縮を繰り返すことができる．心筋の中に自動的に興奮を発生して，それを心臓全体に伝える特殊なはたらきをしている刺激伝導系があるからである．刺激伝導系を構成する心筋を**特殊心筋**と呼ぶ．刺激伝導系は上大静脈が右心房へ注ぐ直下の心房壁にある**洞房結節**（sinoatrial node），右心房の下部で心室との境にある**房室結節**，**ヒス**（His）**束**，**プルキンエ**（Purkinje）**線維**からできている．普通は洞房結節の心筋が自動的に興奮を起こし，その興奮が心房筋を興奮させて，房室結節に伝わり，ヒス束，プルキンエ線維を経て心室筋へと伝わる．そ

特殊心筋
洞房結節
房室結節
ヒス束
プルキンエ線維

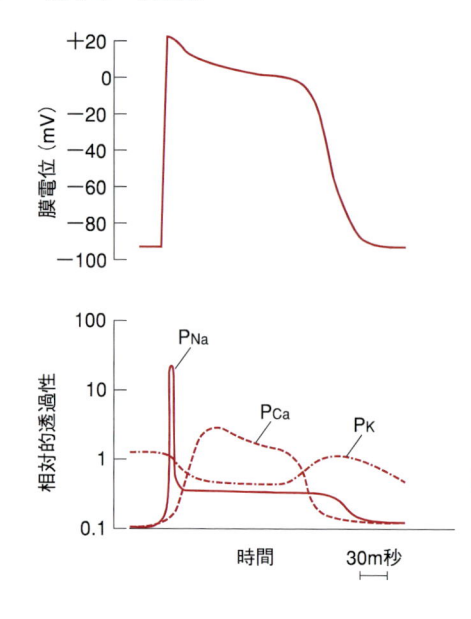

図 9-8　心筋の活動電位とイオン透過性の変化
P_{Na}, P_{Ca}, P_K はそれぞれ Na^+, Ca^{2+}, K^+ の透過性を表わす．神経や骨格筋と比べて活動電位の持続時間が長いことに注意．

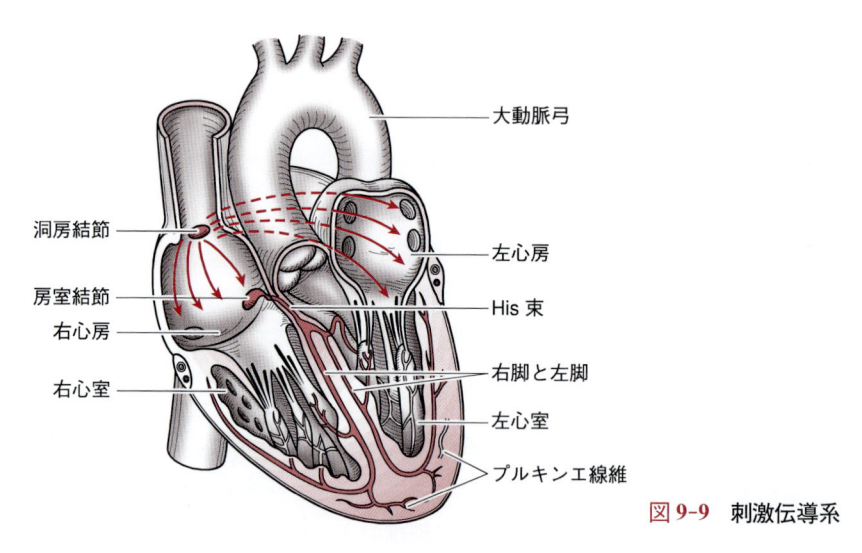

図 9-9　刺激伝導系

の結果心房，心室の収縮が起きる．心臓の収縮する頻度(**心拍数**)は洞房結節が興奮する頻度で決まる．つまり洞房結節は**ペースメーカー**(pacemaker, **歩調とり**)としてはたらく．洞房結節がはたらかなくなった場合には，電気刺激を発生する人工ペースメーカーが体内に埋め込まれる．

ペースメーカー(歩調とり)

心電図と心音図

1　心電図

　心筋が興奮するときは微小な電流が発生し，体表にまで達する．手足や胸壁に電極をつけてこの電流を測定したものが心電図である．心電図の記録法には電極を右手，

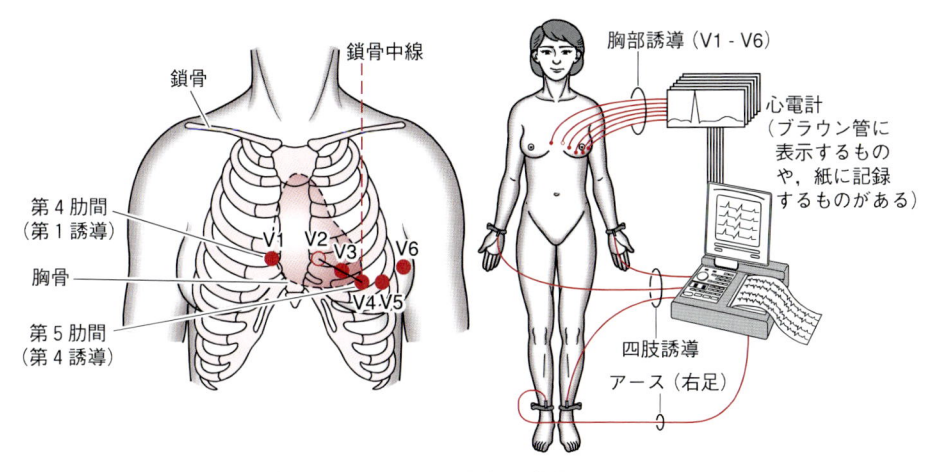

図 9-10 胸部および四肢誘導における心電図の電極の位置
右：四肢誘導の 4 つの電極は手首と足首に付けるが，位置はあまり正確でなくてよい．
左：胸部誘導の 6 つの電極は胸部の決まった場所に正確に付ける必要がある．V1 は胸骨の右縁の第 4 肋間，V2 は胸骨左縁の第 4 肋間，V4 は左鎖骨中線上の第 5 肋間，V3 と V2 と V4 を結ぶ線の中点に置く．V5 は V4 と同じ高さで前腋窩線上，V6 は V4 と同じ高さで中腋窩線上に置く．

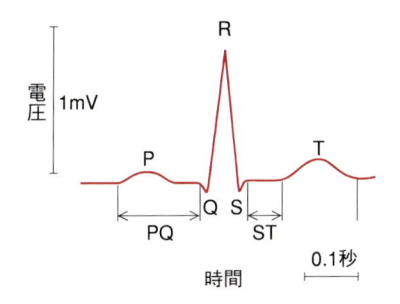

P 波：心房の興奮過程
PQ 間隔：心房の興奮と房室間興奮伝導時間
QRS 波：心室の興奮過程
ST 間隔：心室全体が興奮した状態
T 波：心室の再分極過程

図 9-11 第 II 誘導*で記録された心電図
*第 II 誘導：標準肢誘導の 1 つで左足と右手の間の電位差をみる記録法．

左手，左足につけて誘導(導出 lead)する<u>標準肢誘導</u>，<u>増高単極肢誘導</u>と胸壁につける<u>胸部誘導</u>がよく使われる．標準肢誘導の場合は四肢の間の電位差を記録する(左手と右手，左足と右手，左足と左手の電位差を記録したものをそれぞれ第 I，第 II，第三誘導という)．増高単極肢誘導と胸部誘導の場合は，電極の置かれた部位と基準となる電極(不関電極という)との間の電位の差を記録する．不関電極としては，右手，左手，左足からのコードを 1 つに集めた電極(ウィルソン Wilson の中心電極という)を使う．ウィルソンの中心電極は心周期にともなう電位変化がないから不関電極に適している．

図 9-11 にあるような心電図で P 波，QRS 波はそれぞれ興奮が心房，心室中をひろがっていくときに記録される．T 波は心室筋が興奮状態からもとに戻る時にみられる．ST 間隔は心室全体が興奮した状態なので心電図は基線(興奮していない時と同じ)にある．ところが心筋梗塞のために興奮しない部分があると ST が基線からずれ

標準肢誘導
増高単極肢誘導
胸部導出

てしまう．心電図によって不整脈，心筋梗塞など心臓の異常がわかる．

2 心　音 heart sound

　心臓の収縮，弛緩にともなって弁膜が開閉するために音が発生する．胸壁から聴診器で聴くことができる．低く鈍い第Ⅰ音は僧帽弁と三尖弁の閉じる音で，高く鋭い第Ⅱ音は大動脈弁と肺動脈弁の閉じる音である．心臓弁膜症や心奇形などの心臓病では正常では聞こえない音が聞こえる．これが心雑音で，疾患の診断に重要である．

3　心臓のポンプ作用

心臓周期 cardiac cycle（図9-12）

　洞房結節の興奮が心房に及ぶと，心房筋が興奮し収縮する．心房の内圧が上昇するので，心房内の血液がさらに心室へ流れ込む．興奮が心室筋に及ぶと，心室筋が興奮，収縮する．心室内圧が上がるので，房室弁（僧帽弁と三尖弁）が閉鎖する．大動脈弁，肺動脈弁は未だ閉じているので，心室は閉鎖された空間となる．その状態で心室

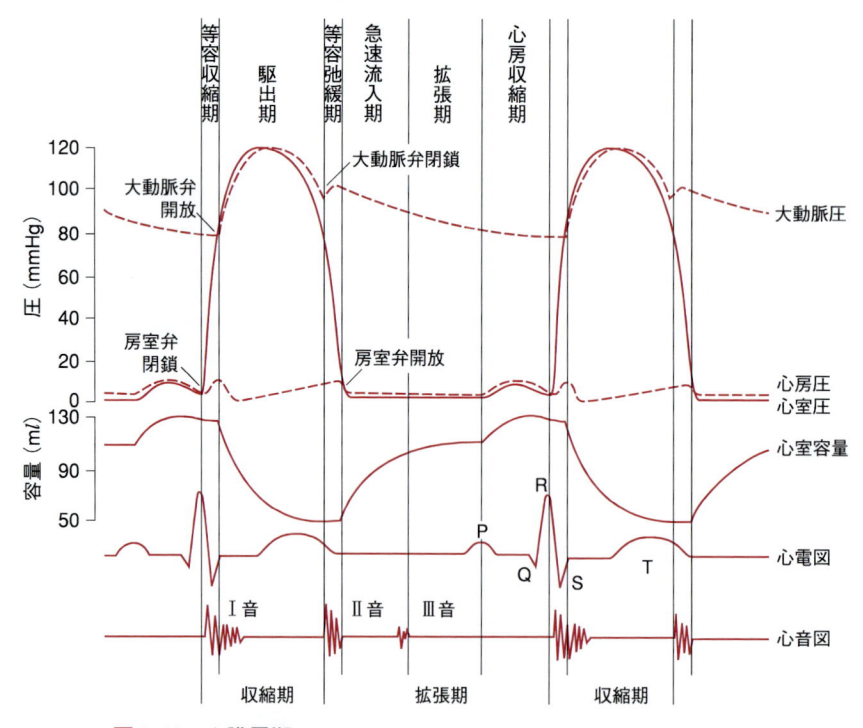

図9-12　心臓周期
左房圧，左室圧，大動脈圧，左室容量，心電図，心音図の変化を示す．

筋が収縮すると，心室の内圧が急激に上がる．その結果，心室内圧が大動脈圧，肺動脈圧より高くなると，大動脈弁，肺動脈弁が開き，大動脈，肺動脈へ急激に血液が駆出される．心室から血液が出ていくと，心室内圧が下がって，大動脈圧，肺動脈圧より低下すると，大動脈弁，肺動脈弁が閉じて，再び心室は閉鎖された空間となる．この状態で心室は拡張するので，心室内圧は急激に低下する．心室内圧が心房内圧より低くなると，房室弁が開いて，心房内の血液が心室へ流れ込む．心室が収縮している時期を収縮期(systole)，拡張している時期を拡張期(diastole)という．心臓は収縮期と拡張期の心臓周期を繰り返す．

心拍出量とその調節

　心室の1回の収縮で拍出される血液量を1回拍出量(stroke volume)という．これに1分間の心臓の収縮回数(心拍数)をかけると心拍出量(cardiac output)がでる．たとえば成人男子では1回拍出量が70m*l*で，心拍数が70回/分とすると，心拍出量は4.9*l*/分となる．心拍出量は1回拍出量あるいは心拍数を増やせば，増える．心臓に戻ってくる血液量(静脈還流 venous return)が増えれば増えるほど，心筋の収縮力が強くなる(スターリング Starlingの法則)ので，1回拍出量も増える．つまり心拍出量を決定するのは心臓へ戻ってくる血液量である．運動時には骨格筋の収縮によるポンプ作用，呼吸運動による呼吸ポンプ，静脈に溜まっていた血液の動員などによって，静脈還流量が増えるので，心拍出量が増加する．また同時に交感神経が興奮して，心拍数を増し，心筋の収縮力を強めて，増加した還流血液を確実に拍出できるようにしている．副交感神経(迷走神経)が興奮すると，心拍数が減少し，心収縮力が低下する．

　心臓のポンプとしての機能が障害されて，全身の組織に必要な酸素，栄養素を供給できない状態を心不全という．心不全になると心臓は戻ってきた血液をすべて拍出できないので，心拍出量は静脈還流量でなく心臓の拍出力で決まる．

4　血管の構造とはたらき

　心臓からでた血液は動脈を通って各組織へ運ばれ毛細血管となって，組織液との間で物質交換がおこなわれ，静脈を通って心臓へ戻ってくる．循環系を構成する血管は単なる血液の通路ではなく，生理的に重要なはたらきをもっている(図9-13)．

血　管	大きさ	機　能
大動脈	内径　25mm 壁厚　2mm 内皮細胞 弾性組織 平滑筋 線維組織	弾性血管 　拍動的な血流を 　連続的な血流に変える
細動脈	内径　35μm 壁厚　30μm 内皮細胞 弾性組織 平滑筋 線維組織	抵抗血管 　血管抵抗を変える 　血流量の調節
毛細血管	内径　8μm 壁厚　1μm 内皮細胞 弾性組織 平滑筋 線維組織	交換血管 　物質交換，ガス交換
大静脈	内径　30mm 壁厚　1.5mm 内皮細胞 弾性組織 平滑筋 線維組織	容量血管 　貯血作用

（Burton, 1954 より改変）　図 9-13　血管の構造と機能

血管の分布（図9-14）

1　動脈系 arterial system

　左室からでる大動脈(aorta)はすぐに上方へ向かい(上行大動脈)アーチ(大動脈弓)をつくって下方へと走る(下行大動脈)．大動脈弓からは腕頭動脈，左総頸動脈，左鎖骨下動脈の3本の血管が出る．腕頭動脈はすぐに右総頸動脈と右鎖骨下動脈に分かれる．総頸動脈は外頸動脈と内頸動脈に分かれ，外頸動脈は主に顔面部の動脈となる．内頸動脈は頭蓋腔内に入り，脳を栄養する．鎖骨下動脈の枝は椎骨動脈となり，これも頭蓋腔内に入る．鎖骨下動脈はその後，腋窩動脈，上腕動脈と名を変え上腕部に分布し肘の部位で，橈骨動脈(母指側)と尺骨動脈(小指側)の2本に分かれ，手掌の深部でこれらの2本の動脈は動脈弓をつくって合わさる(橈骨動脈は手首のところで皮下に出てくるので脈の測定に用いられる)．下行大動脈は胸部大動脈と名を変え胸部に枝を出したのち横隔膜を貫いて腹部大動脈となる．腹部大動脈からは腹腔動脈，上腸間膜動脈，下腸間膜動脈，腎動脈などが枝として出る．

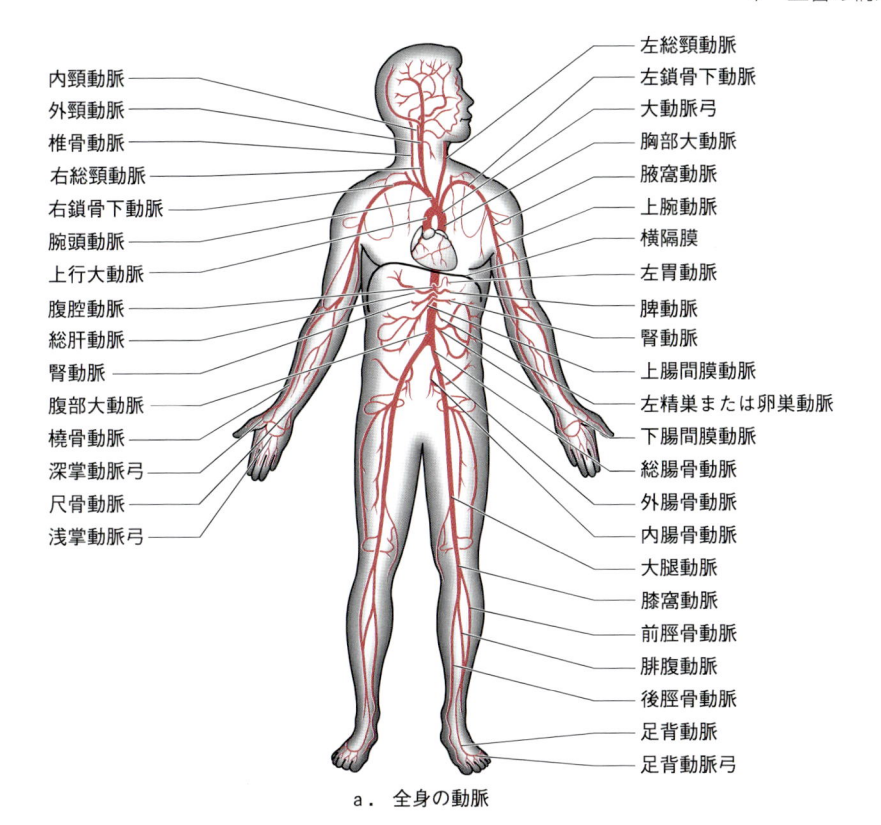

4 血管の構造とはたらき　143

a．全身の動脈

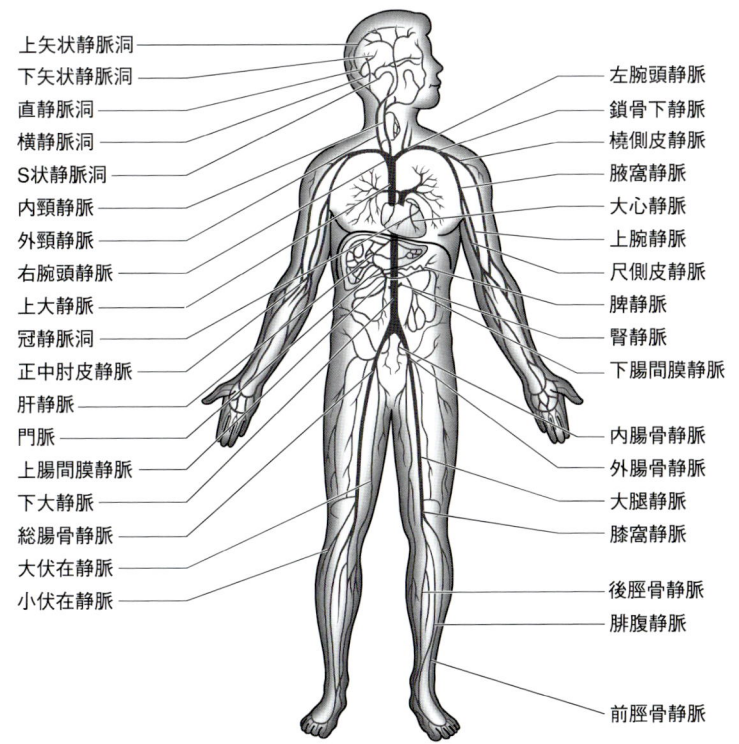

左側ラベル（上から）：
- 内頸動脈
- 外頸動脈
- 椎骨動脈
- 右総頸動脈
- 右鎖骨下動脈
- 腕頭動脈
- 上行大動脈
- 腹腔動脈
- 総肝動脈
- 腎動脈
- 腹部大動脈
- 橈骨動脈
- 深掌動脈弓
- 尺骨動脈
- 浅掌動脈弓

右側ラベル（上から）：
- 左総頸動脈
- 左鎖骨下動脈
- 大動脈弓
- 胸部大動脈
- 腋窩動脈
- 上腕動脈
- 横隔膜
- 左胃動脈
- 脾動脈
- 腎動脈
- 上腸間膜動脈
- 左精巣または卵巣動脈
- 下腸間膜動脈
- 総腸骨動脈
- 外腸骨動脈
- 内腸骨動脈
- 大腿動脈
- 膝窩動脈
- 前脛骨動脈
- 腓腹動脈
- 後脛骨動脈
- 足背動脈
- 足背動脈弓

b．全身の静脈

左側ラベル（上から）：
- 上矢状静脈洞
- 下矢状静脈洞
- 直静脈洞
- 横静脈洞
- S状静脈洞
- 内頸静脈
- 外頸静脈
- 右腕頭静脈
- 上大静脈
- 冠静脈洞
- 正中肘皮静脈
- 肝静脈
- 門脈
- 上腸間膜静脈
- 下大静脈
- 総腸骨静脈
- 大伏在静脈
- 小伏在静脈

右側ラベル（上から）：
- 左腕頭静脈
- 鎖骨下静脈
- 橈側皮静脈
- 腋窩静脈
- 大心静脈
- 上腕静脈
- 尺側皮静脈
- 脾静脈
- 腎静脈
- 下腸間膜静脈
- 内腸骨静脈
- 外腸骨静脈
- 大腿静脈
- 膝窩静脈
- 後脛骨静脈
- 腓腹静脈
- 前脛骨静脈

図 9-14　血管の分布

腹腔動脈はさらに総肝動脈，左胃動脈，脾動脈に分かれる．腹部大動脈は骨盤内で左右の総腸骨動脈になり，それぞれの総腸骨動脈はさらに内腸骨動脈と外腸骨動脈に分かれる．内腸骨動脈は骨盤内の臓器に分布する．外腸骨動脈は鼠径部で大腿動脈と名を変え大腿部を下行し膝窩動脈となる．膝窩動脈は前脛骨動脈と腓腹動脈に分かれ，前脛骨動脈は足背動脈と名を変え，腓腹動脈の枝の後脛骨動脈と足背動脈弓をつくる．

2 静脈系 venous system

動脈と基本的に同じ走行をするが，異なる部分も多い．右心房には上大静脈と下大静脈が入る．上大静脈は左右の腕頭静脈に分かれ腕頭静脈は外頸静脈，内頸静脈，鎖骨下静脈になる．外頸静脈は頭部表面の静脈を入れるが，内頸静脈は頭蓋内の静脈が入る．頭蓋内は上下の矢状静脈洞（静脈洞とは硬膜の内葉と外葉の間にできた洞様血管をいう）は横静脈洞から直静脈洞になり，S状静脈洞を経て内頸静脈となる．鎖骨下静脈の続きは腋窩静脈で，皮静脈である橈側皮静脈，尺側皮静脈，これらが合わさった正中肘皮静脈（静脈注射や採血のときにもっともよく用いられる静脈）が入る．腋窩静脈は上腕静脈から橈骨静脈，尺骨静脈に分かれる．下大静脈には肝静脈，上下の腸間膜静脈，腎静脈が入る．門脈については消化器系の項で記した．下大静脈は骨盤内で左右の総腸骨静脈に分かれ，総腸骨静脈は内外の腸骨静脈となる．外腸骨静脈は鼠径部より下方で大腿静脈と名を変え大伏在静脈が入る．大腿静脈は膝窩静脈となり小伏在静脈，前後の脛骨静脈，腓腹静脈となる．

血管の生理作用

1 弾性血管

大動脈とそれに続く太い動脈は壁が厚く弾性に富む．収縮期に心臓から拍出された

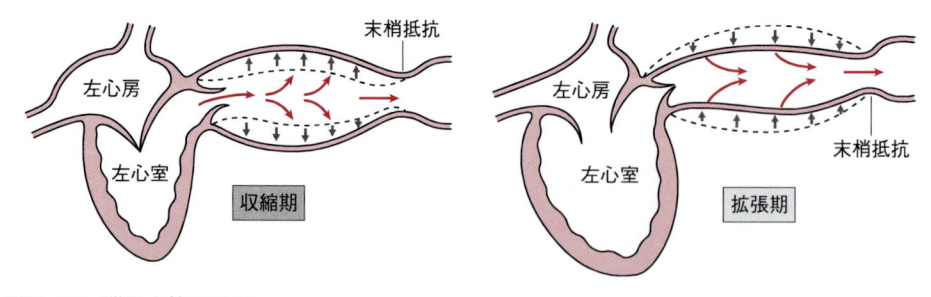

図 9-15 弾性血管の役割
収縮時には左心室から拍出された血液の一部は末梢抵抗を受けながら，毛細血管へ流れるが，かなりの血液が弾性血管内にとどまる．拡張期には弾性血管がもとの形に戻る時の力で，蓄えられていた血液が毛細血管へ流れていく．
(R.M.Berne & M.L.Levy：Cardiovascular Physiology. 4th Ed., Mosby, p.95 より)

血液はこの血管を押しひろげ血液が貯めこまれる．拡張期に心臓から血液が出てこない間は，血管の弾性によって血管がもとの太さに戻ると同時に，貯め込まれていた血液が組織へ向かって流れていく（図9-15）．弾性血管のおかげで，拡張期に組織へ流れる血液が無くなることはない．

2　抵抗血管

毛細血管に近い部分の動脈は**細動脈**（arteriole）と呼ばれる．細動脈は平滑筋が豊富な血管で，**血流抵抗**の主要な要素である．血管平滑筋に分布する交感神経と組織から分泌される血管拡張因子の作用によって，平滑筋の収縮程度を変化させて，血流抵抗を変える．その結果，組織へ流れ込む血液量，血圧を調節することになる．

細動脈
血流抵抗

3　交換血管

毛細血管（capillary）は一層の内皮細胞からできている細い血管で，組織液との間で物質交換をするので，交換血管とも呼ばれる．呼吸ガス，栄養素，老廃物は毛細血管を通って移動する．

毛細血管

4　容量血管

静脈は壁が薄く伸展性に富むのが特徴である．太い静脈には弁があって，逆流を防いでいる．そのため骨や筋肉に挟まれた静脈では，筋肉が収縮すると静脈は圧迫されて中の血液が心臓の方へ流れる（筋ポンプ）．

また高い伸展性のために静脈には血液が溜まっているので，容量血管と呼ばれる．交感神経などの作用で，この伸展性が低下すると，貯蔵されていた血液が全身循環に動員される．

静脈

血　圧　blood pressure

1　血圧とは

血圧は血液が血管壁を押す力で，血液を押し流す力でもある．心臓に近い動脈ほど血圧が高く，心臓に近い静脈に向かって次第に低下する．普通は血圧というと動脈系での血圧をさす．血圧は収縮期にもっとも高くなり（**最高血圧**），拡張期にもっとも低くなる（**最低血圧**）．最高血圧と最低血圧の差を**脈圧**という．平均血圧として近似的に最低血圧＋1/3脈圧を使う．

最高血圧
最低血圧
脈圧

2　血圧の決定因子

血圧は1回拍出量，**循環血液量**，**血管抵抗**，動脈のコンプライアンス（伸展されやすさ）できまる．1回拍出量，循環血液量，血管抵抗の増加で血圧は上昇する．動脈硬化などによって動脈のコンプライアンスが低下すると（伸展されにくくなると），血

循環血液量
血管抵抗

圧は上昇する．しかしそれぞれの場合で，血圧上昇のパターンが異なる．図9-15に示すように，収縮期には左心室から血液が動脈系に流れ込み，一部は末梢血管の抵抗を受けながら末梢組織へ流れていく．1回拍出量が増加すると，動脈壁を押す力が大きくなるので，収縮期血圧は増加する．動脈のコンプライアンスが小さくなると，同じ1回拍出量でも動脈の伸展の程度が小さくなるので，収縮期血圧は上昇する．拡張期には心臓から動脈系には血液の流入はない．伸展した動脈にたまった血液が，動脈の弾性の作用で，末梢血管の抵抗を受けながら，末梢組織へ流れていく．動脈のコンプライアンスが低下した場合には，たまった血液量が少なく，弾性の力も弱いので，拡張期血圧はむしろ低下する．末梢血管抵抗が大きくなった場合には，収縮期血圧も拡張期血圧もともに増加する．

3 血圧の測定法（図9-16）

肘窩の上腕動脈の走っているあたりに置いた聴診器で血流音を聴きながら，上腕に駆血帯（マンシェット）を巻いて（心臓の高さで測る），その中に空気を入れて音がしなくなるまで圧を高くしていく．駆血帯の圧力が最高血圧より高くなると血流が遮断されるので，血流音が消える．徐々に空気を抜きながら駆血帯の圧力を下げていって，再び乱流のための血流音が聞こえ始めるときの圧力が最高血圧である．駆血帯の圧力が最低血圧より低くなると，駆血帯によって動脈が狭窄されず，乱流が生じないから血流音が聞こえなくなる．この時の圧力が最低血圧である．

血圧は年齢とともに徐々に高くなっていく．140/90mmHg以上を高血圧症とする．高血圧（hypertension）は脳梗塞や心筋梗塞を起こす危険因子である．

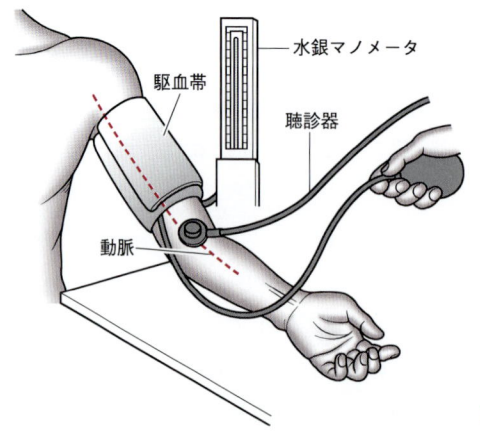

図 9-16 血圧の測定法

> **高血圧とは —— 定義が大切**　　　　　　　　　　　　　　　コラム 9-1
>
> 　高血圧とは最高血圧が140mmHg以上，または最低血圧が90mmHg以上をいう．高血圧の原因としては，褐色細胞腫，大動脈の狭窄，腎動脈の狭窄，副腎皮質疾患などがあるが，90％は原因が不明で，本態性高血圧と呼ばれているものである．高血圧は「静かな殺し屋（silent killer）」と呼ばれるように，治療せずにいると死を早める．その原因は，1）心臓への負担が過剰になるので，心肥大を誘発し心疾患を発症させる，2）動脈硬化症を誘発して，脳血管障害を発症させる，3）腎臓の細動脈の肥厚をもたらして，腎血流量の低下，腎不全を誘発するからである．
>
> 　本態性高血圧症の治療には，1）腎血流量を増加させる薬，2）尿細管から塩分と水分の再吸収を低下させる薬が用いられている．腎血流量を増加させる薬は，腎臓への交感神経の作用を遮断する，腎臓の細動脈の平滑筋を弛緩させる，レニン-アンジオテンシン系の作用を遮断する事などを目指している．尿細管から塩分と水分の再吸収を遮断する薬は利尿薬である（コラム16-2参照）．

5　循環の調節

　活発に活動している臓器へは血流が増え，大出血の際には他の臓器への血流量を減らしても脳，心臓への血流を確保する．自律神経，ホルモンによる心臓と血管へのはたらき，および各臓器での代謝に関連した因子の血管への作用によって，このような循環の調節がおこなわれる．

局所的調節

　一般に各組織はその活動状態に応じて血流量を調節する自己調節機能をもっている．ある組織の活動が活発になると代謝産物が増える．そのうち二酸化炭素，K^+，アデノシンなどには細動脈（抵抗血管）の血管平滑筋を弛緩させて，血流量を増加させる作用がある．また血管内皮細胞から分泌される一酸化窒素（NO）のような血管を拡張させる因子も関与している．このような物質を血管拡張物質という．

> **循環性ショック ―― 一歩まちがえば死**　　　　　　　　　　　コラム 9-2
>
> 　循環性ショックとは体全体の血流量が不足して，酸素と栄養素が十分に運搬されないために，組織が障害される状態になっていることをいう．適当な処置がなされないと，ショックの程度はさらに悪化して死に至る．ショックは心拍出量が不十分なことから生じる．心拍出量を減少させる原因には 2 つある．1 つは心筋梗塞，重篤な弁膜症，不整脈などによる心臓の拍出力の低下によるもので，これによって生じたショックを心原性ショックという．2 つめは血液量の減少，血管の緊張性の低下などによる静脈環流量の減少である．
>
> 　ショックに陥ったヒトでは心拍出量や血圧を正常に戻そうとする生体の反応がみられる（代償反応）．これには圧受容器反射，交感神経の興奮による末梢血管の収縮，アンジオテンシンによる血管収縮と水分と塩分の保持，バゾプレッシンによる血管収縮と抗利尿作用，組織液の毛細血管への移動などがある．この状態でくい止められないと，悪循環に陥り不可逆性のショックへ移行してしまい，死に至る．

全身的調節

1　ホルモンによる調節

　全身の血管に作用して循環調節に関与するホルモンがある（図 9-17）．血管を収縮させて，血圧を上げるはたらきをもつものにアドレナリン，アンジオテンシン II，バゾプレッシン，エンドセリンがある．血管拡張作用があって，血圧を下げるホルモンにはブラジキニン，心房性ナトリウム利尿ペプチド（ANP）などがある．

2　神経性調節（図 9-18）

　頸動脈洞や大動脈弓には血圧の受容器があって（**圧受容器** baroreceptor），血圧の変化に関する信号を神経を通して，延髄の**循環中枢**へ送っている．循環中枢からは血圧の変動をもとへ戻すような信号が交感神経と副交感神経に送られる．この自律神経の心臓，血管へのはたらきでもとの血圧へ戻る．たとえば横になった状態から急に立ち上がると，一時的に血液が下肢の静脈に貯留して，心拍出量が減って低血圧となる．圧受容器はこの低血圧の情報を循環中枢へ伝えると，交感神経の興奮と副交感神経の抑制が起きる．その結果心拍数の増加，末梢血管の収縮が起きて血圧が上がってくる．この自律神経反射（**圧受容器反射**）が正常に起きないと立ちくらみによる失神が起きる．高血圧のような長期的な血圧異常には神経性の血圧調節より，循環血液量の調節がより強く関与している．

　血液ガスをモニターしている**化学受容器**（chemoreceptor）からの信号も循環調節に関与する．血液が低酸素，高炭酸ガスの状態では交感神経が興奮して，血圧増加，心拍出量の増加が起きる．

圧受容器

循環中枢

圧受容器反射

化学受容器

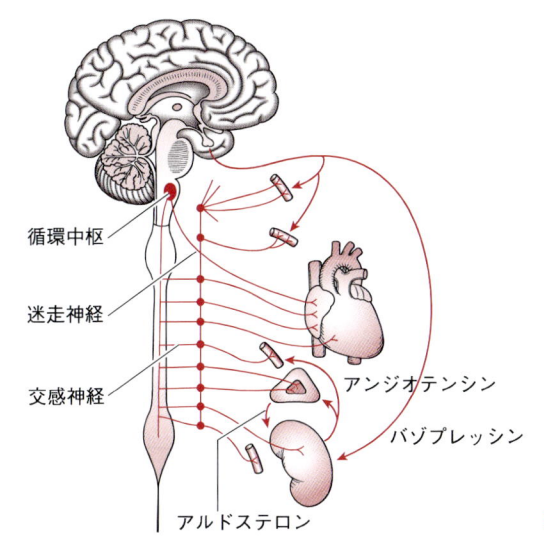

図 9-17　全身的な循環調節

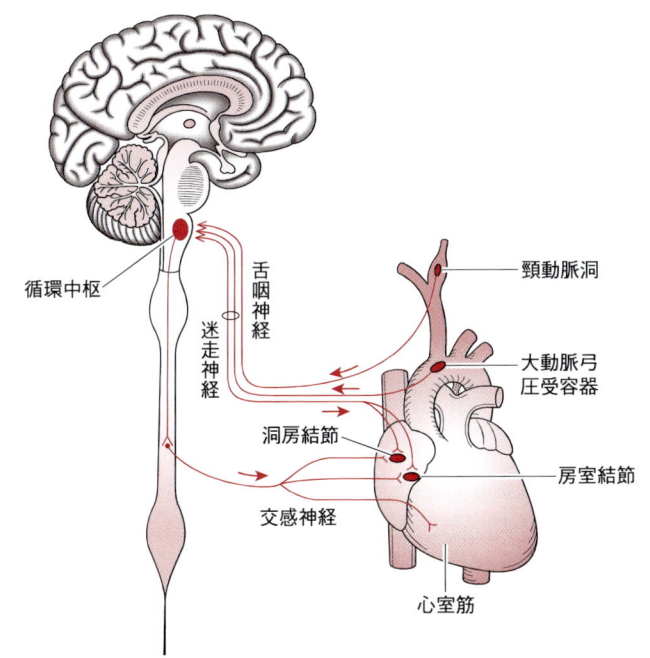

図 9-18　圧受容器反射の反射弓

3　局所性調節と全身性調節のバランス（図 9-19）

　心臓を養う冠循環，脳の循環は局所的調節が強く，全身的調節を受けにくい．一方，内臓や皮膚の循環は局所調節より全身的調節を強く受ける．そのために大出血の際に交感神経が強く興奮して血圧を維持しようとする．内臓，皮膚の血管は強く収縮して血流量が減るが，心臓，脳への血流量は維持される．また皮膚への血流量は体温調節の手段としても重要である（第 11 章参照）．

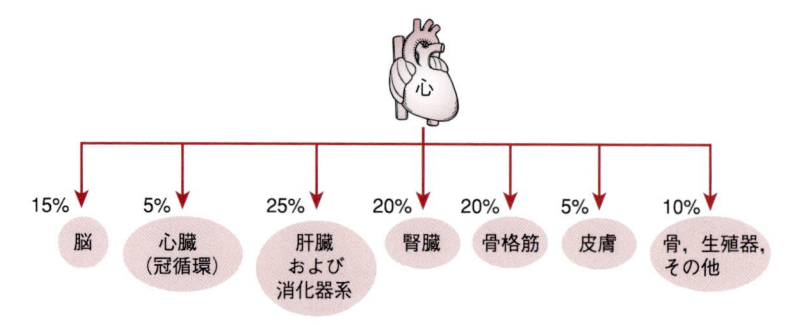

図9-19 安静時における各臓器への血流配分（100%＝5l/分）
運動したり，大出血が起きたりすると，この血液の配分が変化する．

脳 15%／心臓（冠循環） 5%／肝臓および消化器系 25%／腎臓 20%／骨格筋 20%／皮膚 5%／骨，生殖器，その他 10%

6　リンパ系 lymphatic system

　リンパ系は全身に分布するリンパ管とその中を流れるリンパから構成される．リンパ管系は盲端の毛細リンパ管として始まり，徐々に集まって太くなり，途中リンパ節を通過しながら，最終的には静脈に合流する（p120，図8-1参照）．毛細血管から組織へ出た体液は再び毛細血管に吸収されるが，一部はリンパ管系によって回収される．リンパ節，脾臓では異物や病原体を除去する．血液からわずかに組織液にでるタンパク質の回収，脂質の輸送にも重要な役割を果たしている．詳細は第8章を参照のこと．

練習問題
1. 心臓の構造，組織はどうなっているか．
2. 心臓が自動的にリズミカルに収縮を繰り返すしくみは．
3. 心電図でなにがわかるか．
4. 心臓周期とはなにか．
5. 心拍出量を決める因子はなにか．
6. 主な血管の分布はどうなっているか．
7. 血管の生理作用はなにか．
8. 血圧を決定する因子はなにか．
9. 組織の必要に応じて血流量が増減するのは，どういうしくみによるか．
10. リンパ系の生理機能はなにか．

心機能曲線と血管機能曲線 —— スターリングの法則とは　　コラム 9-3

　図に示す心機能曲線はスターリング(Starling)の法則を表している．中心静脈圧が大きいということは，心臓へ戻ってくる血液量(静脈還流量)が多いことを意味する．この場合には心筋はより引き伸ばされ，大きな負荷がかかることになる．すると，心拍出量が増加する．つまり心筋はより強く収縮して，大きな仕事をすることになる．一方，血管機能曲線(静脈環流曲線)は血管抵抗と血管の容量および循環血液量で決まる．この曲線は全身循環から心臓へ戻る血流量(静脈循環量)と右心房の圧力の関係を示している．この2つの曲線を同じグラフ上に図示すると，両曲線の交点で心拍出量と中心静脈圧が安定値を示し，その点を中心にこの系が作動することを意味する．たとえば，中心静脈圧が上昇した場合(静脈環流量が増加)，一時的にグラフのA点の状態になる．すると心拍出量が増加して中心静脈圧を低下させ(B→C)，もとの交点の値に戻っていく．このグラフを用いて，循環系の機能解析が可能である．

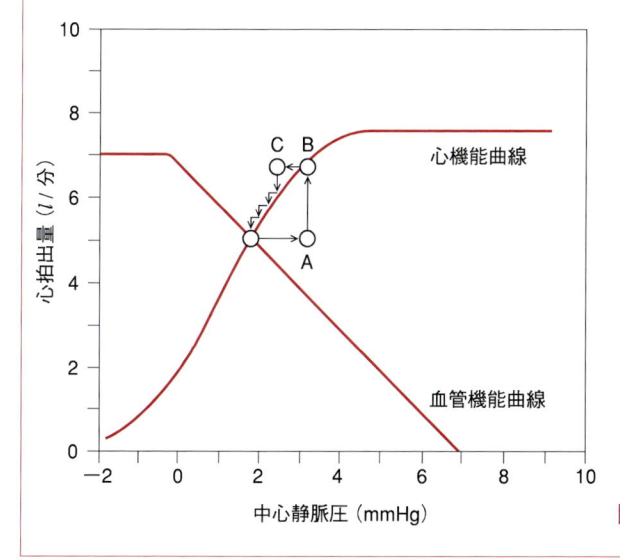

図 A 心機能曲線と血管機能曲線

第10章
呼吸器系

学習ポイント
- 呼吸器系を構成する器官の構造を覚える．その組織学的特徴を理解する．
- 換気がおこなわれる仕組みを理解する．
- 肺と各組織でのガス交換の仕組みを理解する．
- 呼吸量を調節する仕組みを理解する．

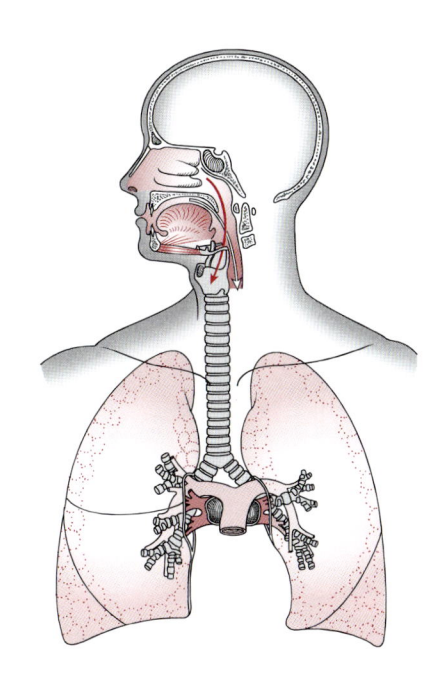

第10章　呼吸器系

食物から取り込んだ栄養素からエネルギーを得るために，空気中から酸素を取り入れて，細胞内で栄養素を酸化する．この過程を内呼吸という．内呼吸に必要な酸素を取り込む過程，内呼吸の結果発生した炭酸ガスを排出する過程を外呼吸という．

key word
内呼吸
外呼吸

1　呼吸器系の構造

鼻　腔（図10-1）

鼻腔は鼻中隔で左右に仕切られた三角形の空間で，外鼻孔によって外界と，後鼻孔によって咽頭と連絡する．上方は頭蓋底の篩骨，両側は上顎骨，下方は硬口蓋で境されている．鼻腔側壁から上鼻甲介，中鼻甲介，下鼻甲介という突出がある．それぞれの突出の下を空気が通り，それぞれ上鼻道，中鼻道，下鼻道という．下鼻道は内眼角にある涙点と鼻涙管でつながっている．鼻腔の天井には嗅覚受容器を含む嗅上皮があって，臭いの信号を脳に伝えている．それ以外の鼻腔の上皮は多列線毛上皮で，粘液を分泌する杯（さかずき）細胞が散在する．線毛は規則的に運動して，粘膜に付着した粉塵を排除し，吸入した空気の加湿に役だっている．

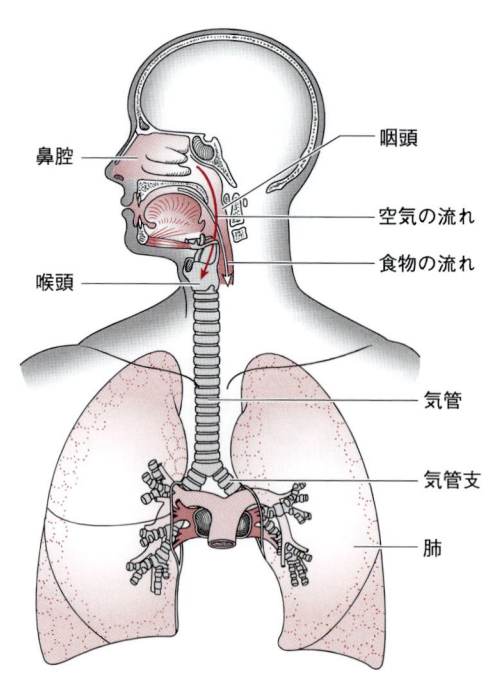

図10-1　呼吸器系を構成する臓器

副鼻腔(図5-11参照)

　鼻腔を囲む骨の中にあって，鼻腔とつながっている空間が副鼻腔である．上顎骨に上顎洞，篩骨に篩骨洞，前頭骨に前頭洞，蝶形骨に蝶形骨洞がある．副鼻腔があるために，頭蓋骨の重さが軽減されている．また声の共鳴場所でもある．臨床上副鼻腔炎(蓄膿)が問題になる．

喉　頭 larynx(図10-2)

　喉頭は喉頭軟骨を主とした管状の器官で，舌の基から気管までを指す．喉頭の前面をおおって喉頭隆起(いわゆる喉仏)をつくっているのが，甲状軟骨である．甲状軟骨の上には喉頭蓋があって，嚥下反射の際に気道をふさぐ．甲状軟骨の下には指輪状の輪状軟骨があって，背の高い後部の上に左右の披裂軟骨をのせている．

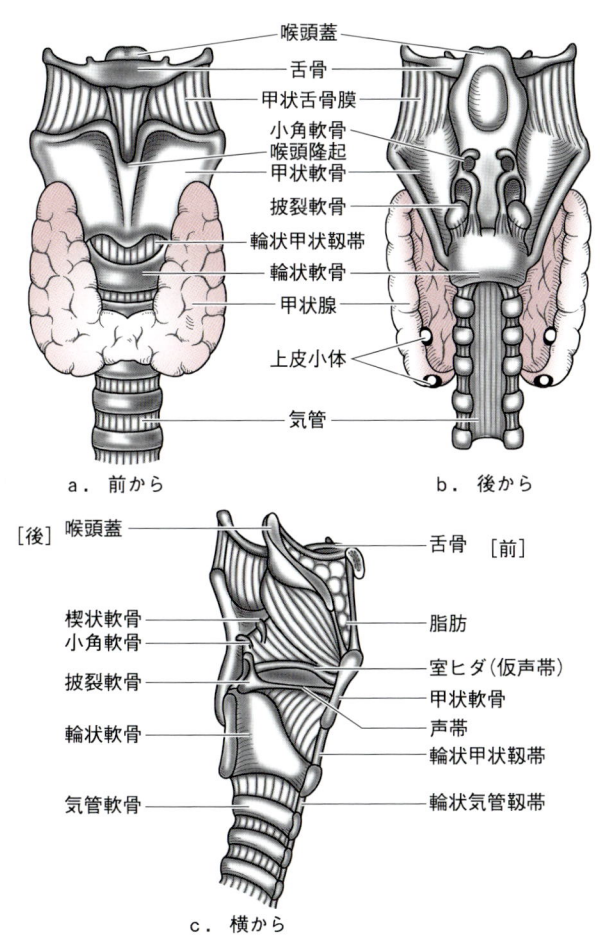

図10-2　喉頭

声帯 vocal cord（図10-3）

　喉頭腔の外側壁の粘膜には上下に2つのヒダがある．上のヒダを室ヒダ，下のヒダを声帯ヒダという．声帯ヒダの中央の自由に動く部分を声帯といい，その中には声帯靱帯がある．声帯靱帯は甲状軟骨の内側面から後方へ走り，左右の披裂軟骨まで延びている．披裂軟骨付近に存在する小さな多数の筋が披裂軟骨をひっぱることによって声帯を動かすことができる．左右の声帯の間の隙間を声門という．ここを呼気の空気が通過するときに，声帯が振動して声がでる．反回神経に支配された喉頭の筋肉のはたらきで声門の幅が変えられて，声の高さが変化する．大部分の喉頭は鼻粘膜と同様に血管を豊富に含む多列線毛上皮の粘膜でおおわれているが，声帯の部分は重層扁平上皮である．

気管と気管支（図10-4）

　気管（trachea）は第六頸椎の高さで，輪状軟骨に続いて始まる管である．食道の前を下行して，第四-五胸椎の高さで左右の気管支に分かれる（気管分岐部）．気管の壁は，16〜20個の馬蹄形の気管軟骨が輪状靱帯によって上下に連ねられて形成されている．

　気管分岐部で左右の主気管支（bronchus）に分かれるが，右の主気管支は左の主気管支にくらべ，太く，より垂直方向へ傾いている（このことは異物を誤飲した場合，右の主気管支の方がつまりやすいことを意味する）．それぞれの主気管支はさらに枝分かれして，右は3本，左は2本の葉気管支となる．各葉気管支は枝分かれをして，右は9本，左は10本の区域気管支となり，さらに枝分かれして次第に細くなって，細気管支となる．細気管支は直径1mm以下で，壁に軟骨はなく，平滑筋が発達している．

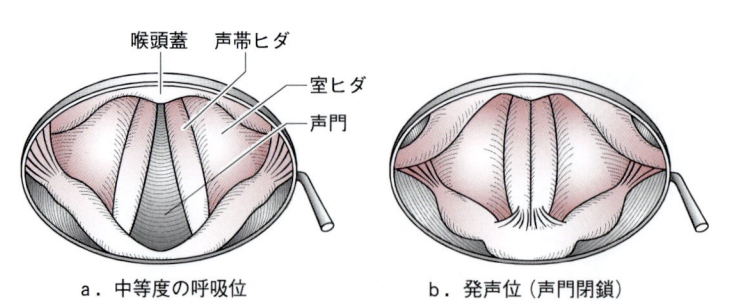

a．中等度の呼吸位　　　b．発声位（声門閉鎖）

図10-3　声帯を咽頭から（上から）見た図
呼吸時は左右の声帯ヒダで囲まれる声門は開いている．発声時は声門が著しく閉じ，この狭くなった声帯ヒダの間を空気が通ることで「声」となる．

図 10-4　気管と気管支

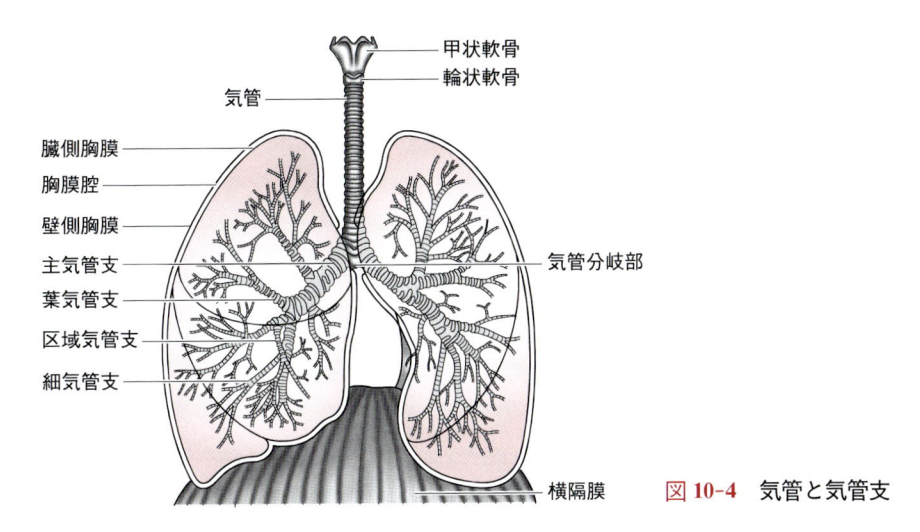

肺 lung（図 10-5）

　左右の胸腔を満たす1対の器官で，前方と側方は肋骨，下方は**横隔膜**（diaphragm）に囲まれ，上方はわずかに鎖骨の上に出ている．横隔膜にのっている部分を肺底，上部の尖った部分を肺尖という．肺の内側にある肺門には，葉気管支，肺動脈，肺静脈，神経，リンパ管が肺に出入りする．

　細気管支が枝分かれして呼吸細気管支から肺胞管へと変化する．この間に内皮は単層扁平上皮から単層立方上皮へと移行する．肺胞管の端は，直径 0.2〜0.5mm の半球状の袋が多数融合した形の肺胞へ移行する．肺胞では薄い上皮細胞を通して肺胞内の空気と，肺胞の周囲にひろがる毛細血管網内の血液とが接する．肺胞は常に大気圧の変動にさらされているが，萎縮したり破裂したりすることはない．肺胞を網状に取り囲む弾性線維と，II 型の肺胞上皮細胞から表面活性物質のサーファクタント（表面張力を低下させる物質）が分泌されて，肺胞内面に薄く存在するためである．

横隔膜

胸膜と縦隔（図 10-6）

縦隔

　胸膜（pleura）は肺の表面を直接おおう臓側胸膜（肺胸膜）と，胸壁の内面をおおう壁側胸膜からなる．両胸膜の間の空間を胸膜腔という．胸膜腔には少量の水があって，呼吸運動の際の摩擦を低下させている．縦隔は左右の肺に挟まれた，胸腔の中央部をいう（胸腔とは胸壁で囲まれ，横隔膜より上の腔所をいい，この中に胸膜腔が含められる）．縦隔には心臓，大動脈，胸腺，気管，気管支，食道などがある．

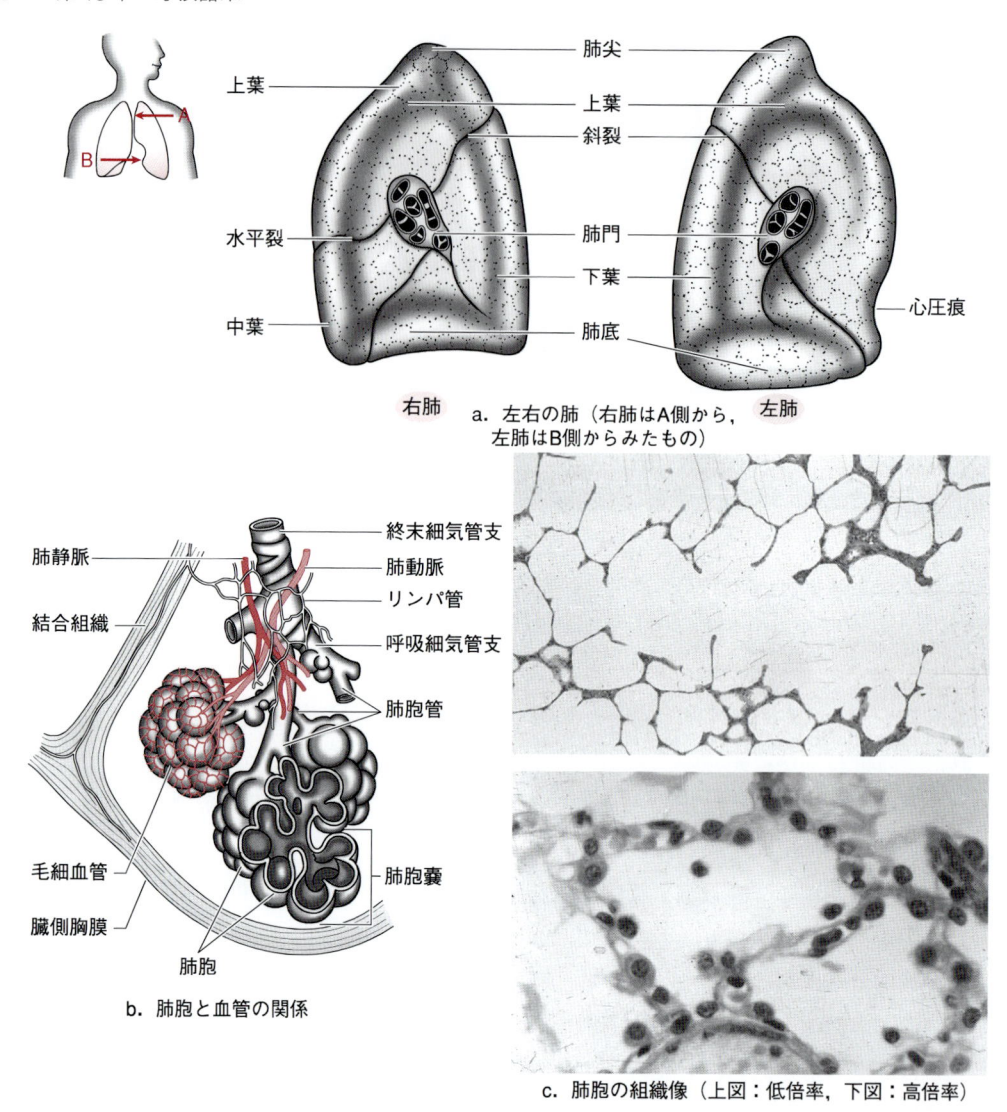

図 10-5 肺の構造

a. 左右の肺（右肺はA側から，左肺はB側からみたもの）

右肺／左肺

肺尖・上葉・斜裂・肺門・下葉・肺底・心圧痕・水平裂・中葉

b. 肺胞と血管の関係

肺静脈・結合組織・毛細血管・臓側胸膜・肺胞・終末細気管支・肺動脈・リンパ管・呼吸細気管支・肺胞管・肺胞嚢

c. 肺胞の組織像（上図：低倍率，下図：高倍率）

2　呼吸のしくみ

　細胞が活動するためには栄養素を酸化してエネルギーをつくり出す必要がある．その結果炭酸ガス（二酸化炭素）が発生する．細胞は血液から酸素を吸収し，血液中へ炭酸ガスを排出する．血液に酸素を供給し，血液中の炭酸ガスを体外へ排出するのが，肺のはたらきである．

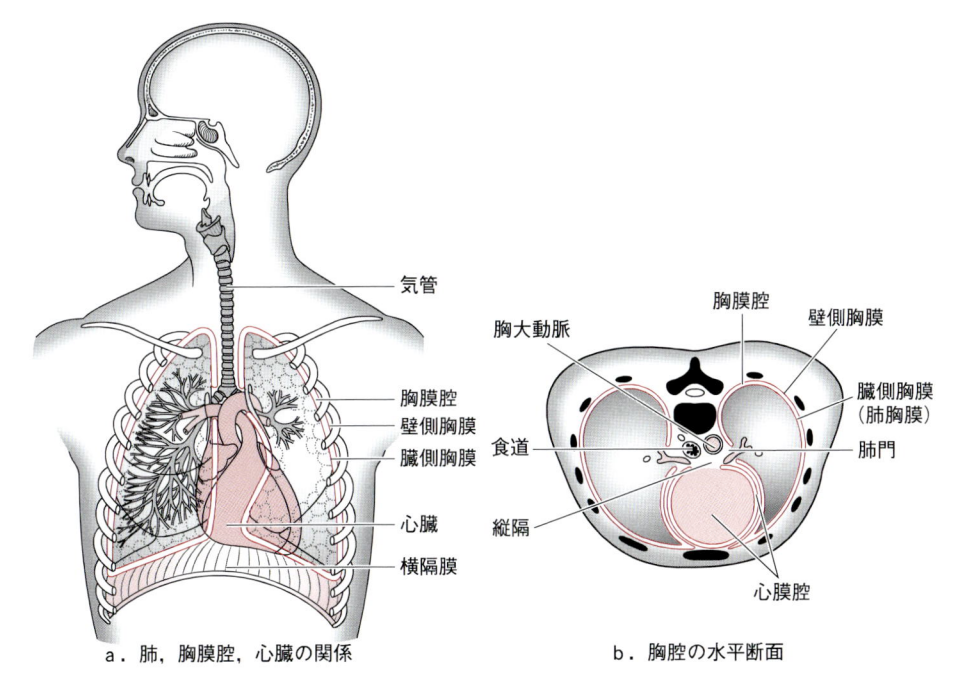

図 10-6　胸膜と縦隔

　a．肺，胸膜腔，心臓の関係　　　b．胸腔の水平断面

換気と呼吸運動

　空気を吸い込む(吸息 inspiration)ことと吐き出す(呼息 expiration)ことを繰り返す呼吸運動で換気がおこなわれる．吸息時に肺は拡張して酸素を多く含んだ空気が肺胞中に流入する．呼息時には肺は縮小して，炭酸ガスを多く含む空気を大気中へ排出する．

　安静時の吸息運動は横隔膜が収縮して下へさがり，同時に外肋間筋も収縮して胸郭を前上方とわずかに側方へ押しひろげる．その結果，胸郭腔が拡大するので胸腔内圧がさらに陰圧になるために，肺が拡張する(図 10-7)．深呼吸時の吸息では上述の呼吸筋の他に，補助呼吸筋と呼ばれる大胸筋，胸鎖乳突筋，斜角筋，鎖骨下筋が収縮して胸腔の拡張をさらに大きくする．この補助呼吸筋をうまくはたらかせるために，呼吸困難な患者は腕を膝の上について前傾姿勢をとって，起座呼吸をする．

　安静時の呼息は受動的におこなわれる．外肋間筋と横隔膜が弛緩すると，胸郭の弾性のために吸息が始まる前の状態に戻る．その結果，胸腔は小さくなるので，胸腔内の陰圧の程度が弱まるので，肺は弾性によって収縮する(図 10-8)．深呼吸の時には内肋間筋が収縮して胸郭を下げ，腹筋のはたらきで腹圧を高めて横隔膜をより上方へ押し上げて，胸腔をさらに小さくする．

　吸息を主として肋骨を上げておこなうのが胸式呼吸で，横隔膜を下げておこなうのが腹式呼吸である．上に述べたように，胸腔内圧は呼吸運動中に変動するが常に大気

吸息運動
外肋間筋
胸郭腔

吸息

横隔膜が収縮し，横隔膜が下がる．

呼息

横隔膜が弛緩し，横隔膜が上昇する．

外肋間筋が収縮すると胸郭が上がり，胸郭の容量が増加する．

内肋間筋が収縮すると胸郭が下がり，胸郭の容量が減少する．

図10-7　呼吸運動

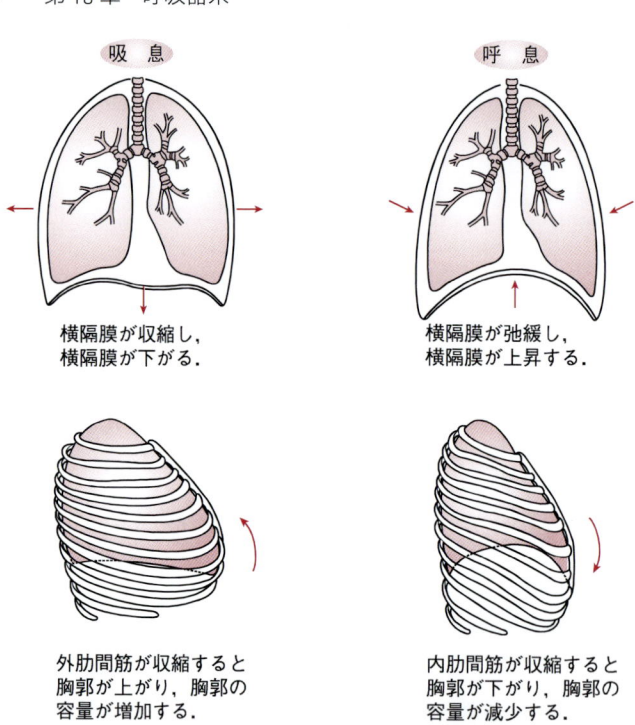

大気圧
ガラス管（気道）
ゴム栓
ガラスビン（胸郭）
ゴム風船（肺胞）
（胸膜腔）
ゴム膜（横隔膜）

吸気　呼気

図10-8　呼吸にともなう胸腔内圧と肺胞内圧の変動
（貴邑冨久子ほか：シンプル生理学，第4版，南江堂，1999）

圧より低い(陰圧である)．したがって外傷で胸郭や肺に穴があくと，空気が胸腔内に流入し，肺はつぶれてしまう．これを気胸といい，呼吸困難となる．

> **咳，くしゃみ，しゃっくり，あくび —— 日常の生理**　　コラム10-1
>
> 　通常の呼吸運動と違う以下のような特別な呼吸がみられる．他に泣いたり，笑ったりして，感情を表現する場合も，呼吸運動が重要な要素になる．
> 　咳：気管，気管支，咽頭にある異物が刺激となって迷走神経を介して延髄に刺激が伝えられ，咳の反射が起きる．深い吸気の後，喉頭蓋・声門が閉じ，続いて腹筋が強く収縮し，横隔膜を押し上げる．さらに内肋間筋などの呼吸筋も強く収縮する結果，肺内の圧力は100mmHgにも達する．声帯と喉頭蓋が急に開くので，肺内の空気が急速に排出される．その結果，気管，気管支，咽頭にある異物が取り除かれる．
> 　くしゃみ：くしゃみの反射も咳の反射とよく似ている．この反射を引き起こす刺激が鼻腔を刺激する点が咳と異なる．
> 　しゃっくり：横隔膜と他の呼息筋の痙攣性の収縮である．声門が閉じるときに吸息をおこなうので，独特の発声が起きる．
> 　あくび：口を大きく開けて深い吸息をおこなう．疲労しているとき，眠気におそわれているとき，他人のあくびをみて，誘発されることもある．

呼 吸 量（図10-9）

　安静時の1回の呼吸で出入りする空気の量を**1回換気量**（tidal volume，呼吸量）という．約500mlの1回換気量のうち，肺胞に達してガス交換に関与する空気量はその2/3で，残りは喉頭，気管，気管支等にたまっている．このような場所を**死腔**という．1回換気量に1分間の呼吸数（通常12～16回）をかけたものが分時換気量（呼吸量）である．普通の呼吸の後で努力して吸息を続けて，吸い込める量を予備吸気量，呼息を続けて吐き出せる量を予備呼気量という．予備呼気量の空気を吐き出しても，肺はつぶれないので，肺に残っている空気が残気量である．最大限に息を吸い込ん

|1回換気量

|死腔

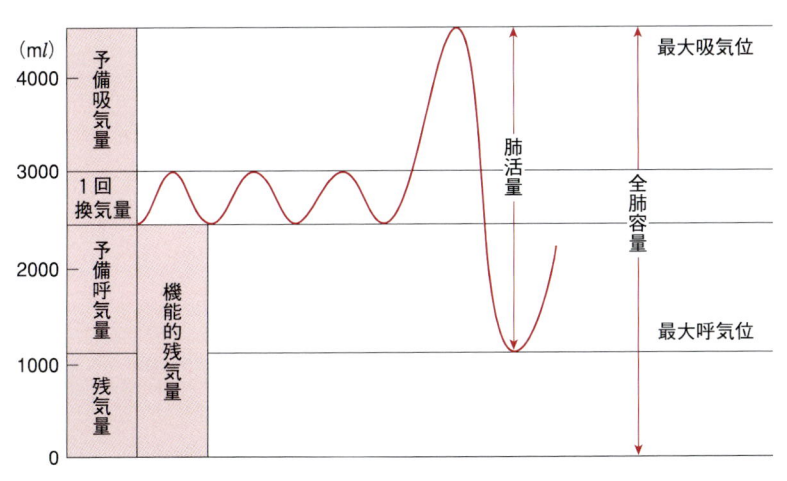

図10-9　呼吸量

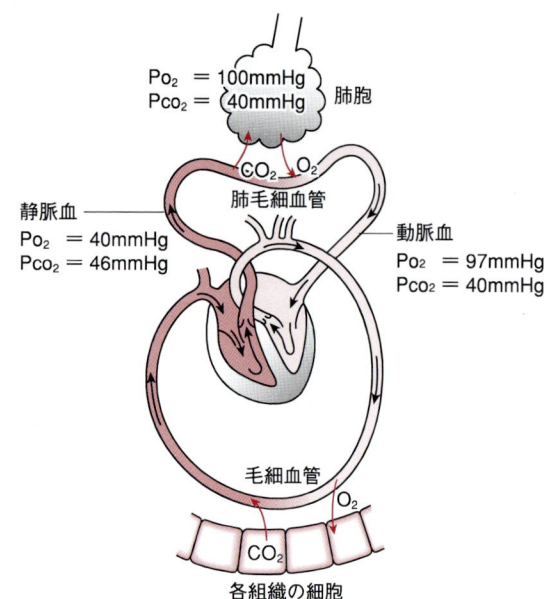

図 10-10 肺胞，組織での酸素と炭酸ガスの移動
Po_2：酸素分圧，Pco_2：二酸化炭素分圧

で，最大限に息を吐き出した際の呼吸量は，1回換気量に予備吸気量と予備呼気量を加えたものに等しい．これを肺活量といい肺機能の指標とされる．**肺活量**（vital capacity）のうち，できるだけ速く息を吐き出した時の最初の1秒間の呼気量を**時間肺活量**といい，肺機能の指標の1つである．気管支が狭くなって気道抵抗が高くなるような疾患（たとえば気管支喘息）では肺活量は正常だが，時間肺活量が低下する．肺活量に残気量を加えたものが全肺容量である．

肺活量

時間肺活量

肺胞でのガス交換（図 10-10）

　右心室から肺動脈を通って運ばれてきた血液は炭酸ガス（二酸化炭素）が多く，酸素が少ない．この静脈血が毛細血管を通って肺胞をとりまくように流れる間に，大気と血液の間でガス交換がおこなわれる．混合気体の中の各気体の濃度はその気体が占める分圧で表される．肺胞内のガスの濃度は酸素が100mmHg，炭酸ガスが40mmHgで，静脈血中では酸素が40mmHg，炭酸ガスが46mmHgである．ガス交換は濃度勾配にしたがって生じるから，酸素は肺胞から血液中へ，炭酸ガスは血液中から肺胞へと拡散によって移動する．その結果，炭酸ガスは少なく，酸素が多い動脈血となった血液は肺静脈から左心房へ戻っていく．

| コラム 10-2

高地トレーニングはなぜ有効か

　高度が上がるにしたがって，気圧が低下し，酸素分圧も低下する．このような酸素分圧が低い所でトレーニングをしてから，低地での試合に臨むと，よい記録が出せるので，オリンピックを目指すような選手は好んで高地トレーニングに励んでいる．高地で生活すると，生体は低酸素分圧にどのように順応するのか．そのメカニズムは，1）肺換気量の増大，2）赤血球数の増加，3）肺での酸素の拡散能力の増加，4）筋肉などの組織の血流量の増加，5）組織での酸素利用効率の上昇などである．

　1）低酸素が呼吸中枢を刺激するのと，呼吸筋の筋力が強化されるために肺換気量が増大する．

　2）低酸素状態はエリスロポエチンの産生を刺激する．エリスロポエチンによって，赤血球数が増加する．

　3）心拍出量が増加するので，肺毛細血管を流れる血流量も増加する．そのため，酸素が肺胞から毛細血管へ拡散する能力が増加する．

　4）毛細血管が増加し，心拍出量が増加するために，筋肉などを流れる血流量が増加する．

　5）赤血球中の 2,3 ジホスホグリセロールが増加して，組織で酸素がヘモグロビンから解離しやすくなる．

　こうして鍛えられた選手は低地では酸素や栄養素の運搬に大きな予備能力をもって，試合に臨むことができる．

血液による酸素・炭酸ガスの運搬

　血液中に入った酸素の大部分は赤血球中の**ヘモグロビン**（hemoglobin）と結合して，循環する．からだ中の組織に運ばれた酸素は組織液との間でガス交換がおこなわれ

ヘモグロビン

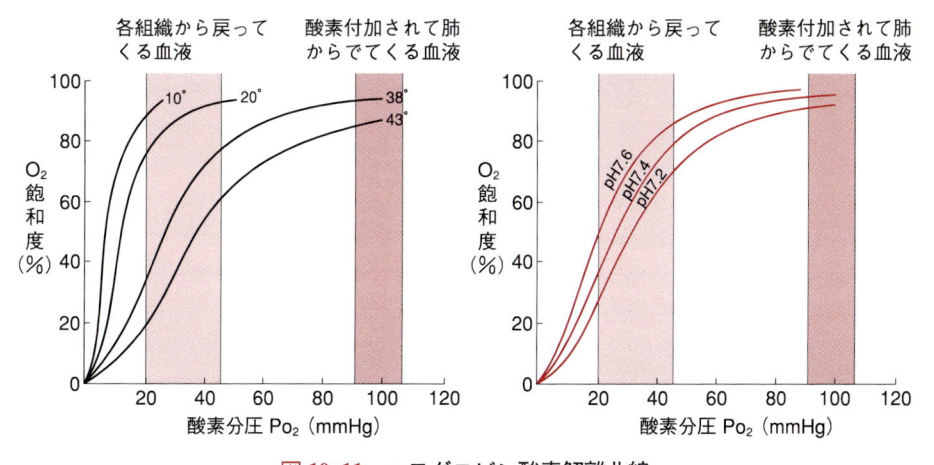

図 10-11　ヘモグロビン酸素解離曲線

る．組織液中の酸素濃度はその組織の活動状態で異なるが，血中の酸素濃度より低いので，酸素は血中から組織液中へ拡散していく．この際 pH が低いほど，また温度が高いほど，ヘモグロビンと酸素との結合力が低いという性質のために，活動が活発な組織ではヘモグロビンから酸素が離れやすいことになる（図10-11）．ヘモグロビンからの酸素の解離を促進させる物質に，2,3 ジホスホグリセロールがある．赤血球中の 2,3 ジホスホグリセロール濃度は貧血，慢性低酸素症を伴う疾患，高地での生活で増加して，組織での酸素不足を補っている．

組織から血中に拡散した炭酸ガスの 80％は重炭酸イオン（HCO_3^-）となって輸送される．残りはヘモグロビンと結合するか，そのまま血液に溶解して運ばれる．

一酸化炭素はヘモグロビンとの結合力が酸素の 200 倍も強いので，空気中の一酸化炭素がわずかに増加しただけで，酸素の運搬が妨げられて，一酸化炭素中毒となる．ヘモグロビンと結合して運ばれる酸素は減少するが，P_{O_2}，P_{CO_2} は変化しないので，呼吸が促進されることはない．

アシドーシスとアルカローシス —— 体液の黄信号　　　コラム 10-3

体液の水素イオン濃度は正常で 7.40 である．これより水素イオン濃度が高ければ（pH が小さければ）アシドーシスであり，低ければ（pH が大きければ）アルカローシスである．pH が 7.0 以下のアシドーシス，7.7 以上のアルカローシスになると，生存が危うくなる．第 7 章体液と血液の項に記したように生体には，水素イオン濃度を一定にするためのいくつかのしくみがある．しかし，この機構でも対応しきれない状態では，以下に示すようなアシドーシス，アルカローシスとなる．1）換気が低下して血中の炭酸ガス濃度が上昇すると，呼吸性アシドーシスとなり，2）換気が増加して血中の炭酸ガス濃度が低下すると，呼吸性アルカローシスとなる．この場合には，腎臓からの水素イオンの分泌が増減して，正常値に近づくような代償作用を示す．3）腎臓疾患で水素イオンの排泄や重炭酸イオンの再吸収が障害された場合，重症の糖尿病で体内にケトン体（酸性物質である）が増加した場合には，代謝性アシドーシスとなり，4）激しい胃内容物の嘔吐，利尿薬投与によって水素イオンが過剰に排泄された場合には，代謝性アルカローシスになる．この場合には呼吸機能が変化して，pH が正常値に近づくような代償作用がみられる．

呼吸運動の調節

普段無意識のうちに規則的な呼吸運動をしているのは，脳幹にある呼吸運動の調節中枢（**呼吸中枢**）から規則的に呼吸筋を刺激する命令がくるからである（図10-12）．　　呼吸中枢

呼吸中枢の活動に影響を与える因子として，肺胞の伸展状態，血液ガスの濃度がある．肺胞が拡張すると，肺胞壁などにある張力の受容器から信号が出て，神経を通っ

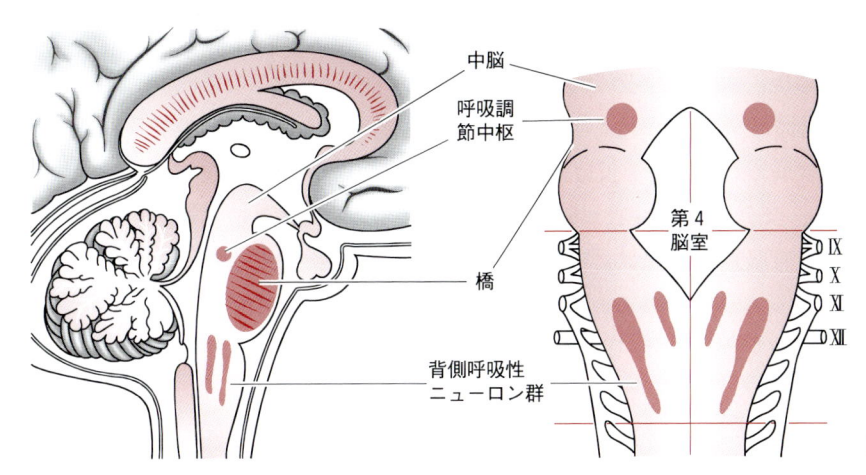

図10-12 呼吸中枢

て呼吸中枢へ達して吸息を抑えて呼息が始まるようにさせる反射がある(ヘリング・ブロイエル Hering-Breuer の反射)．肺胞が収縮すると，吸息を抑制する刺激が無くなるので，再び吸息が始まる．この反射は規則的な呼息と吸息が繰り返されることに役だっている．

　息こらえや激しい運動をすると呼吸が激しくなる．この反応を引き起こすのは血中の酸素，炭酸ガスの濃度，血液の pH の変化である．これらの値は総頸動脈の分岐部にある頸動脈小体，大動脈弓の近くにある大動脈小体などの末梢**化学受容器**(chemo-receptor)，あるいは呼吸中枢自身によって感知される．血中酸素分圧の低下，炭酸ガス分圧の上昇，血液 pH の低下によって呼吸が激しくなる．この反射を化学受容器反射という．

化学受容器

呼吸の異常(図10-13)

　息苦しく感じ，努力しないと呼吸運動が十分にできない状態が呼吸困難である．気道，肺胞，心臓，血液，中枢神経の障害で発生する．ガス交換が著しく障害されて，

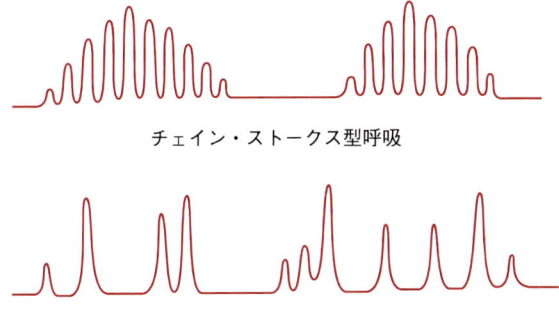

チェイン・ストークス型呼吸

ビオー型呼吸

図10-13　異常な呼吸のパターン

酸素の不足，炭酸ガスの過剰が著明になった状態である．

　弱い呼吸または無呼吸の後，次第に呼吸が大きくなり，再び呼吸が小さくなる状態を，比較的規則的に繰り返す呼吸をチェイン・ストークス(Cheyne-Stokes)型呼吸という．これは呼吸中枢の炭酸ガスに対する反応性の異常によるもので，脳出血などの脳の疾患の際にみられる．交代制に無呼吸が起きる異常にビオー(Biot)型呼吸がある．この場合は無呼吸期と呼吸期の交代が突然起きるのが特徴で，脳炎，脳腫瘍などでみられる．糖尿病のアシドーシスでみられるクスマウル(Kussmaul)の呼吸では異常に大きい呼吸がゆっくり続く．

肺水腫 —— 肺の単なる水ぶとりではない　　　　　　　　　　　　コラム 10-4

　肺循環の血圧は体循環に比べて低いので，肺の毛細血管内圧は比較的小さい．したがって，通常は他の組織の毛細血管でみられるような，毛細血管から組織への水分の移動は起きない．ところが，これが起きて，肺胞の間質に細胞外液が異常に貯留した状態が生じることがある．これが肺水腫である．肺胞と毛細血管との間のガス交換が妨げられるので，窒息死する危険がある．呼吸困難，喘鳴，呼吸数の増加，チアノーゼ，などが主な肺水腫の症状である．肺水腫を引き起こす原因は，1) 肺毛細血管の透過性の亢進，2) 肺毛細血管静水圧の上昇である．1) の原因としては肺炎，塩素ガスや亜硫酸ガスなどの有毒ガスを吸引したために肺毛細血管が損傷を受けた場合が多い．2) の原因は左心不全の結果，肺循環系に血液が貯留して，肺毛細血管圧が上昇することである．標準的な治療法は，酸素吸入，気管支を拡張させる薬剤，降圧剤，アシドーシスを是正する薬剤を投与することである．

練習問題
1. 呼吸器系の構成はどうなっているか．
2. 呼吸運動のしくみはどうなっているか．
3. 一回換気量，肺活量，時間肺活量とはなにか．
4. 肺胞でのガス交換はどのようにおこなわれているか．
5. 酸素，炭酸ガスは血中をどのように移動するのか
6. 呼吸量の調節はどのようにおこなわれているか．

第11章
代謝，栄養，体温

学習ポイント
- エネルギー代謝の全体像を理解する．
- エネルギー代謝と体温との関係を理解する．
- 体温を調節する仕組みを理解する．

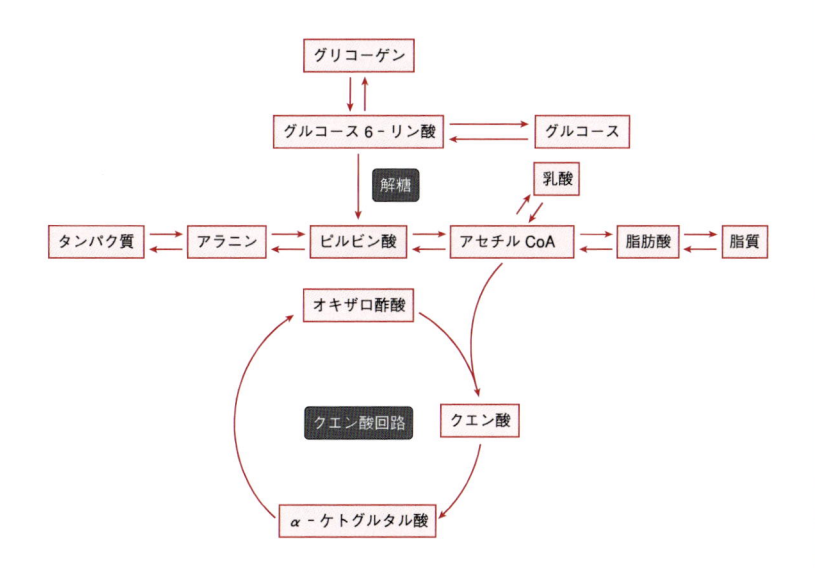

1 栄 養

体の構造を維持するための材料として，また各組織が活動するためのエネルギーを得るために，食物を摂取する．食物中の栄養素(糖質，タンパク質，脂肪)には化学結合という形でエネルギーが貯えられている．栄養素を分解してエネルギーを取り出す過程を代謝という．代謝の結果得られるエネルギーがすべて生命活動に使えるわけではない．残りのエネルギーは熱となり，体温のもととなる．

key word

糖質
タンパク質
脂肪

エネルギー所要量(表11-1, 11-2)

食物摂取14～15時間後，快適な温度環境で安静にしている状態で測定した消費エネルギーを基礎代謝率(basal metabolic rate, BMR)といい，生きていくために必要な最小エネルギー代謝量である．ところが睡眠中のエネルギー代謝は基礎代謝率より10％低いとされてきた．この矛盾を解消するために，基礎代謝率は最近は生きていくために最小のエネルギー代謝量で，睡眠中にみられるとする考えが有力になってきた．基礎代謝量は体表面積に比例する．日本人成人男子の基礎代謝量は約1500kcal/日，女子で約1200kcal/日である．なにか活動をすれば，その激しさに応じて必要なエネルギー量が増す．平均的な日本人サラリーマン男子のエネルギー所要量は，基礎代謝量の1.5倍で約2300kcal/日，主婦で約1800kcal/日である．エネルギー所要量よ

基礎代謝率

表11-1 日本人の性・年齢階層別基礎代謝基準値と基礎代謝量

性別	男性			女性		
年齢(歳)	基礎代謝基準値(kcal/kg体重/日)	基準体重(kg)	基礎代謝量(kcal/日)	基礎代謝基準値(kcal/kg体重/日)	基準体重(kg)	基礎代謝量(kcal/日)
1～2	61.0	11.7	710	59.7	11.0	660
3～5	54.8	16.2	890	52.2	16.2	850
6～7	44.3	22.0	980	41.9	22.0	920
8～9	40.8	27.5	1,120	38.3	27.2	1,040
10～11	37.4	35.5	1,330	34.8	34.5	1,200
12～14	31.0	48.0	1,490	29.6	46.0	1,360
15～17	27.0	58.4	1,580	25.3	50.6	1,280
18～29	24.0	63.0	1,510	22.1	50.6	1,120
30～49	22.3	68.5	1,530	21.7	53.0	1,150
50～69	21.5	65.0	1,400	20.7	53.6	1,110
70以上	21.5	59.7	1,280	20.7	49.0	1,010

(日本人の食事摂取基準2010年版，厚生労働省，2009)

表 11-2 日本人の食事摂取基準
表A 身体活動レベル別にみた活動内容と活動時間の代表例（15〜69歳）[1]

身体活動レベル[2]	低い（Ⅰ） 1.50（1.40〜1.60）	ふつう（Ⅱ） 1.75（1.60〜1.90）	高い（Ⅲ） 2.00（1.90〜2.20）
日常生活の内容[3]	生活の大部分が座位で，静的な活動が中心の場合	座位中心の仕事だが，職場内での移動や立位での作業・接客等，あるいは通勤・買物・家事，軽いスポーツ等のいずれかを含む場合	移動や立位の多い仕事への従事者．あるいは，スポーツなど余暇における活発な運動習慣をもっている場合
睡眠（0.9）[4]	7〜8	7〜8	7
座位または立位の静的な活動（1.5：1.0〜1.9）[4]	12〜13	11〜12	10
ゆっくりした歩行や家事など低強度の活動（2.5：2.0〜2.9）[4]	3〜4	4	4〜5
長時間持続可能な運動・労働など中強度の活動（普通歩行を含む）（4.5：3.0〜5.9）[4]	0〜1	1	1〜2
頻繁に休みが必要な運動・労働など高強度の活動（7.0：6.0以上）[4]	0	0	0〜1

個々の活動の分類（時間／日）

[1] 表中の値は，東京近郊在住の成人を対象とした，3日間の活動記録の結果から得られた各活動時間の標準値．二重標識水法及び基礎代謝量の実測値から得られた身体活動レベルにより3群に分け，各群の標準値を求めた．
[2] 代表値．（ ）内はおよその範囲．
[3] 活動記録の内容に加え，Black et al (Eur J Clin Nutr 50：72-92, 1996)を参考に，身体活動レベル（PAL）に及ぼす職業の影響が大きいことを考慮して作成．
[4] （ ）内はメッツ値(代表値：下限〜上限)．

(日本人の食事摂取基準 2010 年版，厚生労働省，2009)

りも多く食べれば肥満になり，少なければやせてくる．肥満は糖尿病，高血圧，虚血性心疾患，脳血管障害などの生活習慣病の誘因とされる．肥満の程度を示す指標として **BMI**（body mass index）＝体重（kg）÷身長（m）^{2} がよく用いられている．BMI が 25 を超えるとエネルギー摂取過剰と考えられる．

BMI

エネルギー代謝（図 11-1）

　細胞で直接エネルギーとして使うのは，高エネルギーリン酸化合物の**アデノシン三リン酸**（adenosine triphosphate，**ATP**）である．各細胞は使用する ATP を自分でつくらねばならない．消化器系で吸収された糖は**グルコース**（ブドウ糖）となり，各細胞に配給されるか，肝臓でグリコーゲンとなって貯蔵される．空腹時にはグリコーゲンが分解されてグルコースとして供給される．細胞内に入ったグルコースは解糖系で分解され，酸素がある状態ではさらに**クエン酸回路**（citric acid cycle，**TCA サイクル**）に

アデノシン三リン酸（ATP）
グルコース
クエン酸回路（TCAサイクル）

表B　エネルギーの食事摂取基準：推定エネルギー必要量（kcal/日）[1]

年齢（歳）	男性			女性		
身体活動レベル	I	II	III	I	II	III
0～5（月）	—	550	—	—	500	—
6～8（月）	—	650	—	—	600	—
9～11（月）	—	700	—	—	650	—
1～2	—	1,000	—	—	900	—
3～5	—	1,300	—	—	1,250	—
6～7	1,350	1,550	1,700	1,250	1,450	1,650
8～9	1,600	1,800	2,050	1,500	1,700	1,900
10～11	1,950	2,250	2,500	1,750	2,000	2,250
12～14	2,200	2,500	2,750	2,000	2,250	2,550
15～17	2,450	2,750	3,100	2,000	2,250	2,500
18～29	2,250	2,650	3,000	1,700	1,950	2,250
30～49	2,300	2,650	3,050	1,750	2,000	2,300
50～69	2,100	2,450	2,800	1,650	1,950	2,200
70以上[2]	1,850	2,200	2,500	1,450	1,700	2,000
妊婦（付加量）初期				+50	+50	+50
中期				+250	+250	+250
末期				+450	+450	+450
授乳婦（付加量）				+350	+350	+350

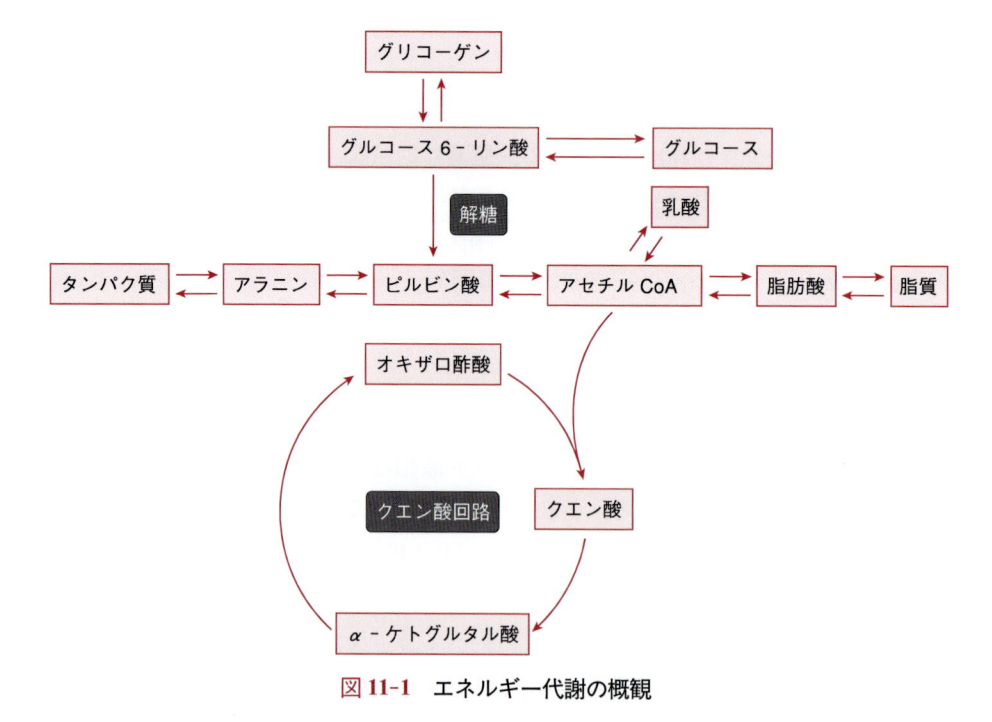

[1] 成人では，推定エネルギー必要量＝基礎代謝量（kcal/日）×身体活動レベルとして算定した．18～69歳では，身体活動レベルはそれぞれ I＝1.50，II＝1.75，III＝2.00としたが，70歳以上では，それぞれ，I＝1.45，II＝1.70，III＝1.95とした．

[2] 主として，70～75歳ならびに自由な生活を営んでいる対象者に基づく報告から算定した．

（日本人の食事摂取基準2010年版，厚生労働省，2009）

図11-1　エネルギー代謝の概観

レプチン —— 体重を左右する新しいホルモン　　　コラム 11-1

　1950年代から遺伝性肥満の動物モデルとして *ob/ob* マウス（obese, 肥満）が知られていた．図に示すように，この *ob/ob* マウスと正常なマウスの血管を吻合して血流を交通させると（併体結合という），摂食量が減り，体重が減少する．正常マウスには変化がみられない．この結果は *ob/ob* マウスでは血中に存在する食欲を抑制する物質が欠損しているために，異常に食欲が亢進していて肥満になることを示している．正常マウスと併体結合されると，正常マウスからこの物質が供給されるので，食欲が低下し，体重が減少すると考えられていた．1994年に Friedman のグループはこの *ob*（肥満）遺伝子をクローニングして，この遺伝子によってつくられるタンパク質の構造を明らかにした．この物質にギリシャ語で「やせる」を意味する（leptin）と名づけ，脂肪細胞で分泌されることを明らかにした．*ob/ob* マウスにレプチンを投与すると，食欲が低下して，体重が減少する．しかも，*ob/ob* マウスの雌は成長しても思春期がこないのであるが，レプチンを投与すると思春期がおとずれて，生殖が可能になる．以前から思春期が始まるのは，体重がある一定のレベル（臨界体重）に達することが引き金になるという臨界体重説があったが，体重の状態をいかにして体が知るのかがわかっていなかった．思春期が近づくと脂肪量が増加し，血中のレプチン濃度が増加して，一定レベルに達すると思春期がくるのであろう．生殖機能（とくに雌の）は大変エネルギーを必要とするので，ある程度の脂肪（エネルギーの貯蔵である）の蓄積があって，初めて生殖機能が開始されるのである．

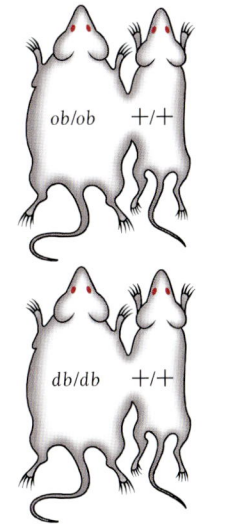

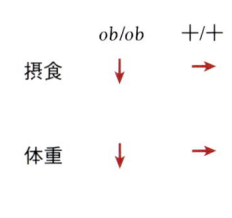

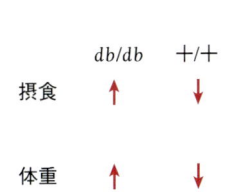

図A　レプチンの作用
ob/ob マウスと正常マウス（+/+）の併体結合の結果は本文の通りである．一方，同じ肥満マウスでも *db/db* マウスを正常マウスと併体結合しても，摂食量，体重に変化はみられないが，正常マウスの摂食量，体重が減少する．*db/db* マウスではレプチン受容体が欠損していて，血中レプチン濃度が高いためであることがわかった．

よって炭酸ガスと水にまで分解される．その過程でATPが合成される．脂肪は肝臓あるいは脂肪組織に貯蔵され，グルコースが不足すると，遊離脂肪酸(free fatty acid)として血中にでてきて細胞内に入り，β酸化によって分解されて最終的にはクエン酸回路に入って，ATPの合成に使われる．アミノ酸は各細胞に運ばれてタンパク質合成の原料として使われるが，飢餓状態では筋・肝臓などのタンパク質が分解されて生じたアミノ酸が糖に変換され(糖新生)，エネルギー産生に使われる．糖質，脂質，タンパク質は生体内でそれぞれ1gあたり4.1，9.3，4.1kcalのエネルギーを発生する．体内でつくり出したエネルギーは，栄養素が生体内で酸化されるときに消費された酸素量と発生した炭酸ガス量を呼気ガスから分析して推定する．

その他の栄養素

エネルギー源にはならないが，生命の維持に不可欠の栄養素としてビタミン，ミネラル(無機質)がある．ビタミンは酵素がはたらく際に必要な物質で，体内で合成できないので，食物から摂取せざるをえない．脂溶性と水溶性のビタミンがあり，表11-3にあるような生理的作用を示す．体を構成する主なミネラルはカルシウム，リン，カリウム，イオウ，ナトリウム，塩素，マグネシウムである．このうちカルシウム以外は不足する恐れはまずない．カルシウムは内分泌の項(第15章)で述べるように，体の中で重要な役割を果たしているので，とくに妊娠期，授乳期，幼児期など，需要が高まっているときは摂取不足に注意が必要である．体，食物にごくわずかしか存在しないが鉄，ヨウ素のように，それぞれヘモグロビン，甲状腺ホルモンの構成要素として不可欠のものがある．

2 体温 body temperature

体温とは

ヒトの体温は外界の温度変化にかかわらずほぼ一定していて，体内での化学反応が円滑に進むようになっている(図11-2)．体の部位によって温度は異なる．体表に近い部分は温度が低く(殻の部分)，深部は温度が高い(芯の部分)．殻の温度は環境温に左右されて変化するが，芯の温度は変化しない．体温とは深部温を意味する．実際には口腔，直腸，腋窩の温度を深部温とみなしている．測定に際しては，十分に深部温に近づけてから測る必要がある．鼓膜温は深部温に近いため，最近ではよく体温測定に使われる．

表 11-3 ビタミンとその欠乏症状

	ビタミン	作 用	欠乏症状	所 在
脂溶性ビタミン	ビタミン A(A_1, A_2)	視紅の成分：上皮細胞の維持	夜盲症，皮膚の乾燥	黄色い野菜と果物，肝臓，バター，卵黄
	ビタミン D*	小腸におけるカルシウムとリン酸の吸収増大	くる病	魚の肝臓
	ビタミン E	抗酸化作用 チトクロム電子伝達系の補助因子	運動失調，脊髄小脳失調	ミルク，卵，肉，葉状の緑色野菜
	ビタミン K 群	血液凝固に関係する各種タンパク質のグルタミン酸残基にγカルボキシル化を促す反応を触媒	出血性素因	葉状の緑色野菜
水溶性ビタミン	ビタミン B_1（チアミン）	脱炭酸の補助因子	脚気，神経炎	肝臓，無精白穀類
	ビタミン B_2（リボフラビン）	フラビンタンパク質の成分	舌炎，口唇炎	肝臓，牛乳，緑色野菜
	ナイアシン（ニコチン酸）（ニコチン酸アミド）	NAD^+，$NADP^+$の成分	ペラグラ	イースト菌，赤身の魚，肝臓，牛乳，卵
	ビタミン B_6（ピリドキシン）	脱炭酸酵素，アミノ基転移酵素の補酵素	痙攣，刺激過敏症	イースト菌，小麦，トウモロコシ，肝臓，牛乳，卵
	パントテン酸	CoAの成分	皮膚炎，腸炎，円形脱毛症，副腎機能不全症	卵，肝臓，イースト菌
	ビオチン	CO_2固定を触媒（脂肪酸合成などのとき）	皮膚炎，腸炎	卵の黄味，肝臓，トマト
	葉酸	1炭素転移のときの補酵素	スプルー，貧血	葉状の緑色野菜
	ビタミン B_{12}（シアノコバラミン）	アミノ酸代謝の補酵素，赤血球造成を刺激	悪性貧血	肝臓，肉，卵，ミルク
	ビタミン C（アスコルビン酸）	コラーゲン合成のときプロリンとリシンの水酸化に必要	壊血症	柑橘類，葉状の緑色野菜

* ビタミンDは現在ホルモンと考えられている．

体温の生理的変動

体温はほぼ一定しているというものの，生理的な変動がある．幼児，小児は成人に比べて体温が高く，老人では低い．2歳以上のヒトでは，体温は1日のうちで，早朝3〜6時に最低で，午後3〜6時に最高の日周期リズム(circadian rhythm)を示す．成人女性では月経周期に伴って黄体期に高く，卵胞期に低い二相性のリズムがある（図17-12）．その他に運動，食事の後には体温が上昇する．

日周期リズム
月経周期

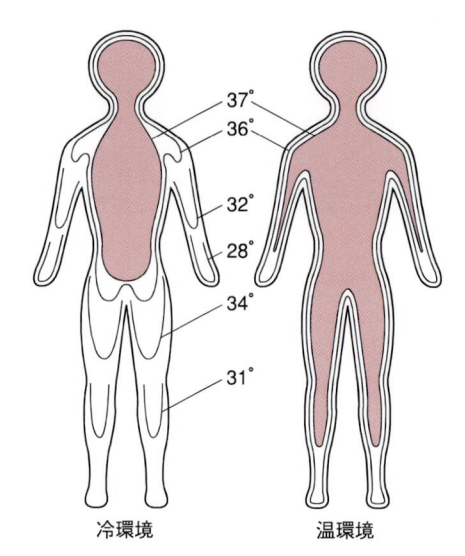

図 11-2　冷環境下と温環境下における体内温度の分布
赤部が核心部，白い部分が外殻部．
（Aschott & Wever：*Naturwissenschaften. Wiss.*, 45：477, 1958 より）

体熱の産生と放散

1　体熱の産生

　活動している組織からは必ず熱産生がある．寒冷環境下では不随意的に伸筋と屈筋が反復して同時に収縮を起こす**ふるえ**(shivering)によって熱産生を増す．またふるえによらない熱産生も盛んになる(非ふるえ熱産生)．摂食後に代謝が亢進して熱産生が増す(特異動的作用，食餌性熱産生)．

ふるえ

2　体熱の放散(図 11-3)

　体の表面からは熱が放射(輻射)されて失われる．周囲の温度が体温より低ければ，伝導あるいは対流によって体熱が移動して失われる．また，体表面からは常に水分が蒸発して，体熱を奪っている．これを**不感蒸泄**という．高温環境下では汗腺から交感神経のはたらきで汗が分泌されて，積極的に体熱を放散する．**発汗**には体温調節に関与する温熱性発汗の他に，手掌や足底に限局して精神的刺激に反応して発汗する**精神性発汗**がある．

不感蒸泄

発汗

精神性発汗

体温調節機構(図 11-4)

　正常体温の時は，体熱の産生と放散が等しいので，一定の体温を保つことができる．視床下部前部から視索前野には深部体温をモニターしている**温度受容器**がある．この神経からの体温に関する情報は視床下部の**体温調節中枢**へ伝えられて，体熱の産

温度受容器

体温調節中枢

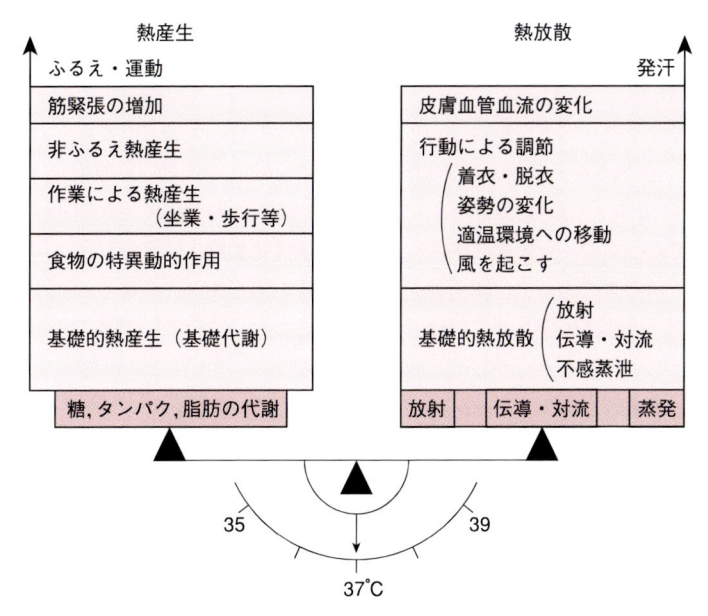

図 11-3 熱平衡
熱産生と熱放散のバランスで体温が決まる．
(貴邑冨久子ほか：シンプル生理学，第4版，p.303，南江堂，1999)

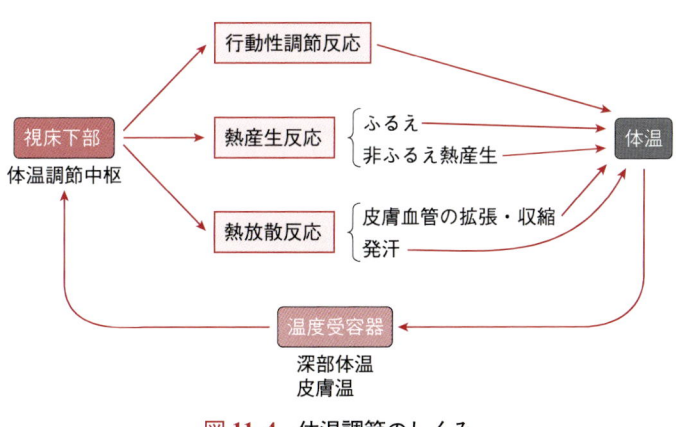

図 11-4 体温調節のしくみ

生と放散がつりあうように調節している．体温調節中枢には**設定温度**(セットポイント set point)があって，それと比べて体温が低ければ体熱の産生を刺激して，放散を抑制するようにはたらく．すなわち，非ふるえ産熱あるいはふるえを起こし，皮膚血管を収縮し，立毛させる．体温が高ければ，体熱の産生を抑制して，放散を刺激する．非ふるえ産熱を抑え，皮膚血管を拡張し，発汗を促す．体温調節には皮膚にある温受容器，冷受容器からの情報も影響を与える．もちろん，このような生理的な体温調節機構のほかに，寒暖を感じて衣服を脱着したり，暖冷房を用いたりする行動による体温調節もしている．

設定温度

コラム 11-2　恒温動物と変温動物の違いはなに？

脊椎動物には，外界の温度環境が大きく変動しても，体温を比較的狭い範囲で一定に保つことができる恒温動物（鳥類と哺乳類）と，環境温の影響を強く受けて体温の変動が大きい変温動物（両生類，爬虫類，魚類など）がある．両者の違いは恒温動物は変温動物に比べて代謝活動が活発である点で，その事に注目して前者を速代謝動物，後者を遅代謝動物と呼ぶこともある．前者はその高い代謝活動を利用して体内熱産生をおこなうので内熱動物，後者はその低い代謝活動のために自身で熱産生ができないで外部の温度に依存するので，外熱動物ともいわれる．しかし変温動物も体温調節をしていないわけではない．たとえばトカゲは環境温が低下すると，日だまりへ移動する．また，メダカを温度勾配のある筒に入れておくと，快適と思われる温度の部位に集まる．しかも，メダカに体温のセットポイントを変えるはたらきのあるプロスタグランジンを投与すると，メダカが集まる温度域が高くなる．このように変温動物は主として外界の温度を利用して体温調節をしているのである．しかしこの調節は恒温動物のように精密なものではない．

体温調節異常

1　発　熱 fever（図 11-5）

細菌，ウイルスの毒素（外因性発熱物質）の刺激で生体内に**内因性発熱物質**がつくられる．この発熱物質（pyrogen）は体温調節中枢に作用して，設定温度を高くする．その結果正常体温では設定温度より低いということになるので，寒気がして体熱の産生

内因性発熱物質

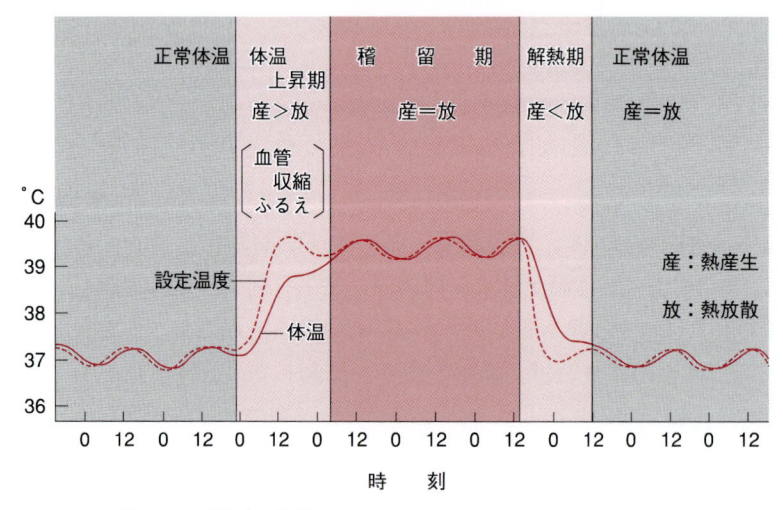

図 11-5　発熱の経過
（永坂鉄夫，渡辺悟編：人体生理学，廣川書店，p.453, 1985）

が盛んになって，発熱する．設定温度が低下して解熱するまでは，高い設定温度で熱の産生と放散は平衡している．この時期を稽留期という．発熱は免疫機能を高めるといわれている．

2 うつ熱

高温環境下での激しい運動などで，熱の放散が体温上昇に追いつかない場合の高体温をうつ熱という．もっともひどくなった状態では体温調節中枢の機能が停止してしまう．このような状況を熱中症（日射病，熱射病）という．氷水などで，物理的に体温を下げる必要がある．

熱中症

練習問題
1. 基礎代謝とはなにか．
2. 細胞ではどのようにしてATPがつくられるか．
3. 深部温とはなにか．
4. 体温の生理的変動とはなにか．
5. 体温を一定にしているしくみは．
6. 発熱とうつ熱はどう違うのか．

第12章
消化器系

学習ポイント
- 消化器系を構成する器官の構造を覚える．その組織学的特徴を理解する．
- 食物が消化され，吸収される仕組みを理解する．
- 便が排泄される仕組みを理解する．

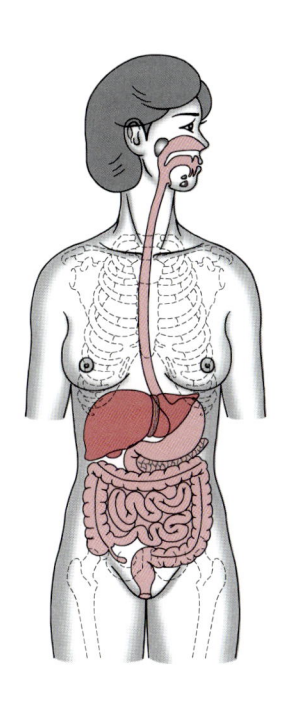

われわれの体に貯えられているエネルギーはわずかであるから，常にエネルギーを補給しなければならない．食物からエネルギーを得るためには，十分に小さくして体内に吸収できる大きさにする必要がある．そのために食物を機械的に砕き，消化液に含まれる数多くの酵素のはたらきによって化学的に分解している(表12-1)．この過程が消化である．小さくなった栄養素を消化管上皮から体内に取り込む過程が吸収である．

key word

1 消　化 digestion

消化器系の構成

消化器系は口から始まって肛門までの中空の管(消化管)と，それに付随する唾液腺，肝臓，膵臓などの実質性の臓器から構成されている(図12-1)．

1 消化管の構造(図12-2)

消化管は一般に粘膜，粘膜下組織，筋層，漿膜の4層からできている．粘膜は消化管のもっとも内層で，表面は上皮でおおわれて食物と接触する．粘膜の深層には粘膜固有層という結合組織がある．ここに平滑筋の層(粘膜筋板)が含まれていることがある．粘膜下組織は粘膜と筋層の間にある結合組織の層である．筋層は筋組織の層で口，咽頭，食道上部では横紋筋でできている．その他の消化管では平滑筋でできてい

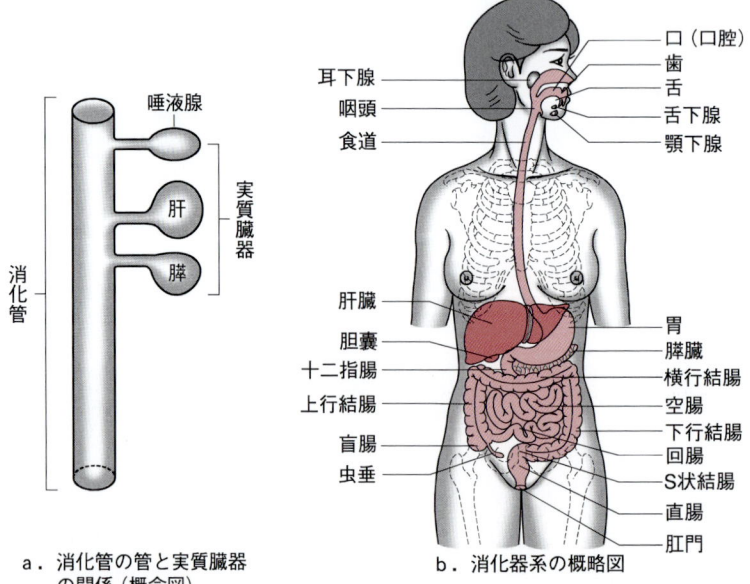

消化管

a．消化管の管と実質臓器の関係（概念図）
b．消化器系の概略図

図 12-1　消化器の構成

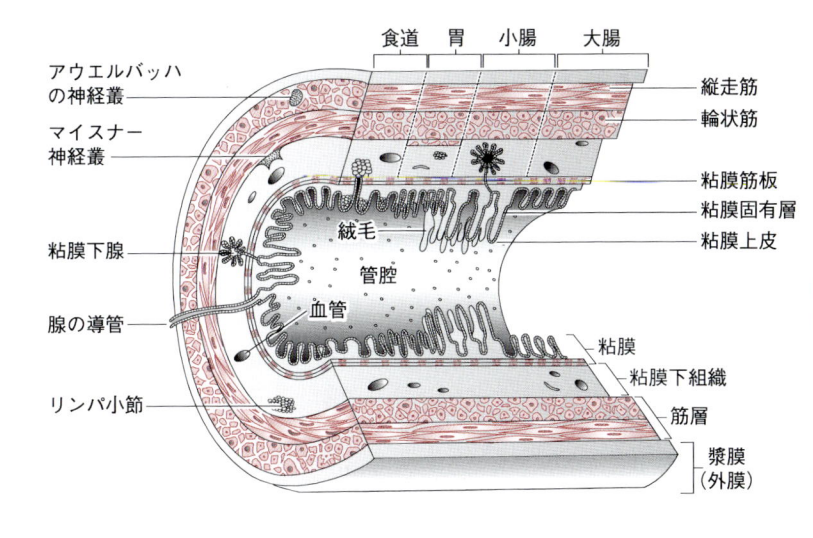

図12-2 消化管の横断面と縦断面を組み合わせた図

縦断面では部位による違いを示している.
(Tortora G., Grabowski SR: Principle of Anatomy and Physiology, 8th ed., Addison Wesley Longman, p.755, 1996)

る. 漿膜は消化管のもっとも外層をなす薄い膜である. 漿液が分泌されるので滑らかで, 他の臓器との摩擦が少なくなっている. このように内臓の表面をおおっている膜を臓側腹膜という. 胃の前壁および後壁をおおう臓側腹膜が一緒になって腸の前にエプロンのようにひろがる腹膜のヒダを大網という.

2 腹 膜 peritoneum (図12-3)

胃から大腸までの大部分の消化管は腹腔の中にある. 横隔膜より下の腔所を腹腔と呼び, 腹膜腔と後腹膜腔からなる. 腹膜腔の前方と側方は腹部の筋, 後方は背中, 上は横隔膜, 下は骨盤底筋で囲まれた空間で, その内面は腹膜でおおわれている. このように腹膜腔・骨盤腔の壁をおおっているのが壁側腹膜である. 腹膜腔の後ろの空間を後腹膜腔という. 胎生期には腹部内臓は腹膜後隙に発生して, 後に腹膜におおわれて腹膜腔内に突出してできた. 腹膜どうしが接しているところでは腸間膜となっている. 腸間膜は血管, リンパ管, 神経の通路になっている.

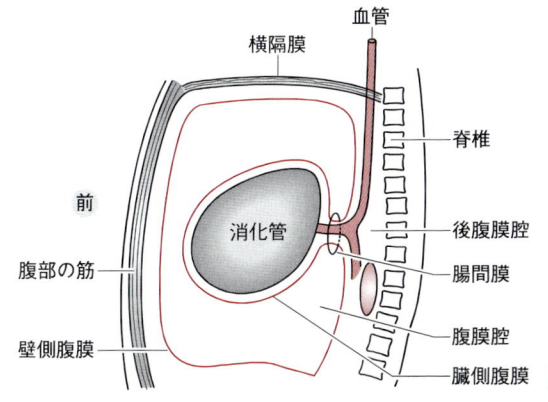

図12-3 腹膜腔と壁側腹膜, 臓側腹膜

膵臓，十二指腸，膀胱，腹大動脈，下大静脈などはわずかしか腹膜腔に突出しておらず，腹側面だけが腹膜におおわれている．腎臓，直腸は腹膜腔の完全に外にあるので，腹膜にはおおわれていない．これらの臓器を後腹膜腔器官と呼ぶ．

口腔と咽頭(図 12-4)

口腔は粘膜でおおわれている．粘膜の表面は重層扁平上皮である．口腔内では咀嚼による機械的な消化と，唾液による化学的な消化がおこなわれ，嚥下によって食塊が食道へ運ばれる．咀嚼は下顎を上顎に向かって左右に動かす咬みきり運動と，前後に動かす，すり潰し運動によっておこなわれる．その際，頬筋と舌の補助が必要である．

1 歯 teeth (図 12-5)

成人では左右上下にそれぞれ切歯 2 本，犬歯 1 本，小臼歯 2 本，大臼歯 3 本(第 3 大臼歯を親知らず，智歯という)，計 32 本の歯がある(子供では 20 本)．上・下顎骨の歯槽部分に歯根部を埋めている．外に現れている部分を歯冠という．歯槽部分をおおう粘膜が歯肉である．歯の内部にある血管やリンパ管，神経を含む結合組織を歯髄という．歯冠の表面は人体でもっとも硬い組織であるエナメル質でおおわれる．歯の大部分をつくっているのが，骨組織によく似た象牙質である．歯根の表面はセメント質がおおっている．

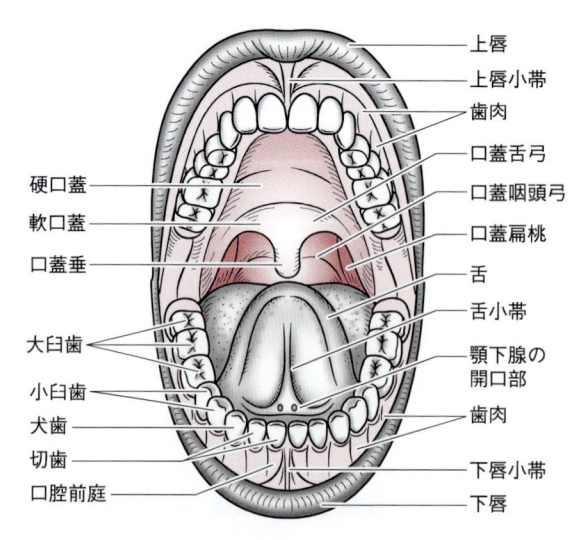

図 12-4　口腔と口蓋

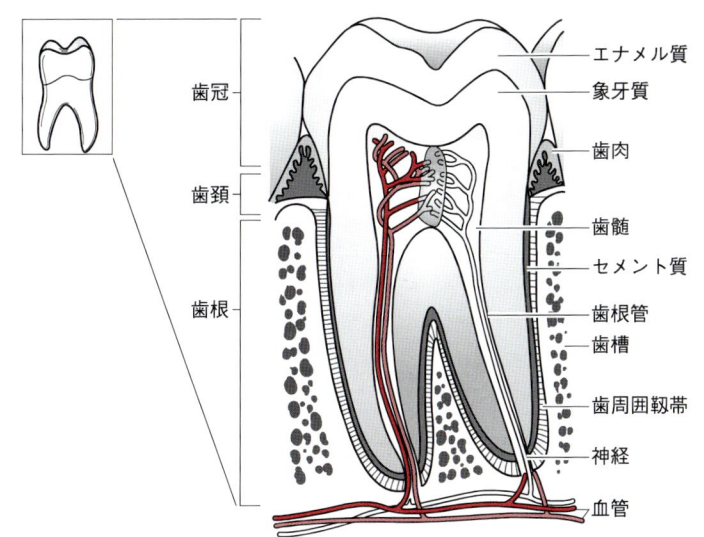

図 12-5　歯の構造

親知らずは進化の象徴？　　　　　　　　　　　　　　　　　　　コラム 12-1

第 3 大臼歯が生えてくるのは 20 歳前後であり，昔はこの頃は親も短命でこの世にいないため親知らずという俗名が生まれた．われわれの歯は，はるか昔は 36 本であったとされる．進化の過程や食生活の変化で 32 本になった．あと何百年もすると 28 本になるかも知れない．その時には親知らずはもう存在しないことになる．

2　口　蓋 palate（図 12-4）

口蓋は口腔の天井をなす部分で，口腔を鼻腔と隔てて，正しい発音をするために重要である．前方部分は上顎骨と口蓋骨からなる硬口蓋で，後方部分は骨格筋を主体とした軟口蓋である．軟口蓋の奥の部分を口蓋帆といい，その中央に口蓋垂がぶらさがっている．口蓋帆の筋が収縮すると，口蓋帆は上方に引き上げられて上咽頭（咽頭鼻部）と口腔の間が閉鎖する．口蓋帆の両側から舌の基部と咽頭壁に向かって 2 本の粘膜のヒダ（口蓋舌弓と口蓋咽頭弓）がのびている．このヒダの間に口蓋扁桃がある．

3　唾液腺 salivary gland（図 12-6）

口腔粘膜内には多くの小さな唾液腺（小唾液腺）がある．このほかに耳介の前下方に耳下腺，口腔底筋の下方で下顎骨の内側に顎下腺，口腔底筋の直上で舌の両側に舌下腺と呼ばれる大唾液腺がある．耳下腺の導管は上顎の第二大臼歯付近の口腔前庭に開口し，顎下腺と舌下腺の導管は舌小帯の外側に開口する．

唾液腺からは 1 日に約 1 l の唾液が分泌される．唾液にはデンプンを分解してデキストリンやマルトース（麦芽糖）にする α-アミラーゼ（プチアリン）と食塊，口腔を滑

図 12-6　唾液腺

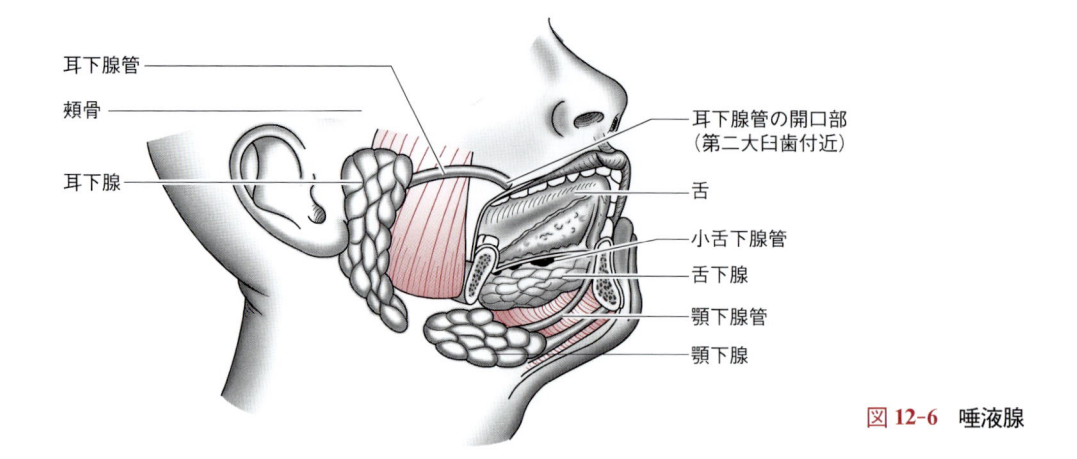

らかにする糖タンパク質のムチンが含まれる．
　唾液腺の分泌を調節するのは自律神経である．副交感神経が刺激されると，アミラーゼとムチン（炭水化物が 80 ％を占める糖タンパク質）の分泌が増加し，重炭酸イオン（HCO_3^-）の分泌も増える．交感神経も唾液分泌を刺激するが，一時的である．副交感神経の刺激効果のほうが顕著で長く続く．

> **う歯 —— 伝染性感染症？**　　　　　　　　　　　　　　　　　　　コラム 12-2
>
> う歯とは俗にいう虫歯で，多くの場合エナメル質が欠ける状態をいう．エナメル質が欠ける原因は口腔内雑菌，とくにミュータンス連鎖球菌によるものが多い．したがって，う歯は細菌による感染症とする考え方が主流である．その結果，象牙質が露出され象牙質内の象牙細管に存在する溶液が動き，歯髄より入り込んだ歯槽神経（三叉神経の枝である上顎，下顎神経の枝にあたる）を刺激する．

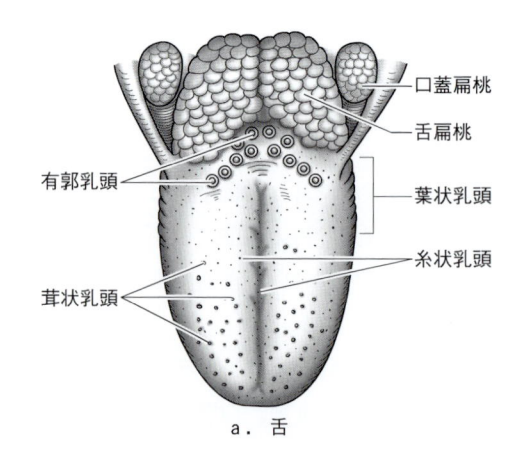

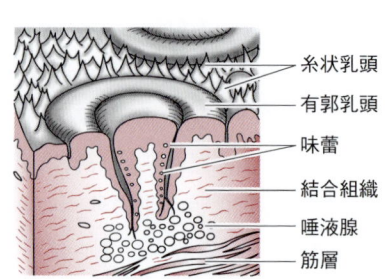

a．舌　　　　　　b．有郭乳頭

図 12-7　舌

4 舌 tongue(図12-7)

舌筋と呼ばれる筋肉のかたまりで，咀嚼，吸飲，嚥下(えんげ)の運動を補助し，味覚の受容，言葉の発生に関与する．舌の前の部分を舌体，後ろの部分を舌根という．先端部は舌尖である．

舌の表面は重層扁平上皮におおわれている．舌背と舌縁には小さな顆粒状の高まりがあって，舌乳頭と呼ばれる．舌乳頭はその形から糸状乳頭，茸状乳頭，有郭乳頭，葉状乳頭の4種類に分類される．糸状乳頭は触覚に関与するが，それ以外の乳頭には味覚の受容器である**味蕾**が存在する．

舌根には多数のリンパ節が集合して舌扁桃が形成されている．

5 咽 頭 pharynx

咽頭は粘膜と筋からなるロート状の管で，上端は頭蓋底に固定されており，下端は食道に移行する．鼻腔，喉頭とも連絡しているので，消化管と気道を兼ねていることになる．後壁の上部には咽頭扁桃がある．

6 嚥 下 swallowing

嚥下(えんげ)は随意的に開始されるが，そのあとはほとんど完全な反射運動である．反射の中枢は延髄にある．嚥下反射は食物を口から胃へ移送すると同時に，呼吸を止めて気管に食物が入らないようにしている．この反射が正常でない場合(昏睡の人など)，嚥下性肺炎が起きる．

食 道 esophagus(図12-8)

食道は咽頭と胃をつないでいる長さ約25cmの筋性の管で，食物を口から胃へ輸送

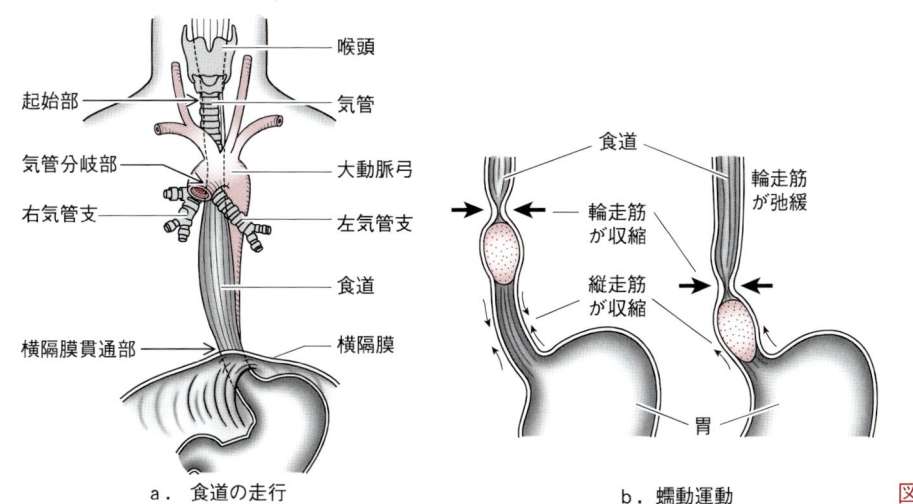

図12-8 食道

a．食道の走行
b．蠕動運動

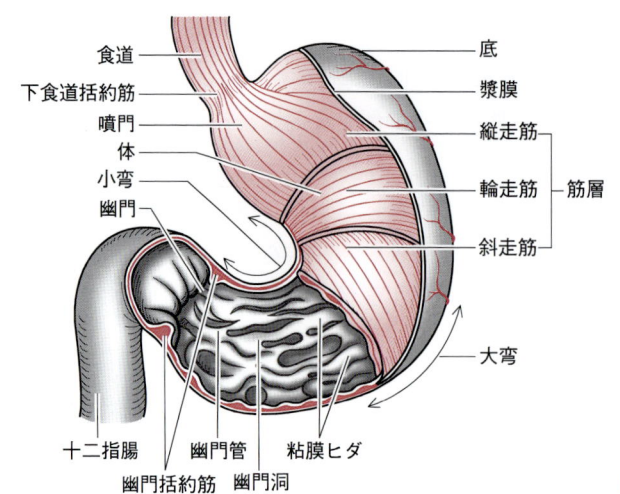

図 12-9　胃の構造

する．第六頸椎の高さにある喉頭の輪状軟骨の後ろから始まり，気管の後ろで脊柱の前を下がり，第十胸椎の高さで横隔膜を貫いて腹腔に入り，第十一胸椎の左前方で胃に連なる．起始部，気管分岐部(第四と第五胸椎の間)，横隔膜貫通部の3ヵ所はどんなヒトでも狭くなっているので，これらの部位を生理的な狭窄部位という．

食道の粘膜は重層扁平上皮でできている．筋層の内側は輪走筋，外側は縦走筋で構成されていて，上部は横紋筋，下部は平滑筋である．

胃 stomach (図 12-9)

食道に続く袋状の臓器で，約 1.5l の容積をもつ．食道から胃への入り口を噴門，十二指腸への出口を幽門という．噴門から左側に横隔膜の下方にドーム状に膨らんだ部分が胃底である．胃は前後に扁平であるため右の小さな弯曲部と左の大きな弯曲部が区別される．それぞれを小弯，大弯と呼ぶが小弯の鋭角をなす角の部分を角切痕という．この部は胃潰瘍の好発部位である．角切痕から幽門までを幽門部といい，胃底，幽門部の間を胃体という．

噴門
幽門

1　胃粘膜 (図 12-10)

胃粘膜の表面は単層円柱上皮でおおわれている．この上皮が粘膜固有層へ陥没して胃腺を形成する．胃腺の開口部を胃小窩という．胃液 (gastric juice) を分泌する固有胃腺は胃底と胃体にあって，塩酸を分泌する壁細胞，ペプシノゲンを分泌する主細胞，粘液を分泌する副細胞が存在する (図 12-11)．幽門部の胃腺は幽門腺と呼ばれガストリン (gastrin) を分泌する腸管内分泌細胞が存在する．

胃液
塩酸
ペプシノゲン
ガストリン

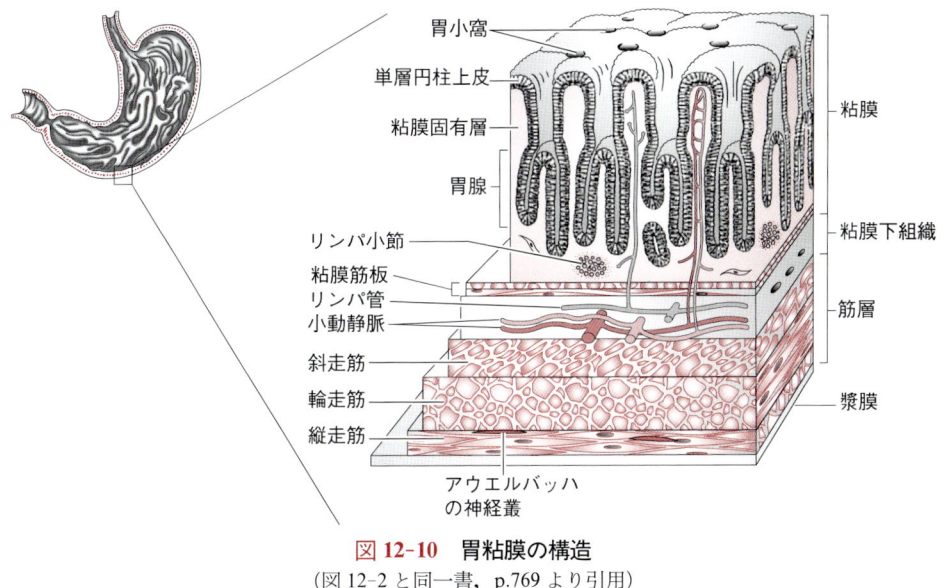

図 12-10　胃粘膜の構造
（図 12-2 と同一書，p.769 より引用）

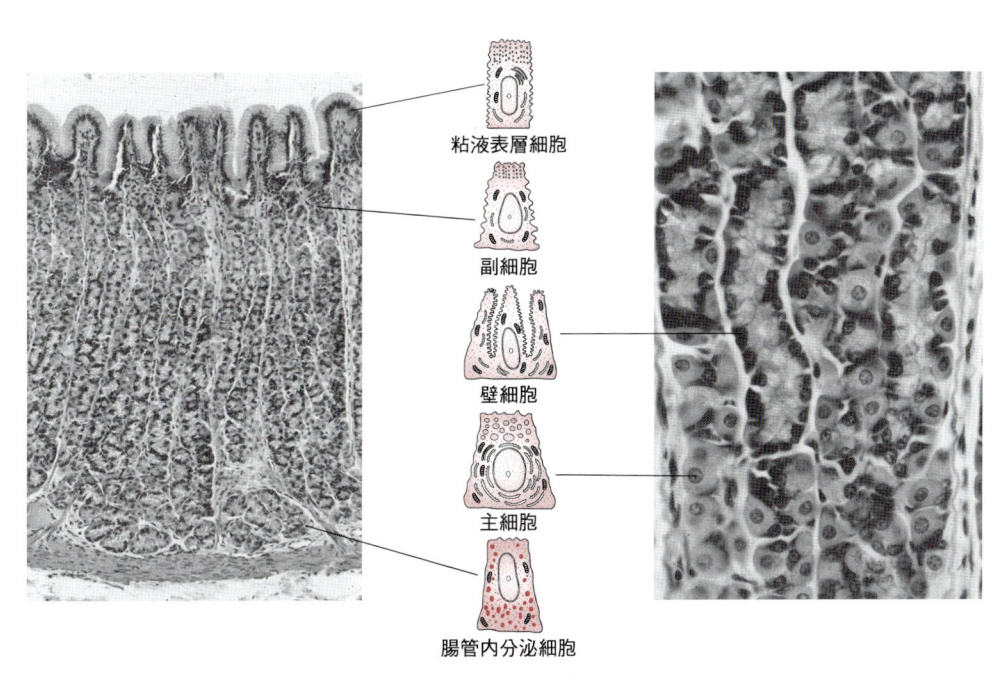

図 12-11　胃腺

2　筋　層

　平滑筋で構成される筋層は，3層からなり，内層は斜走し，中間層は輪走し，外層は縦走する．このような筋線維の配列のために，胃はいろいろな方向に収縮できる．

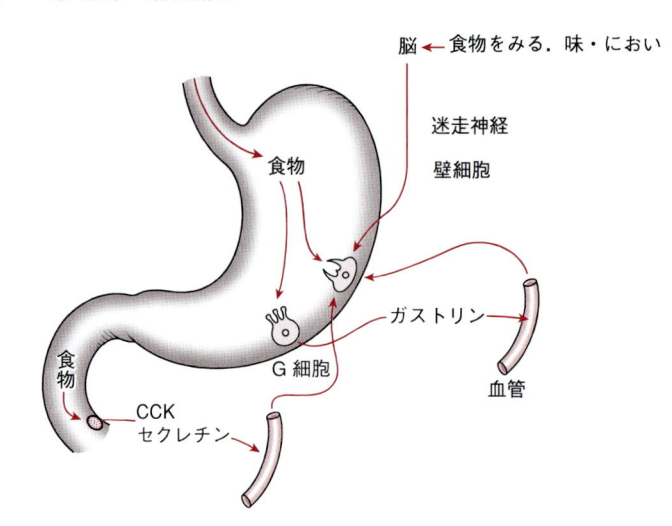

図 12-12　胃液の分泌調節
G 細胞：ガストリン分泌細胞
CCK：コレシストキニン

3　胃の運動と分泌

　胃の生理機能は食物を貯蔵，粉砕して胃液と混和し十二指腸へ送ることである．胃の外来性神経支配には迷走神経を通るものと，腹腔神経叢からくるものがある．一般的に，胃平滑筋の運動と胃分泌は副交感神経（迷走神経）で促進され，交感神経で抑制される．

4　胃液の組成

　壁細胞から分泌される塩酸と内因性因子，主細胞から分泌されるペプシノゲン，粘液細胞から分泌される粘液が主な成分である．塩酸はペプシノゲンをペプシンに変える．内因性因子は糖タンパク質で，ビタミン B_{12} の吸収に必要である．これが不足すると，ビタミン B_{12} 不足で悪性貧血となる．ムチンを主成分とするアルカリ性の粘液は機械的刺激と塩酸やペプシンから胃壁を保護する．

5　胃液の分泌調節（図12-12）

　食後胃酸の分泌は急激に増える．食物に反応して起こる胃液分泌は3つの相がある．胃液分泌の頭相は食物をみる，匂いを嗅ぐ，味わうことで生じる．迷走神経を介する反応である．胃相は胃に食物が存在すると直接あるいはガストリンの分泌を介して生じる．腸相は食物が十二指腸に存在すると，消化管ホルモン分泌を調節して胃液の分泌に影響を及ぼす．

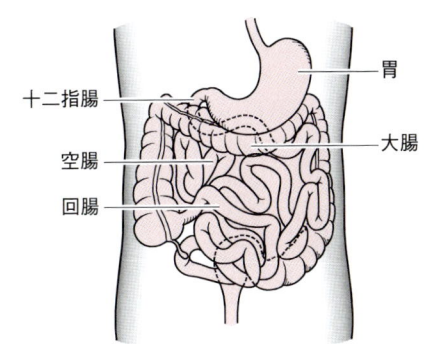

図 12-13　小腸

コラム 12-3　消化性潰瘍——ピロリ菌め！

　胃および十二指腸の潰瘍ができるのは，1）胃粘膜からの胃酸やペプシンの過剰な分泌，2）粘膜を胃液の消化作用から保護する作用が低下するために，粘膜が自己消化されてしまうためと考えられている．1）の例としてよく知られているのが，ゾリンジャー・エリソン（Zollinger-Ellison）症候群である．この病気はガストリンを分泌する腫瘍によって，長期間にわたって胃酸の過剰分泌が起きるために，十二指腸および幽門部に潰瘍がみられる．2）に関しては最近多くの発見があった．その 1 つは，多くの消化性潰瘍の発生に細菌感染が関与していることである．とくにピロリ菌（Helicobacter pylori）は感染すると長期にわたって，粘膜の消化保護機構を破壊すると考えられている．2 つめはヒスタミンの H_2 受容体に作用して，ヒスタミンの胃酸分泌作用を遮断する薬剤（シメチジン，ラニチジンなど）の登場によって，消化性潰瘍の治療方法が，外科的方法から内科的方法に大きく変化したことである．

6　嘔吐 vomiting

　嘔吐反射の中枢は延髄にある．この嘔吐中枢に入力を送る刺激として，胃，十二指腸の伸展，舌根部の触刺激，めまいなどがある．**嘔吐反射**では，吐き気に続いて小腸上部から十二指腸へ向かう逆蠕動が起きる．幽門括約部と胃は弛緩して，腸の内容物を受け入れる．喉頭蓋が閉じたまま強制的な吸気が起きて，胸腔内圧が低下する．同時に腹筋の収縮が起きて，胃内容を食道に押しつける．その結果，反射的に下食道括約筋が弛緩するので，胃内容が食道へ入る．

嘔吐反射

小腸 small intestine（図 12-13）

　細長い管状の臓器で，十二指腸，空腸，回腸に分けられる．十二指腸は約 25cm で C の字のなかに膵頭を抱えている．前面は腹膜におおわれるが，背面は後腹壁に接する．下行部のほぼ中央に総胆管と膵管の開口部が大十二指腸乳頭として，小さい突出

a．小腸構造

b．小腸の絨毛組織像と粘膜上皮細胞の種類

図 12-14　小腸粘膜

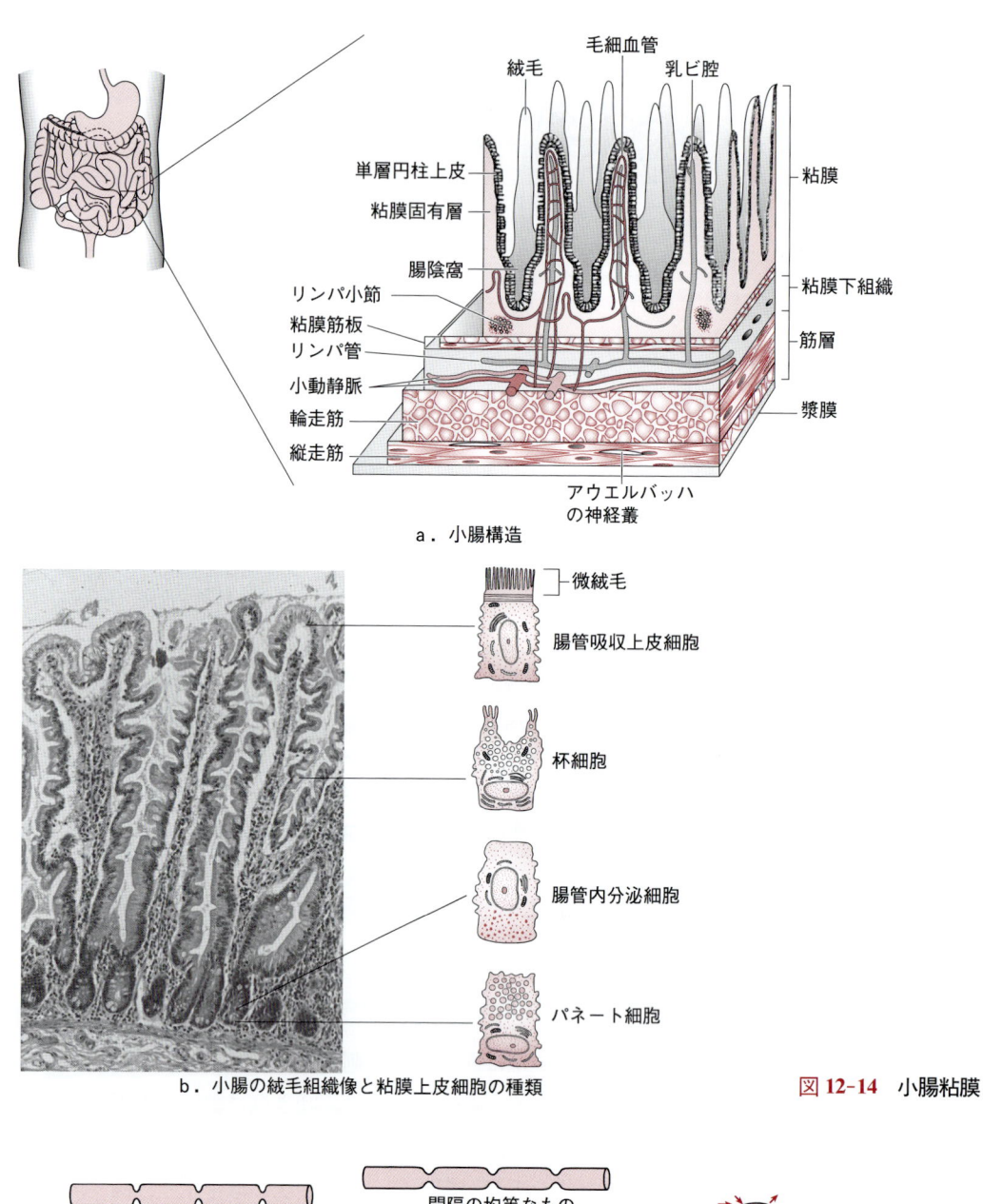

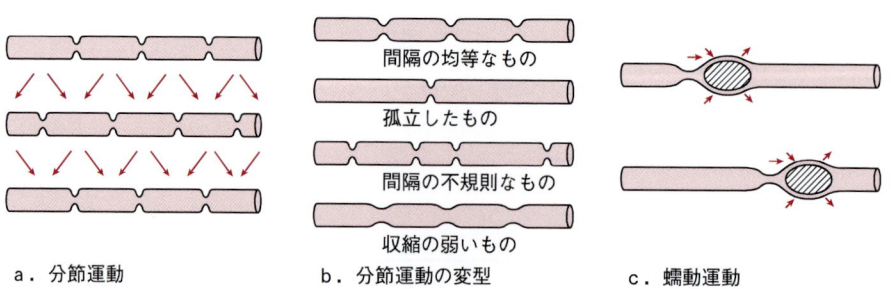

a．分節運動　　b．分節運動の変型　　c．蠕動運動

図 12-15　分節運動と蠕動運動
（a：図 12-2 と同一書，p.785 より引用）

がある．空腸と回腸は腸間膜によって後腹壁につながっている．腸間膜をもつ小腸の口側 2/5 を空腸，肛門側 3/5 を回腸と呼ぶが，両者の境界ははっきりしていない．小腸は長さが 5m あり，糜粥は 2〜4 時間かかって小腸部分を通過する．

1 小腸粘膜(図 12-14)

小腸の粘膜は腸管を輪状に一周する輪状ヒダを形成し，輪状ヒダの表面は 1mm 程の腸絨毛でおおわれているので，小腸粘膜の表面積は大きくなる．腸絨毛の粘膜固有層の中心には毛細リンパ管がある．腸絨毛と腸絨毛の間には粘膜が深く陥没して腸腺(リーベルキューン腺)を形成している．このほかに，十二指腸には十二指腸腺(ブルンネル腺)があって，粘液を分泌する．粘膜の上皮は単層円柱上皮で，ところどころに粘液を分泌する杯細胞がある．腸粘膜へ進入した病原体に対抗するために，空腸には孤立リンパ小節が散在し，回腸には 20〜30 個のリンパ小節が集まった集合リンパ小節(パイエル板)がある．

2 筋層

平滑筋からなる内輪筋と外縦筋の 2 層である．両層の間には神経細胞を含む筋層間神経叢(アウエルバッハ神経叢)がある．粘膜下には粘膜下神経叢(マイスネル神経叢)があって，腸管の運動を調節している．これらの神経叢はすべての消化管に分布しているが，小腸と大腸でよく発達している．

3 分節運動と蠕動運動(図 12-15)

分節運動は間隔をおいて，輪走筋の収縮によって収縮輪が生じることによって，腸管が小分節に区切られる．収縮部分が弛緩すると，前の収縮輪の中間に新たな収縮輪ができる．分節運動によって，内容物を撹拌し粘膜表面にあらたに糜粥を次々に接触させる．蠕動運動では収縮している場所が肛門の方へ移動する．その結果，内容物は結腸へ向かって移動する．回腸終末部の伸展は回盲括約筋を弛緩させ，回腸から盲腸への内容物の移動を可能にする．

大　腸 colon(図 12-16)

大腸は盲腸，結腸，直腸に区別される．右腸骨窩にある大腸の最初の部分が盲腸で，長さは 6〜8cm である．回腸の終末部が入り込むところは粘膜性のヒダ(回盲弁)があって，内容物の逆流を防いでいる．盲腸の下端には虫のような突起がぶら下がっている．これを虫垂といい，中には多数のリンパ小節が存在する．虫垂のおおよその位置は体表から推し測ることができる(第 5 章，下肢の骨の項参照．マックバーニーの点)．盲腸に続いて上行結腸が肝臓直下まで上行し，ほぼ直角に曲がって横行結腸となり，左上腹部の脾臓の近くまで進み，再び直角に曲がって，下行結腸となる．左

a．大腸の各部分の位置と名称

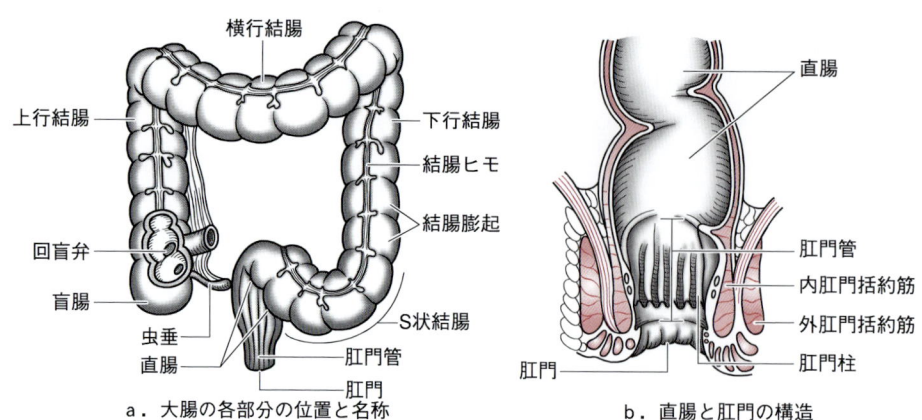

b．直腸と肛門の構造

図 12-16　大腸

a．大腸の構造

b．大腸粘膜の組織像と粘膜上皮細胞の種類

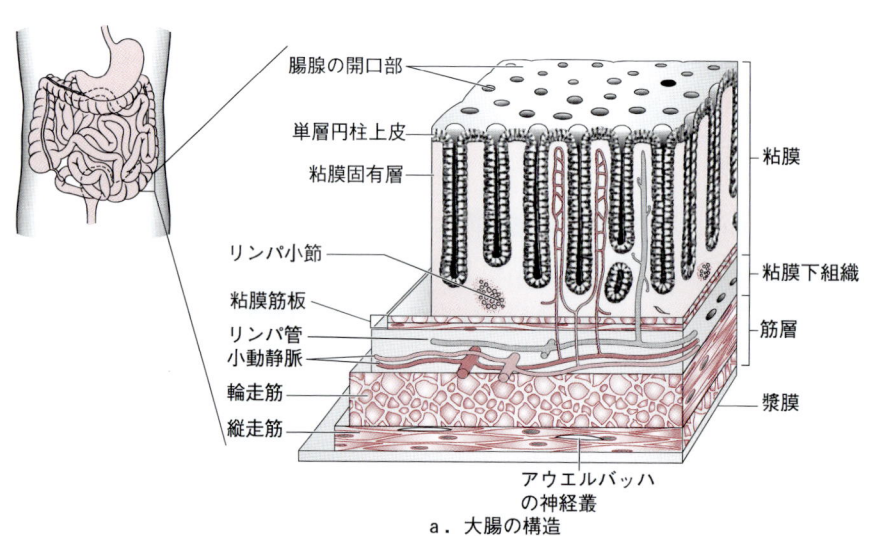

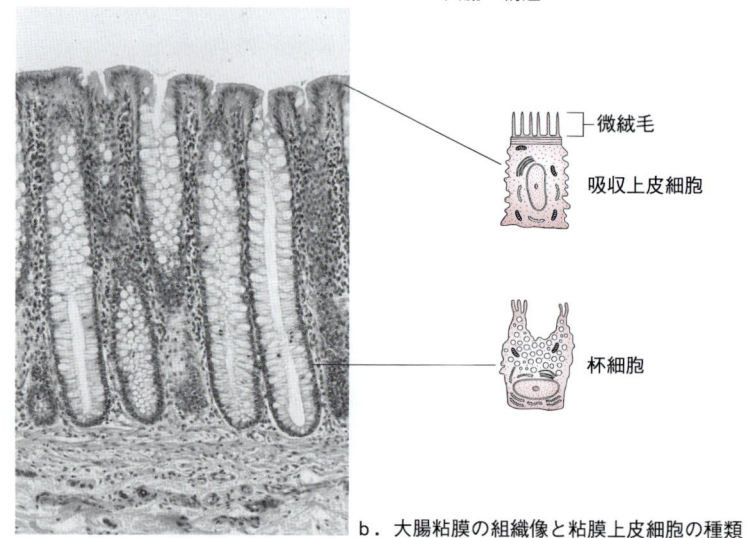

図 12-17　大腸粘膜
（a：図 12-2 と同一書，p.795 より引用）

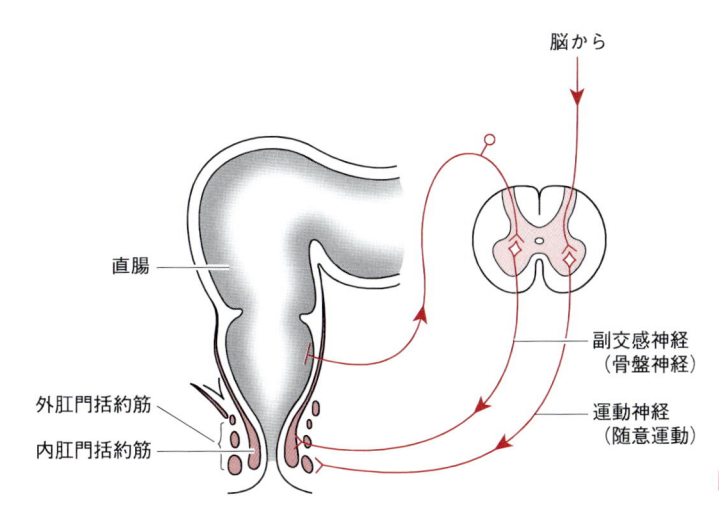

図 12-18　排便反射

腸骨窩の高さで，外側腹壁を離れて S 状結腸へ移行する．S 状結腸は腸間膜を有し，小骨盤腔に入って**直腸**(rectum)に移行する．直腸は仙骨の(弯)曲に沿って下行し，尾骨の高さで後方に向きを変えて肛門に終わる．直腸の上部には糞便の貯留場所である直腸膨大部がある．肛門は平滑筋性の内肛門括約筋と，骨格筋性の外肛門括約筋によって開閉される．

回腸から結腸へ移動してくる糜粥は 1 日あたり 1500ml であるが，糞の水は 50〜100ml である．その差は大腸で吸収される．大腸の主な作用は電解質と水の吸収である(p204，水，塩類の吸収異常，下痢の項参照)．

1　大腸の粘膜(図 12-17)

大腸の粘膜には小腸のような絨毛，輪状ヒダはないが，粘膜が深く落ち込んで大腸陰窩を形成している．粘膜上皮細胞の多くは杯細胞で，粘液を分泌している．陰窩の開口部付近に微絨毛と吸収能力をもった細胞があって，この細胞が水と電解質を吸収している．

2　筋　層

大腸の筋層は内輪，外縦の 2 層である．外縦筋層は腸管の全体に分布するのでなく，3 ヵ所に集まって 3 条の帯をつくっている．これを結腸ヒモと呼ぶ．結腸ヒモの収縮と内輪筋層の弛緩によって，数 cm 間隔の蠕動するくびれが生じる．くびれとくびれの間には結腸膨起と呼ばれる膨隆がみられる．

3　盲腸と近位結腸の運動

分節的な運動が主でしかも逆移送収縮があって，塩類と水の吸収を助ける．1 日に 3 回ほど大蠕動が起きて，近位結腸の内容を肛門方向へ移動させる．

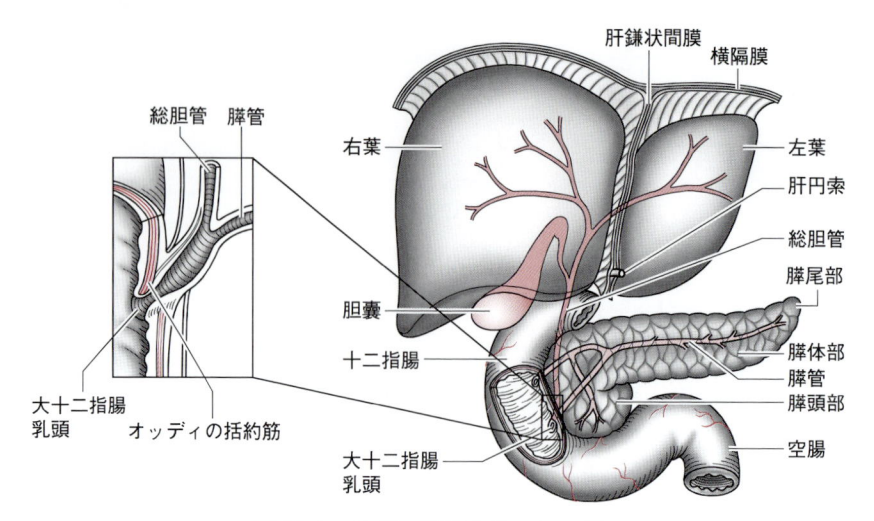

図 12-19 肝臓，膵臓を前からみた図

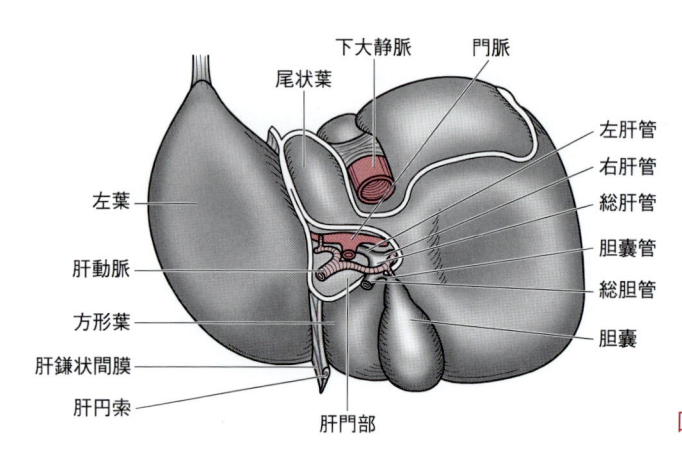

図 12-20 肝臓を後ろ(背)からみた図

4 直腸と肛門 anus の運動

S 状結腸の大蠕動の結果，直腸に便がたまると，内肛門括約筋が反射的に弛緩し，外肛門括約筋が収縮する．この**排便反射**を統合するのは仙髄の中枢で，遠心路は骨盤神経に含まれる副交感神経である(図 12-18)．排便反射の中枢は脳による調節を受けている．通常は便意を感じて，随意的に外肛門活約筋を弛緩させると同時に腹圧を上げて，直腸の内圧を上昇させ，排便反射を誘導させている．

肛門
排便反射

肝　臓 liver (図 12-19, 12-20)

肝臓は肝鎌状間膜によって分けられる，大きい右葉と小さい左葉からできている．横隔膜の右直下にあって，横隔膜の膨らみに一致して，上に向かって膨隆している．下からみると，方形葉と尾状葉があり，その間に四角い浅い窪みがあって，肝門と呼

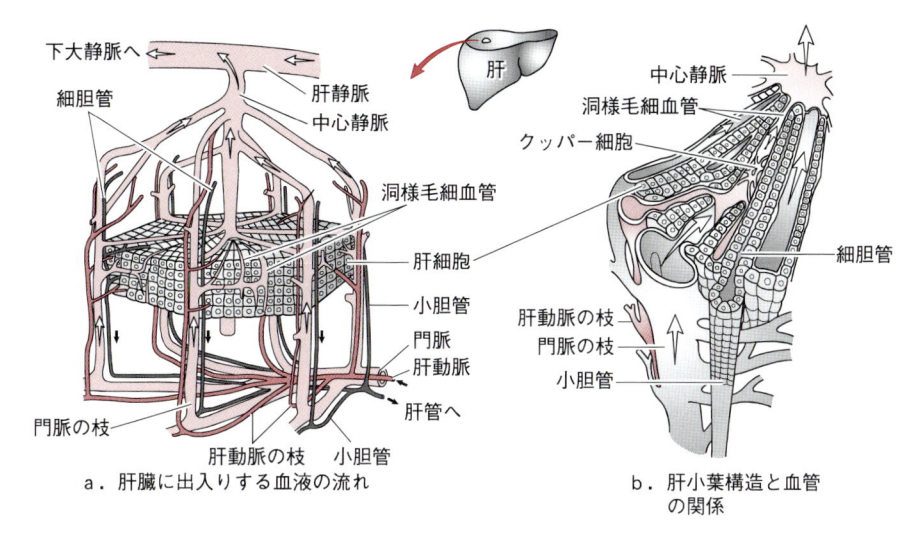

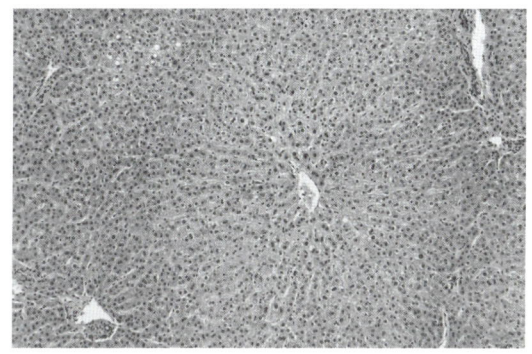

図 12-21 肝臓の微細構造
(a, b：図 12-2 と同一書, p.779 より引用)

ばれる．肝門から固有肝動脈と門脈が入り，左右の肝管が出る．

1 微細構造(図 12-21)

　肝臓は太さ 1mm，長さ 2mm 程の六角柱をした肝小葉が蜂の巣状に集まってできている．各小葉の角の部分には 3 つの小葉が接している．ここには門脈の枝である小葉間静脈，肝動脈の枝である小葉間動脈，肝管の枝である小葉間胆管の 3 本がセットになって走っている．肝小葉の中央を中心静脈が貫いている．中心静脈の周囲に放射状に肝細胞索がある．細胞索と細胞索の間には洞様毛細血管(類洞)があり，ここを流れる血液は中心静脈へ注ぐ．洞様毛細血管の壁は内皮細胞であるが，クッパー細胞(Kupffer cell)という単球(マクロファージ系の貪食作用をもつ細胞)が付着している．肝細胞から分泌された胆汁は，肝細胞の細胞膜で構成される毛細胆管を通って小葉間胆管を流れ，左右の肝管を流れて肝門から出る．

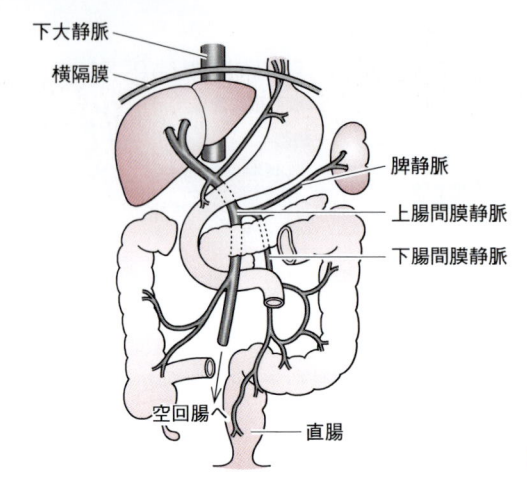

図 12-22　門脈の走行

② 門　脈 portal vein

　肝臓には肝臓を栄養する肝動脈と，消化管で吸収されたものを含む門脈が入る．門脈は脾静脈，上腸間膜静脈，下腸間膜静脈が合わさったものである（図 12-22）．一般に動脈は枝分かれして毛細血管になり，それらがあわさって，静脈となる（動脈-毛細血管-静脈）が，この系にさらに毛細血管と静脈が入ったものの最初の静脈を門脈と呼ぶ（動脈-毛細血管-静脈（門脈）-毛細血管-静脈）．

門脈

③ 肝臓の働き

　肝細胞でつくられる**胆汁**（bile）は胆汁酸，コレステロール，レシチン，胆汁色素を含む．胆管の上皮細胞からは重炭酸イオンの多い液体が分泌される．ステロイド核をもつ胆汁酸は親水基と疎水基の両方をもち（両親媒性），脂肪を乳化して消化酵素が作用できる表面積を増加させ，脂肪の分解産物をミセルをつくって吸収を促す．ヘモグロビンが分解されてできた**ビリルビン**が胆汁色素の主なもので，**黄疸**（jaundice）の発生に関係する．

　肝臓は毒素やステロイドホルモンを不活性化する．アルブミンやフィブリノゲンなどの血漿タンパク質を合成する．

胆汁

ビリルビン
黄疸

④ 胆汁の分泌調節（図 12-23）

　食間には**オッディ**（Oddi）**括約筋**の緊張が高いので，肝臓から分泌された胆汁は胆嚢に入り，濃縮される．食事を始めて数分で，胆嚢の間欠的収縮とオッディ括約筋の弛緩が起こって，胆汁が排泄される．これは迷走神経が関与する．逆に，交感神経は胆汁の排出を抑制する．胆汁が最大に分泌されるのは，消化の小腸相である．十二指腸に脂肪の消化産物とアミノ酸が存在すると，**コレシストキニン**（cholecystokinin, CCK）が十二指腸粘膜から分泌されて，胆嚢の収縮とオッディ括約筋の弛緩を起こして，胆汁を排出させる．

オッディ括約筋

コレシストキニン

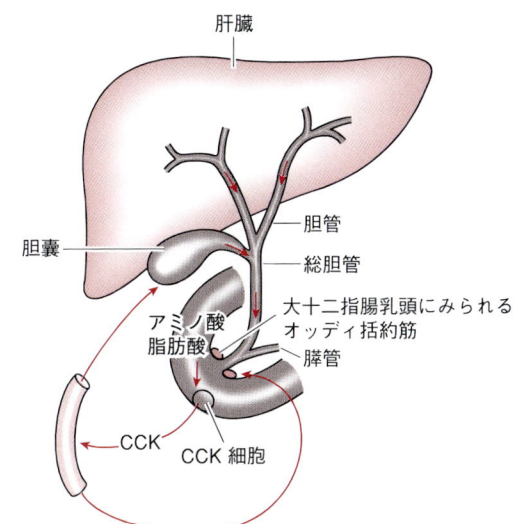

図 12-23　胆汁の分泌調節

> ### 黄　疸──からだの真の黄信号　　　　　　　　　　コラム12-4
>
> 　黄疸は皮膚の色が黄色くなることである．われわれ黄色人種では，白い強膜のところで黄疸かどうかよくわかる．この黄色みの原因はビリルビンで，正常では血漿濃度は0.2〜1.2mg/dl 程度であるが，2mg/dl 以上になると黄疸の症状が現れる．ビリルビンのもとは赤血球に含まれるヘモグロビンである．ヘモグロビンは分解されてビリルビンとして，肝臓から胆道へ排泄される．この経路のどこかに異常があると，黄疸が発生する．黄疸には大きく分類して3種類ある．1）溶血性黄疸は赤血球の破壊（溶血）が異常に亢進して，肝臓での処理が追いつかない状態である．2）肝細胞性黄疸は肝炎などで肝細胞が障害されて，ビリルビンを胆管へ排出できない時に生じる．3）閉塞性黄疸は胆道が詰まって，胆汁が流れない事が原因で，胆石や膵頭がんのために生じることが多い．生後間もない新生児には生理的な黄疸がみられる（新生児黄疸）．生後1週間程の間は肝臓のこの機能が未熟でビリルビンを排出できないので，正常な子供でも黄疸が生じる．母児間でRh血液型の不適合があると，胎児赤芽球症となることがあり，この場合は子供の赤血球が多量に破壊されるために，重篤な黄疸となる．血中のビリルビン値を低下させる処置をとらないと，脳血液関門が未熟なためにビリルビンが神経細胞に沈着して，精神障害，運動機能障害をきたす．

膵　臓 pancreas（図 12-19）

　膵臓は後腹膜間隙にあって，前面だけが腹膜でおおわれている．十二指腸に囲まれた膵頭，左側の端を膵尾，両者の間を膵体という．膵液（pancreatic juice）を分泌する外分泌腺に，内分泌腺である**ランゲルハンス島**（Langerhans　islet）が点在する（図15-

ランゲルハンス島

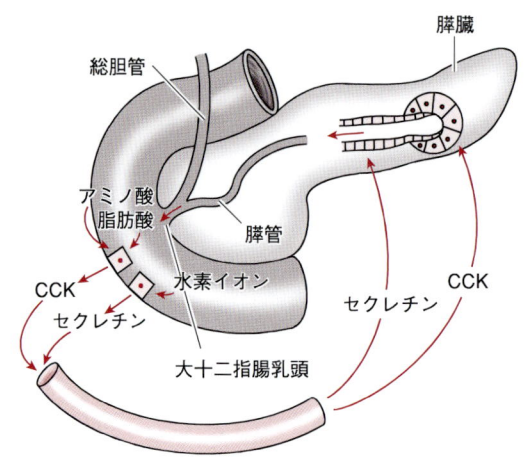

図 12-24 膵液の分泌調節

19 参照).膵液腺の導管は最終的には 1 本の膵管となり,総胆管と合流して大十二指腸乳頭に開口する.

1 膵液の組成

膵臓腺房細胞から炭水化物,タンパク質,脂肪の消化に必須の酵素がつくられ,小葉内外の導管にある円柱上皮細胞で膵液の液性成分が分泌される.膵液に含まれる重炭酸イオンは十二指腸の内容を中和する役割を果たす.

膵液には主要栄養素を消化する重要な酵素がある.α-アミラーゼ,プロテアーゼ(トリプシン,キモトリプシン,カルボキシペプチダーゼ),リパーゼなどを含む.

2 膵液の分泌調節(図 12-24)

膵臓は 1 l/日以上の膵液を産出する.ホルモンと自律神経の両方が膵液の分泌調節に関与している.十二指腸と上部空腸に酸があると,**セクレチン**(secretin)が分泌されて,導管上皮から重炭酸イオンが豊富な多量の膵液が分泌される.十二指腸にペプチドやアミノ酸,脂肪酸やモノグリセリドがあると,コレシストキニンが分泌され,腺房細胞を刺激して酵素が多い膵液が分泌される.迷走神経を刺激すると,膵液の酵素成分と液体成分の両方が増える.交感神経は,膵臓への血流量を抑制して,膵臓分泌機能を抑える.

2 栄養素の消化と吸収

炭水化物の消化と吸収

1 炭水化物 carbohydrate の消化（図 12-25）

　唾液と膵液の α-アミラーゼはグルコース（glucose, ブドウ糖）の高分子化合物であるデンプンをマルトースなどのオリゴ糖に分解する．刷子縁膜ではこれらオリゴ糖をグルコースに分解する．また刷子縁膜の上に存在する消化酵素がスクロース（ショ糖），ラクトース（乳糖）を単糖に分解する．

2 炭水化物の吸収（図 12-26）

　糖の吸収能は十二指腸と上部空腸でもっとも高く，下部空腸から回腸に進むにしたがって低下する．食物中で吸収される単糖類はグルコース，ガラクトースとフルクトース（果糖）である．グルコース，ガラクトース輸送系タンパク質に Na^+ が結合すると，Na^+ は電気化学ポテンシャルにしたがって絨毛上皮細胞内へ流入する．その時放出されるエネルギーによって，グルコースとガラクトースが濃度差に逆らって上皮細胞内に輸送される．外側基底膜に存在する Na^+, K^+-ATP アーゼ（Na^+, K^+ ポンプ）

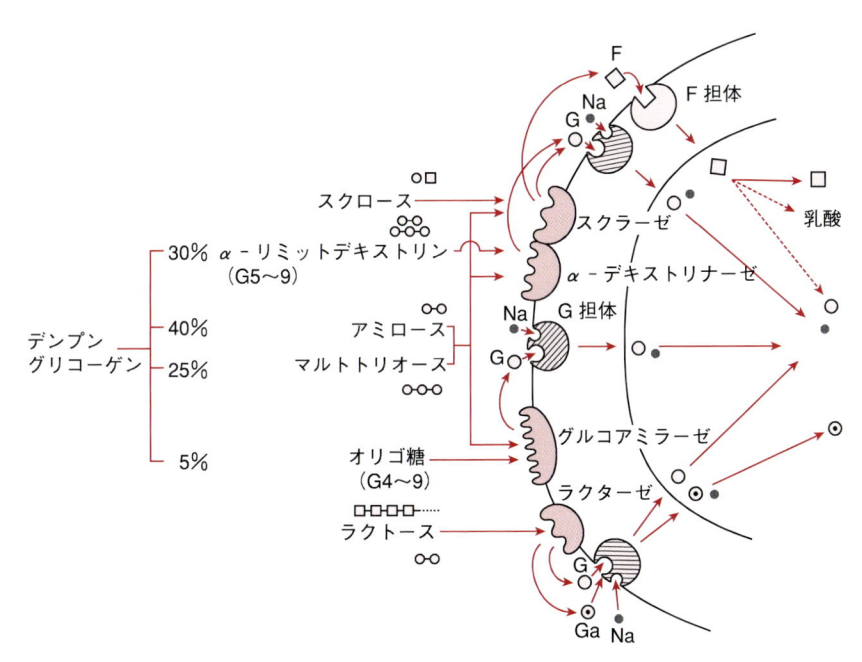

図 12-25　糖質の膜消化と膜輸送
G：グルコース（番号は原基の数）（○）
Ga：ガラクトース（◉），F：フルクトース（□）
（Gray, G. M. : *N. Engl. J. Med.*, **292**, 1225-1230, 1975 より改変）

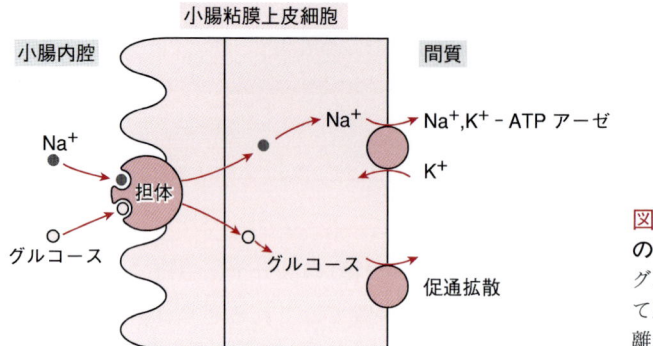

図 12-26 腸管でのグルコースの吸収
グルコースとNaは担体に結合して刷子縁膜を通過して，担体から離れて細胞内に入る．

表 12-1 主な消化酵素のはたらき

	酵素	基質	消化産物	その他
唾液	α-アミラーゼ（プチアリン）	デンプン	マルトース，マルトトリオース，α-リミットデキストリン	α-1,4グルコシド結合を切断
胃液	ペプシン	タンパク質	ポリペプチド	芳香族アミノ酸の部位で切断
膵液	リパーゼ	トリグリセリド	脂肪酸，モノグリセリド	
	α-アミラーゼ（アミロプシン）	デンプン	マルトース，マルトトリオース，α-リミットデキストリン	α-1,4グルコシド結合を切断
	リパーゼ	トリグリセリド	脂肪酸，モノグリセリド，グリセロール	トリグリセリドの1位と3位の脂肪酸を切断
	トリプシン	タンパク質	ペプチド	塩基性アミノ酸の部位で切断
	キモトリプシン	タンパク質	ペプチド	芳香族アミノ酸の部位で切断
	エラスターゼ	タンパク質	ペプチド	脂肪族アミノ酸の部位で切断
	カルボキシペプチダーゼ	タンパク質	アミノ酸，ペプチド	C末端側からアミノ酸を切断
腸粘膜	ヌクレアーゼ	核酸	ヌクレオチド	
	マルターゼ	マルトース	グルコース2分子	
	ラクターゼ	ラクトース	ガラクトース，グルコース	
	スクラーゼ	スクロース	フルクトース，グルコース	
	α-デキストリナーゼ	α-デキストリン	グルコース	α-1,6グルコシド結合を切断
	エンテロキナーゼ	トリプシノーゲン	トリプシン	トリプシンの活性化
	アミノペプチダーゼ	タンパク質	アミノ酸，ペプチド	N末端側からアミノ酸を切断
	ジペプチダーゼ	ジペプチド	アミノ酸2分子	

（堀　清記編：TEXT生理学，南山堂，1999より）

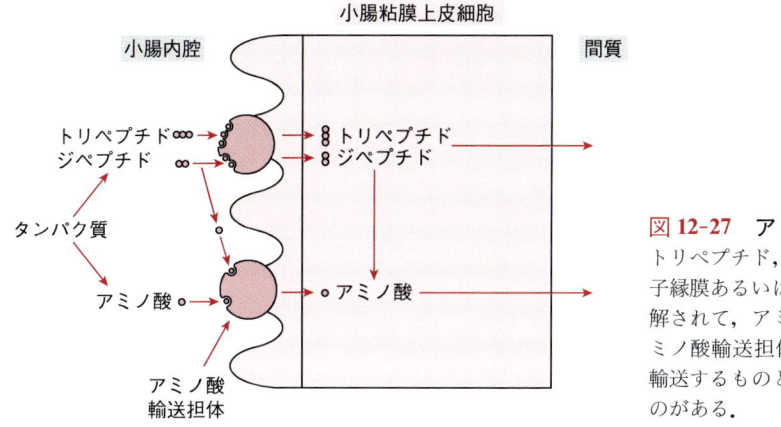

図12-27　アミノ酸の吸収
トリペプチド，ジペプチドは刷子縁膜あるいは細胞内で一部分解されて，アミノ酸となる．アミノ酸輸送担体には，Na^+と共輸送するものと，そうでないものがある．

によって，Na^+が細胞内から外へ汲み出されるので，上皮細胞の内外のNa^+の電気化学的ポテンシャル勾配が形成される．上皮細胞からは促進拡散によって(一部は単純拡散で)，外側基底膜から細胞外に放出される．

刷子縁膜酵素の欠損によって炭水化物吸収不全症が生じる．

タンパク質の消化と吸収

摂取される**タンパク質**(protein)に加えて，消化液に含まれる10〜30g/日のタンパク質と同程度の脱落上皮のタンパク質を消化する．正常な人では摂取されたタンパク質はすべて消化吸収され，消化液や脱落上皮のタンパク質も大部分が消化吸収される．糞便中の少量のタンパク質は結腸の腸内細菌，脱落上皮，および分泌粘液に由来するものである．

1　タンパク質の消化(図12-27)

胃液(ペプシン)，膵液(トリプシン，キモトリプシン，カルボキシペプチダーゼA，B，エラスターゼ)のプロテアーゼによって，タンパク質はオリゴペプチドまで分解される．十二指腸と小腸の絨毛上皮細胞の刷子縁膜に存在するペプチダーゼはペプチドをジペプチド，トリペプチドとアミノ酸に分解する．

2　タンパク質消化産物の吸収(図12-27)

小腸上皮細胞の刷子縁膜にはいくつかのNa^+勾配依存性と非依存性のアミノ酸輸送系がある．Na^+勾配依存性のアミノ酸輸送系は遠位尿細管と小腸上皮に特有のものである．外側基底膜には両方のアミノ酸輸送系が存在する．大部分のアミノ酸は単純拡散によっても移動する．

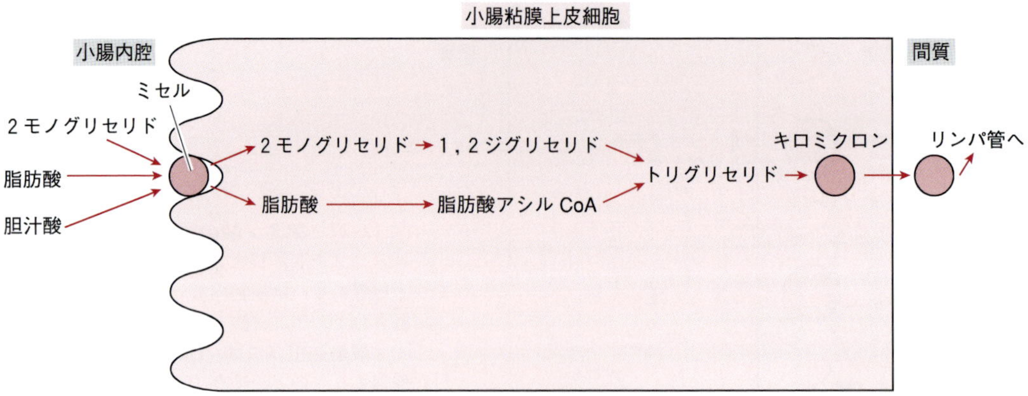

図 12-28 脂質の吸収

脂質の消化と吸収

　普通の食事で摂取される脂質(lipid)は主に中性脂肪(トリグリセリド，トリアシルグリセロール)で，グリセロールに3つの脂肪酸が結合した形をしている．他にステロール，ステロールエステル，リン脂質などが少量含まれる．脂質は水に溶けにくいので，消化吸収には特別な機構が必要である．

脂質

1 **脂質の消化**(図12-28)

　胃では胃リパーゼによってトリグリセリドはある程度消化される．胆汁酸とレシチンの作用によって脂質は乳化されて直径 1 μm の乳化油滴となるので，リパーゼが作用しうる表面積が数千倍に増える．膵液に含まれる多くの脂質分解酵素によって2個の脂肪酸と1個の2モノグリセリドが生成される．

　消化産物(2モノグリセリドと脂肪酸)は胆汁酸とミセル(micelle)を形成する．ミセルは直径が 5nm 程度で，20〜30分子の集合体である．2モノグリセリドは極性基の部分をまわりの水に向け，疎水性のアシル鎖をミセルの中に埋め込む形でミセルに組み込まれる．長鎖脂肪酸，コレステロール，脂溶性ビタミンなどの疎水性の高い分子はミセルの内側に取り込まれる．

ミセル

2 **脂質の吸収**(図12-28)

　ミセルは拡散によって，刷子縁膜を構成している微絨毛の間に入り込み，拡散によって刷子縁膜を通過する．小腸の粘膜面に凹凸があるため，上皮細胞に直接接している溶液は腸の内腔の内容物とすぐには混合されない非撹拌層(200〜500 μm)を形成する．非撹拌層の刷子縁膜に接した部分のミセルと脂質消化産物の濃度は管腔内のよく撹拌された部分の濃度よりも低いので，非撹拌層を横切る濃度勾配が存在することになる．脂肪の吸収能は十二指腸と空腸がもっとも高く，摂取された脂肪の大部分が空

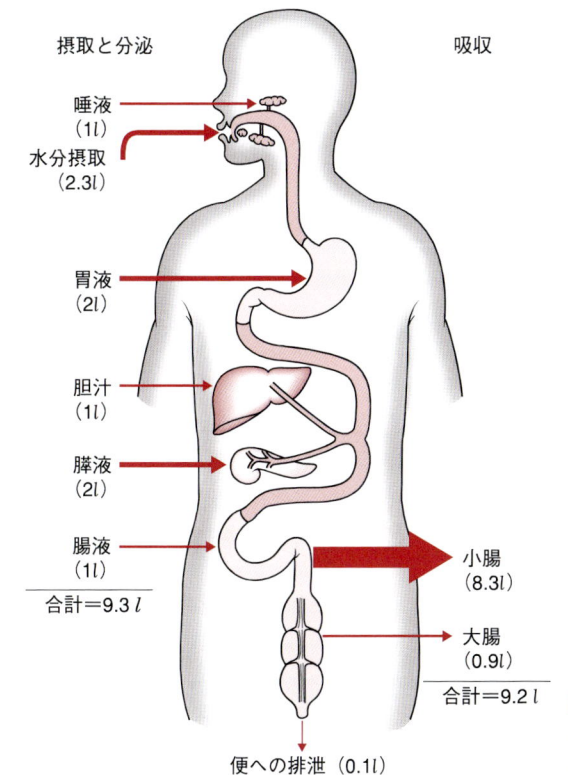

図 12-29 消化管での水の出納
数字は1日あたりの量を示す．
(図 12-2 と同一書，p.792 より引用)

腸の中部までで吸収される．便に含まれる脂肪は摂取されたものではなく，結腸の腸内細菌や脱落上皮に由来するものである．

　小腸上皮細胞内では脂質の消化産物は滑面小胞体に運ばれ，そこで脂肪に再合成される．再合成された脂質は滑面小胞体がつくる小胞に集められて，**キロミクロン**(chylomicron，乳化油滴，直径 1nm)を形成する．キロミクロンは上皮細胞の側壁細胞膜から開口分泌で放出される．細胞間腔のキロミクロンは毛細血管の基底膜を通り抜けるには大きすぎるが，リンパ管内へは拡散できる．リンパの流れにのって胸管を経て静脈循環に合流する．

a. 脂質の吸収障害

　脂質の吸収不全は炭水化物，タンパク質より頻繁に起きる．主な原因は胆汁の欠乏，膵臓機能不全，小腸粘膜萎縮などである．

水と塩類の吸収

ヒトは食物や消化液に含まれる水とイオンの99％近くを吸収している．

1 水の吸収（図12-29）

1日に約2lの水をとり，消化液として7lを分泌する．そのうち98％は吸収され便中に排泄されるのは0.1l程である．小腸で大量の水が吸収される．結腸で吸収される水の量は少ないが（約400ml/日），他の部位より大きい浸透圧差に逆らって水を吸収できる．

2 塩類の吸収

Na^+は腸全長にわたって吸収される．Na^+は電気化学ポテンシャルにしたがって刷子縁膜を通って上皮細胞に流入し，Na^+，K^+-ATPアーゼによって外側基底膜から細胞外へ汲みだされる（Na^+ポンプ）．糖とアミノ酸の吸収はNa^+の吸収を促進し，逆にNa^+は糖とアミノ酸の吸収を促進する．Ca^{2+}は小腸で能動的に吸収される．活性型ビタミンDはCa^{2+}の吸収を促進する．鉄の吸収は身体の必要度に応じて調節されている．鉄欠乏，出血の後には十二指腸と空腸の鉄の吸収能が高まる．

3 水，塩類の吸収異常，下痢 diarrhea

水と塩類の吸収異常の主な原因は，①イオン輸送機構の欠陥，②浸透圧性下痢をともなう非電解質の吸収不全，③小腸運動亢進によりその内容が急速に輸送されることにともなう吸収不全，④小腸粘膜の正味の分泌亢進などである．

炭水化物の吸収不全では，吸収されなかった糖は腸内容の浸透圧を高めるので，水が吸収されない．大量の糜汁が結腸へ送られて，結腸の吸収能力を上まわるので，ひどい下痢が起きる．加えて吸収されなかった炭水化物は腸内細菌の繁殖を引き起こす．その結果，腸内細菌の代謝によるCO_2の産出が増大し，鼓腸と腹鳴の原因となる．腸運動の過剰な亢進によっても結腸の吸収能を超えた量の塩類と水が結腸へ送られ下痢が起きる．

コレラ菌の毒素は腸腺の上皮細胞からNa^+，Cl^-と水の分泌を異常に亢進させて分泌性下痢を引き起こす．

練習問題

1. 消化管の基本的な構造はどうなっているか．
2. 消化腺の構造はどうなっているか．
3. 主な消化液の作用はなにか．
4. 胃液，膵液，胆汁の分泌はどのように調節されているか．
5. 胃，小腸，大腸のはたらきはなにか．
6. 肝臓のはたらきはなにか．
7. 糖質，タンパク質，脂質はどのように消化されるか．
8. 糖質，タンパク質，脂質はどのように吸収されるか．
9. 下痢にはどんな原因があるか．

第13章
神 経 系

学習ポイント
- 神経細胞の構造を理解し,興奮メカニズムを把握する.
- シナプスの概念と構造について理解する.
- 神経膠細胞の種類と役割を理解する.
- 神経系はどのような部位からなるのか把握する.
- 脳のそれぞれの領域はどのようなはたらきをもつのか理解する.
- 中枢神経系,末梢神経系の概念を理解する.
- 大脳皮質の層構造を理解する.
- 脳神経の番号とはたらきを把握する.

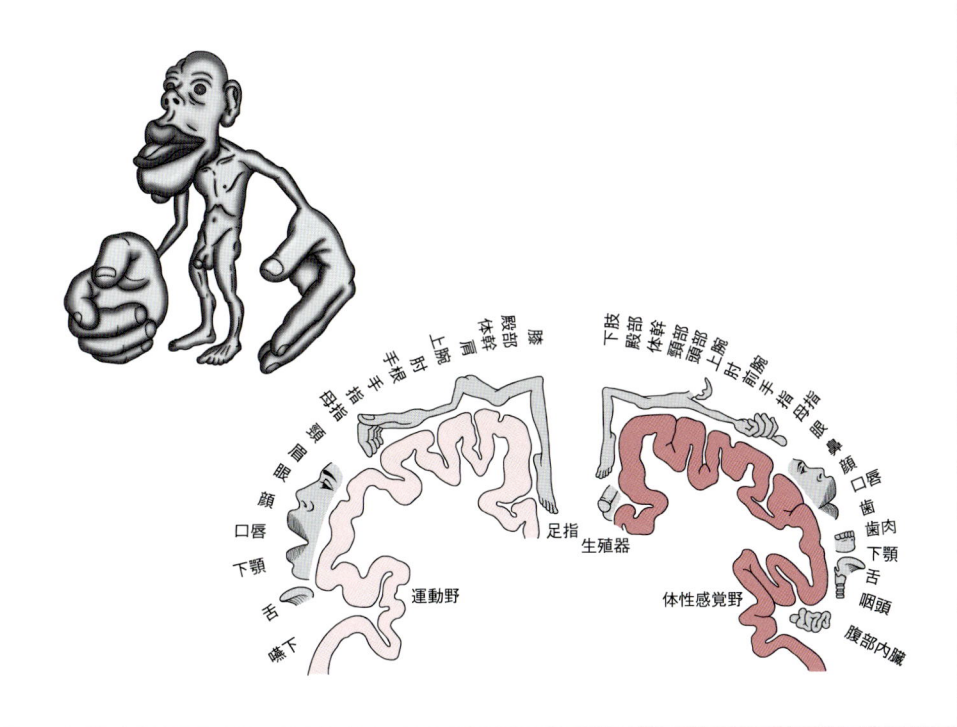

第13章 神経系

神経は，感覚情報を中枢に伝え（入力），運動指令を身体の各部に伝える（出力）．つまり，身体の外や内の変化に対応しながら身体の恒常性（ホメオスタシス）を保ち感覚・運動・高次精神機能をになうはたらきがある．神経系は機能的には感覚系（入力系），運動系（出力系）に分けることができるが，本章では神経系を構成する細胞組織，中枢神経系（脳，脊髄），末梢神経系（脳神経，脊髄神経）および自律神経系（交感神経，副交感神経）に区分して，それぞれのはたらきを解説する．

すべての神経組織は神経細胞（ニューロン）と支持細胞である神経膠細胞（グリア細胞．グリア；ギリシャ語の糊 glue という意味）の2種類の細胞から構成されている．ヒトの神経系には約1000億個の神経細胞とその10倍の神経膠細胞が存在しているとされる．これらの膨大な細胞の機能があって初めて神経活動がもたらされる．

> **神経という言葉は造語**　　　　　　　　　　　　　　　　　　　　コラム 13-1
>
> 　神経という言葉は神気経脈から由来している．これは杉田玄白，前野良沢の造語である（解体新書，１７７４）．意識やエネルギーのような目にみえない精気が伝わっていくすじ（索状物）とされた．からだの大部分の用語は中国由来であるが，この言葉は逆に中国でも使われるようになった．

1　神経細胞 neuron（図 13-1）

神経細胞は情報処理をおこなうために特殊に分化した細胞である．したがって，一般の細胞としての性質をもつとともに，神経機能を営むうえで神経細胞独自の2つの性質をもっている．1つには，突起をもつこと，2つには，細胞膜が興奮する性質を

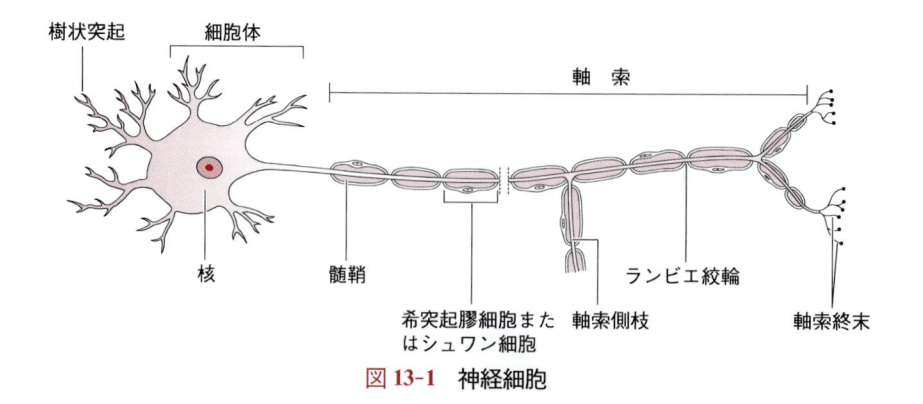

図 13-1　神経細胞

有することがあげられる．つまり，神経回路網(network)をつくるため，その形態学的特徴として細胞の一部が突出し，多数の突起を有している．神経細胞を培養すると，細胞から多数の突起が出てくるように，神経細胞が本来もっている性質である．したがって，神経細胞は，細胞体または核周部と呼ばれる部分と，突起または線維(これも膠原線維でいう線維とは概念が異なる．神経細胞からでた突起は細く長いため，線維状になっている)の部分に分かれる．

細 胞 体 perikaryon(図 13-2)

神経細胞の細胞体の大きさはさまざまである．最小のものは小脳顆粒細胞で直径 $5\mu m$，最大のものは大脳皮質の錐体細胞で $135\mu m$ ほどもある．形状は，球形，錐体形，紡錘形などいろいろである．神経細胞の核はクロマチンが凝集せず広がっているのが特徴(分裂能を失ったため)であり，そのため，核小体が顕著である(フクロウの目 owl's eye と呼ばれる)．核小体は rRNA の合成場所ゆえ，神経細胞ではタンパク質合成がさかんであることを示している．

細胞質には塩基性色素(トルイジンブルー，クレシルバイオレット)など青色に染まる物質が多数存在し，これをニッスル(Nissl)物質と呼ぶ．これは粗面小胞体(rER)のことでリボソームが塩基性色素に強く反応するためである．このことも神経細胞ではタンパク質合成が活発なことを示している．

細胞質には通常の細胞でみられるようなミトコンドリア，ゴルジ装置，リソソームなどのほかに，色素(老人に多いリポフスチン，中脳の黒質の細胞が多くもつメラニン)も存在する．この他に，細胞骨格タンパク質である微小管，中間径フィラメントなども存在し，神経細胞特有の形態形成や伝達物質の輸送などに深くかかわっている．

細胞体

ニッスル物質

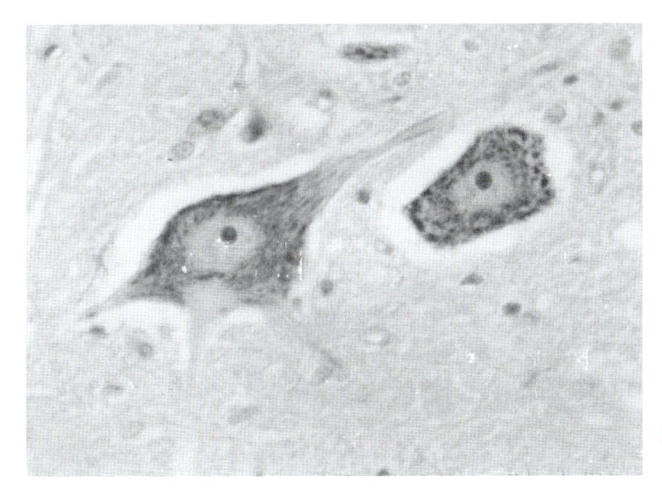

図 13-2 神経細胞の細胞体
(ニッスル染色)

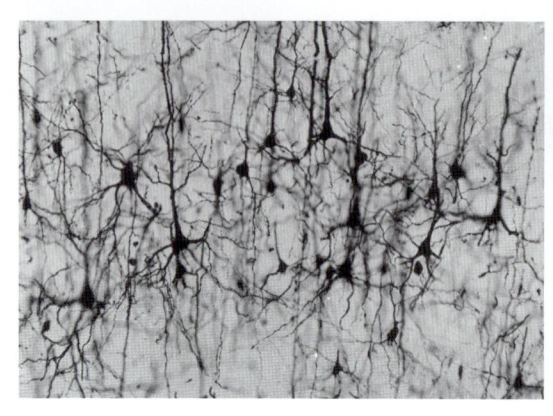

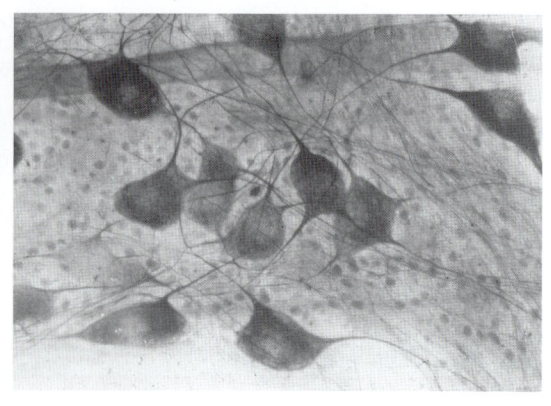

図 13-3　神経細胞の突起

突　起 neurite, process（図 13-3）

突起の数によって神経細胞の形態が規定され，どのような情報処理に適するのかによりさらに分類できる．突起の数が1本のものを単極性，細胞体のほぼ反対側から2本出るものを双極性，3本以上あるものを多極性と呼ぶ（図13-4）．また，細胞体から出た1本の突起がしばらくして2つに分岐するものは，一見単極性細胞のように思われるのでこれを偽単極性といい，感覚をつかさどる細胞に多くみられる．

突起は，形も機能の上からも樹状突起と軸索の2種類に分かれる．

> **神経細胞の突起の染色**　　　　　　　　　　　　　　　　　　　コラム 13-2
>
> 通常の組織学的染色方法では神経細胞の突起は染まらない．細胞体とその近傍の突起の一部だけが染まり，細胞の全部の突起形態を追跡するのは困難である．つまり，特殊な染色技術が必要となる．その代表的なものとしてゴルジ法やカハール法などの鍍銀法と呼ばれるものがある．突起に固有の物質，タンパク質に対する抗体を可視的にとらえることのできる物質で標識する方法（免疫細胞化学法），微小電極を1個の神経細胞に刺入し，色素などのマーカーを微量注入する方法などがある．

樹状突起 dendrite

神経細胞は情報，シグナルを受け取るために細胞の表面積を増し，その結果，**樹状突起**と呼ばれる突起を細胞体のまわりにはりめぐらす．この樹状突起によってシグナルを細胞体の方へ伝える（求心性）．樹状突起は1個の神経細胞に多数存在し，分岐しながらその太さを減じる．樹状突起には**棘**（スパイン）があり，これは後述するシナプ

（欄外：突起／樹状突起／棘）

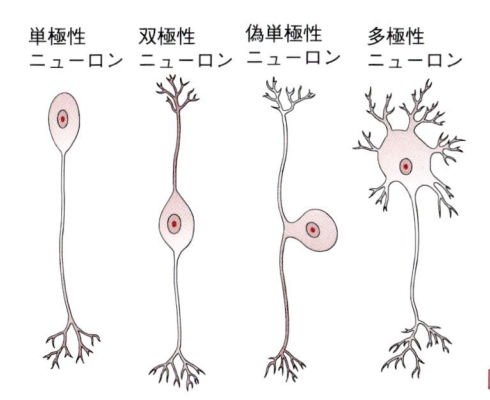

単極性ニューロン　双極性ニューロン　偽単極性ニューロン　多極性ニューロン

図 13-4　神経細胞のいろいろな形

スの場所である（図 13-5）．

軸　索 axon

軸索は樹状突起に比べ細く，通常 1 本で，この突起によって後述する活動電位と呼ばれるシグナルを細胞体から他の神経細胞へ遠心性に伝えていく．軸索が太いものほど伝導速度が速い．細胞体から軸索が出るところを軸索小丘と呼ぶ（ナトリウムチャネルが多く存在している）．軸索は脂質でできた髄鞘（ミエリン）で包まれている（図 13-6）．髄鞘は希突起膠細胞やシュワン（Schwann）細胞と呼ばれる支持細胞が軸索を何重にもレコードのように包み込んだもので，絶縁体に似た高抵抗性の構造物である．一つの髄鞘と他の髄鞘の間はランビエ（Ranvier）絞輪と呼ばれる部分で，軸索は裸になっており，この部位も Na^+ チャネルが多数存在している．軸索の膜の興奮は連続的に伝わるのではなく，ランビエ絞輪をスキップしながら伝播する．これを跳躍伝導といい，活動電位のインパルスの伝導は大変速くなる（図 13-9b）．

軸索

シナプス
樹状突起の棘

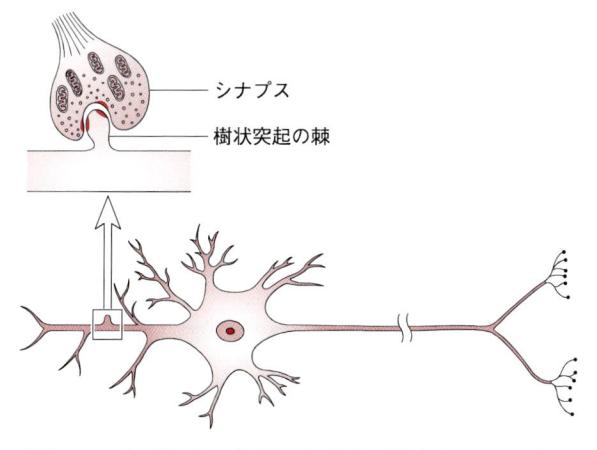

図 13-5　神経細胞の樹状突起（棘）に終末するシナプス

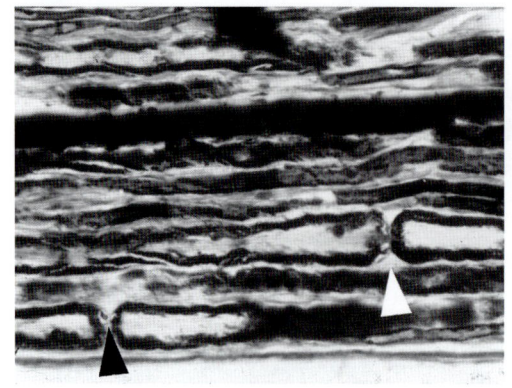

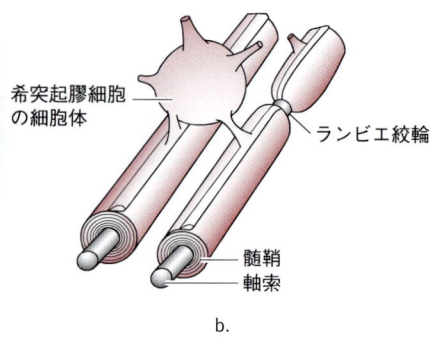

a. ランビエ絞輪(矢印)

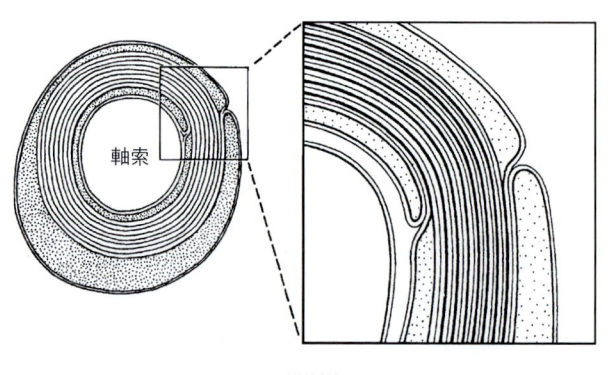

b.
希突起膠細胞の細胞体
ランビエ絞輪
髄鞘
軸索

c. 横断像
軸索

図 13-6　髄鞘

　細胞体から軸索の終末に向かって物質の輸送がおこなわれている．これを**軸索輸送**と呼ぶ(膜の伝導ではない．突起内での物質の動きをいう)．軸索輸送の方向には，細胞体から軸索終末へ物質を運ぶ**順行性軸索輸送**と，軸索終末から細胞体へ物質を運ぶ**逆行性軸索輸送**がある．また，順行性軸索輸送には非常に速い流れ(膜で包まれた構造物，シナプス小胞などの輸送)と，中間の流れ(ミトコンドリアの輸送)，さらには遅い流れ(細胞骨格タンパク質の輸送など)がある．逆行性軸索輸送は，軸索終末で伝達物質等が放出されたあとの膜やリソソームなどを運ぶ．これらの軸索輸送には，おもに微小管をレールにして，キネシンやダイニンなどのモータータンパク質が関与している．

軸索輸送
順行性軸索輸送
逆行性軸索輸送

2　シナプス synapse(図 13-7)

　ある神経細胞のインパルス(impulse，情報)は，他の神経細胞へ**シナプス**という場

シナプス

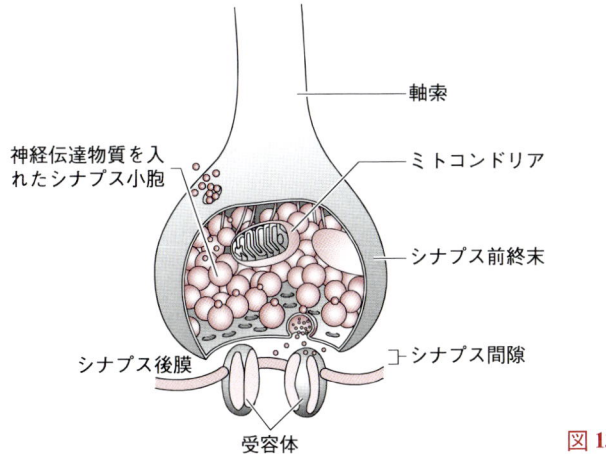

図 13-7　シナプス

所を介して伝えられる．情報を伝えようとする神経細胞の軸索終末と，その情報を受け取ろうとする別の神経細胞の間には，物理的空間が存在し，わずかな間隙がある．シナプスとは，この間隙をはさんだ構造の全体をいう．したがって，シナプスは，シナプス前終末（軸索終末），シナプス間隙，シナプス後膜（終末）の3つの部分から構成される．また，シナプスは，シナプス前終末がどこにシナプスを形成するのか，その部位によって区別される．多くの場合，シナプス後膜は樹状突起の棘にあるが，細胞体やシナプス前終末にシナプスが形成される場合もある．

多くのシナプスにおいては，神経伝達物質はシナプス小胞内にたくわえられており，シナプス前終末に刺激が細胞体から伝わると，開口分泌によって神経伝達物質がシナプス間隙へ放出される．シナプス後膜にはそれらの神経伝達物質の受容体（レセプター）があり，受容体を刺激することによって，次の神経細胞の膜が興奮するか抑制されることになる．シナプス小胞に含まれる神経伝達物質にはアセチルコリン，アミン（ノルアドレナリン，セロトニン，ドーパミン），ガンマアミノ酪酸（GABA），グルタミン酸，グリシン，さらにはペプチド（エンケファリン，エンドルフィン，サブスタンスP）などがある．

3　神経細胞の電気的興奮（図13-8）

神経細胞間の情報のやりとりは電気的信号を介しておこなわれる．このような電気的信号のやりとりをおこなうために，神経細胞は2つの機能状態になければならない．その2つとは，静止状態と活動状態である．

神経細胞の静止状態では，静止膜電位が保たれている．神経細胞は細胞膜をはさん

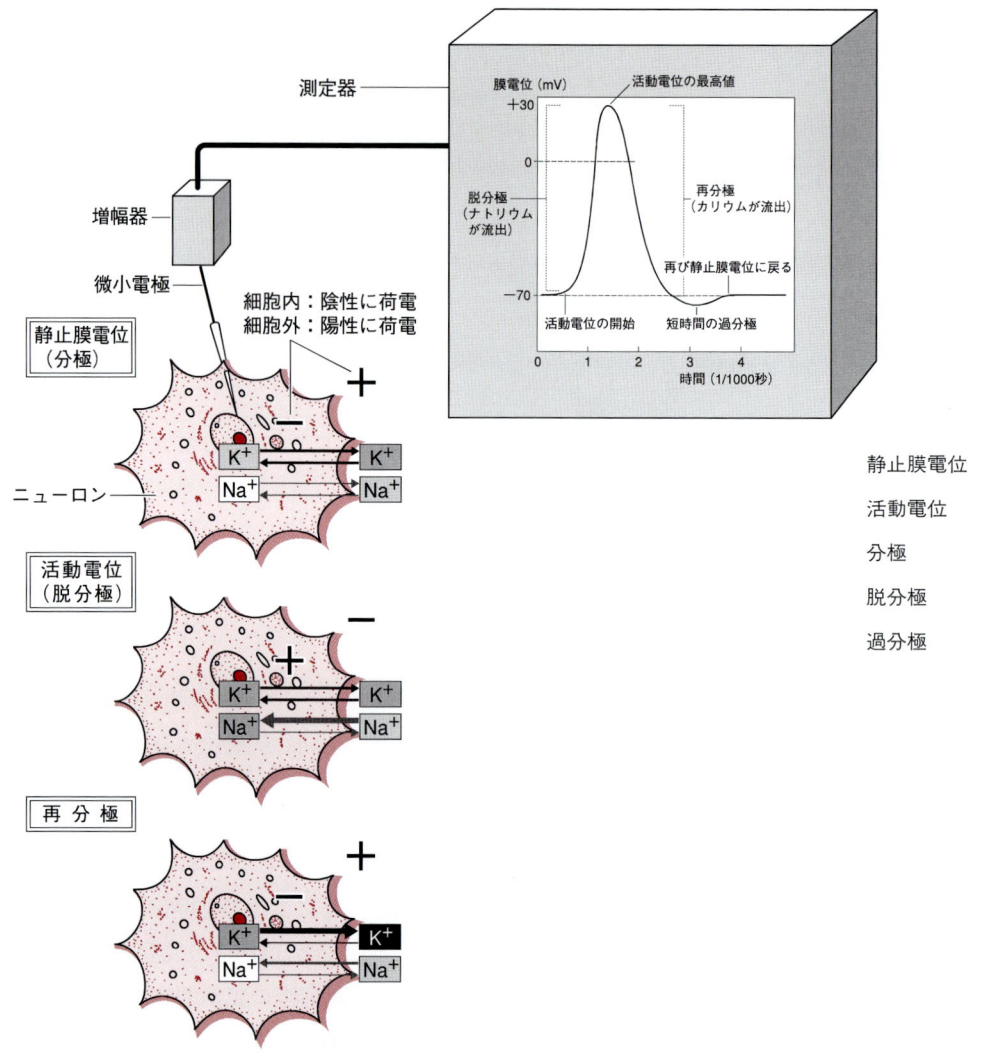

図 13-8　神経細胞の電気的興奮

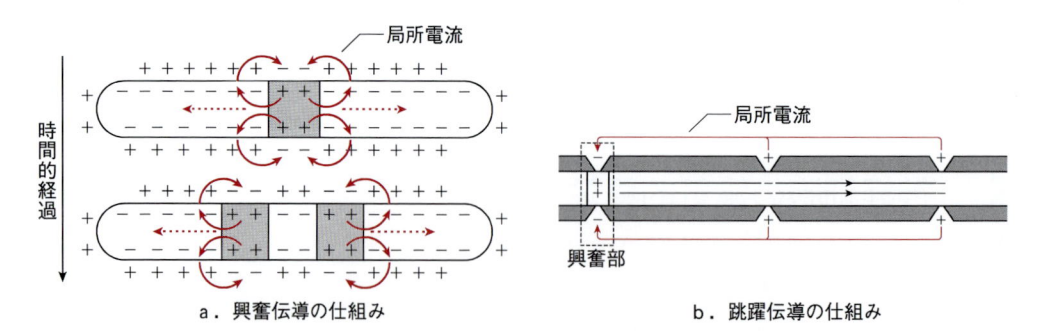

図 13-9　神経，筋線維における興奮の伝導と跳躍伝導
a．中央の黒い部分が，活動電位を発生している部分(興奮している)．静止状態の部分との間に局所電流が流れるので，活動電位が，左右に伝導していく．ただし生体内では活動電流は一方向に進む．
b．有髄神経での興奮の伝導もaと同じであるが，局所電流が流れるのはRanvierの絞輪の部分なので，活動電位がとびとびに発生する．

で外側よりも内側はマイナスに荷電しており，その値は約-70 mV である．これを静止膜電位と呼ぶ．-70 mV の電位差は，細胞膜をはさんだ細胞内外でのイオン濃度の違いによって生じている．細胞外ではナトリウムイオン(Na^+)が，細胞内ではカリウムイオン(K^+)が豊富に存在している．したがって，静止状態では K^+ は細胞内から外側に向かって拡散しようとする傾向にある（Na^+ は K^+ が外に流れ出る透過性の約1/10の透過性で細胞内へ入ろうとする）．その結果細胞内では陽イオンが不足した状態になっており，細胞外に比べてマイナスに荷電していることになる．これが静止膜電位であり，この状態を分極状態という．

　神経細胞が刺激を受けるとイオンに対する透過性が変化する．分極していた神経細胞の静止膜電位が減少（マイナスが減少するということはプラスへ変わるということである）するため，脱分極状態になる．脱分極がある一定のレベルに達すると（閾電位），神経細胞の膜は Na^+ チャネルが開くために，Na^+ に対して劇的に透過性を高め，細胞外から細胞内へ Na^+ の流入が起こる．いままで細胞内には陽イオンは少なかったが，この Na^+ の大量流入によって膜の内側が約 +30 mV の正の電位になる．これを活動電位といい，これによって神経細胞は興奮し，インパルスが生じることになる．活動電位が発生すると静止状態の部分との間に電位差が生じるので，その間に**局所電流**が流れて，静止部分を脱分極させ活動電位を発生させる．このくり返しによって活動電位は神経線維の中を移動していく（図13-9）．活動電位の大きさは常に一定である．閾電位まで達しない脱分極は活動電位を発生することなく消失する．この現象を**全か無かの法則**という．ちなみにわれわれがよく使う乾電池は 1.5 V であり，これは 1500 mV であるから，いかに神経細胞内での電位変化が微弱なものであるかがわかる．

　脱分極によって亢進していた神経細胞膜の Na^+ の透過性は再び急速に低下する．そののち，K^+ の透過性が急激に高まり，K^+ が細胞内から細胞外へと流出する．そして再び電位が負に戻るが，わずかな期間に過分極の状態になる．神経細胞は活動電位が発生している期間，あるいはその直後は新たな刺激に反応することができない．このような応答できない期間を**不応期**と呼ぶ．不応期の存在があるから活動電位は逆行することはない．

4　シナプスにおける興奮（図13-10）

　興奮が膜を伝わって（伝導）シナプス前終末に達すると，シナプス小胞とシナプス前終末の膜が癒合し，開口分泌によって神経伝達物質がシナプス間隙へ放出される．放出された神経伝達物質はすぐにシナプス後膜の受容体と結合し，シナプス後電位が発

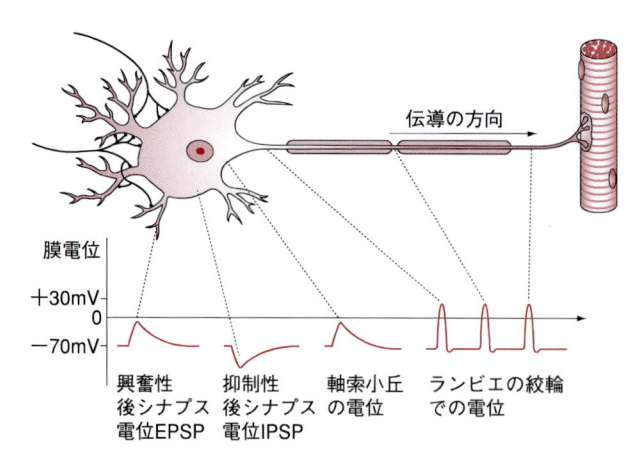

図 13-10　神経細胞の電気的興奮の伝搬と電位の様子

生する．

　ある特定の伝達物質（グルタミン酸が代表的）はシナプス後膜の脱分極を引き起こし，活動電位を発生させる．これを興奮性シナプスといい，**興奮性シナプス後電位**（EPSP：excitatory postsynaptic potential）が生じたと表現する．一方，別の伝達物質（GABAが代表的）はシナプス後膜に過分極を起こし，その結果静止膜電位はさらに負の方へ低下するため，シナプス後膜の興奮が抑制される．これを抑制性シナプスといい，**抑制性シナプス後電位**（IPSP：inhibitry postsynaptic potential）が生じたと表現する．EPSPとIPSPの総和が閾電位に達すると活動電位が生じる．

興奮性シナプス後電位

抑制性シナプス後電位

5　神経膠細胞（図 13-11，13-12）

　神経系には非興奮性の細胞が多数存在し，神経細胞を支持，栄養を供給し，さまざまな形で補助的な役割を担っている．**神経膠細胞**（グリア glia）は 3 種類に分類（当然，機能を反映する）される．特殊な神経膠細胞として上衣細胞をあげる場合もある．

神経膠細胞（グリア）

星状膠細胞 astrocyte（図 13-12a）

　突起を細胞体から放射状に出すため，その形から**星状膠細胞**と名づけられた．星状膠細胞はさらに，突起が細長く，白質に多く存在する線維性星状膠細胞と，突起が太く，短く，灰白質に多く存在する形質性星状膠細胞の二種類に分けられる．
　どちらも細胞質には，線維性膠細胞酸性タンパク（GFAP）という中間径フィラメントの細胞骨格タンパク質をもっている．

星状膠細胞

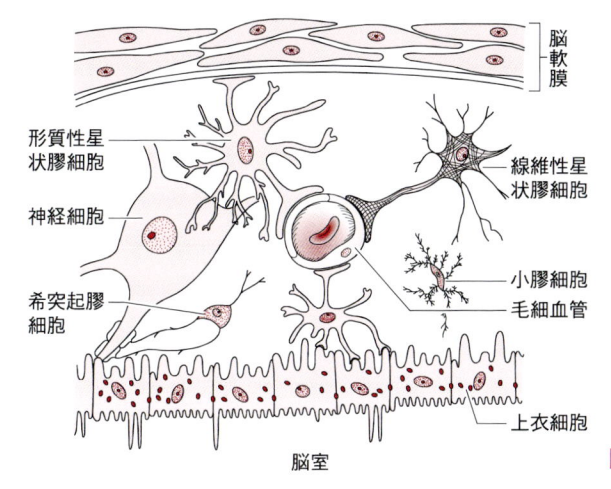

図 13-11　脳にみられる細胞

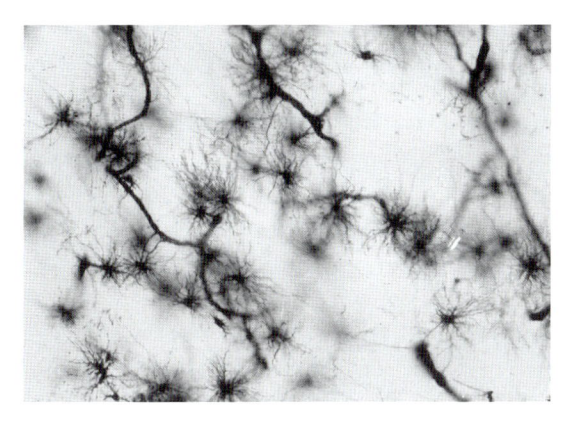

a. 星状膠細胞 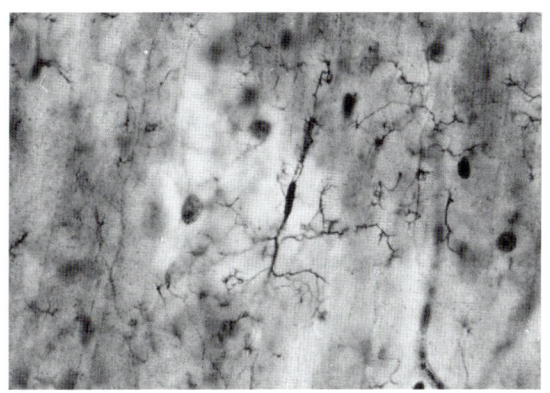　　　b. 希突起膠細胞

図 13-12　神経膠細胞

　星状膠細胞はその突起の一部（小足）を血管壁に出して血管を取り囲み，血液中の物質が神経組織内に取り込まれるのを選択に調節している．この構造によって，血液中のすべての物質が脳実質内には入らないことになっている．このような選択的な取り込みを血液脳関門（blood-brain-barrier）という．

血液脳関門

希突起膠細胞 oligodendrocyte（図 13-12b）

　神経細胞の軸索を希突起膠細胞の細胞質の一部が取り巻き，髄鞘（ミエリン）をつくっている．髄鞘はレコードの盤状のように軸索をとり囲んでおり，脂質に富んだ成分（スフィンゴミエリン）からなる．
　なお，末梢神経系では希突起膠細胞ではなく，シュワン細胞が髄鞘を形成する．

希突起膠細胞
髄鞘（ミエリン）
シュワン細胞

小膠細胞 microglia

血中の単球由来で脳のなかで貪食をおこない，老廃物などの排除に役立っている．

小膠細胞

上衣細胞 ependyma

上衣細胞

脳室の内壁を構成する一層の細胞で，線毛や微絨毛をもっている．脳脊髄液を産生する組織である脈絡叢の上皮細胞を形成する．

6 中枢神経 central nervous system（図 13-13）

中枢神経は，大脳(大脳皮質と大脳基底核)，間脳，脳幹(中脳，橋，延髄)，小脳，脊髄に分けられ，脊髄以外を総括して広く脳という．**中枢神経系**は頭蓋骨と脊柱管のなかに存在しており，**脳**は頭蓋骨内に，**脊髄**は脊柱管内に入っている．

脳の表面は軟膜，クモ膜，硬膜の3層の膜でおおわれている（図 13-14）．軟膜は脳に密着してこれを直接包み，クモ膜は軟膜との間にクモ膜下腔をつくり，脳脊髄液という液体をいれている．硬膜は頭蓋骨に密着した強靱な膜で，外葉と内葉の2枚の成

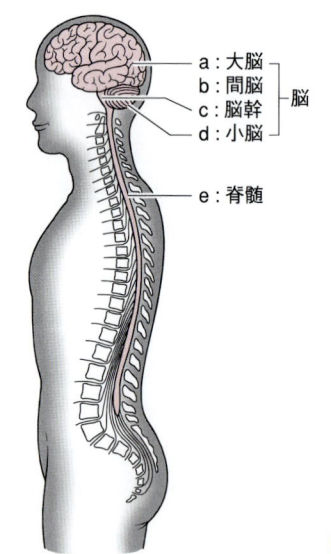

中枢神経系
脳
脊髄

a：大脳
b：間脳
c：脳幹 脳
d：小脳
e：脊髄

図 13-13　中枢神経

注1)「脳」という字は「にくづき」に頭蓋骨のなかにあるもの「🧠」という典型的な象形文字である．
注2) 脳幹のなかに間脳を含める場合もある．

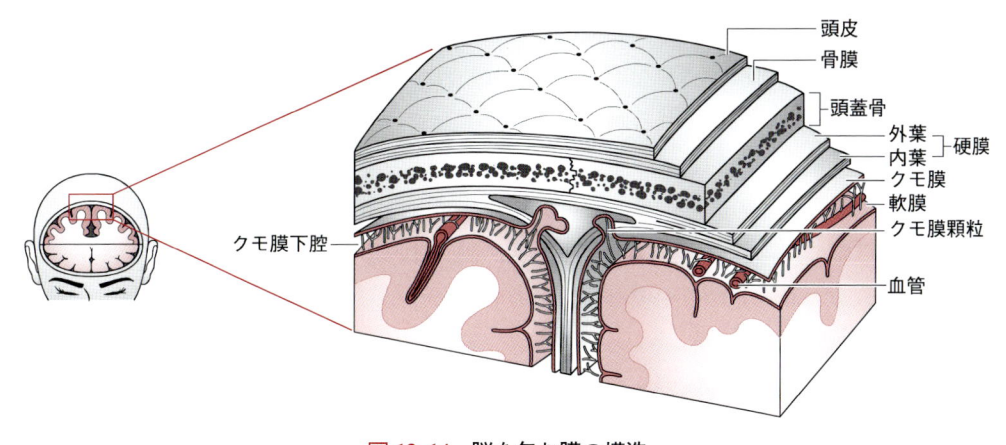

図 13-14　脳を包む膜の構造

分から構成される．

　脳の重量は成人の男子1350g，女子1250g（平均値）で，脳のうち大脳が85％，小脳10％，残りを間脳，中脳，橋，延髄，脊髄が占める．

大　脳 cerebrum

　大脳は大脳皮質とその下の皮質下構造（基底核）の部分に分けられる．なお，本項では終脳と大脳を同じ意味で使う．終脳は神経の発生時に神経管の先端部分がふくらんだものである．

1　大脳皮質 cerebral cortex（図 13-15）

　大脳の表面には多数のひだがあり，皺の部分を回（回転），その間の裂を溝と呼ぶ．大脳のひだを引き延ばした全表面積（皮質の）は約 2000 cm²，新聞紙1枚程度の大きさである．また，脳の自由表面の面積（実際の外表面に接している面積）は 500 cm² であ

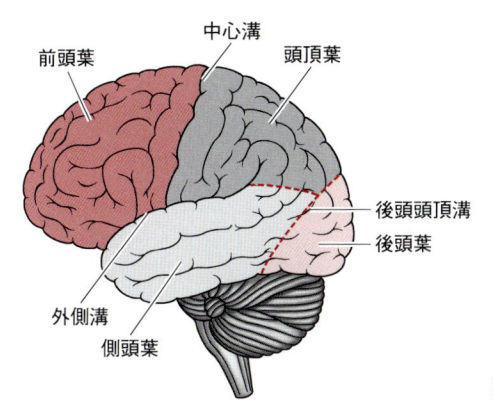

図 13-15　大脳の表面の溝と回

り，狭い空間(頭蓋腔)にこれだけの表面積のものを押し込めるならば，当然ひだをつくることになる．この表面積が必要な理由は，われわれの活動，精神，運動，知覚にそれだけの数の神経細胞が要求されるからである．

溝や回は偶然に無秩序に配列しているのではなく，一定の場所には決まった溝がある．中心溝と外側溝の2つの溝と，外からはみえないが，後頭頭頂溝がある．これらの3つの溝によって，大脳皮質は前頭葉，頭頂葉，側頭葉，後頭葉に区分される．これらの名称は，脳をおおっている主要な頭蓋骨の名称にちなんでつけられたものである．

大脳皮質の神経細胞は約140億個と推定されている．もちろんこの他に神経膠細胞も存在しておりその数は神経細胞の約10倍である．

大脳皮質は動物の進化(系統発生)的観点からと組織の構成から3つに分けることができる．

① 古皮質(もっとも古く，全脊椎動物を通じて存在する．嗅球などの嗅脳がこれにあたる)，② 原皮質(古皮質に次いで古い脳で，海馬など辺縁系がこれに属する)，③ 新皮質(霊長類でもっとも発達している皮質で大脳皮質が相当する)．

a. 大脳皮質の層構造(図13-16)

大脳皮質を構成する細胞は，錐体細胞，顆粒細胞が主体であるが，その他に籠細胞，レチウス・カハール(Retius-Cajal)細胞，マルチノッチ(Martinotti)細胞，紡錘細胞などが存在し，以下の6層構造を呈する．

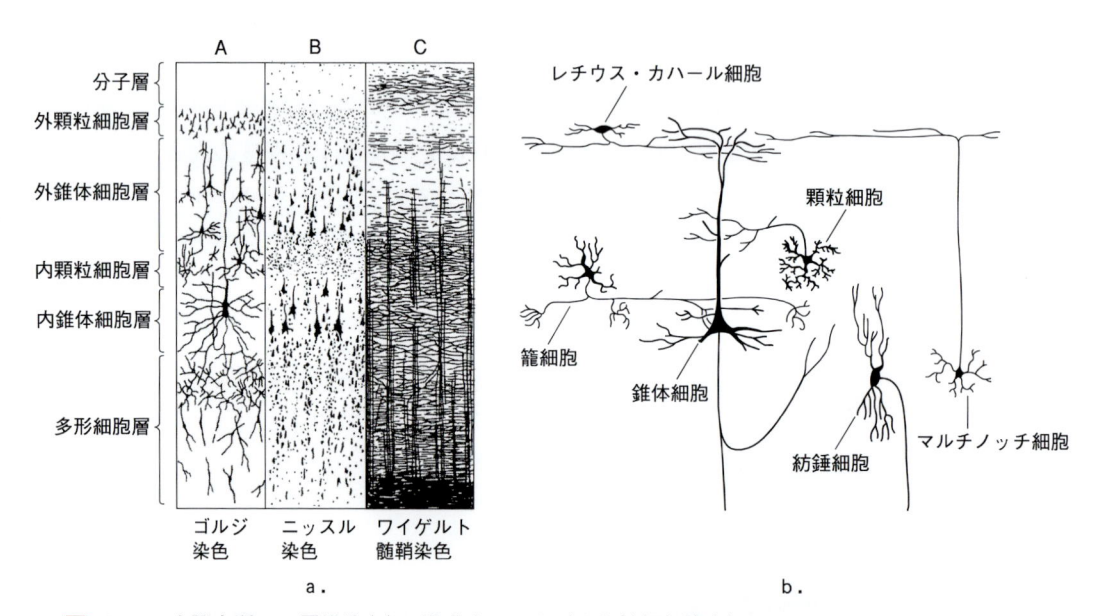

図 13-16 大脳皮質の6層構造(a)と構成するさまざまな神経細胞(b)
ゴルジ染色は神経細胞からでる突起(樹状突起と軸索)をニッスル染色は神経細胞体(突起以外の部分)をワイゲルト染色は軸索を包む髄鞘(ミエリン)を染める方法である．

1．分子層：最表層は主に樹状突起や軸索の終末分枝からなるので，点状または分子状の構造を与える．大部分の樹状突起は錐体細胞からのものである．

2．外顆粒細胞層：この層は小さな顆粒細胞と紡錘細胞を含む．

3．外錐体細胞層：典型的な錐体細胞が存在する．

4．内顆粒細胞層：密な顆粒細胞と少数の紡錘細胞が分布する．

5．内錐体細胞層：外錐体細胞層より大型の錐体細胞が存在している．

一次運動野でみられるBetzの巨大錐体細胞はこの層に存在する．Betzの巨大錐体細胞は150 μmの径があり，錐体細胞のなかでも最大のものである．他の錐体細胞とどのようなはたらきの違いがあるのかは，不明である．

6．多形細胞層：紡錘細胞が多く認められるが，さまざまな形の錐体細胞が存在している．

b. 皮質回路（入力と出力）

皮質ニューロンの解析は，ゴルジ染色法，電子顕微鏡，免疫組織化学法，電気生理学などの手法によって明らかにされている．これらによればそれぞれの領域の組織構築に違いはあるものの，皮質内ニューロンの構造はきわめて類似性の高いものがある．

皮質への求心性線維としては視床からのものがもっとも多く，腹側視床核（後内側腹側核VPM，後外側腹側核VPL，膝状体）からの線維は皮質内で分枝し，4層の顆粒細胞に終末する．

また，同側または反対側の半球の皮質（第2, 3層ニューロンのもの）のグルタミン酸，アスパラギン酸を伝達物質に用いる興奮性ニューロン，マイネルト（Meynert）の基底核（前脳無名質）のアセチルコリンニューロン，青斑核（橋に存在する）からのノルアドレナリンニューロン，縫線核（橋と延髄にまたがって存在する）からのセロトニンニューロン，中脳腹側被蓋野や黒質緻密質のドーパミンニューロン，視床下部後外側部の隆起乳頭体核のヒスタミンニューロンからの線維が皮質へ入力される．

遠心性線維としては，第5層の錐体細胞は皮質下領域，基底核，脳幹，脊髄などへ投射するが，第6層のニューロンは視床へ投射する．2, 3層のニューロンは反対側

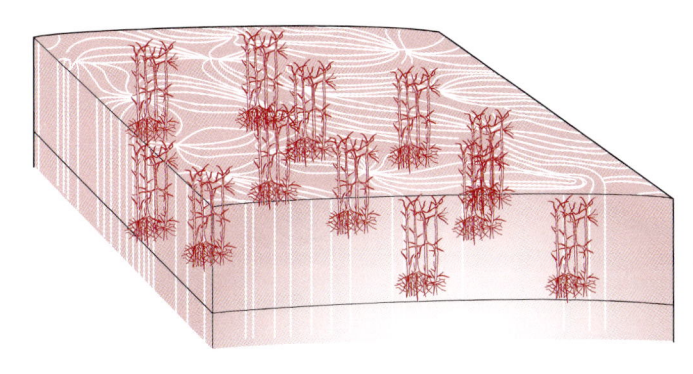

図 13-17　脳の柱状構造
（Kandel, Schwarty, Jessell : Principles of Neural Science, 4th Ed., McGraw-Hill, 2000）

の半球皮質と連絡しており，その主な線維は脳梁を経由する．

c. 柱状構造（カラム）(図 13-17)

層的構造のほかに，大脳皮質表層に対して垂直な組織構造を柱状構造（カラム）と呼び，細胞体，樹状突起，有髄線維が垂直に配列する構造をもっている．1つの柱状構造は約1000個の神経細胞から構成される．異なる層どうしの細胞が縦に（垂直に）連絡し，柱状構造は機能的単位としてはたらいている（感覚領，運動領とも）．

外界からの適当な刺激が臨界期（脳が発達するある特定の時期．通常は生後2〜3年）に作用して柱状構造が成熟する．もし，生後1年以内の時期に適当な感覚入力の刺激が欠如すると，皮質機能は正常にはたらかなくなるが，この原因は柱状構造が正しくつくられないためとされている．

d. 機能の局在(図 13-18)

臨床病理学や動物実験から，大脳皮質の異なる領域はそれぞれ異なる機能をもっていることがわかった．おおまかにいうならば，運動系は前頭葉，体性感覚は頭頂葉，視覚は後頭葉，聴覚は側頭葉に分けて処理される．

大脳皮質の分類にはいろいろな様式がある．溝や回を基準にした肉眼解剖学での分類や神経細胞の形や配列などに注目し，同じような神経細胞がまとまっている領域（ブロードマン Brodmann の分類と呼び，大脳皮質領域を1野から52野の各領域に分けている）(図 13-19)にしたがった分類などがあるが，これらと機能面との関係を中

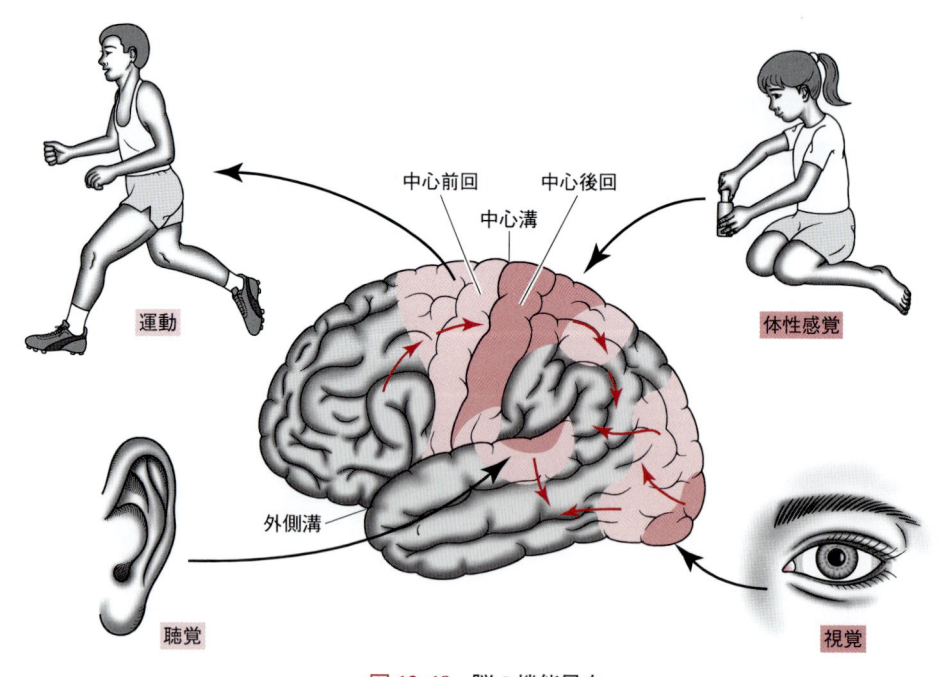

図 13-18　脳の機能局在

6 中枢神経　223

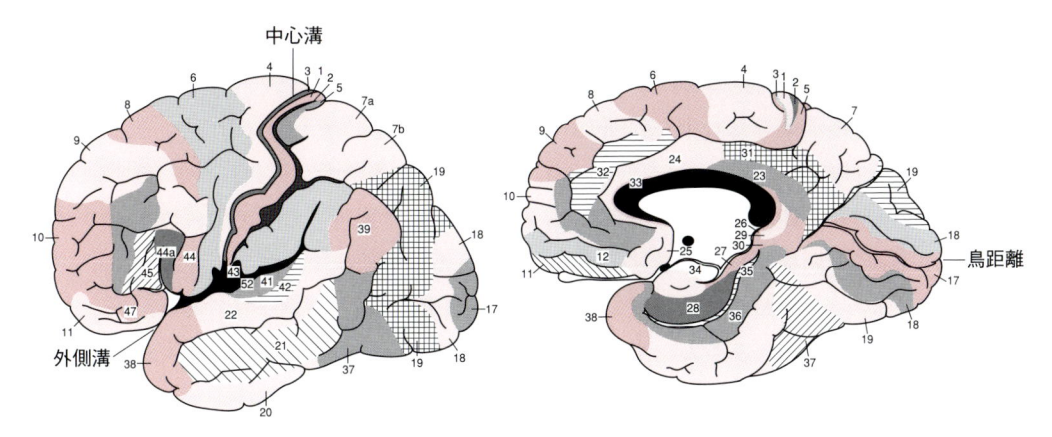

図 13-19　Brodmann の脳の分類(左：表面からみた図，右：半球を内側からみた図)

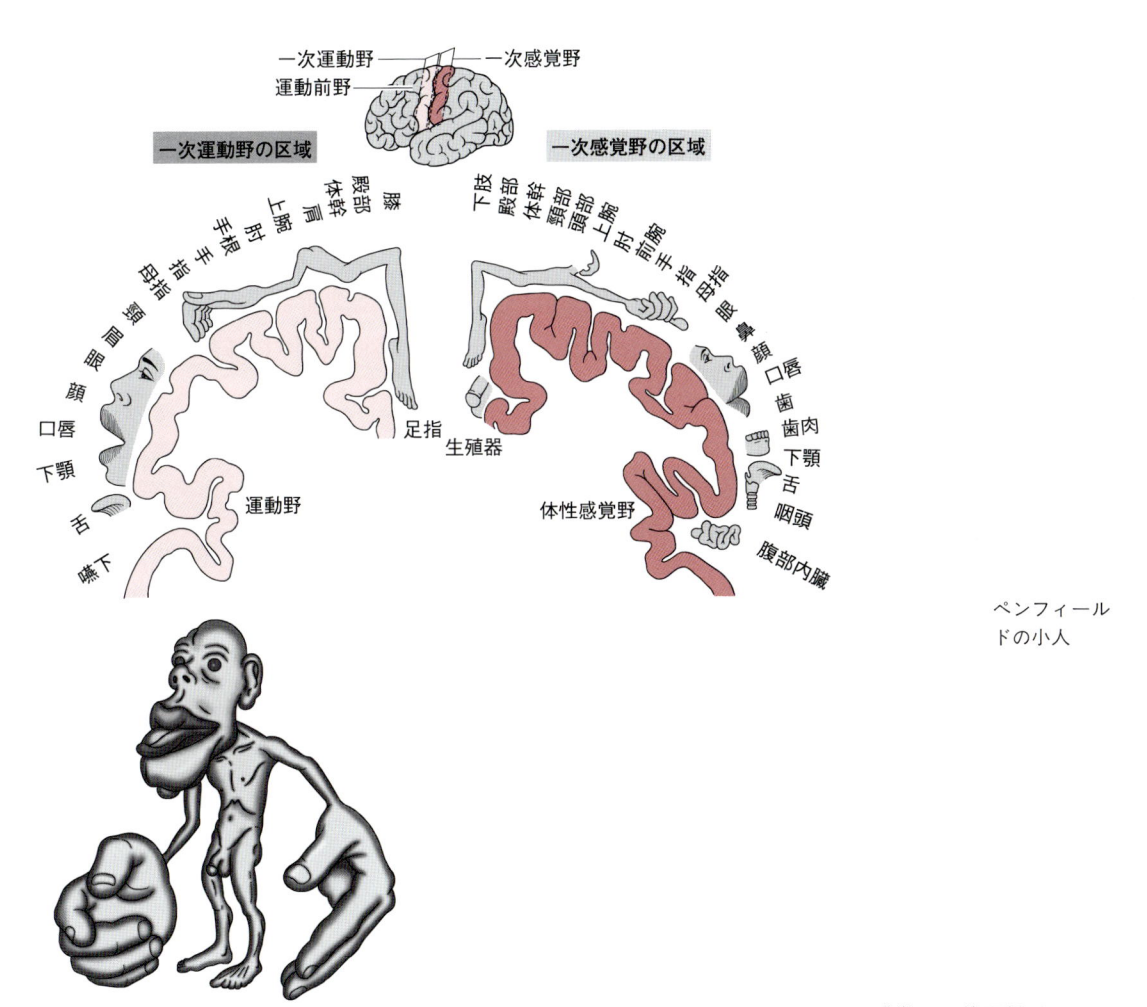

ペンフィールドの小人：上の図を立体化したもの
(本来はこの小人が逆立ちした状態になっている)

図 13-20　大脳皮質の一次運動野と一次感覚野の前頭断面
大脳皮質の一次運動野と一次感覚野に占める身体の支配領域を示す．

心にまとめると次のような分類が成り立つ．

(1) 運動野 motor area（図13-20）

運動野は中心溝の前壁を含む中心前回と，内側面の一部（中心傍小葉）に存在する．随意運動（小指を曲げようとか，足を伸ばそうとか，意識する運動が行われること）をおこなう場合，最初に体を動かす指令をだし，運動を実際に実行させるので，一次運動野と呼び，この領域はブロードマンの4野に一致する．4野はさまざまな運動機能に関与しているが，とりわけ重要なものが錐体路（皮質脊髄路，皮質核路）である．一次運動野の神経細胞が興奮すると，主として反対側の体の筋収縮が起こる．一次運動野の各領域はからだの特定の部分の運動を制御しておりその支配領域は，下から上に向かって，咽頭，喉頭，舌，顔面，頭部（4野の1/3を占める），首，手（大きな領域を占める），腕，肩，体幹，大腿，さらに半球内側面にかけて下腿，足の順に配列する．このような体の支配領域にしたがって皮質での運動の指令を担当する領域の面積が異なるが，皮質に描かれた体の投影図はペンフィールド（Penfield）によって擬人化され，小人（こびと）と呼ばれている．手や口が大きな小人が一次運動野に逆立ちしていることになる．手や口の占める領域が大きい理由は，これらの部位を動かすにはより多くの神経細胞が必要であるからである．

|運動野|

(2) 運動前野 premotor area

運動前野（ブロートマンの6野）は一次運動野の前に位置し，一次運動野に線維を送る．運動前野はほかの皮質領域からの入力を受けるほか，視床の外側腹側核の前部から入力される．

|運動前野|

一次運動野は運動を実行させる命令を発するが，運動前野や，運動前野の前に位置する補助運動野は経験で習得したなめらかな運動の実行を指示，つまりどのように体の部分の筋肉をはたらかせて運動すればよいのか企画する．

(3) 体性感覚野 sensory area（図13-20）

|体性感覚野|

身体の（体性）感覚は，大脳半球外側面の中心後回，内側面（中心傍小葉）において処理される．この部位から次から次へと階層的に情報が統御されていく最初の皮質領域なので一次体性感覚野と呼ぶ．この領域では，体の感覚（触覚，圧覚，痛覚，温度覚など私たちが肌で感じるもの）の統合と識別を司り，これらの感覚シグナルが皮膚からこの領域に到達することではじめて意識にのぼる感覚（体性感覚）となる．ブロードマンの3，1，2野にあたる．

体性感覚野には反対側の体の半分が逆転して投影され，顔，とくに舌，手，とくに親指と示指の部分はきわめて大きな領域を占めている．これは，先の一次運動野と同様，機能的に重要で知覚がより必要な部位ほど皮質に占める割合が大きいことを表している．

一次体性感覚の情報は，中心後回の後ろの部分（上頭頂小葉）や5，7野へ送られ，感覚情報がこの連合野で統御される．これを体性感覚野連合野と呼ぶ．

体性感覚野連合野の障害は感覚情報の意味が理解できないので，これを触覚失認と

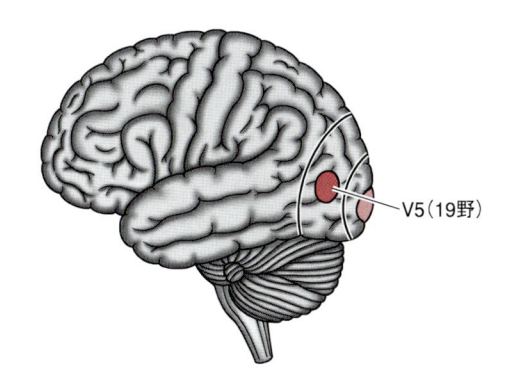

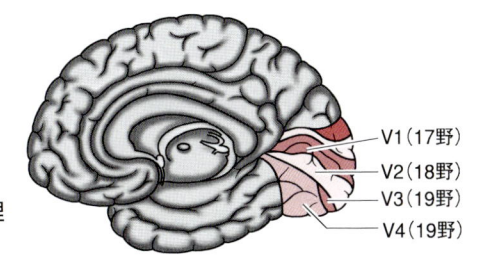

図 13-21　大脳皮質の視覚情報処理にかかわる領域

呼ぶ．表面の肌触り，大きさ，形などを統括してものを理解することができない．また，手足を切断された後も痛み，熱感覚をおぼえ，まるで手足が存在するかのような感覚をもつ．これを幻肢（phantom limb）と呼ぶ．

　(4) 視覚野 visual area（図 13-21）

　視覚の感覚は，後頭葉の内側面に存在する鳥距溝を取り囲む領域にまず集められ，ブロードマンの 17 野に一致する部位に統御されるので，この領域を一次視覚野と呼ぶ．

　視野の左半分（左の網膜ではない）は右の半球の一次視覚野に，視野の上半分（網膜の下半分）は鳥距溝の下壁に投射される．つまり左右上下が実際と逆転して大脳皮質へ投影される．

　また別の機能的分類としては，V1 から V5 までの分類がなされている．

　V1（一次視覚野で，17 野）にはすべての視覚情報が集められる（中央郵便局のようなはたらきをおこなう．郵便物はすべて中央郵便局にいったん集められその後地域別へ分配されるが，同じことが以下視覚処理でも行われていると考えられている）．V2，V3（18 野）では，動く形の識別，V4（19 野）では色彩の認知，V5（中側頭回）ではみえるものの運動の中枢としてはたらく．視覚系の連合野の障害で視覚失認（精神盲）が生じる．

　(5) 聴覚野 auditory area（図 13-22）

　外側溝に沿って横側頭回という領域が存在するが，その前の部分はヘッシェル（Heschl）回と呼ばれ，一次聴覚野（41 野）である．内側膝状体の神経細胞の軸索は聴

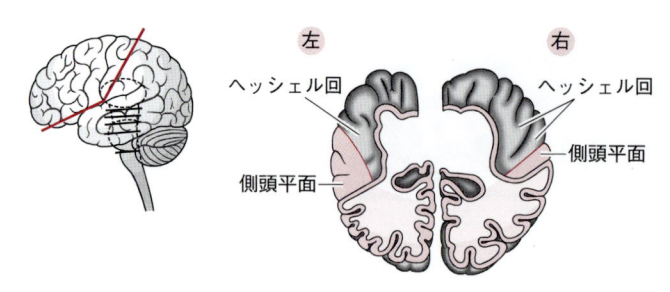

図 13-22 大脳皮質の聴覚情報処理にかかわる領域

放線となってこの聴覚野へ投射，入力する．低い周波数の音は聴覚野の前外側部に，高い音の周波数は聴覚野の後内側に反応する，というように，それぞれの周波数に対応して反応する部位が決まっている．

より高度な音の理解をつかさどる聴覚連合野は外側溝底面の一次聴覚野の後ろ 42 野（側頭平面と呼び，明らかな左右差があり，左が 65 ％において大きい）と，上側頭回の外側の 22 野にあたる．この領域はウェルニッケ（Wernicke）の領域と呼ばれ，言語中枢の 1 つである．聴覚系の連合野の障害で聴覚失認（精神聾）となる．

(6) 味覚野 gustatory area

味覚野は中心後回の下端（島から下前頭回の弁蓋の前）にあり，一般体性感覚野の舌部分のとなりに位置している．味覚の受容器である味蕾からの線維は中間神経（顔面神経の一部）や舌咽神経，迷走神経の中を通って延髄の孤束核（吻側部）に終わり，ここから視床の後内側腹側核 VPM（最内側）に終わる．さらに VPM から視床皮質路によってこの味覚野へ投射される．

感覚処理の交叉の不思議　　コラム 13-3

　感覚情報（体性感覚，視覚など）を処理する大脳皮質は，身体の反対側からの情報を受ける．つまり感覚処理の交叉が起こっているのであるが，交叉の意味については不明である．視覚に関しては交叉させることで立体視（左右の情報を連絡させることで）が可能になるとされる．また，聴覚は交叉性，非交叉性の線維で連絡しているが，交叉性の線維の数が多い．音楽の認知は右半球でおこなわれていると言われているが，これは，ポピュラーなメロディーを片方の耳で聴かせ，反対側に雑音を聴かせてその正確率を比較すると左耳で聴かせた方が正確率が高いことからもわかる．左右の半球は脳梁で連絡（約 2〜3 億本の軸索が交連），前交連も嗅球からの線維が交連する．これは，記憶を交連させることによって一側の手で学んだものは反対側の手に移そうとする営みと考えられる．

(7) 前頭前野 prefrontal area

前頭前野は前頭連合野とも呼ばれ，ブロードマンの 9，10，11，12 野に一致する．霊長類，とくにヒトで発達しており，全大脳皮質の 1/4 の容積をしめる．前頭前野は頭頂葉，側頭葉，後頭葉の皮質と広範に線維連絡があり，このことによって最近の感覚情報や過去の記憶が密接に結びつくことになる．

前頭前野の部位が障害されると，物事に計画的に取り組む意欲が減退し，計画的に立案したり与えられた条件下で適切な行動を選択したりすることができなくなる．以上から，前頭前野という部位は，ヒトの人格，創造性，意図的行動の意欲，実行の手順，ワーキングメモリーなどを担う領域であると考えられている．

e．大脳半球 cerebral hemisphere と優位半球 dominant hemisphere

大脳を前後に走る明瞭な大脳縦裂によって，脳は左右の大脳半球に分けられる．また，左右の大脳半球は脳梁と呼ばれる線維の束の集まりによってつながっている．右利きのヒトの 96％と大部分の左利きのヒト（70％）では，言語機能は左半球にある．言語中枢がある半球が優位半球と呼ばれる．

左右の大脳半球は同じようにみえても形態も機能も同じではない．言語の機能は左半球に集中しているが，多くの脳梁切断患者のテストから左右の大脳半球に異なる機能があることが明らかになった．左脳は言語機能のほかに，四則計算などの処理の仕方が分析的，推理的であるのに対して右脳は空間認知，図形認知，音楽的能力など総合的-全体的な処置方法をとっている．

左半球の障害の方が右半球の障害よりも重篤である．なぜなら，神経学的障害（右半身のマヒ，後述）のほかに，言語機能も損なわれるからである．

脳梁切断患者（スプリットブレイン）から脳の左右差がわかった　　コラム 13-4

　脳梁の意味についてはほとんどわからなかった．たとえば，動物で脳梁を切断してもたいした症状がでなかったので，アメリカのスペリー（Sperry）は癲癇をおさえるために脳梁が切断された患者を調べた（図 A）．

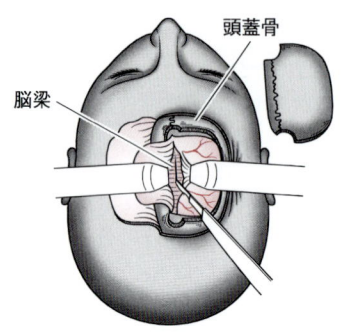

図 A　スプリットブレイン

例　左右別のひとの顔写真を組み合わせたキメラ像を脳梁切断患者にみせると，必ず左半分の顔の写真を取り上げるが，右半分の顔についてしゃべる（図 B）．このようなことから，左脳は言語の発話機能を，右脳は映像の処理機能をそれぞれ担っていることがわかってきた．

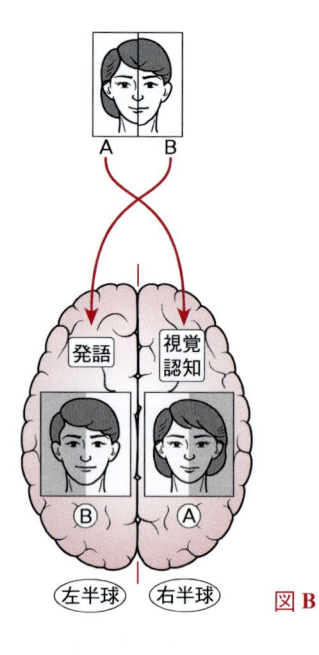

図 B

> **記憶ってなんだろう**　　　　　　　　　　　　　　　　　　コラム 13-5
>
> 　記憶には反射性記憶(潜在記憶)と陳述的記憶(顕在記憶)がある．反射性記憶は熟練，習慣，条件反射などが含まれ，無意識的，自動的である．たとえば，パブロフが発見した条件反射では，イヌに餌を与える(無条件刺激)直前に，ベルの音を聞かせる(無条件刺激)と，餌が無くてもイヌはベルの音に反応して唾液を分泌するようになる．一方，陳述的記憶とは，普通に記憶と言われているもので，認知機能と結びついている．ものを覚える(記銘)，覚えたことを保持する，思い出す(想起)の過程がある．
>
> 　また記憶が保持される時間によって，短期記憶(数秒から数時間)と長期記憶(数ヵ月から一生)とを区別する．短期記憶が長期記憶に移行するには，タンパク質や組織学上の変化が伴うとされている．

(1) 言語野 speech area(図 13-23)

大脳皮質では2つの領域が言語機能に強く関与している．

1つは運動性の言語野(44, 45野，ブローカ Broca 野)で，下前頭回の弁蓋部と三角部にあたる．この領域は中心前回の顔面，喉頭を支配する一次運動野に部位的に近接しており，発語，発音を調節する．この領域が障害されると運動性失語となり，ものの音，言葉の理解はできるが，言葉が頭に浮かんでも意味のある言葉として表現できない．

もう1つは感覚性の言語野(22野，ウェルニッケ Wernicke，上側頭回後ろ)で，言語の理解をつかさどる．この部位が障害されると感覚性失語症になり，他人や自分がしゃべった言葉の理解，物体の名前，文章の反復などができない．

f. 意識と脳波

普通に生活しているヒトでは，毎日睡眠中に意識がなくなり，目覚めたときに意識が回復する．覚醒しているときでも，ぼんやりしているときと，何かに集中している

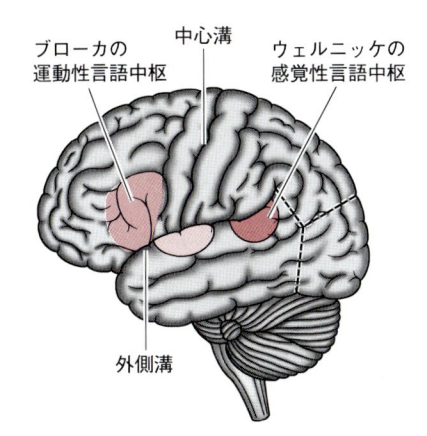

図 13-23　言語野

ときでは意識レベルが違うことが分かる．また，脳の病気や怪我で意識がなくなることもある．この意識レベルを客観的に知る方法として脳波(脳電図 electroencephalogram, EEG)がある．脳波は頭皮上に置いた電極から，脳の電気的活動を記録するもので，意識のレベルの他に，癲癇，脳腫瘍，脳内血腫などの診断に用いられている．

(1) 正常脳波と睡眠

脳波には比較的規則的な波が表れる．その周波数によって図 13-24 に示すように分類される．眼を閉じて安静の状態でみられる α 波は，外からの刺激や精神的な興奮などによって阻止され(α 波阻止)，β 波に変化する．

睡眠に入ると，脳波は徐々に周波数が減少(徐波化)して，徐波睡眠(ノンレム睡眠)の状態に入る．さらに眠りが深くなると，脳波に覚醒波(β 波)に似た速波があらわれるレム睡眠期に入る．この睡眠はきょろきょろした目の運動(rapid eye movement, REM)を呈するのが特徴で，骨格筋の緊張が低下して，頸を支えていることもできない．自律神経機能が不安定になり，夢をみている睡眠と言われている．成人ではノンレム睡眠-レム睡眠のサイクル(約 90 分)を一晩の間に 4〜6 回繰り返す．

(2) 意識の維持

動物の脳幹にある網様体を電気刺激すると睡眠中の動物が覚醒し，破壊すると，意識がなくなったままになる．網様体には末梢の感覚系から大脳皮質へ上行する経路から枝分かれして，多くの信号が入ってくる．網様体からは視床へ入力されていて，さらにここから大脳皮質に広汎な部位に線維の投射がある．末梢からの感覚信号が多ければ，視床を経由して大脳皮質へ到達する信号も増えて，覚醒レベルが上がると考えられる．この意識を維持する機構を上行性網様体賦活系と呼ぶ．

日中活動している最中に突然レム睡眠に入ってしまう病気(ナルコレプシー)は，視床下部でつくられるヒポクレチン(オレキシン)というペプチドあるいはその受容体の

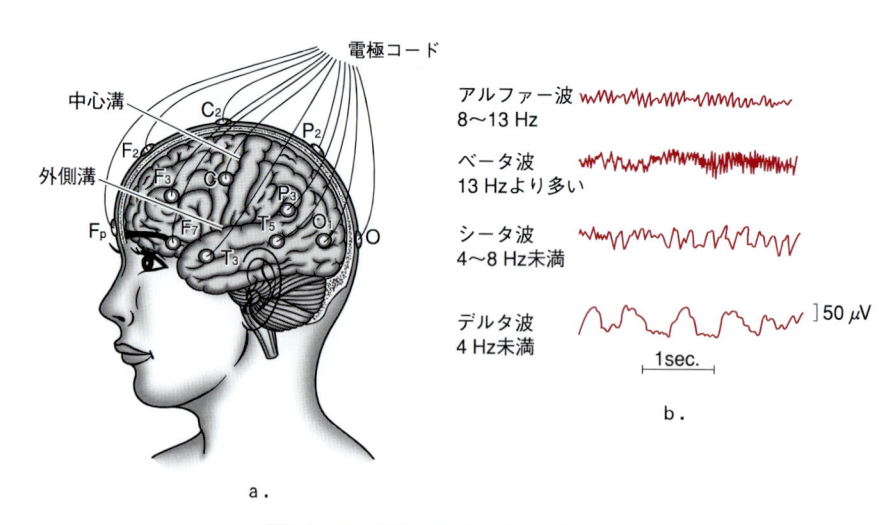

図 13-24 脳波の電極(a)と各波形(b)

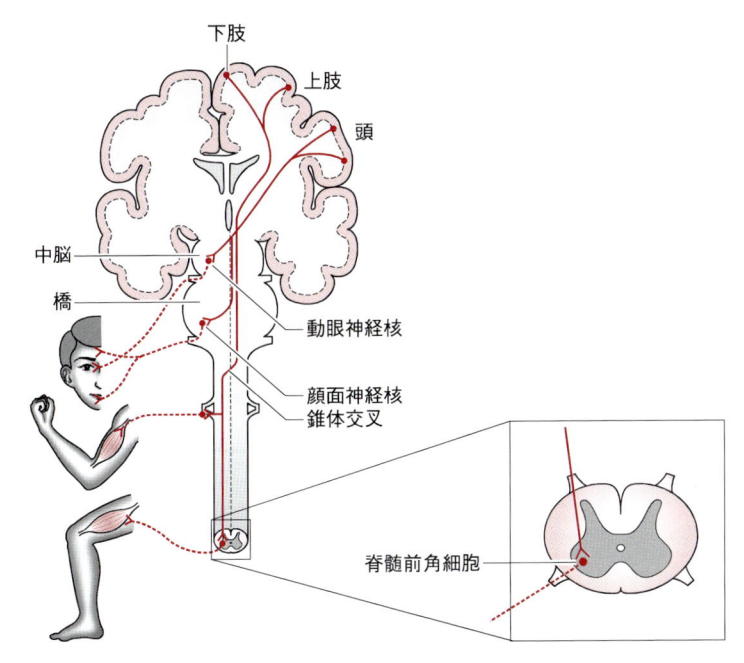

図 13-25　錐体路（皮質脊髄路と皮質核路）の経路

異常で起きることが明らかになった．

g. 錐体路 pyramidal tract と錐体外路 extrapyramidal tract（図 13-25）

　一次運動野（前頭葉の中心前回）の主に5層の錐体細胞の軸索は，内包を通って大脳脚から延髄の錐体に入り，錐体交叉と呼ばれる部分でそのほとんどが反対側へ交叉する．その後，脊髄側索を下行し前角の運動ニューロン（運動神経）に終わる．脊髄の前角の α 運動ニューロンは軸索を末梢神経としてそれぞれの筋群へ分布する．頭部，顔面の筋群，発語，咀嚼などに関与する筋群は，脳幹に中枢を有する脳神経によって支配されている．これを皮質核路と呼ぶ．中心前回は前述したとおり，頭，上肢，下肢を支配する領域は下から上へ配列している．皮質脊髄路と皮質核路をあわせて錐体路（皮質からの線維がすべて錐体を通るので）と呼ぶ．右の半球から出た線維は左半身を，逆に左の半球からでた線維は右半身を支配することになる．

　これに対し錐体外路は，筋緊張および運動を反射的，随意的に支配する神経路で，いくとおりもの複雑な経路をたどることが知られている．しかし，実際には錐体路と錐体外路の機能を区別することは難しく，両者は互いに影響しあっている．

錐体路
錐体外路

② 大脳基底核 basal ganglia（図 13-26）

　基底核*は大脳の深部に存在する大きな皮質下核（皮質の下に存在する白質のなかの

大脳基底核

---

*　ここでいう核とは，神経細胞の集団をいう．細胞のなかの核という意味ではない．

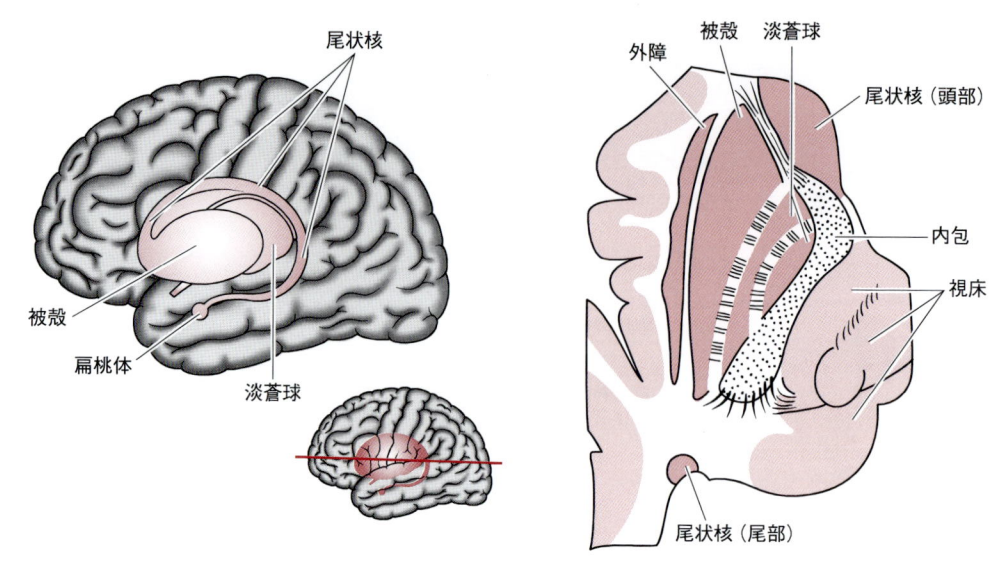

図13-26　大脳基底核の立体図と水平断面図

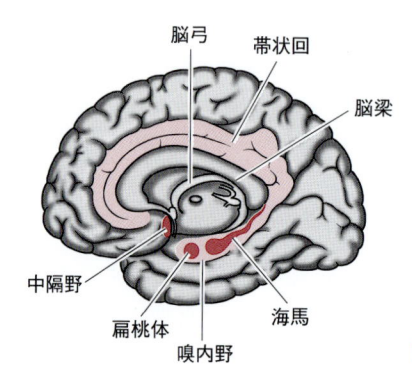

図13-27　大脳辺縁系

神経細胞の集団)である．

　基底核は，①線条体(体性運動機能に関与)，②淡蒼球，③無名質に分けられる．

　尾状核，被殻はどちらも同じような神経細胞から構成されており，両者をまとめて線条体という．線条体は大脳皮質，視床，さらには黒質をはじめとする中脳ドーパミンニューロンから線維を受け，逆に淡蒼球や，黒質へ投射する．黒質線条体系ドーパミンニューロンの障害でパーキンソン病が生じる．筋の固縮，無動症(仮面様顔貌にみられるような)，振戦(手のふるえ)などの症状がみられる．

　線条体から黒質へ投射する場合，淡蒼球を経由して，黒質の緻密部，網状部へ連絡する．線条体の障害で不随意運動を特徴としたハンチントン病(舞踏病)が起きる．

　これらは錐体外路系として不随意運動や筋の緊張を調節している．

　無名質はマイネルト核ともいわれ，この部のアセチルコリンニューロンは大脳皮質へ線維を送り，大脳皮質機能を制御している．アセチルコリンニューロンの変性はアルツハイマー病の原因と考えられ，記憶障害，痴呆が起こる．

3 大脳辺縁系 limbic system（図13-27）

大脳辺縁系は海馬，海馬傍回，帯状回，扁桃体，中隔，乳頭体と視床核の一部をいい，脳梁の外側をC字型に取り囲む領域をいう．

辺縁系は嗅覚，性行動，摂食行動，情動などに関与する．海馬の輪郭はヒツジの角（つの）に似ているところからアンモン角（Ammon's horn，アンモンとはヒツジの角をもったエジプトの神のことである）と呼ばれる．海馬には歯状回と呼ばれる領域も含まれる．

海馬は大脳皮質，中隔，脳幹の網様体から求心性の線維を受ける．とくに，側頭葉の嗅内野からの貫通枝は歯状回に終わる．また海馬からは脳弓を通って線維が視床下部や乳頭体へ連絡する．このような閉鎖された回路をパペッツ（Papez）の回路と呼ぶ．これらの入力，出力のほかに海馬内での秩序だった線維連絡があり，これらによって記憶などの海馬機能が発揮される．

長期増強 ── くり返すことは記憶のコツ　　コラム13-6

近年の神経科学の研究によって海馬が注目されているのは，新しい記憶がつくられるのに海馬が重要な役目を果たしているからである．

その1つのメカニズムとして長期増強（long-term potentiation：LTP）がある．海馬でのシナプス前終末を高頻度に数秒間刺激すると，シナプス効率が上がることを長期増強という．シナプス効率の上昇とは，シナプス後細胞の脱分極を引き起こすのに少ないインパルス，つまり少量の伝達物質でよいということである．この効果は2〜3日続き，シナプス後ニューロンの活動を高める．これらの現象が記憶のメカニズムの基盤になっている．同じような現象であるがシナプス効率が低下する長期抑制（longterm-depression）も神経機能の変化に関与している．

扁桃体は側頭葉内の海馬の前にあるが，自律神経活動や恐怖や怒り，攻撃性，不安感情などと強くかかわっている．

間　脳　diencephalon

間脳は脳の深部に位置し，視床，視床下部，視床上部から構成される．

1 視　床

視床は感覚の中継部としての役割を果たしている．すべての体内からの感覚情報はいったん視床に集められ，統合処理される．視床からの情報は視床皮質路として大脳皮質に伝えられ，知覚として認識されることになる．

2 視床下部

　視床下部には食欲，性欲，口渇，浸透圧，体温調節(体温調節の項参照)などの中枢がある．これらの制御機構は神経系と内分泌系によるので，視床下部は神経内分泌系の中枢であるといえる．視床下部の室傍核，視索上核には神経分泌ニューロンが存在し，下垂体後葉ホルモン(オキシトシン，バゾプレッシン)を軸索輸送によって下垂体後葉まで運んでいる．また，視床下部の脳室周囲やさまざまな核には，下垂体前葉細胞からのホルモン分泌を制御する放出ホルモン/抑制ホルモンを産生する神経細胞が存在している．

　これらの神経細胞は，下垂体前葉調節ホルモンを下垂体門脈系の血管へ放出する(第15章，内分泌の項参照)．視床上部には松果体と呼ばれる小さな構造が存在する．松果体には，網膜からの光の情報が上頸神経節を介して入力される．松果体細胞は夜間にメラトニンを血液中に分泌する．

　視床下部の腹内側核を破壊された動物は過食，肥満となり，外側視床下部を破壊されると餌を食べなくなってやせる．したがって腹内側核が**満腹中枢**，外側視床下部が**摂食中枢**であると考えられる(図13-28)．しかし，長期にわたって体重(貯蔵エネルギー量)を一定に保つ役割には弓状核が重要であることが明らかになってきた．体温，

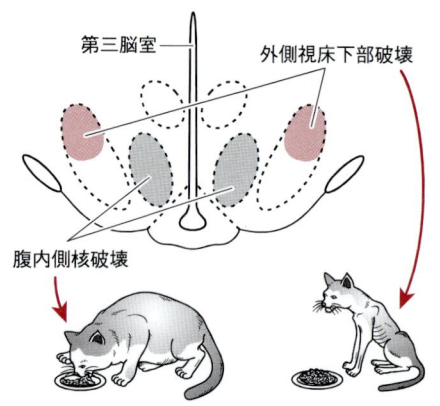

図13-28　視床下部破壊と摂食行動
(Ciba Clinical Symposia, 1956 より改変)

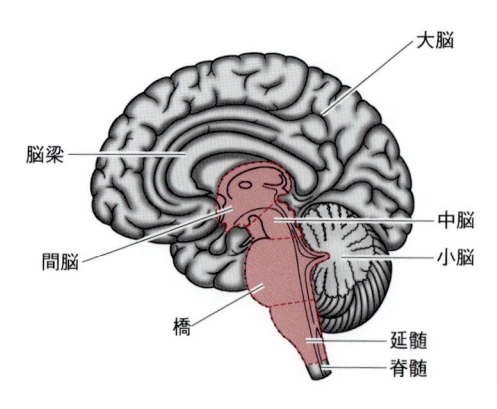

図13-29　脳幹を示す脳の正中断面

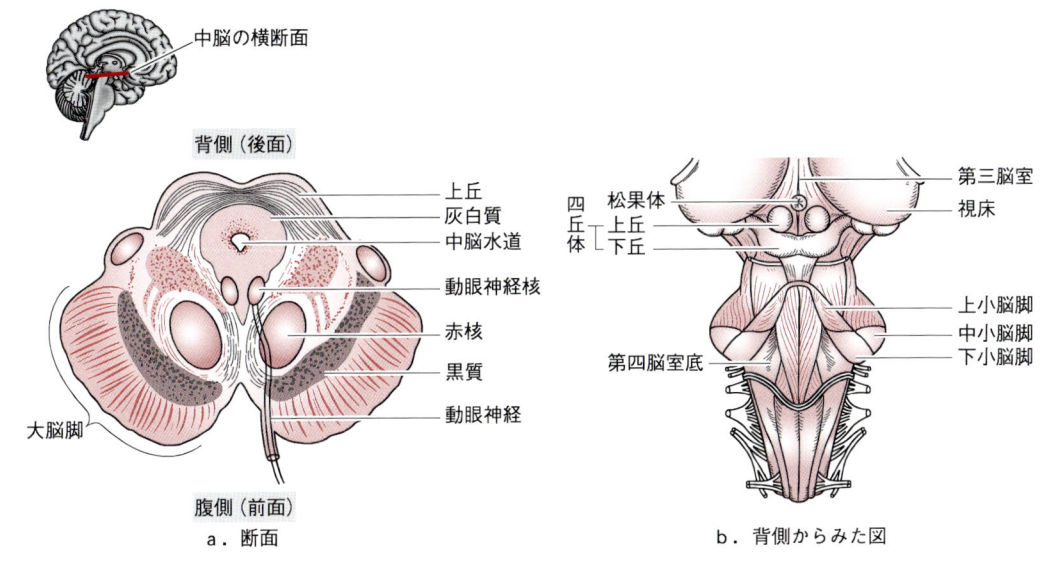

図 13-30　中脳の断面(a)と背側からみた図(b)(小脳を取り除いている)

ある種のホルモンの血中濃度，活動性などは約24時間の周期をもって変動する(サーカディアンリズム，概日リズム)．このリズムをつくりだしている**体内時計**は視床下部の視交叉上核にある．

脳　幹 brain stem

脳幹は，樹木にたとえると大きな木の幹であり，その幹を中心に大脳や小脳などが広がっている．脳幹には中脳，橋，延髄が含まれる(図13-29)．

1　中　脳 midbrain(図13-30)

中脳は背側から四丘体，被蓋，大脳脚の部分に分けられる．

四丘体はそれぞれ対になった上丘と下丘と呼ばれる4つの隆まりであり，視覚，聴覚の反射中枢として重要な意味をもっている．

上丘は視覚の反射に関与(視覚処理は皮質でおこなわれる)しており，網膜からの線維が外側膝状体を経て上丘に入る．急速に動いている物体を追視したり，近づいてくるものをみようとするときに両眼が注視し(輻輳(ふくそう))，調節反応を起こす経路をつくる(レンズの肥厚と瞳孔の収縮)．

上丘のすぐ前側の領域には視蓋前野があり，網膜から視索を介しての線維が入る．光が目に入ると瞳孔が縮小するが，視蓋前野に動眼神経副核(エディンガー・ウェストファール核)があり，副交感性神経として(対光)反射経を調節する．

下丘には聴覚を担う蝸牛神経核からの線維が入り，内側膝状体から側頭葉の聴覚領に終わる(図14-20)．下丘は不意の音に目と頭を向ける聴覚反射や，鼓膜の緊張度を

図中ラベル: 上丘／下丘／中脳水道／小脳／橋／第四脳室／延髄

図13-31 延髄と橋

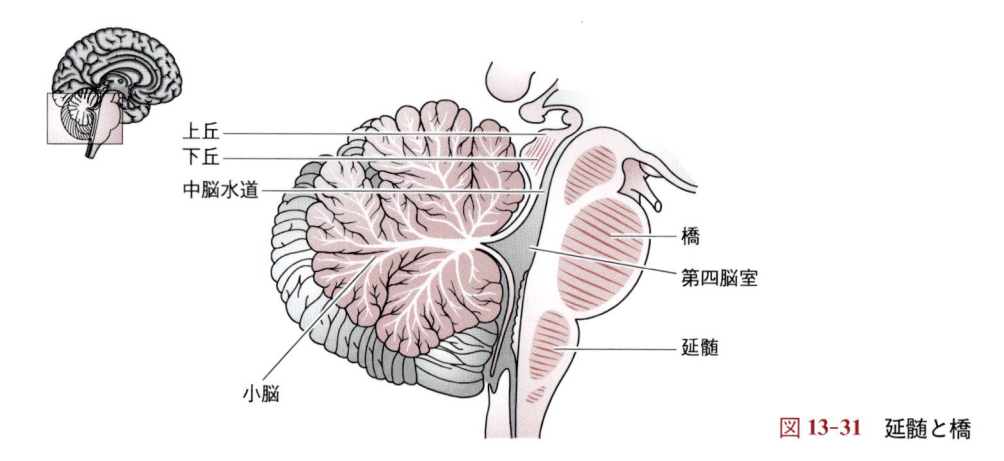

調節する反射に関与している.

　被蓋の中心部には中脳水道と呼ばれる狭い脳室があり，第三脳室と第四脳室を結びつけている．また，被蓋には複雑な伝導路や，鉄分を多く含むため赤色を呈している赤核がある．一方，大脳脚との境にはメラニンを豊富に有するため肉眼的に黒色をおびた黒質がある．黒質は線条体と密接な線維連絡をもっている．赤核も黒質も無意識的な骨格筋の協調運動(錐体外路)に関与している．

2　延髄と橋(図13-31)

a. 延髄と橋の構造

　橋(きょう)という名は大脳と小脳を橋(はし)のように結びつけるというところからでている．橋には大脳と脊髄を結ぶ長軸方向の線維束と，小脳と橋を連絡する横走する線維の束が豊富にみられる．

　延髄は文字通り脊髄が伸びて太くなった部分である．

　延髄の外側は白質で，脊髄から脳幹，大脳への上行性線維や脊髄への下行性線維からなる．とくに延髄の腹側にある一対の錐体は錐体路の線維からなり，**錐体**の上には錐体交叉があってここで大多数の線維が交叉する(左右が逆転する)．延髄の灰白質には循環，血圧，呼吸，消化など直接生命活動に関与する重要な中枢があるので**生命中枢**と呼ばれる．これらは脳神経核である迷走神経，舌咽神経などの自律神経系(副交感神経)の起始核にあたる．この他に，運動系として外転神経，顔面神経，舌下神経，副神経，知覚系として三叉神経，内耳神経などの脳神経核がある．延髄の腹側面には植物のオリーブの実のような小さな膨らみがある．これをオリーブと呼び，中には下オリーブ核の神経細胞が集まり，小脳との線維連絡をもって正確な随意運動の効率をあげるようなはたらきをしている．

(欄外)　延髄／橋／錐体／生命中枢

b. 脳幹による姿勢の調節

(1) 除脳固縮

　橋の上縁で脳を切断された動物(除脳)では，すぐに頸・四肢の筋の痙縮が起きる．これを除脳固縮という．除脳動物では頸部と四肢を伸展し，背部をそらして，尾を挙げる姿勢をとる．自発的な運動はできないが，支えてやると四肢で立つことができる．伸張反射が亢進した状態である．

(2) 持続性迷路反射

　除脳動物でみられる四肢の固縮の強さは，体位によって変化する．これは前庭規管からくる重力の方向に対する頭部の位置に関する情報によって，持続性迷路反射が起きるからである．動物が背臥位の時に四肢の伸展が最大になり，左右いずれかに傾けると固縮は弱くなり，伏臥位で最小となる．

(3) 持続性頸反射

　除脳動物において頸部を固定しておいても，体幹をねじると固縮の強さが変化する．頸を向けた側の前後肢が伸展し，反対側の肢は屈曲する．前屈すると，前肢の屈曲と後肢の伸展が起き，後屈すると前肢の伸展と後肢の屈曲が起きる．これはちょうど，障害物を飛び越えて，さらに前肢から着地するときの馬の四肢の動きにみられる．

小　脳(図 13-32)

　小脳は左右の小脳半球と中央の虫部からなり，中脳，橋，延髄とそれぞれ小脳脚(上，中，下の小脳脚)と呼ぶ線維の束で連結している．小脳皮質は分子層，**プルキンエ細胞層**，顆粒細胞層の 3 層構造からなり，規則正しい線維連絡をもっている．小脳の深部には 4 つの小脳核(歯状核，栓状核，球状核，室頂核)と呼ばれる神経細胞の集団が存在し，そのなかでは歯状核がもっとも大きい．脊髄や脳幹からの線維を受け，小脳皮質でそれらの情報が統合され，身体の平衡や筋肉の緊張を保ち，複雑な運動，協調性を必要とする運動をおこなうのに役立っている．練習を重ねると運動が上達するように運動に関する学習にも関与している．固有感覚やその他の体性感覚受容器からの信号は，脊髄小脳路を通って，前庭神経からの信号は脳幹を経由して，大脳皮質の運動野・連合野からの信号は橋核を通って，小脳に入りプルキンエ細胞に達する．このような情報をもとに小脳はそれぞれの骨格筋の活動が協調され円滑な運動ができるようにしている．小脳からの遠心性線維はプルキンエ細胞だけで，小脳核を経由して大脳皮質と脳幹へ信号を送る(図 13-32，図 13-33)．小脳の異常で筋緊張の異常，伸張反射の亢進，運動失調，企図振戦(意識すると手がふるえる)などの症状がみられる．

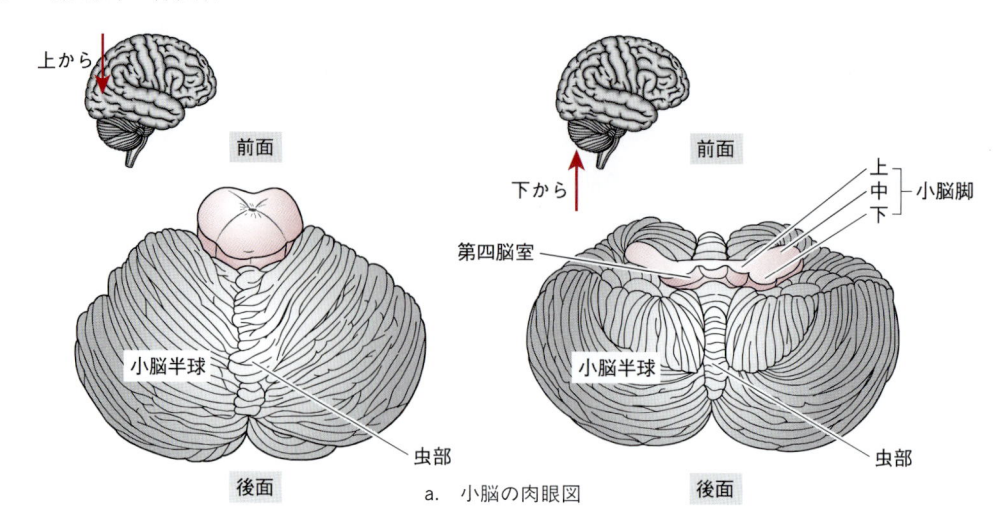

第13章　神経系

a. 小脳の肉眼図

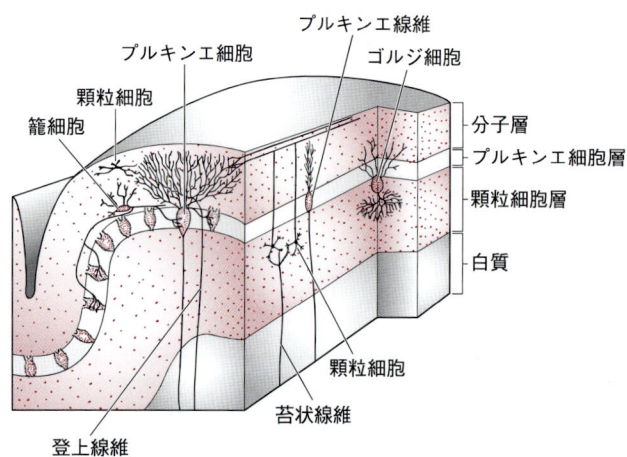

（上から／下から／前面／後面／小脳半球／虫部／第四脳室／上・中・下 小脳脚）

b. 小脳皮質にみられるさまざまな細胞の関係を示す

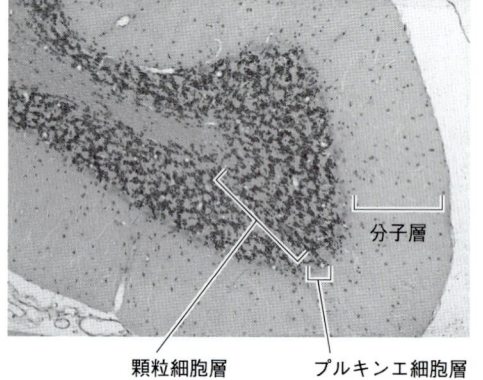

プルキンエ細胞／顆粒細胞／籠細胞／プルキンエ線維／ゴルジ細胞／分子層／プルキンエ細胞層／顆粒細胞層／白質／顆粒細胞／苔状線維／登上線維

c. 小脳皮質の顕微鏡図

分子層／顆粒細胞層／プルキンエ細胞層

図 13-32　小脳

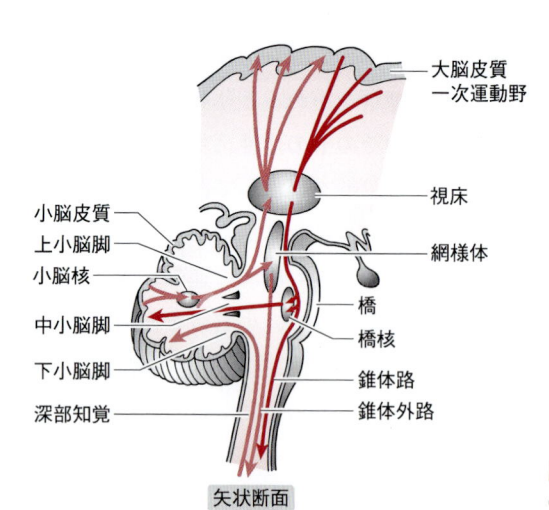

図 13-33　小脳と脳の他の領域との関係を示す図

大脳皮質 一次運動野／視床／網様体／橋／橋核／錐体路／錐体外路／小脳皮質／上小脳脚／小脳核／中小脳脚／下小脳脚／深部知覚／矢状断面

網様体

　脳幹の中央部には神経細胞が線維とともに散在して存在している．これを網様体と呼ぶ．大脳皮質への情報を選択的に促進させたり，抑制したりしながら，意識レベルや覚醒，睡眠の調節をおこなっている．これらの神経細胞はアミン(セロトニン，ノルアドレナリン)を伝達物質として用いている．脳幹を上行する感覚性のインパルスは側板を介して網様体の活動を盛んにする．網様体からの出力は視床の非特殊核を経由して，広く大脳皮質へ投射している(図13-33)．末梢からの感覚性入力が多いと覚醒度が高くなるわけである．これを上行性網様体賦活系という．網様体賦活系を破壊すると意識がなくなり，刺激すると意識レベルがあがる．網様体賦活系の活動の程度が意識レベルを決めている．

脊髄(図13-34)

　脊髄は延髄の続きで，脊椎管の中を下方に第一腰椎下端まで伸びている．長さは約40cm，太さ1cmの円柱状の神経組織で，中央にH型をした灰白質と，そのまわりに白質がある．白質には大脳からの下行路［錐体路(皮質脊髄路など)や錐体外路］と，上行路(脊髄視床路などの感覚を伝える感覚神経)が含まれている．灰白質は神経細胞が存在する部分で，前角細胞からは運動神経としての前根が，後角細胞からは感覚神経としての後根が連なっていて，両者は合して末梢神経となる．前根は運動/遠心性であり，後根は知覚/求心性であり，これをベル・マジャンジー(Bell-Magendie)の法則という．

　脊髄は上方から8個の頸髄(C)，12個の胸髄(T)，5個の腰髄(L)，5個の仙髄(S)，1個の尾髄(Co)に分けられ，1つの髄節からそれぞれ1対の脊髄神経を出している．

　脊髄はその高さによって支配する身体部位が定まっている．運動や感覚麻痺の部位により，損傷された脊髄の高さ(レベル)や範囲を推定することができる．

　脊髄には2ヵ所膨らんだ部位，頸膨大と腰膨大がある．前者からは上肢を支配する腕神経叢が，後者からは下肢を支配する腰神経叢，仙骨神経叢が出る．

　灰白質：脊髄の神経細胞の細胞体，樹状突起は肉眼的に灰色を呈するため細胞体や樹状突起が多数存在する部位は灰白質と呼ばれる．灰白質がふくらんだ部位を角と呼び，3つの角(前角，側角，後角)がある．前角は骨格筋を支配する運動ニューロンを含む．側角には自律神経系の節前ニューロンがあり，胸髄と上部腰髄に認められる．後角は知覚神経を含み，脊髄に入ってくる体性知覚情報を上位の脳幹や視床へ連絡する．

　白質：主に軸索(有髄線維は白色)から成り，3つの索(前索，側索，後索)に分かれ，上行路，下行路の線維が存在する．前索や側索には大脳や脳幹，小脳からの運動

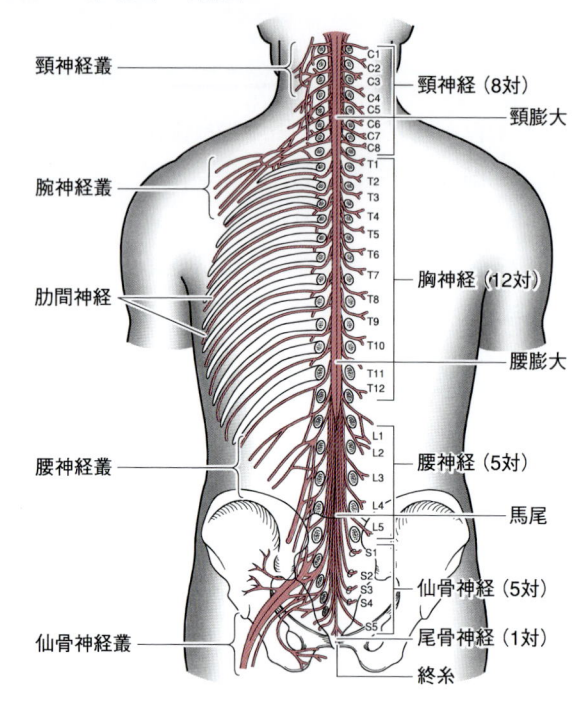

図 13-34 脊髄と脊髄からでる脊髄神経およびその枝

性下行性線維や圧覚，温度覚，痛覚を伝える上行性線維が存在する．後索(薄束，楔状束)には体性知覚情報(圧覚，温度覚，痛覚)や筋肉，腱，関節からの位置情報を伝える求心性線維が通る．

1 脊髄神経節

脊髄内に存在せず，脊髄の外側に位置している神経細胞の集まりを脊髄(後根)神経節という．脊髄神経節には偽単極性の知覚性の神経細胞(感覚ニューロン)が存在し，一方の突起を末梢側へ，他方の突起を脊髄の後角へ送る．サブスタンスPやCGRP(カルシトニン遺伝子関連ペプチド)が神経伝達物質として作用する．

脊髄反射 spinal reflex(図 13-35)

特定の刺激に対して，単純で定型的な反応が起きることを反射(reflex)という．反射が起きるためには反射弓と呼ばれる神経回路が必要である．反射弓とは，特定の刺激に対する受容器，受容器からの信号を中枢神経系へ伝える求心路(感覚神経)，中枢神経系からの信号を伝える遠心路(運動神経)，遠心路からの信号に従って反応を起こす効果器，求心性の信号を遠心性の信号に切り換える反射中枢から構成されている．もっとも単純な反射は反射弓にシナプスが1つしかない(求心性神経と遠心性神経が直接シナプスで結合している)場合で，**単シナプス反射**という．多シナプス反射の場合には，求心性神経と遠心性神経の間に少なくとも1つの介在神経が存在する．反射

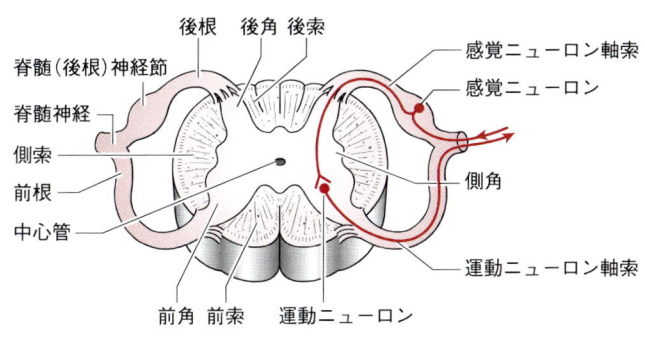

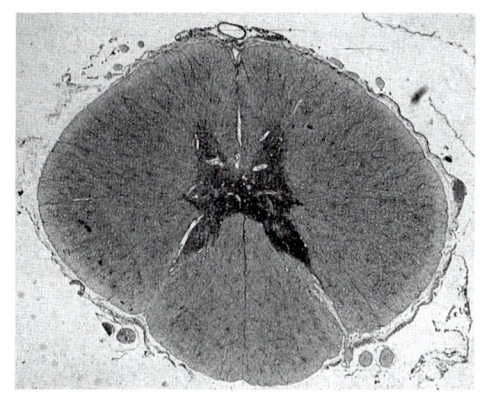

図 13-35　脊髄の組織像と内部の回路

　中枢が脊髄にあるものを，脊髄反射といい，脳と脊髄を切り離した動物にもみられる．唯一の単シナプス反射である伸張反射と，熱いものに手が触れると思わず手を引っ込める時に生じている屈曲(引っ込め)反射は，脊髄反射の例である．

　伸張反射：筋の伸張(刺激)が筋紡錘(受容器)を刺激し，知覚神経線維(求心路)を介して単シナプス的に運動ニューロン(遠心路)に連絡し，伸張された筋肉(効果器)が収縮する反射である．膝蓋腱をたたくと下腿が伸張する．これは膝蓋腱の続きである大腿四頭筋が引き伸ばされ，その結果脊髄の前角運動ニューロンが興奮し，大腿四頭筋を収縮させて下腿を引き上げることになる(図 13-36)．

伸張反射

　屈曲(引っ込め)反射：皮膚，皮下組織，筋に痛みを伴うような有害な刺激が加わると，屈筋の収縮と伸筋の弛緩が起きて，四肢を引っ込める反射である．その結果有害な刺激から遠ざかろうとするもので，逃避反射とも呼ばれる．この際，反射側の肢に

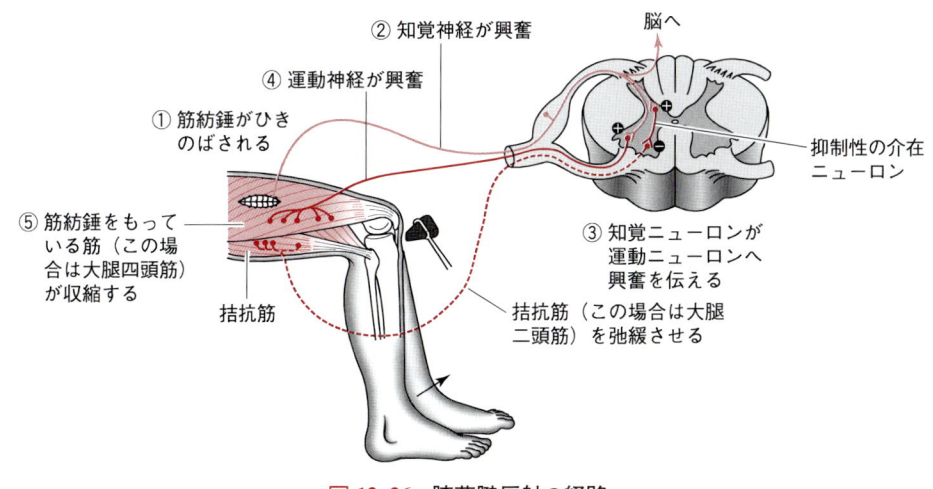

屈曲反射

図 13-36　膝蓋腱反射の経路
(筋紡錘のはたらき)

は交叉伸展反射がみられる．有害刺激がより強くなると，反射は別の四肢にも広がる．

この反射が減弱または消失している場合は反射弓を構成しているニューロンに異常がある．除脳固縮，脳卒中後にみられる痙縮のように，反射が亢進している場合は，脳からの下行性の抑制線維が異常を呈していることを意味している．

7　末梢神経 peripheral nervous system

脳と脊髄より外(体表に近い)に存在する神経組織をいう．

末梢神経には3種の異なる線維，遠心性の運動線維，求心性の知覚線維それに自律神経が含まれる．

脳神経 cranial nerves (図13-37)

主に頭部から顔面にかけての運動や知覚，自律機能(副交感性)をにない，とくに視覚，嗅覚，聴覚，味覚，咀嚼，発語などの重要な機能に関与している．そのほとんどの中枢(神経核)は脳幹にあり，そこから12対の脳神経が決まった走行で支配領域に分布している．

第Ⅰ脳神経(嗅神経)：においの感覚をつかさどる知覚神経である．鼻腔上部に存在する嗅部の鼻粘膜嗅細胞から起こる．

第Ⅱ脳神経(視神経)：視覚を伝える知覚神経である．網膜に入った光を視神経を介して視覚中枢に伝える．視神経は視神経交叉と呼ばれる部分で線維の半分が交叉する．そのため，視神経の障害は部位により特有な状態を引き起こす．

第Ⅲ脳神経(動眼神経)：眼球を動かす筋群を介して眼球を主に左右および内側に動かす機能を有している．動眼神経には副交感神経が混合しており，虹彩の瞳孔収縮筋を支配し，瞳孔を小さくする(対光反射)．

第Ⅳ脳神経(滑車神経)：眼球を動かす筋の一部(上斜筋)を支配する．脳神経のなかで唯一脳幹の背側面からでる神経である．

第Ⅴ脳神経(三叉神経)：脳神経中最大の神経で，主に顔面の感覚を伝える．3本の大きな枝があり，第1枝(眼神経)は前額部，第2(上顎神経)枝は頬から上口唇，第3枝(下顎神経)は側頭部から下顎のあたりの知覚をつかさどる．また第2枝，第3枝は唾液腺の分泌を調節する副交感神経を混合し，さらに第3枝は咀嚼筋を支配する運動神経をもあわせて含む．

第Ⅵ脳神経(外転神経)：眼球を外へ動かす筋の一部(外転筋)を支配している．

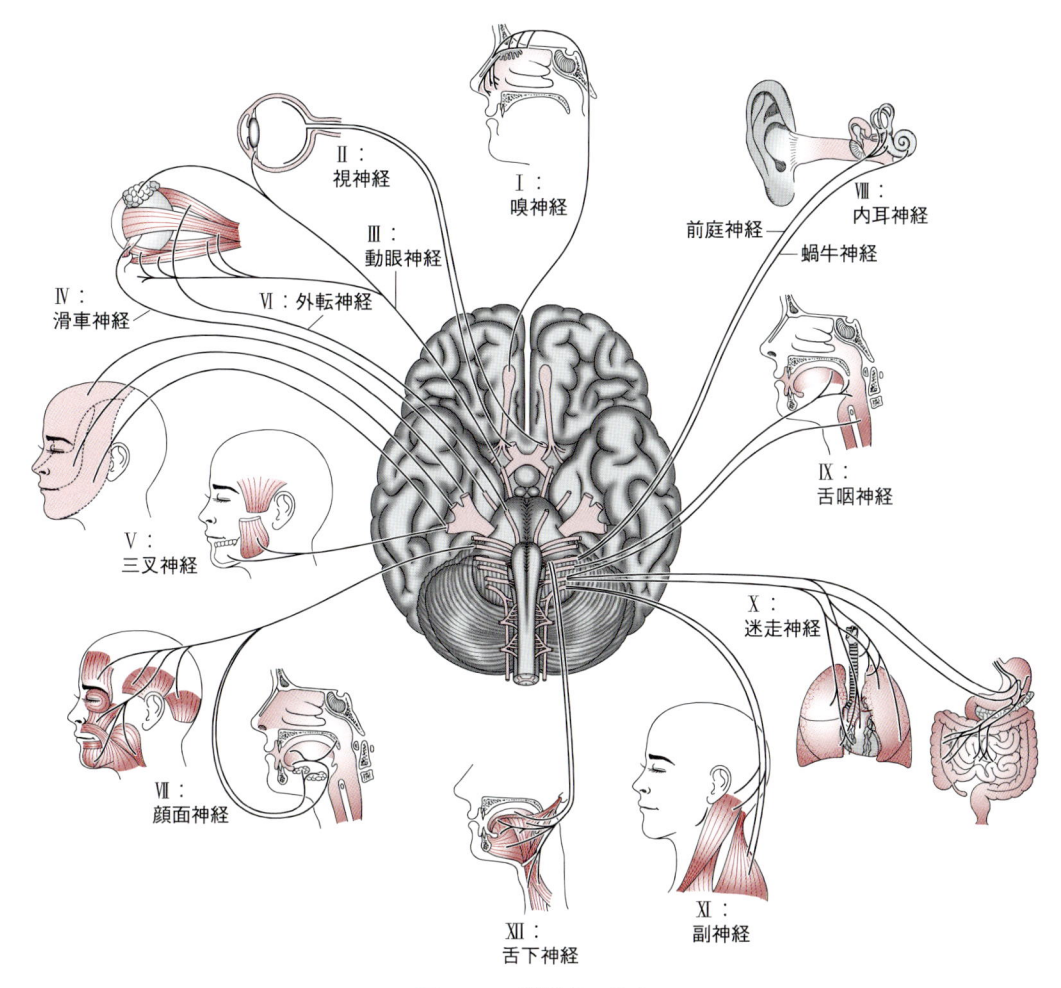

図 13-37　脳神経の分布

　第Ⅶ脳神経(**顔面神経**)：顔面の表情筋を支配し，主に顔面の運動，すなわち表情や発語，咀嚼の機能をつかさどる．また，神経には副交感神経が含まれ，涙腺や唾液腺の分泌を調節している．さらに舌の前2/3の味覚をになう(中間神経)．　顔面神経

　第Ⅷ脳神経(**内耳神経**)：蝸牛神経(聴神経)と前庭神経があり，それぞれ聴覚と平衡(体位のバランスや筋緊張，姿勢の調節)に関与している．　内耳神経

　第Ⅸ脳神経(**舌咽神経**)：舌，咽頭部に分布し，運動，感覚や咽頭反射(嚥下反射)に関係する．耳下腺の分泌を担う副交感神経や舌の後ろ1/3の味覚をつかさどる．　舌咽神経

　第Ⅹ脳神経(**迷走神経**)：大部分は副交感神経で頸部，胸部，腹部(骨盤腔を除く)のすべての内臓に分布する．運動枝(反回神経)は咽頭や喉頭部を支配し，発声や嚥下をつかさどる．喉頭や外耳道の知覚も担う．　迷走神経

　第Ⅺ脳神経(**副神経**)：胸鎖乳突筋，僧帽筋などの運動をつかさどる運動神経で，肩の挙上，肩甲骨の動きなどに関与する．

　第Ⅻ脳神経(**舌下神経**)：舌の運動(舌筋)を支配する運動神経である．

8 自律神経 autonomic nervous system（図13-38，13-39）

　末梢神経に含まれるが，内臓，血管，分泌腺などの器官に分布して，消化，吸収，分泌，循環，生殖などの機能をつかさどっている．自律神経には交感神経と副交感神経の二種類があり，両者は互いに拮抗的(相反する方向)に作用して，内臓機能の調節に役立っている．したがって，内臓機能の調節は，運動神経の興奮で骨格筋が収縮するような単純なものではなく，機能の亢進にはその臓器を支配している自律神経の一方の興奮と，他方の抑制によることが多い(たとえば，心臓機能の亢進時には，交感神経が興奮すると同時に副交感神経(迷走神経)が抑制されるように)．

　交感神経は脊髄(胸～腰髄)の灰白質(側角)に発し，前根から幹神経節や叢神経節を経て各内臓に分布する．幹神経節は脊椎の両側に20～23対ほどのものが縦に並んでいて，これを交感神経幹という．叢神経節は腹部大動脈付近に存在し，動脈の壁をつたのようにとりまいている．

　副交感神経は一部の脳神経(第Ⅲ，Ⅶ，Ⅸ，Ⅹ)や仙骨神経に含まれる．

　自律神経は2つのニューロンから構成されている．両者は神経節でシナプスをつくっているので，脊髄からでてこの神経節までの神経を節前ニューロン，神経節から支

余白注：自律神経／交感神経／副交感神経／節前ニューロン

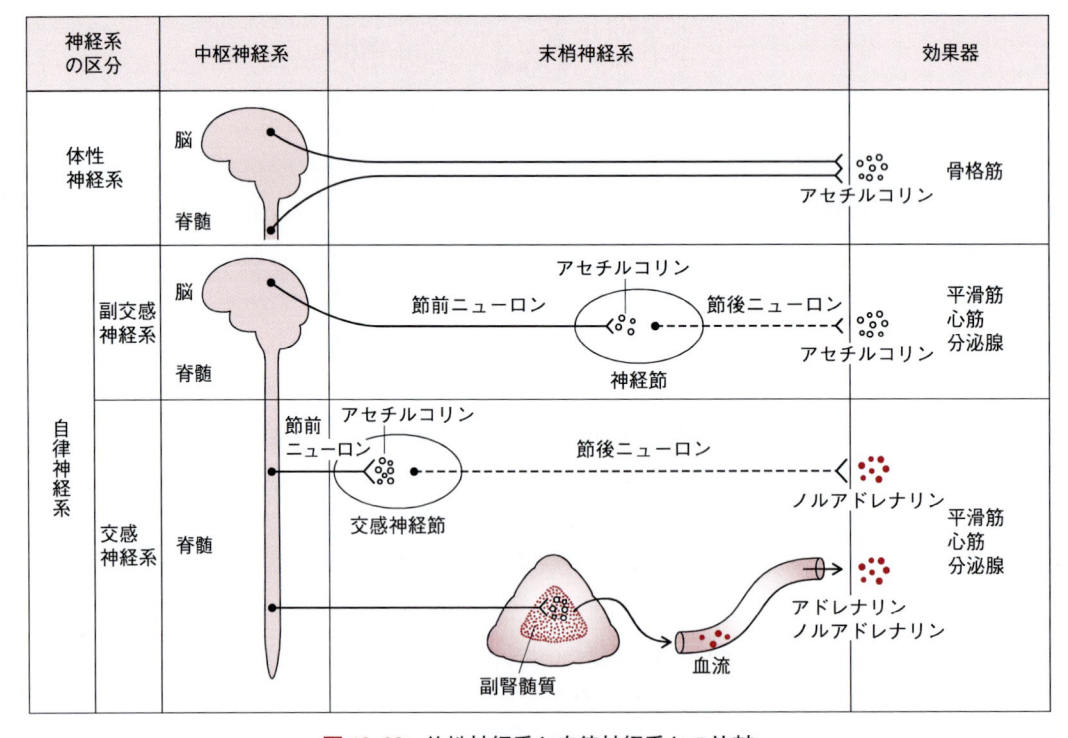

図13-38　体性神経系と自律神経系との比較

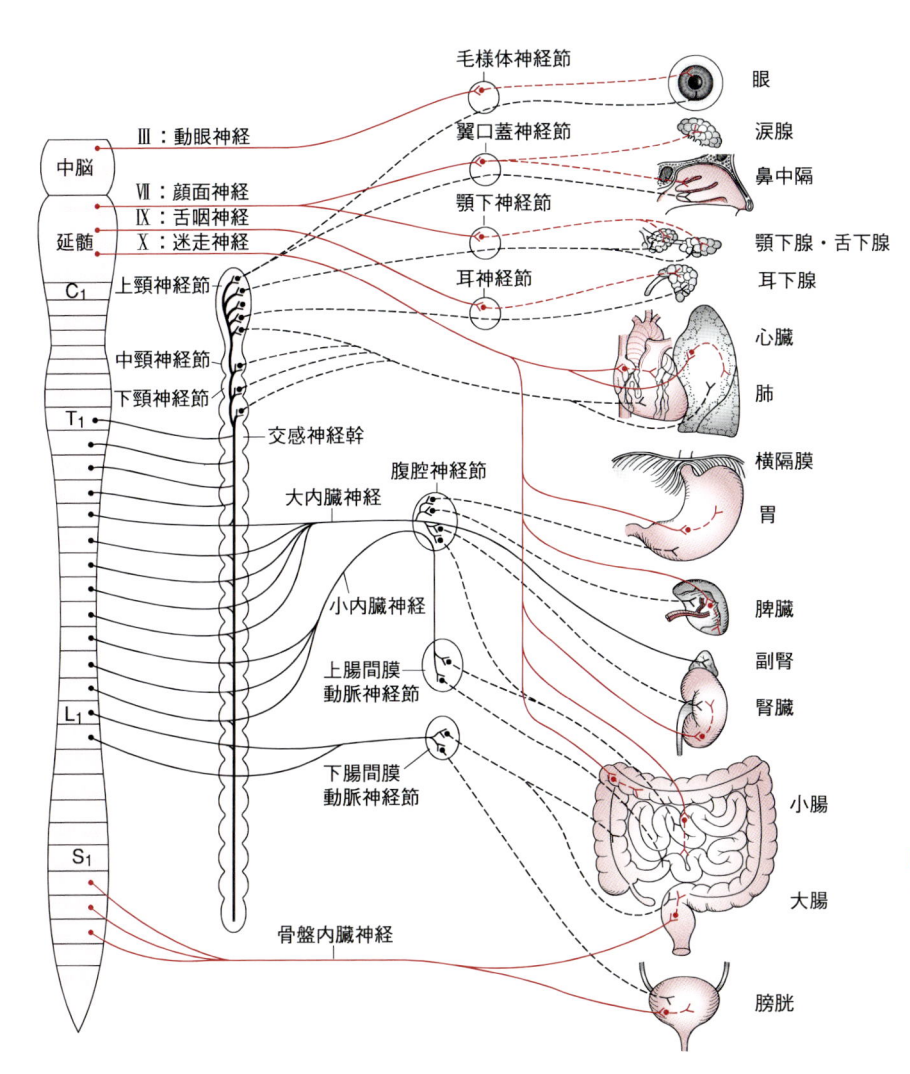

図 13-39　自律神経系の分布
交感神経線維を黒色で，副交感神経線維を赤色で示してある．実線は節前ニューロン，破線は節後ニューロンを示す．

配している臓器までの神経を**節後ニューロン**という．図 13-38 に示すように，交感神経の節前ニューロンは**アセチルコリン**を神経伝達物質としており（コリン作動性），節後ニューロンは**ノルアドレナリン**を神経伝達物質としている（アドレナリン作動性）．しかし，重要な例外として，汗腺と骨格筋の血管を支配する交感神経の節後ニューロンはコリン作動性である．副交感神経は節前ニューロン，節後ニューロンともにコリン作動性である．自律神経から分泌された神経伝達物質は，節後ニューロンあるいは支配する臓器に存在する受容体と結合して，その作用を発揮する．アセチルコリン受容体にはムスカリン受容体とニコチン受容体，アドレナリン受容体には α と β 受容体（実際には多くのサブタイプがある）があるので，同じ神経伝達物質であっても，支配される臓器にどの受容体が存在するかによって，その効果が異なる．神経伝達物質の受容体に作用する多くの薬剤がある（薬理学の教科書を参照すること）．

　交感神経が興奮するのは緊急事態で，副腎髄質からアドレナリンの分泌も増加する

節後ニューロン

アセチルコリン

ノルアドレナリン

（第15章内分泌の項参照）．一方，副交感神経が興奮するのは，睡眠時のような安静状態で，消化器系が活発になって，消耗した体力を回復させる．

練習問題
1. 神経細胞の膜と電気的興奮について説明せよ．
2. 神経細胞の突起について説明せよ．
3. シナプスについて述べよ．
4. 神経膠細胞の3種類についておのおのの構造とはたらきについて述べよ．
5. 大脳皮質の層構造について述べよ．
6. 大脳皮質の機能の局在について説明せよ．
7. 大脳基底核とはなにか．
8. 脳幹はどのようなものからなるのか．
9. 脊髄の構造について説明せよ．
10. 脳神経を順に解説せよ．
11. 自律神経について説明せよ．

脳とはなにか —— 歴史とともに脳の研究が進んだ　　　コラム 13-7

　脳が意識されだしたのは，人類の歴史と同時，つまり思考が始まるとともに脳が意識されだした．

　脳という言葉の人類史上もっとも古い記録としては，エジプトのパピルスにある古代エジプト象形文字ヒエログリフィス(hieroglyphics，紀元前 17 世紀)に出てくる．braegen という文字からでてきた．のちに brain となる．

　ペルーのインカ文明の埋葬品として，頭蓋骨に孔の開いた像がある(穿孔術)これは，脳が生命に直結していると考えられ，治療として用いられたと考えられる．頭痛，精神疾患など悪霊を体から追い出すための孔と考えられる．

　西洋医学の父とされるギリシャのヒポクラテス(Hippocrates, 460-379 B.C.)は脳を感覚器官のみならず知性の座としてとらえていたが，アリストテレス(Aristotle, 384-322 B.C.)は心臓に精神が宿るとし，脳は心臓からの血液を冷やすラジエーター的なものと見なしていた．

　ローマのガレヌス(Galen, 130-200)はヒツジの脳を解剖した結果，大脳は感覚受容，小脳は運動の統御にかかわっているのではないかとした．ガレヌスは脳室に注目し，この脳室に溶液が満たされていたことから，精神活動と体液とを結びつけた．すなわち脳は腺とみなされ，神経は脳室から分泌される体液(humor)を末梢に運ぶ中空の経路であるとみなされた．

　われわれの精神活動は 4 つの体液，choler 血液(いきいきとした生気)，phlegm (mucous)粘液(のろい，ものぐさ，怠惰)，black bile 黒胆汁(憂鬱)，yellow bile 黄胆汁(癇癪)の組み合わせによって感情が調整され，健康や病気が発生するとした．

　つまり，脳機能は全体としてはたらいている，いわゆる全体論が趨勢を占めていた．

　humor は後にムードとしての意味が残った．

　ガレヌスの学説はその後西洋圏で中世を経て 1500 年も支持され続けた．

　ルネッサンスに入り，ベザリウス(Vesalius, 1514-1564)が詳細な解剖書を著したが，脳室内機能局在についてはそのまま支持され続けた．レオナルドダビンチ(Leonardo da Vinci)も脳室について観察している．この当時は動物の解剖から

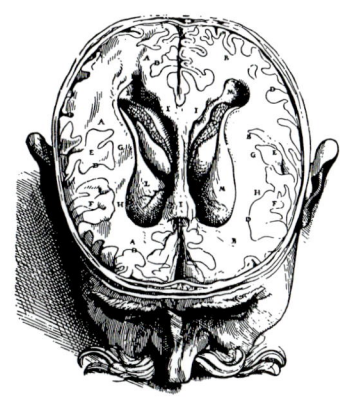

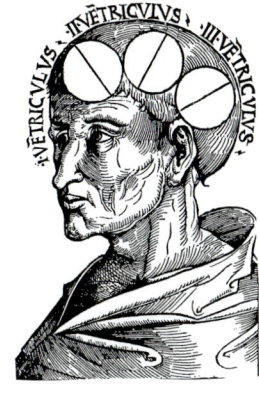

図 A　ギリシャ時代と中世の脳の図譜
(Clarke E., Dewhurst K.: An Illustrated History of Brain Function, Norman Pub., 1996)

脳底面にみられる血管網によって，心臓からの生命精気が霊魂精気にかわるとされていた．

脳と行動について，オーストリアのガル（Gall，1758-1828）は骨相学（phrenology）をうちたてた．すなわち，心は脳の生物学的基盤にのっておこなわれる現象である．脳は単一の器官ではなく，35の機能分画に分かれ，もし特定の機能が発達すれば，筋肉が肥大するように脳の特定の領域も発達し，膨らみを生じる．

その結果，脳の各領域が上の頭蓋骨をも押し上げ，骨の形態をみればその人の性格までが判断できるとした．機能の局在については正しかったが，人相学へと発展したことで賛否両論相半ばした．

客観的にしかも科学的に脳の機能の局在を解析したものとしては，言語についての研究がある．

1861年，ブローカ（Broca，1824-1880）は言語は理解できるが，しゃべることができない（意味のある言葉を話すことができない）患者を診察した．この人達は失語（aphasia）と呼ばれる病気である．舌，口，声帯など言葉を発する器官には障害がなかった．死後，病理解剖した脳は左の脳の前頭葉の後ろの部分に障害があった．この領域を運動に関係した言語中枢というので運動性言語中枢という．

これらの発見から，脳の特定の機能には特定の領域が関与していることが明らかとなった．つまり，脳の機能領域を示す地図があり，それぞれの中枢が脳の別々の区域に存在している．

前頭前野の機能の研究の大部分は戦争や事故で前頭前野が損傷を受けたことによる観察から始まった．

米国のニューイングランドではたらいていた鉄道工夫ゲイジ（Gage）は医学の歴史で有名である．1848年9月13日（彼が24歳のとき）爆薬を使って山を爆破し，鉄道を敷いていたが，誤爆により不幸なことに鉄柱が頭の前部を貫通，前頭葉の前の大部分が破壊された．約1m，6kgの鉄柱が左目の下を貫通したが，そのまま近くのホテルに入った．貫通した孔は9cmほどあり，出血も多量であった．治療のかいあって1ヵ月後に歩くところまで回復した．その後以前と変わらず生活していたが1つだけ変わったことが起きた．それは人格の変貌であった．事故前は非常に有能で，バランスのとれた精神のもち主であった．しかし事故後，怠け者となり12年間生きたが，

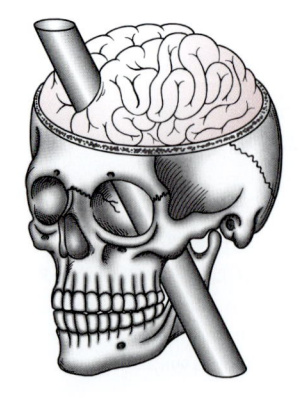

図B ゲイジの前頭前野が損傷したときの鉄柱と鉄柱が前頭前野を貫通したときの想像図
（Purves, D. et al : Neuroscience, Sinauer pub., 2001）

まったく人格が変わってしまった．この鉄柱と頭蓋骨がハーバード大学医学部に保存されている．

これによって前頭葉が人格に強く関与していることが判明した．

人間の脳を対象にした実験は倫理的，人道的見地からみて多くの制約が課される．

前頭前野白質切除術(ロボトミー)が1935年モーニッツ(Moniz)によって始められた．これは視床と前頭葉眼窩面の皮質との連絡を断つもので，以前は精神疾患の治療として用いられた．モーニッツは，それ以前におこなわれた脳手術のデータを周到に分析した結果，精神疾患とくに精神分裂病は前頭葉の神経細胞におけるシナプスの異常結合によるものではないかとの結論に達した．そして，この部位を切除することによって精神病患者の興奮を抑えることができるのではないかと考えた．両半球の前頭葉切除術をおこなった結果，退行性うつ病，不安神経症に際だった治療効果がみられた．当時有効な化学療法がなかったこともあって，多くの精神科医と患者の身内はこの手術にとびついた．1945年から1955年の10年間にアメリカ国内だけで5000例の手術，イギリスでも数万の単位でおこなわれた．感情が浅薄となり，節操もなくなる．能動的行為が消失し，周囲で起こっていることや自分自身のことについてまったく無関心になる．一切の自発的行為の喪失がみられる．前頭前野の両側機能が消失したヒトは乱暴，他人に無関心になり，忠告などを受け取らず，不安，抑うつ，激しい痛みなどを感じないことになった．

第二次世界大戦後，何万という手術が行われた．今日ではその手術がなぜおこなわれたのか理解できないであろうが，当時は倫理的にも許されていた．

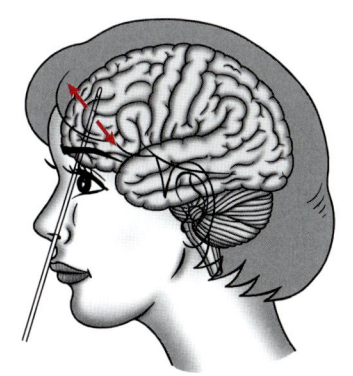

図C　前頭前野白質切除術

モーニッツの前頭前野白質切除術は苦悩を軽減させるという点においてノーベル賞を受賞したが，それに伴う人格の変化については考慮されなかった．

1960年代までは，薬物やほかの心理治療に反応しない患者に施されたが，1970年以降はほとんど行われなくなった．

第 14 章
感　覚　系

学習ポイント
- 視覚，聴覚，味覚，嗅覚，前庭感覚，皮膚感覚，深部感覚を感受する器官の位置と構造，さらにそれらの生理学的メカニズムを理解する．
- 皮膚とその附属器官の構造について把握する．
- 適当刺激が感覚受容器で電気信号に変換されて脳へ伝えられる仕組みを理解する．

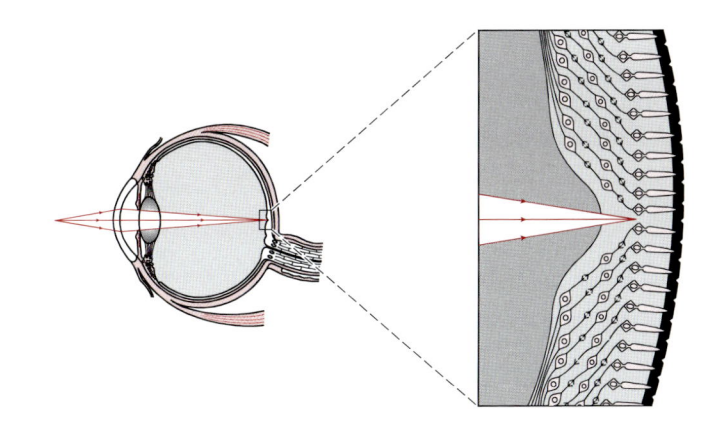

ヒトは外界からいろいろな情報を絶えず入れながら，内部環境の保持につとめるとともに外界にはたらきかける．感覚情報の入力の窓口が感覚器であり，神経系と密接な関係を保ちながら情報の処理をおこなっている．感覚器には，視覚をつかさどる視覚器，聴覚をになう聴覚器，痛覚，温度覚，触覚，圧覚などの体性感覚を扱う皮膚，さらには嗅覚をつかさどる嗅覚器，味覚をになう味覚器などがある．

感覚系には刺激を受けとる感覚器，感覚器からの情報を中枢神経へ伝える感覚神経，その情報を受け取って意識にのぼる体験を生じさせる大脳皮質感覚野，さらに記憶と照合して意味あるものとして認識させる(知覚)高次の感覚野から構成されている．

感覚器は特定の感覚刺激にだけ反応して(特異的であるという)，光，音，触，圧，温度，匂い，味などの物理的・化学的エネルギーを電気的エネルギーに変換する，いわばエネルギー変換器(transducer)である．感覚器にある感覚受容細胞に特定の刺激(**適当刺激**)が作用すると，感覚受容器細胞に**受容器電位**が発生する．刺激が大きいほど受容器電位は大きくなり，一定の値(閾値)を超えると，感覚神経に活動電位が発生する．刺激の大きさは活動電位の発生頻度に変換されることになる．活動電位は感覚神経を伝わって，大脳皮質の感覚野へ送られる．同じ大きさの感覚刺激が作用し続けると，受容器電位の大きさが小さくなり，活動電位の発生頻度が低下してくる．この現象を順応という．順応のおき方は感覚器によって異なる．時間的変化の速い感覚刺激に対する感覚器では順応が速く，変化がゆっくり起きる感覚刺激に対する感覚器は**順応**が遅い．視覚の明暗順応(視覚の調節とその経路の項参照)の例でわかるように，順応は新たな刺激によりよく対応できるようにするための反応である．

感覚には① 視覚，聴覚，味覚，嗅覚，平衡感覚のようにそのための特別な感覚器官をもち脳神経が関与する特殊感覚，② 皮膚，筋肉，腱，関節等から体性神経を経由する体性感覚，③ 内臓からの情報を扱う内臓感覚がある．

key word

適当刺激
受容器電位

順応

1 視覚系

眼　瞼 eyelid

眼球の前に上下2つの**眼瞼**があり，眼の開閉によって眼球を保護している．眼瞼の表面は皮膚の続きであり，深部に眼輪筋が存在し，この筋の収縮によって眼が閉じることになる．また瞼板腺(マイボーム腺)があり，脂肪性の分泌物を出す．感染による瞼板腺の急性化膿性炎症を麦粒腫(いわゆる「ものもらい」)という．上下の眼瞼は内側と外側で合わさり，それぞれ内眼角，外眼角と呼ばれる．内眼角には後に記述する涙点とそのまわりの隆まり(涙丘)が存在する．眼瞼の内面と強膜の前面は結膜でおおわ

眼瞼

れ，血管や神経が豊富に分布している．眼瞼縁には睫毛(まつ毛)があり，外界からの異物の進入を防いでいる．上眼瞼の上には眉毛(まゆ毛)が存在する．

眼　球(図 14-1，14-2)

眼球は直径約 2.5 cm のほぼ球形の器官で，眼窩のなかに脂肪組織とともに存在し(このことが眼球を保護する)，視神経によって脳とつながっている．

眼球の構造は，外側から角膜と強膜を構成する線維成分に富んだ層(眼球線維膜)，次いで毛様体，脈絡膜，虹彩など血管成分が多い層(眼球血管膜)，さらに一番内側にある網膜の層からなる．理解を深める意味からも眼球をこの 3 つの層に分類して説明する．

1　眼球線維膜

a. 角　膜 cornea(図 14-3，14-4)

角膜は線維膜の前 1/6 を占める膜で，曲率半径が強膜よりも短いため強膜から少し隆起した形になっている．厚さ約 1mm で，5 層の細胞成分から構成される．一番外

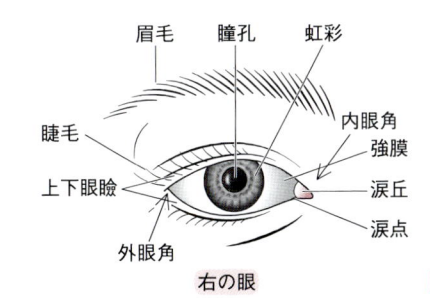

図 14-1　眼の外観

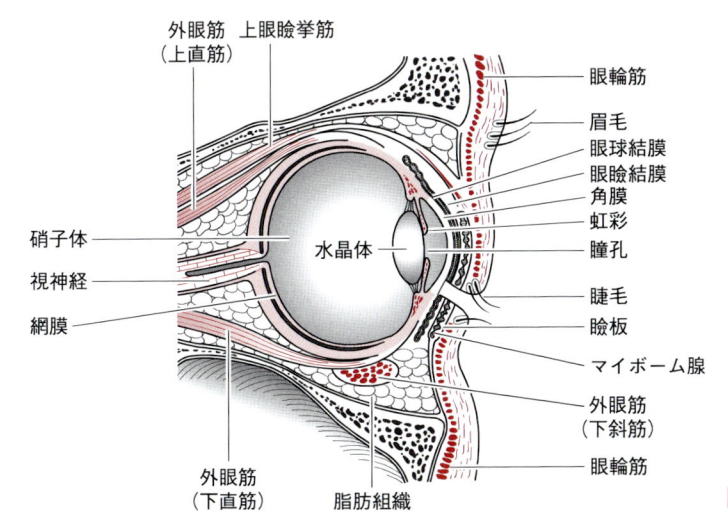

図 14-2　眼球と付属器官の構造

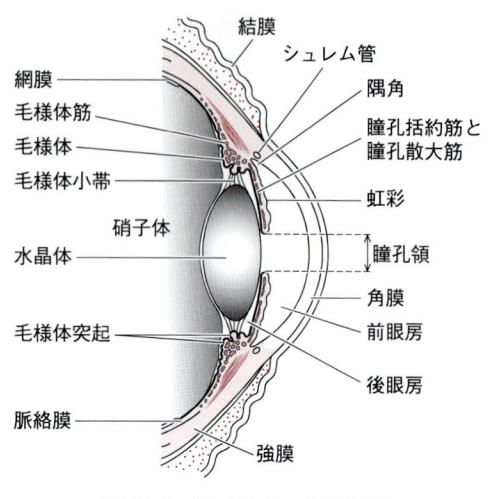

図 14-3　眼球前部の矢状断面

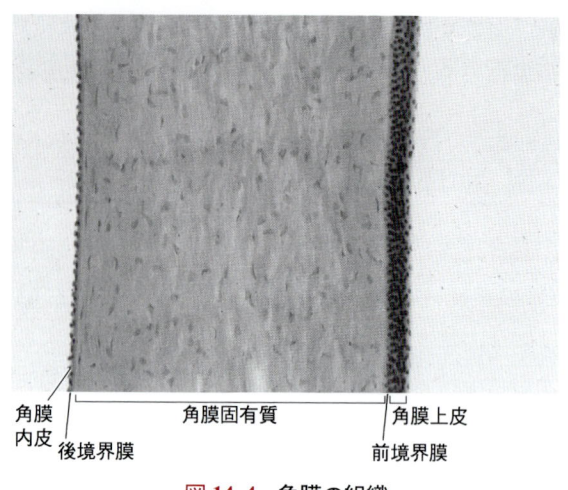

図 14-4　角膜の組織

側より角膜上皮，前境界板（ボーマン膜），角膜固有質，後境界膜（デスメ膜），角膜内皮となる．角膜上皮は非角化重層扁平上皮からなり，表層の細胞は涙腺からの涙によって常時潤されている．角膜固有質はコラーゲン線維が規則正しい配列を示しているため，角膜そのものが透明となる．角膜内皮は単層扁平上皮で眼房水と接触している．角膜には血管は分布しておらず，角膜の周辺の結膜や強膜，内皮細胞側から栄養分が供与される．神経線維は豊富に分布しており，三叉神経第1枝の眼神経が密に存在し，**角膜反射**（角膜がなにかに接触すると瞬目する）などに関与している．

角膜反射

b. 強　膜 sclera

線維膜の後ろ5/6を占める膜で，角膜固有質と基本的には同じ構造をしている．しかしながら，コラーゲン線維の配列は角膜ほど規則正しくはないので，不透明，白色を呈することになる．強膜は眼球を離れると脳の硬膜につながる．強膜には外眼筋が付着し，眼球をいろいろな方向へ動かす．強膜の角膜に近い領域で，虹彩と接する部位（前眼房の隅角という）には強膜静脈洞（シュレム管）と呼ばれる血管があり，眼房水

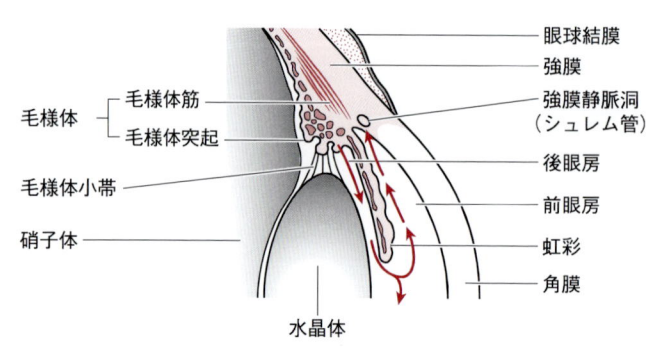

図 14-5　毛様体と眼房水の流れ

の吸収場所になっている．眼房水は毛様体でつくられるが，産生と吸収のバランスがとれることで眼球内圧が一定に保たれる．強膜静脈洞がつまると眼球内圧が上昇し，緑内障となる．

2 眼球血管膜

文字通り，血管に富む組織で，脈絡膜，毛様体，虹彩の3つの部分から構成される．

a. 脈絡膜 choroid

強膜と網膜にはさまれた部位に存在する膜で，血管と色素細胞が豊富に分布している．

b. 毛様体 retina（図14-5）

脈絡膜の前方に続く膜で，虹彩の直前で突起（毛様体突起）を水晶体の方へ出す．毛様体突起と水晶体の間には毛様体小帯（チン小帯）という線維が張ってあり，水晶体の厚みをコントロールする．毛様体の中には毛様体筋があり，この筋の収縮によって毛様体突起が弛緩したり収縮し，その結果毛様体小帯の緊張度が変化して水晶体の厚みが変わる（カメラのレンズと異なり，水晶体はその屈折率が変化する柔構造である）．毛様体筋は動眼神経の副交感神経によって支配される平滑筋である．

眼球に入ってくる光は網膜上に像を結ぶため，正しく屈折しなければならない．遠距離からの光は屈折が少しでよいが，近距離の光は大きく屈折しなければならない．毛様体筋が収縮すると毛様体小帯が緩み，水晶体は自らの弾性で膨らんで屈折率が高まる．逆に毛様体筋が弛緩すると毛様体小帯が張り，水晶体は薄くなって屈折率が低くなる．この調節がうまくいかなくて，光が網膜上に結像しない状態が屈折異常（近視，遠視，老視）である．また，毛様体の細胞は眼房水を産生し，眼房水は後眼房から前眼房へと向かい強膜静脈洞から吸収される．

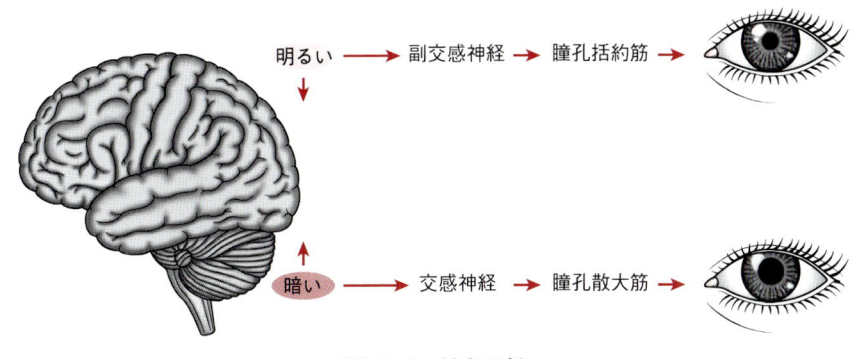

図14-6 対光反射

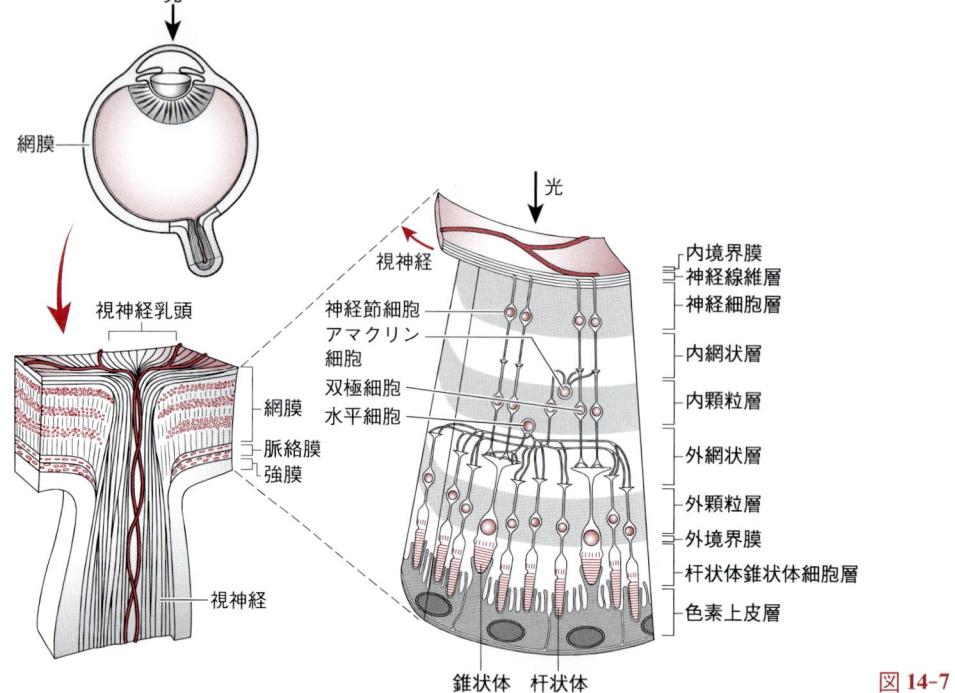

図 14-7　網膜の構造

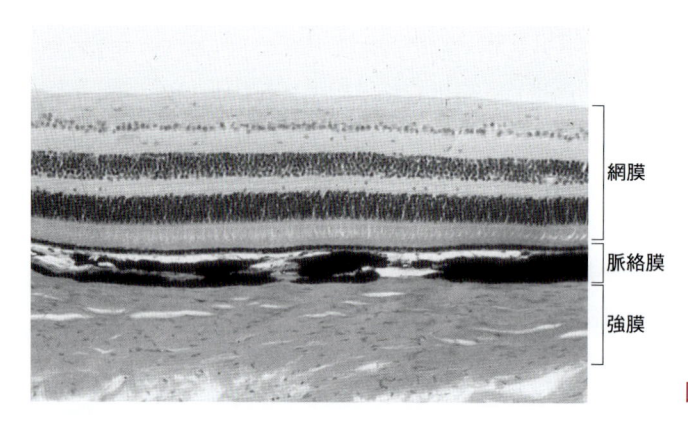

図 14-8　網膜の組織構造

c. 虹　彩 iris

水晶体の前面を円周状に取り囲み，カメラの絞りのようなはたらきをする組織である．虹彩によって囲まれた中心の小孔を**瞳孔**という．毛様体から起こり，瞳孔の周囲を輪状に取り囲む**瞳孔括約筋**と放射状に走る**瞳孔散大筋**の 2 種類の平滑筋が存在する．瞳孔括約筋は動眼神経の副交感神経によって，瞳孔散大筋は交感神経によって支配されており，光の量が多い時と少ない時にそれぞれの筋が収縮し，縮瞳，散瞳が起こる．これが明るい場所では瞳孔が小さくなり，暗い場所では瞳孔が大きくなる仕組みである（対光反射，図 14-6）．

瞳孔
瞳孔括約筋
瞳孔散大筋

3 網膜 retina と光の受容（図14-7, 14-8）

　眼球内膜の後ろ3/4は光を感受する部分であるが，網膜の前1/4は光を感じない構造になっている．網膜はもともと脳と同じ外胚葉由来の組織で，脳の一部が突出してできたと考えればよい．

　網膜は規則正しい層構造を呈しており，スクリーンの役目をする色素上皮細胞，光を感じる視細胞，さらには光の情報を統合していく神経細胞や神経節細胞などからなる．網膜は外側から色素上皮層，杆状体錐状体細胞層，外境界膜，外顆粒層，外網状層，内顆粒層，内網状層，神経細胞層，神経線維層，内境界膜の10層に区別される．

　色素上皮層では色素上皮細胞が一列に配列している．色素上皮細胞内でビタミンAからレチナールがつくられ，杆状体にこのレチナールを供給する．

　杆状体錐状体細胞層は，光を感じる視細胞の杆状体と錐状体の細胞体の一部が配列している層である．

　ヒトの眼は約380nm（紫）-800nm（赤）の間の波長の光線に反応する．この範囲を超える波長をもつ紫外線，赤外線はヒトには感じられない．

　視細胞は感覚細胞の特徴である双極性の形態をもち，杆状体と錐状体の細胞体，軸索をもつ．杆状体と錐状体は視細胞の細胞質の一部が外側の色素上皮細胞の方に飛び出した突起で，ここで光を感受する．ヒトの一側の網膜には1億個の杆状体と600～700万個の錐状体をもつ．杆状体と錐状体はともに外節，内節の2つの部分から成る．

　杆状体の外節には二重の膜でできた円盤が積み重なっており，この膜の中にロドプシンがある．このような多数の円盤が存在するのはロドプシンが多く分布できるようにするためである．ロドプシンはビタミンAのアルデヒドであるレチナールとスコトプシンというタンパク質からなる．ロドプシンが光を吸収すると，レチナールが11シス型からオールトランス型へと異性化して，オプシンとの結合がはずれる．この変化がオプシンを活性化させて，トランスデューシンと呼ばれるGタンパク質を活性化させる．活性型トランスデューシンはホスホジエステラーゼを活性化して，視細胞内のcGMPの分解を促進する．cGMPはNaチャネルを開く作用をもっているので，cGMP濃度の減少はNaチャネルの閉鎖をもたらして，視細胞の膜電位を過分極させる．その結果，視細胞から神経伝達物質（グルタミン酸）の放出量は減少する（図14-9）．光に対してきわめて感受性が高いので，夜などの弱い光でも興奮する．これによって明るさが受容されるが色の区別はできない．

　錐状体も杆状体と同様の構造をもつ．外節には円盤状の膜が積み重なっている．円盤にはヨードプシンがあり，錐状体のオプシンと結合したビタミンAのアルデヒドからなる．錐状体は杆状体よりもより強い光に対して感受性をもつ．錐状体には赤（560nm），緑（530nm），青（430nm）に吸収極大をもつ3種類があり，これによって色の識別が可能となる（図14-10）．錐状体の光に対する反応は杆状体と同様である．

　このような光と色の情報は双極細胞を経て神経節細胞に伝わる．その間に水平細胞，アマクリン細胞の影響をうけて，網膜内でかなりの情報処理がおこなわれる．神

光

↓

ロドプシンの活性化

↓

トランスデューシンの活性化

↓

cGMPホスホジエステラーゼの活性化

↓

cGMPの減少

↓

Naチャネルが閉じる

↓

視細胞の過分極

↓

視細胞からの神経伝達物質の分泌の減少

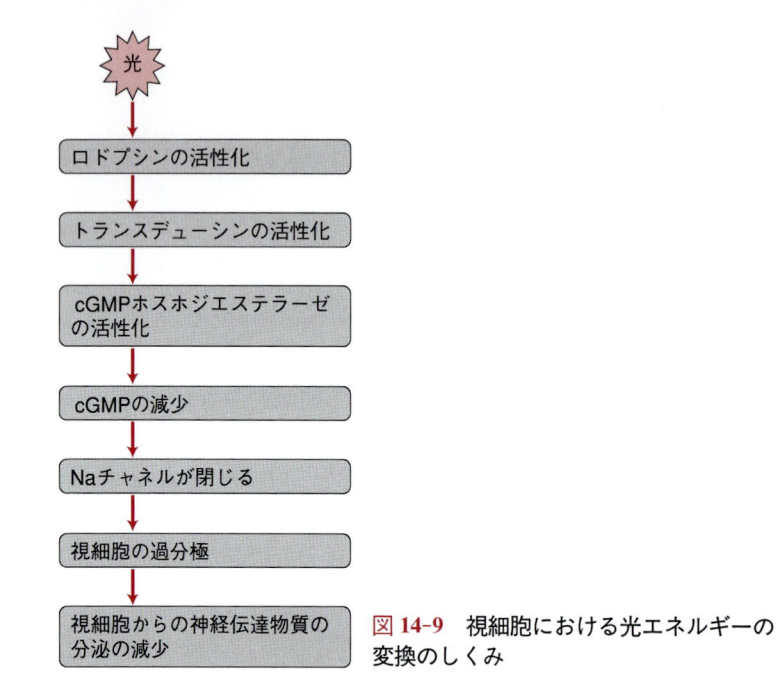

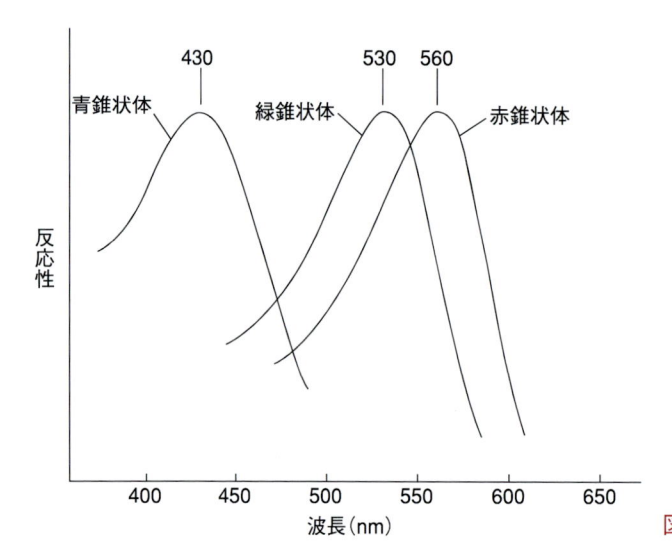

図 14-9 視細胞における光エネルギーの変換のしくみ

図 14-10 色の識別：錐状体の吸収極大

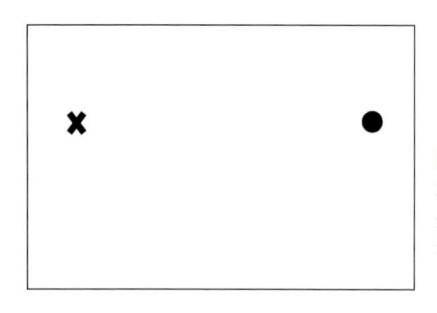

図 14-11 盲点検査図
右目で×を見つめながら紙面から右目を遠ざけたり近づけたりすると突然●印が消える．これは●印が網膜の視神経乳頭に投影されたからである．

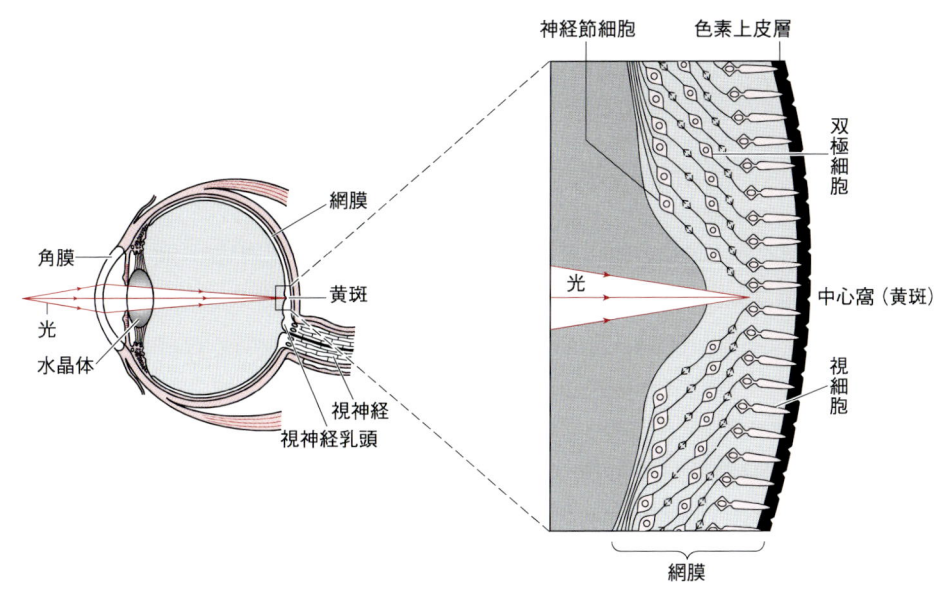

図 14-12　網膜の中心窩

経節細胞の軸索は視神経乳頭の部分に集まり視神経をつくる．したがって眼球から視神経がでていく部位は錐状体も杆状体も存在していない．この部位を**盲点**といい，視力が完全に欠落する（図14-11）．

　網膜の**中心窩**（黄斑）には錐状体がほとんどで，明所で色の識別にあたると同時に，ものを注視するときに焦点がここで合い，正確な像を結ぶことになる（図14-12）．この中心窩には光学的に角膜と瞳孔の中心を結ぶ視軸が通ることになる．中心窩以外の網膜には杆状体が多く存在する．

色盲と色弱 —— 錐状体の異常　　　　　　　　　　　　　　　コラム 14-1

　色の識別が困難な場合を色盲といい，その程度が弱いものを色弱という．これはそれぞれの波長に反応する錐状体の異常で赤と緑に対する色感がない場合がもっとも多い．これを赤緑色盲（色弱）という．

視覚の調節とその経路

1　明暗順応

　明るい場所から暗い場所に移動すると，しばらくものがみえない時間がある．これはロドプシンが杆状体で再合成されるまでの時間である．この暗順応で光に対する感度は700万倍にもあがり，しばらく時間がたつと次第にものがみえるようになる．暗

がりでは杆状体が活動するので色は識別できない．逆に暗い場所から明るい場所へ移動するとしばらくはまぶしいが，光に対する感度が低下してまぶしくなくなる（明順応）．

2 視　力

2つの線を2つの線と認識できる最小の視角を視力という．感じることのできる最小の光量（視覚閾）のことではない．網膜の機能だけでなく，網膜上に結像させる能力が問題となる．

3 視覚路

網膜で光のエネルギーは電気信号に変換され，神経節細胞の軸索から構成されている視神経を伝わって視交叉を経由して視床の外側膝状体に達し，ここでニューロンを換えて大脳皮質後頭葉の第一次視覚野へ投射する．視交叉では左右の視神経の内側の線維だけが交叉をするので図14-13に示すように，視覚路の障害部位によって，さまざまな視野（目の前の1点を注視した状態で，みえる範囲）の欠損が生じる．

1個の網膜細胞や視覚に関与する脳細胞は視野のごく一部の受けもち，範囲（受容

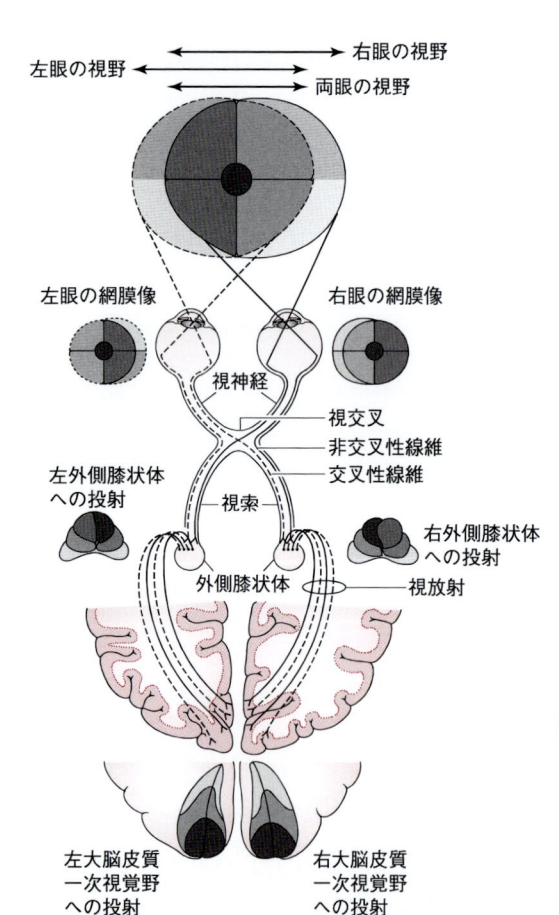

図14-13　大脳皮質の視覚情報処理にかかわる経路
それぞれの視野領域がどのように投影されるかを示した図．
(G. J. Tortora, S.R. Grabowski：Principles of Anatomy and Physiology, 8th ed., Addison Wesley Longman, p.471, 1996)

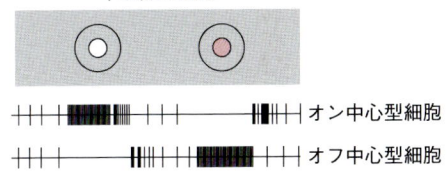

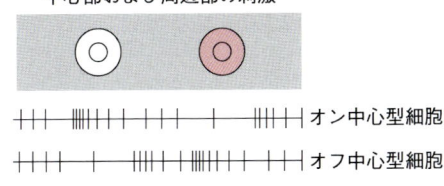

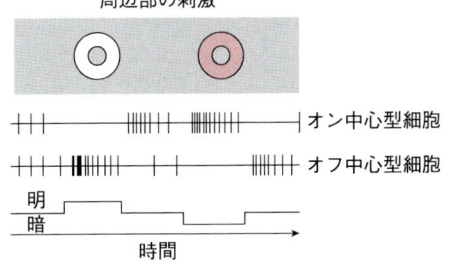

図 14-14 神経節細胞の受容野
オン中心型細胞では，受容野の中心にスポット光を当てると興奮するが，受容野の周辺への光では抑制される．
オフ中心型細胞ではその逆で，受容野の中心への光で抑制され周辺への光で興奮する．両方の型の細胞とも受容野全体（中心部と周辺部）への光照射では，弱い興奮が起きる．
（植村慶一（訳）：オックスフォード・生理学，丸善，p.113，2001）

野という）に光があたったときだけ反応する．網膜や外側膝状体の細胞の受容野は，光があたると興奮する部位（ON領域）と抑制される（OFF領域）が同心円上に分布している（図14-14）．大脳皮質の視覚野では，ON領域とOFF領域が互いにとなり合って並んでいたり（単純型細胞），スリット状の光が一定の方向に動いたときに強く興奮する（複雑細胞）細胞が表れる．神経細胞からの情報が集まって，複雑な解析が進んでいくことを示している．

4 反 射

a. 対光反射（図14-6参照）

光が網膜にあたると瞳孔が小さくなる．これは両側性で，一方の眼球に光があたっても両方の瞳孔が縮小する．また暗くなると瞳孔は散大する．これを対光反射という．

b. 輻輳反射

近いところのものをみると眼球は内転する．これを輻輳反射という．

c. 角膜反射

角膜になにかが触れると眼瞼が閉じる．これを角膜反射という．

5 眼球運動(図14-15)

眼球の強膜には6つの眼筋(これを**外眼筋**と呼ぶ)が付着して，これらの筋の収縮によって**眼球運動**がもたらされる．上直筋，下直筋，内側直筋，外側直筋，上斜筋，下斜筋，はそれぞれ眼球を上方，下方，内側方，外側方，下方，上方に転じるはたらきをする．外側直筋は脳神経の外転神経，上斜筋は滑車神経によって支配され，それ以外の筋は動眼神経の支配を受ける．両眼の網膜上の対応点に結ばれる像は大脳皮質で単一の像と認識される．眼球運動の異常で，対応点がずれると，ものが二重にみえる**複視**となる．

涙　腺 lacrimal gland

眼球の上外側に存在する涙を分泌する外分泌腺である．涙は角膜の表面を潤した後，内眼角に集まって，涙点から鼻涙管を通って排出される(下鼻道)．まばたきによって角膜の乾燥を防いでいる．

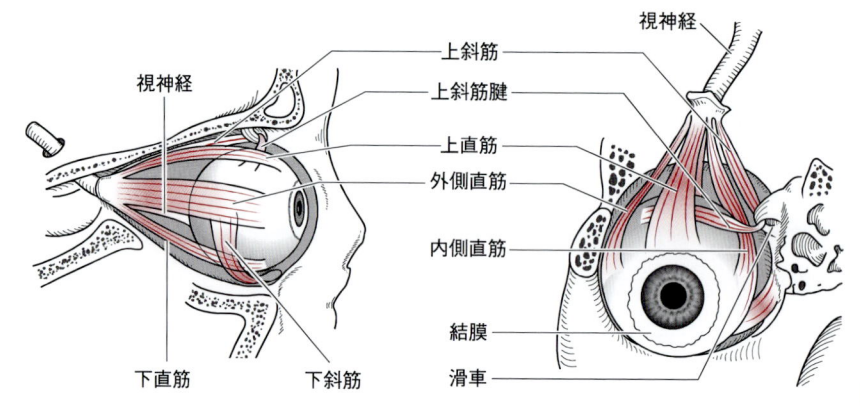

図14-15 眼筋

コラム 14-2　近視と遠視——メガネのお世話になります

　私たちはものをみるときに，水晶体の屈折力を変化させて網膜上に正しい像を結ぶようにしている．遠くのものをみるときには毛様体が弛緩して毛様体小帯が張り，水晶体の厚みが減じて像を網膜に結像させる．また近くのものをみるときは逆で水晶体の厚みが増して正しく網膜上に結像される．近視の人は網膜の前で結像されるため凹レンズを用いることでこのことが修正される．遠視の人は逆に網膜の後ろで結像されるため凸レンズを用いることで補正される．

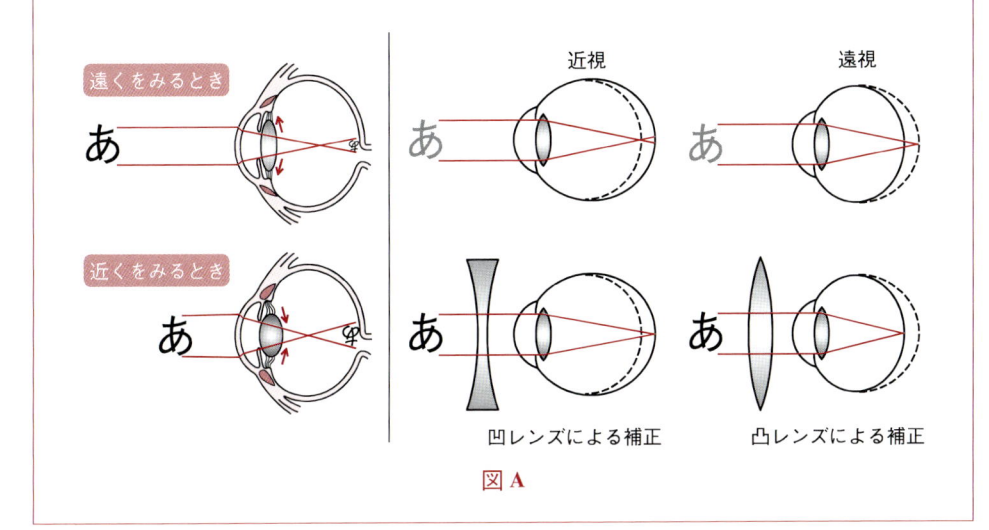

図 A

2　聴覚系

　聴覚の適当刺激は振動数が 20〜20,000 ヘルツの音（空気の振動）である．聴覚器は外耳，中耳，内耳の 3 つの部分からなる（図 14-16）．

外　耳

　集音器として耳介があり，皮膚組織と弾性軟骨でできている．耳介（耳たぶ）は少量の血液を採取するときによく用いられる．外耳道は長さ約 2.5cm であり，壁の外側 1/3 は軟骨で，内側 2/3 は骨でできている．外耳道内面には毛や脂腺，耳道腺（特殊なアポクリン汗腺で，この分泌物が中心となって耳垢いわゆる耳あかがつくられる）がある．鼓膜は外耳道と中耳を隔てる膜で，直径 10mm，厚さ 0.1mm の円形を呈し

ている．鼓膜は外耳道に対して直角に位置しているのではなく，前下外方に傾いており，中央部はロート状に陥没している．これは中耳側の鼓膜は**耳小骨**によって支えられているからである．

中　耳

　中耳には鼓室という広い腔所があり，この中に3つの**耳小骨**(ツチ骨，キヌタ骨，アブミ骨)がある(図14-17)．ツチ骨，キヌタ骨，アブミ骨は互いに連結しあっており，ツチ骨は鼓膜の内面に付着し，キヌタ骨を介してアブミ骨に連なるが，アブミ骨底は内耳の前庭窓に連結する．空気の振動が鼓膜の振動となってこれらの耳小骨に伝えられ，内耳の中のリンパ液を振動させることになる．耳小骨は「てこ」としてはたらき，前庭窓の面積が鼓膜より小さいので，鼓膜の振動の音圧は約28倍に増幅され前庭窓を振動させる．鼓室の前からは咽頭に向かって**耳管**が走り，咽頭上部に開口している．耳管の長さは3.5cmで，ものを飲み込む時に耳管咽頭口が開き，鼓室内と外気圧が等しくなる．高いところ，エレベーターなどの上下運動によって鼓室内の気圧が大気圧とずれると耳が痛くなる．これは鼓膜の内外の圧差によって鼓膜が緊張しているからであり，つばを飲み込めばなおるのは耳管が開くことによって鼓膜の内側の圧力差がなくなるからである．

中耳
耳小管
耳管

内　耳 (図14-17)

　内耳は聴覚と平衡感覚を担う小器官である．内耳の構造は複雑で，側頭骨内に**骨迷路**と呼ばれる空洞を有した迷路状の骨があり，また，この中腔に同じ形をした膜がおさめられている(**膜迷路**)．骨迷路には前庭，半規管，蝸牛の3つの部分が存在する．

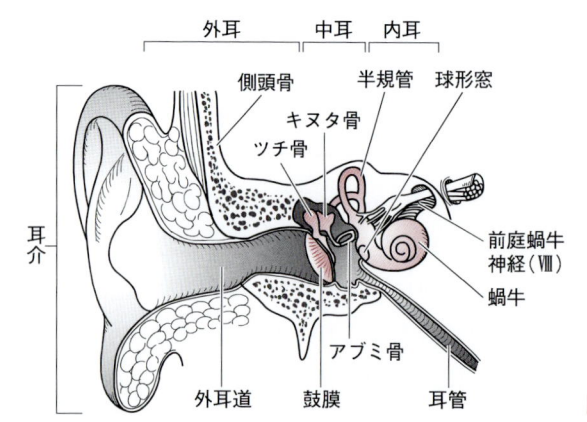

内耳
骨迷路
膜迷路

図14-16 聴覚器の構造

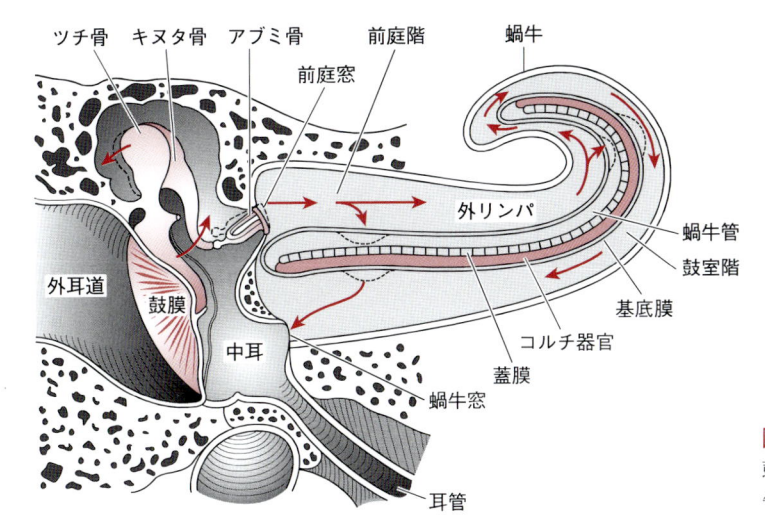

図 14-17 音は空気を振動させて鼓膜から耳小骨へ伝わり，さらに蝸牛の外リンパの流れを振動させる．

1 前庭

前庭内には膜迷路である球形嚢と卵形嚢があり，これらの内面の一部には球形嚢斑と卵形嚢斑と呼ばれる平衡斑がある．これらはいずれも感覚毛を有する細胞（有毛細胞）とその上に平衡砂が存在し，平衡感覚を感受する．

2 半規管

3本の管（前，外側，上）が半周状につながっており，互いに直角に交わっている．それぞれ3本の半規管に膨大部があり，内面には平衡斑と同じ様な構造の有毛細胞と小帽と呼ばれるゼリー状の構造物が存在し，回転運動の加速度を感受する．

3 蝸牛

頂点を前外側にむけたカタツムリ様の構造で，軸を中心にして約2回転半のらせん状に巻き上がる（図 14-18a）．蝸牛内部は膜迷路として蝸牛管の周りに前庭階，鼓室階が存在し，前庭階と鼓室階は蝸牛の頂点で交通する．蝸牛内には聴覚の受容器官である**コルチ器**が存在する（図 14-18b）．コルチ器には内有毛細胞，外有毛細胞，支持細胞が整然と配列している．有毛細胞の感覚毛の上には蓋膜がおおっている．

4 音の伝わり方（聴覚のメカニズム）

音は空気を振動させて鼓膜から耳小骨の機械的振動として伝わり，さらに前庭階の外リンパを振動させる．耳小骨によって振動が増幅される．この振動は鼓室階に伝わるが，その間にコルチ器の基底膜や蓋膜を振動させ，有毛細胞の電気的興奮をひき起こす．蝸牛内の**内リンパ**の動きによって蓋膜と有毛細胞の感覚毛のずれが生じ，その結果有毛細胞に受容器電位が発生し，偽単極性のニューロンであるラセン神経節細胞から内耳神経へと刺激が伝えられる．前庭窓の振動は外リンパに振動を起こし，基底

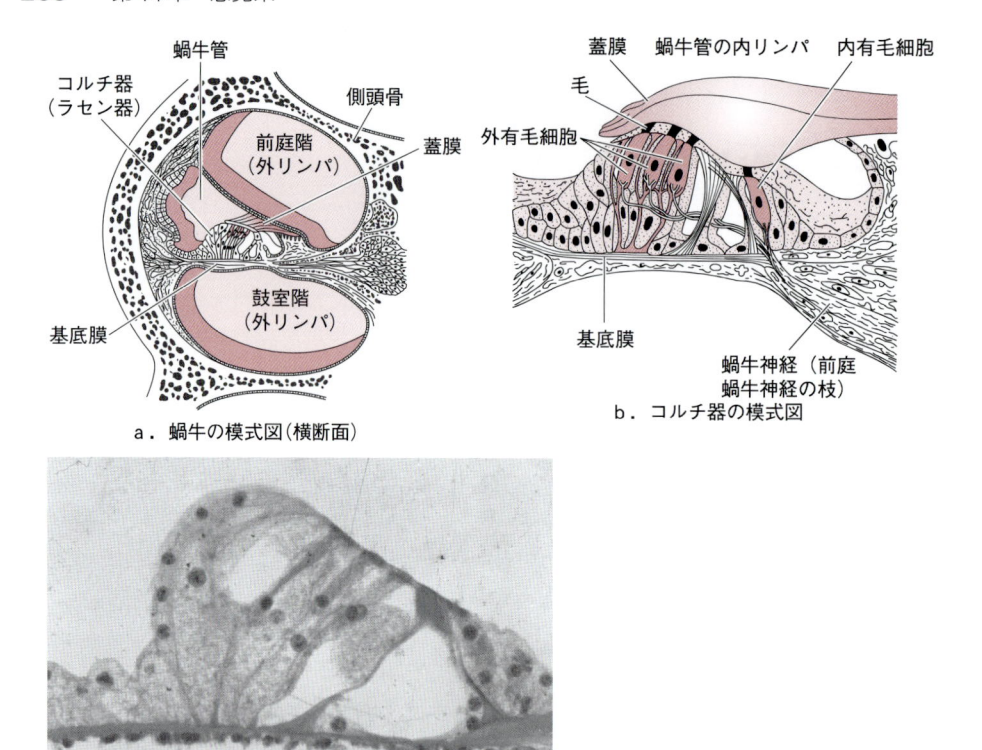

図14-18 蝸牛とコルチ器

a．蝸牛の模式図（横断面）
b．コルチ器の模式図
c．コルチ器

膜を振動させながら蝸牛を上昇する．これを進行波という．進行波の振幅は蝸牛を上昇するにつれて大きくなり，最大振幅に達すると急に減衰する．蝸牛のどの部分で振幅が最大になるかは，音の周波数（振動数）で決まる．高い音（振動数が大きい）は蝸牛の底部に近いところで，低い音（振動数が小さい）は蝸牛の頂上近くで振幅が最大となる（図14-19）．

このような電気刺激は第Ⅷ脳神経である蝸牛神経に伝わり，橋の蝸牛神経核から両側性に上行して中脳，視床の内側膝状体を経て，聴放線を形成しながら側頭葉の一次聴覚野へと伝えられる（図14-20）．

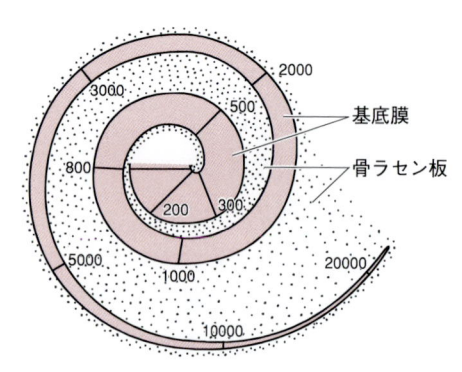

図14-19 蝸牛管（基底膜）と音の振動数の関係を示す模式図
数字は振動数（ヘルツ）を示す．

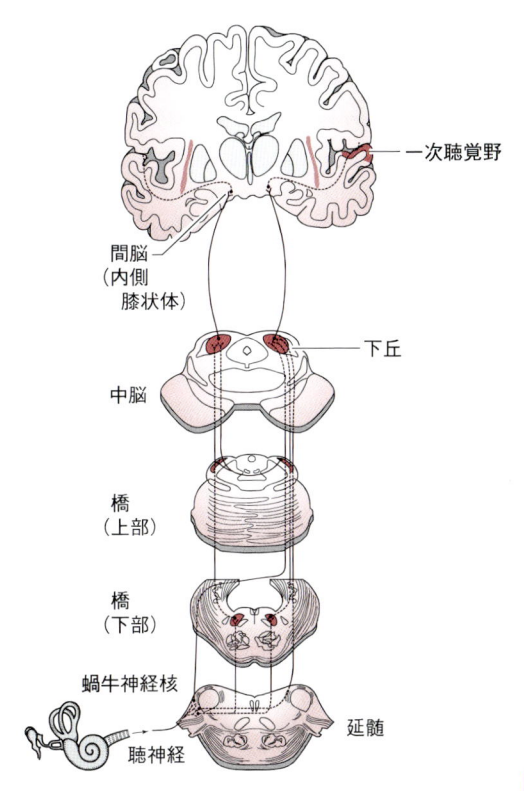

図 14-20　音が大脳皮質に伝わる経路

3　平衡感覚系（前庭感覚系）

　姿勢を保持したり運動をするためには，頭部の位置，動きを知る必要がある．平衡感覚の適当刺激は加速度である．

1　平衡覚をつかさどる構造
　前述したように内耳の前庭内に球形嚢，卵形嚢という二種類の平衡覚をつかさどる器官（平衡斑）がある．またC字形をした半規管が3本あり，互いに直角に交わっている．

2　平衡覚のメカニズム
　前庭内の球形嚢，卵形嚢にある平衡斑は，私たちのからだが重力に対してどの方向に向いているのかを感知する．とくに頭部の位置が変化すると耳石と呼ばれるものが動き，平衡斑の有毛細胞を刺激し，電気的興奮をひき起こす．これらの興奮が前庭神経を経て脳に伝えられる．

一方，からだに回転運動が生じると半規管内のリンパが動き，小帽を回転運動と反対の方向へ動かす．これが有毛細胞の電気的興奮をひき起こし，前庭神経を経て脳に伝えられる．

平衡感覚を自覚することは多くないが，強く刺激されると**めまい**を感じる．平衡感覚が刺激されつづけると乗り物酔いの状態になる．

4　化学感覚系

味覚と嗅覚は化学物質を検出する化学感覚系である．味覚は水溶液中の，嗅覚は気体中の化学物質を検出する．

味　覚

味蕾によって感受された味覚(甘味，苦味，塩味，酸味，うまみ，を基本味という)は，味細胞を刺激し，舌前2/3からの情報は鼓索神経を経て中間神経から，また舌後1/3からの情報は舌咽神経から，さらに喉頭蓋からは迷走神経を経て孤束核に入り，その後視床に伝わり，さらに大脳皮質の味覚中枢へと入力される(図12-7，図14-21参照)．

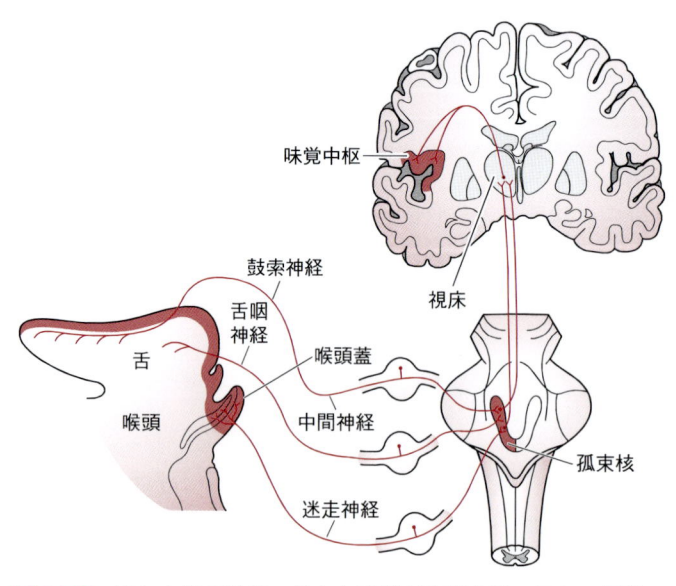

図14-21　舌における味覚の分布と味覚が大脳皮質に伝わる経路

嗅　覚

鼻腔上部には嗅細胞が存在し，嗅覚を感受する．これらの刺激は嗅神経をへて大脳皮質の嗅皮質や大脳辺縁系の扁桃体などへ入力される．

5　皮　膚 skin（図 14-22）

皮膚は全身の表面をおおうため，機械的保護作用と寒冷に対する保温，発汗による体温調節を担う．また，皮膚には多数の温度，痛み，圧力，触覚など感受する受容器が存在しているので，いわば感覚器でもある．皮膚の細胞が変化したものとして，毛，爪，汗腺，脂腺などがある．

皮膚

皮膚の構造

皮膚は外側の表皮と内側の真皮の2つの層からなり，前者は外胚葉由来，後者は中胚葉由来と発生学的にはまったく異なる組織が一緒になったものである．

表皮
真皮

1　表　皮 epidermis

角化重層扁平上皮からなるが，身体の部位，手掌（手のひら）や足底（足の裏）などとそれ以外の皮膚では構造が異なる．

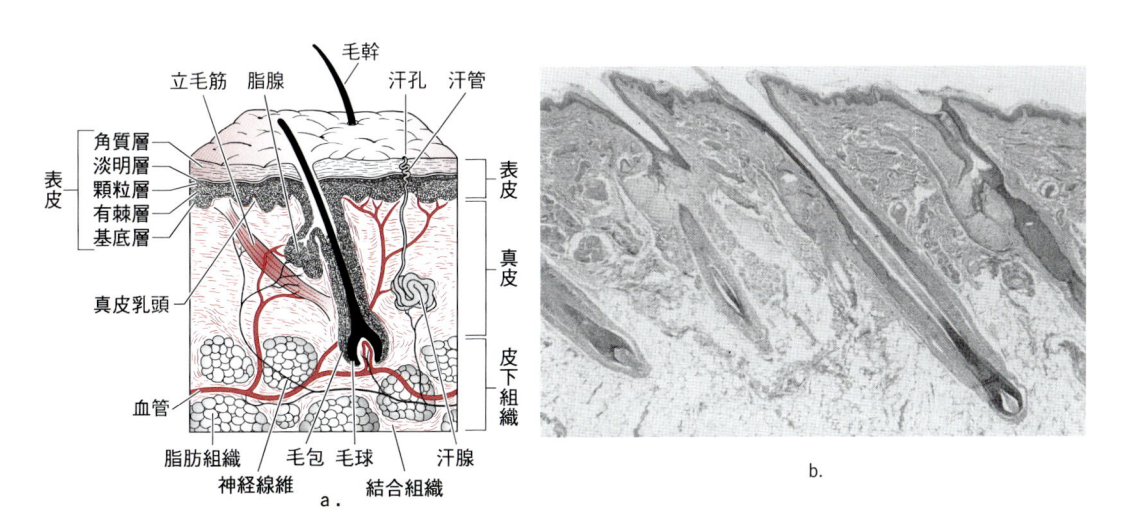

図 14-22　皮膚の構造

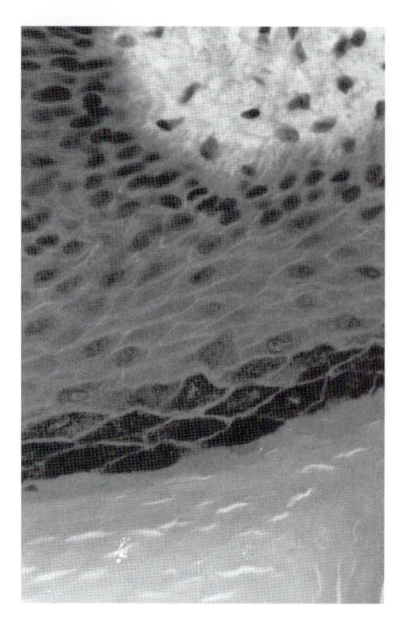

図 14-23　皮膚のメラニン細胞
表皮の一番下に存在するメラニン細胞

　深部から表層へ向けて5層(基底層，有棘層，顆粒層，淡明層，角質層)の構造が区別できる．

　表皮の一番深部の細胞(基底層)は細胞分裂を繰り返し，表層の方へ押しやられる．この層にはメラニン色素顆粒を細胞質にもつ**メラニン細胞**がみられる(図14-23)．とくに，乳頭部や外陰部ではメラニン細胞の数が多い．メラニン色素は皮膚の黒さを決めるが，これは人種差や個体差がある．また，紫外線を受け2，3日して皮膚の色が黒くなるのはメラニン色素の量が増えたことによる．

メラニン細胞

　メラニン細胞の他に，ランゲルハンス細胞という樹状突起をもった細胞が存在する．この細胞は抗原提示細胞としてはたらき，免疫応答にかかわる．メルケル細胞と呼ばれる触覚をつかさどる細胞も存在する．

　一番表層の細胞層は核のない細胞からなり，細胞質内にはケラチン(角質)がたまる．これを角化という．これらの細胞は鱗(うろこ)のように表面から剥がれ落ちる(落屑)．いわゆる垢(あか)である．

2　真　皮 dermis

　真皮は表皮の下に存在する緻密結合組織であり，コラーゲン線維が豊富に分布している．真皮の組織の一部は表皮内へ突出して入り込み，乳頭を形成している．乳頭内には毛細血管や知覚神経終末が多数みられる．**真皮乳頭**は表面に向かって列をつくり，この列が皮膚の表面における凹凸を形成する．これが指紋や掌紋となる．

真皮乳頭

　真皮には触覚，圧覚，温度覚，痛覚をつかさどる神経終末が多数分布している．東洋人では神経堤由来のメラニン細胞がこの部位を通って移動するため，乳幼児の腰背部や殿部にとどまる場合がある．いわゆる蒙古斑である(第4章，結合組織の項参

照).コラーゲン線維のほかに,弾性線維も分布しており,毛包,立毛筋,血管,神経,脂腺,汗腺などを含む.

3 皮下組織

　真皮の下にある疎性結合組織で,皮膚と筋膜,骨膜,腱膜などを結びつける.皮下組織はきわめて多数の脂肪細胞が存在するため,いわゆる皮下脂肪とも呼ばれる.これによって保温,断熱などの効果がもたらされる.皮下組織と真皮の境界部を小動静脈が走り,真皮乳頭へは毛細血管径蹄をつくる.また動静脈吻合もあり,いろいろな刺激でこの吻合部が開閉し,皮膚の血流量を調節している.急に顔面が蒼白になったり,赤くなったりするのはこのような構造による.

4 附属器官

a. 毛(図 14-24)

　表皮が斜めに真皮まで落ち込んで分化したものが毛包である.毛包とは毛を包んでいる上皮性の組織である.毛包の底部において毛がつくられ,伸長していく.毛の成長には周期があり,成長と退行を繰り返しながら毛が抜けかわる.

　毛包には立毛筋が付着しており,交感神経の興奮で立毛筋が収縮し,毛が立つ.これがいわゆる鳥肌となる.

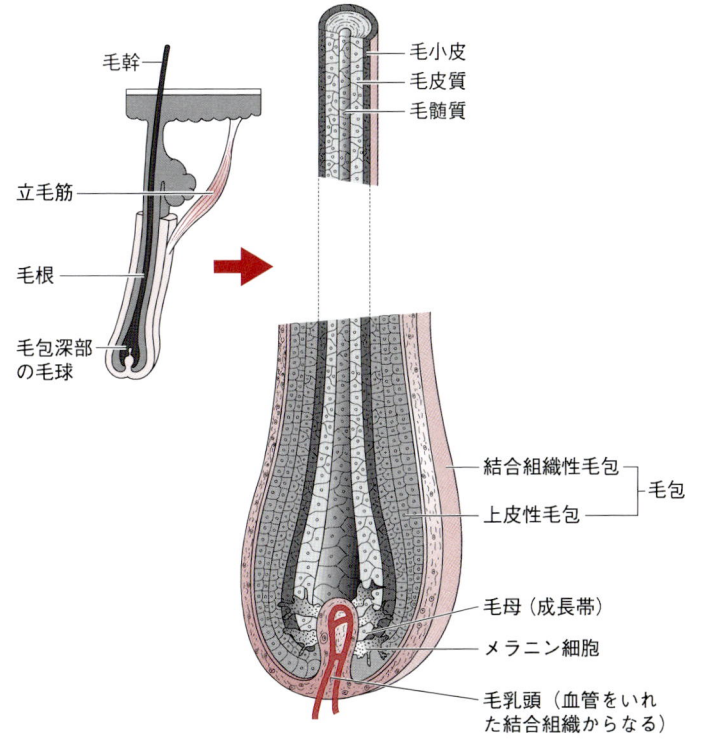

図 14-24　毛と毛包の構造

図14-25　爪の構造

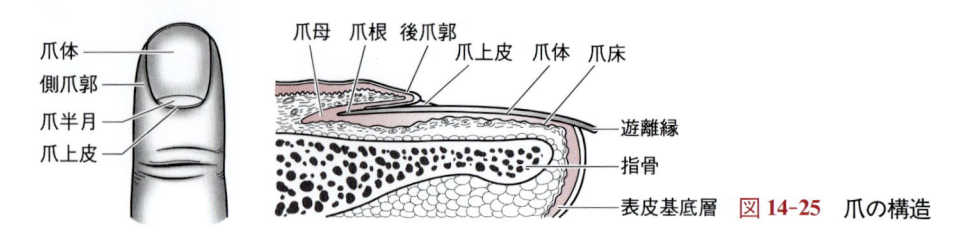

b. 皮脂腺

脂肪性の分泌物を毛と毛包の間に分泌する外分泌腺である．眼瞼，口唇などの部位では毛と独立して脂腺が存在する．皮脂腺細胞は全分泌で，細胞そのものが壊れながら内容物である脂肪を毛や皮膚に放出し，滑らかにするはたらきをもつ．なお，手掌と足底部には皮脂腺は存在しない．

c. 汗　腺

汗腺には**エクリン汗腺**と**アポクリン汗腺**の2種類がある．エクリン汗腺は毛と無関係に存在する汗腺で，皮膚の表面に開口し，体全体で約300万個あるとされる．分泌物は水分に富み，汗腺の腺も小さいので，別名小汗腺とも呼ばれる．体温調節に関与している（第11章，体熱の産生と放散の項参照）アポクリン汗腺は腋窩にもっとも多く存在し，乳輪部，肛門周囲部，外陰部にも認められる．アポクリン汗腺は皮膚の表面に開口するものと毛包に開く2種類がある．分泌物は脂肪やタンパク質に富み，特有の臭い，いわゆる体臭をつくり出す．

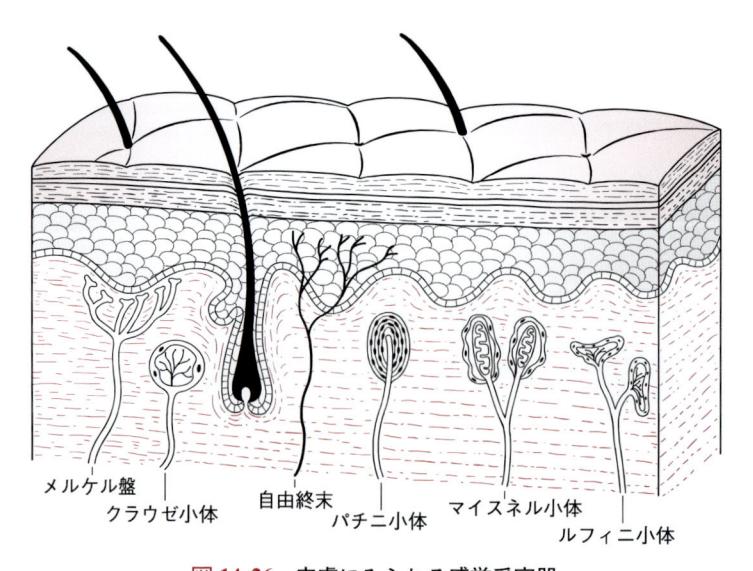

図14-26　皮膚にみられる感覚受容器

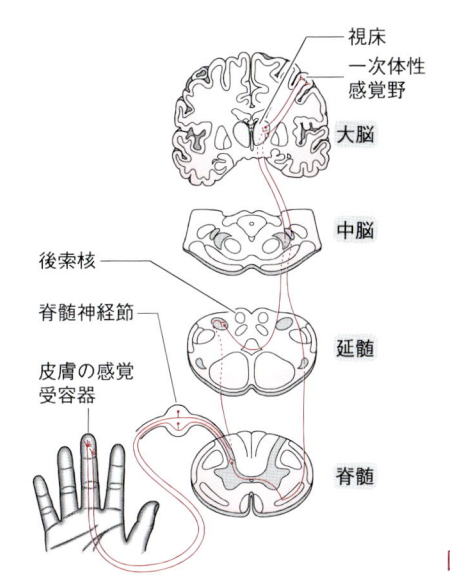

図 14-27　皮膚感覚が大脳皮質に伝わる経路

d. 爪(図 14-25)

爪は表皮の角質層が変化したものである．表面にでている部分は爪体，皮膚におおわれみえない部分は爪根という．爪根の部分は白くなり半月状を呈している．爪の下面に接する部分を爪床と呼び，爪根の爪床部において爪の母基があり，皮膚の基底側の細胞層が増殖して爪をつくり出す．

皮膚感覚

真皮には，触覚の受容器であるマイスネル小体，メルケル盤，圧覚の受容器であるパチニ小体，機械的感覚の受容器であるルフィニ小体やクラウゼ小体，さらに痛覚やかゆみ，温度覚を受容する知覚神経の自由終末が分布している(図 14-26)．皮膚感覚の受容器の分布(感覚点)は体の部位によってその密度が異なる．手指や口唇では分布密度が高い．

これらの体性感覚は，末梢神経を経て脊髄後根から脊髄に入り，脊髄視床路や後索を通して視床に伝わる．視床からは視床皮質路を経て，一次体性感覚野へ入力される(図 14-27)．そのために，脊髄の左右どちらかが半側切断された際，切断部位より以下で起きる感覚麻痺は，感覚の種類によって左右が異なる．

また皮下や筋，腱には手足の各部の位置や振動を感受する深部感覚の受容器が存在している．

練習問題

1. 眼球の断面図を描き，それぞれを説明せよ．
2. 網膜が光を感じる細胞について述べよ．
3. 眼球を動かす筋肉を説明せよ．
4. 角膜移植ができる理由を考えよ．
5. 中耳の耳小骨について説明せよ．
6. 耳管のはたらきについて説明せよ．
7. 音が鼓膜に伝わってから蝸牛神経の興奮を引き起こすまでの過程を説明せよ．
8. 身体の平衡感覚を感受する器官を述べよ．
9. 表皮の構造について説明せよ．
10. 真皮とはなにか．

第15章
内分泌系

学習ポイント
- 内分泌腺の存在する場所を覚える．
- 内分泌腺の組織の特徴を理解する．
- 内分泌腺から分泌されるホルモンの名前を覚え，その主な生理作用を理解する．
- ホルモンが標的器官に作用する仕組みを理解する．
- ホルモンの分泌量を調節する仕組みを理解する．

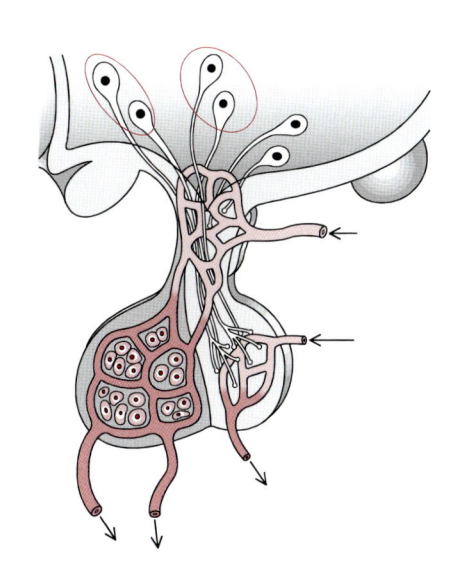

第15章 内分泌系

1 ホルモンとは

ホルモン(hormone)は主として内分泌腺(endocrine gland)で産生され，刺激に応じて血管内に分泌されて，特定の標的器官に到達する．標的細胞(target cell)にはそれぞれのホルモンに対する受容体があって，ホルモンはこの受容体と結合して情報を伝えて，標的細胞の機能を変化させる(図15-1)．

key word
ホルモン
内分泌腺
標的細胞
受容体

下垂体後葉
・オキシトシン
・バゾプレッシン

甲状腺
・トリヨードサイロニン
・サイロキシン

上皮小体（副甲状腺）
・パラソルモン

副腎皮質
・コルチゾル
・アルドステロン

副腎髄質
・アドレナリン

膵臓
・インスリン
・グルカゴン

小腸
・コレシストキニン
・セクレチン

精巣
・テストステロン

視床下部
・成長ホルモン放出ホルモン
・ソマトスタチン
・プロラクチン抑制因子
・甲状腺刺激ホルモン放出ホルモン
・副腎皮質刺激ホルモン放出ホルモン
・ゴナドトロピン放出ホルモン

下垂体前葉
・成長ホルモン
・プロラクチン
・甲状腺刺激ホルモン
・副腎皮質刺激ホルモン
・ゴナドトロピン（LHとFSH）

心臓
・心房性ナトリウム利尿ペプチド

胃
・ガストリン

腎臓
・レニン
・エリスロポエチン
・ビタミンD

卵巣
・エストラジオール
・プロゲステロン

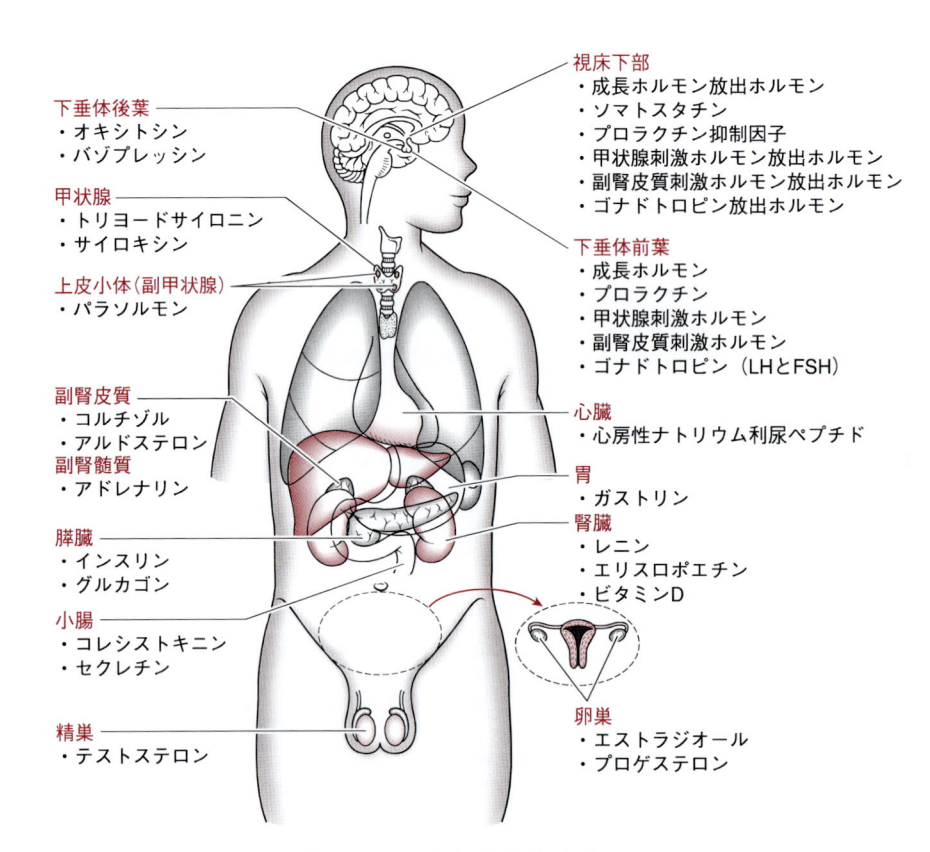

図15-1 主な内分泌腺とホルモン

| コラム 15-1

ホルモンの定義がゆらぎはじめた

ホルモンの定義は本文にあるとおりである．ところが，この定義にあわないが，生理作用としてはホルモンに近いという新しい生理活性物質が次々と発見されてきた．その度に，ホルモンとはなにかが議論されてきた．たとえば，1951年にBergmanとScharrerによって発見された下垂体後葉ホルモンは内分泌腺でつくられるのではなく，神経細胞でつくられる（神経分泌）．その後に発見された視床下部の神経細胞で合成され，下垂体門脈へ放出されて，下垂体前葉のホルモンの分泌を調節するホルモン群とともに神経内分泌というカテゴリーを形成している．また，消化管ホルモンもまた内分泌腺を形成しないで，消化管の粘膜に単独で存在する細胞から分泌される．消化管ホルモンを分泌する細胞は消化管内腔の状況を感知して，たとえばその浸透圧，水素イオン濃度など，その情報に応じて消化管ホルモンを分泌する．その意味でこの細胞は一種の感覚神経としての役目も果たしている．このように，神経系と内分泌系とは以前に考えられていたように，はっきりとした区別はつけられない存在であり，両者の中間に位置する細胞が数多く存在する．さらに最近になって，特定の細胞から分泌されて，分泌された物質がその細胞自身に作用する（自己分泌），あるいは血中に出ないで周辺の細胞に作用する（傍分泌）例がわかってきている．また，免疫細胞が分泌するサイトカインや各種の細胞が分泌する成長因子などとホルモンとの違いもあいまいになってきている．この章では古典的なホルモンについて述べている．

化学構造によるホルモンの分類

1 ステロイドホルモン

ステロイドホルモン(steroid hormone)はステロイド核をもち，コレステロールを基質として合成される脂溶性のホルモンである．含まれる炭素原子の数によって，**副腎皮質ホルモン**（炭素数が21，C_{21}），**プロゲステロン**(C_{21})，**アンドロゲン**(C_{19})，**エストロゲン**(C_{18})，ビタミンDがある．

ステロイドホルモン
副腎皮質ホルモン
プロゲステロン
アンドロゲン
エストロゲン

2 ペプチド peptide およびタンパク質ホルモン

アミノ酸がペプチド結合によって結合した構造をもつ．

3 アミノ酸誘導体

アミノ酸が少し変化した構造をもつ．アドレナリンと甲状腺ホルモンが含まれる．

ホルモンの作用機序(図15-2)

ホルモンが全身の細胞の中で標的細胞にだけ作用するのは，標的細胞にだけそのホ

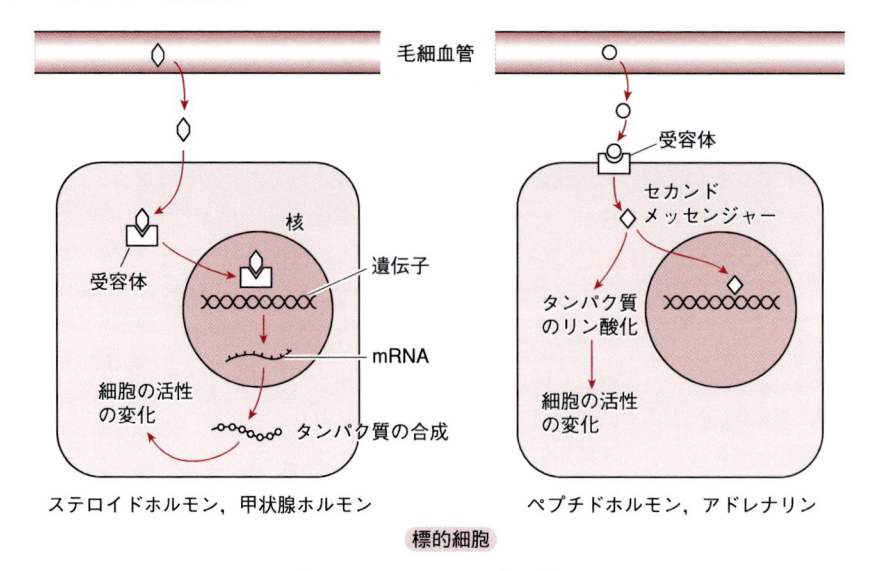

図 15-2 ホルモンの作用機構

ルモンの受容体があるからである．大部分のペプチドホルモンやアミノ酸誘導体は水溶性で，脂質二重層からなる細胞膜を通り抜けられない．これらのホルモンは細胞膜にある受容体に結合する．細胞膜上の受容体にホルモンが結合すると，ホルモンがもっている情報が細胞内の情報伝達物質へ変換される．ホルモンは第一情報伝達物質で，細胞内情報伝達物質は第二情報伝達物質（**セカンドメッセンジャー** second messenger）である．その代表的なものに**サイクリック AMP**（cyclic AMP），イノシトール3リン酸，Ca^{2+} がある．セカンドメッセンジャーは酵素の活性，イオンチャネルの開閉などを変化させることによってホルモンのもっている情報をその標的細胞に発

セカンドメッセンジャー

サイクリックAMP

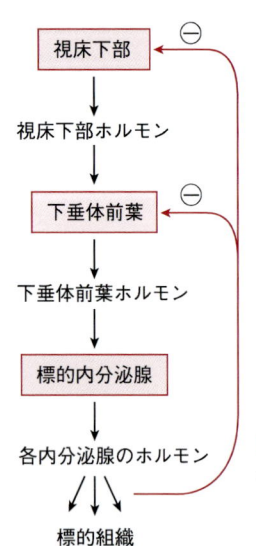

図 15-3 ホルモン分泌のフィードバックによる調節
⊖はネガティブ（負）フィードバックを示す．各内分泌腺のホルモンが増えると視床下部や下垂体前葉にはたらき，分泌を抑える．

揮させる．

一方，ステロイドホルモンや甲状腺ホルモン(thyroid hormone)は脂溶性なので，自由に細胞膜を通過して，細胞の中にある受容体と結合する．これらのホルモンが受容体と結合すると，その受容体は核の中へ移動して，特定のタンパク質の合成を増加あるいは減少させる．したがって，作用発現までの潜時は，ペプチドホルモンやカテコラミン(アドレナリン)に比べて長い．

ホルモンの分泌調節(図15-3)

ホルモンの分泌量は必要に応じて増減する．分泌量を一定にする機構としてネガティブフィードバック(negative feedback)調節がある．あるホルモンがそのホルモンの分泌を調節する上位のホルモンの分泌を抑制して，そのホルモンの分泌を抑制するやりかたである．血中のあるホルモンの量が減ると，フィードバックによる抑制が減るので，そのホルモンの分泌は増加することになる．例外的にフィードバックがプラスに作用して，ホルモン分泌が雪だるま式に増加することがある．ポジティブフィードバックと呼ばれ，排卵を引き起こすLHサージはその例である．

2 視床下部と下垂体のホルモン

視床下部と下垂体の関係(図15-4，15-5，15-6)

下垂体前葉ホルモン(anterior pituitary hormone)の合成分泌を調節している視床下部ホルモンは，視床下部に存在する神経分泌細胞で産生され，軸索の中を運ばれて，軸索終末に達する．この軸索終末は正中隆起部で下垂体門脈に終わっていて，神経分泌細胞が興奮したときに発生する活動電位が軸索終末に達すると，視床下部ホルモンが下垂体門脈中へ分泌される．視床下部ホルモンは下垂体門脈血中を通って下垂体前葉に到達し，前葉ホルモンの合成分泌を調節する．下垂体後葉(posterior pituitary gland)は視床下部の視索上核と室傍核の細胞体からでた軸索終末で構成されている．したがって，神経分泌細胞が興奮すると，下垂体後葉ホルモンが全身循環血中へ放出される．視床下部からは表15-1にあるようなホルモンが分泌されている．

下垂体前葉ホルモン

図15-6に示すように下垂体前葉からは6種類のホルモンが分泌される．そのうち甲状腺刺激ホルモン，副腎皮質刺激ホルモン，黄体形成ホルモン，卵胞刺激ホルモン

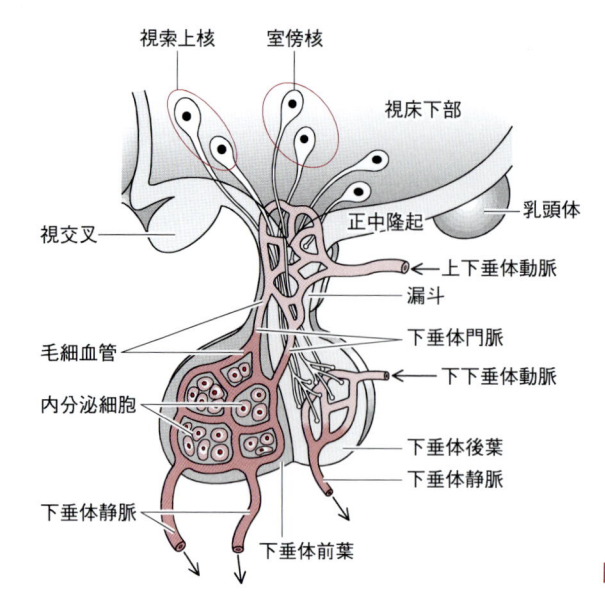

図15-4 視床下部と下垂体

は標的器官が内分泌腺である．これらのホルモンはその標的内分泌腺からのホルモンの合成と分泌を刺激するのが主な生理作用である．

1 成長ホルモン growth hormone：GH，ソマトトロピン

a. GHの生理作用

GHの作用は，成長促進作用と成長促進に必要な栄養を確保するための代謝への作用の2つである．GHの受容体は620個のアミノ酸からなるタンパク質で，サイトカイン受容体スーパーファミリーに属す．GHは**長骨骨端板**の軟骨細胞を増殖させ，骨の長軸方向の発育を促進する．また，骨格筋，腎臓，肝臓，心臓，膵臓などの細胞を増殖させて身体の発育を促進する．GHは肝臓に作用して**ソマトメジン**(insulin-like growth factor I，**IGF-I**)を分泌させ，このIGF-Iが作用を発揮する2つの作用機構がある．思春期以前にGH分泌が異常亢進すると**巨人症**となり，主な長骨の骨端板が閉鎖してしまう（骨端軟骨が消失する）思春期以降の分泌異常亢進では**末端肥大症**となる．逆にGHやソマトメジンの欠乏は**小人症**をきたす．

GHは肝臓からのグルコース放出を促進する一方，筋細胞や脂肪細胞のインスリン抵抗性を高めることにより，グルコースの取り込みや利用を抑制して血糖値を上昇させる．脂肪細胞の中性脂肪を分解して，血中の遊離脂肪酸濃度を上昇させる．

b. GHの分泌調節（図15-7）

GH分泌を促進する要因としては，低血糖，運動など細胞がエネルギーをつくりだすための基質が不足した場合，アルギニンなどの血中アミノ酸の上昇，睡眠（とくに徐波睡眠）などがあげられる．これらの因子は視床下部から**GH放出ホルモン**

副腎皮質刺激ホルモン

黄体形成ホルモン

卵胞刺激ホルモン

長骨骨端板

ソマトメジン(IGF-I)

巨人症

末端肥大症

小人症

GH放出ホルモン

2 視床下部と下垂体のホルモン

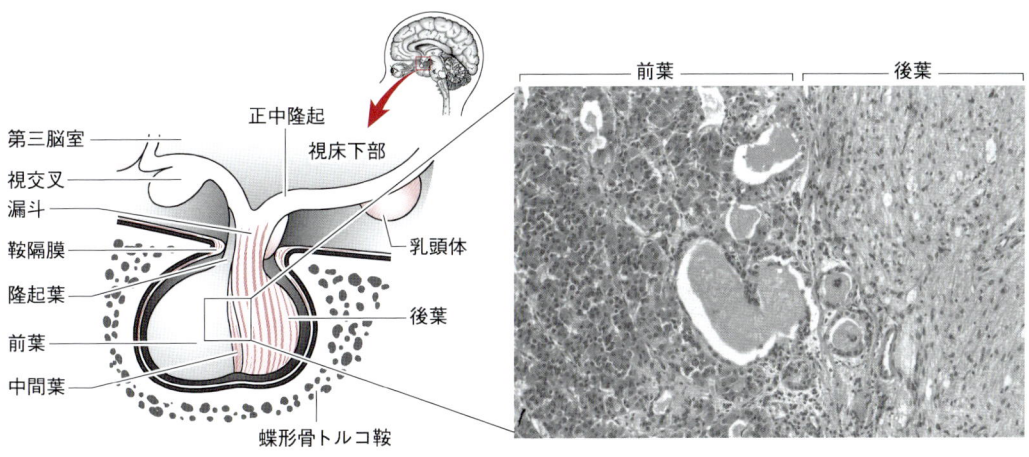

図 15-5　下垂体の構造
前葉は多種の腺細胞からなり，後葉は視床下部ニューロンの軸索からなる．

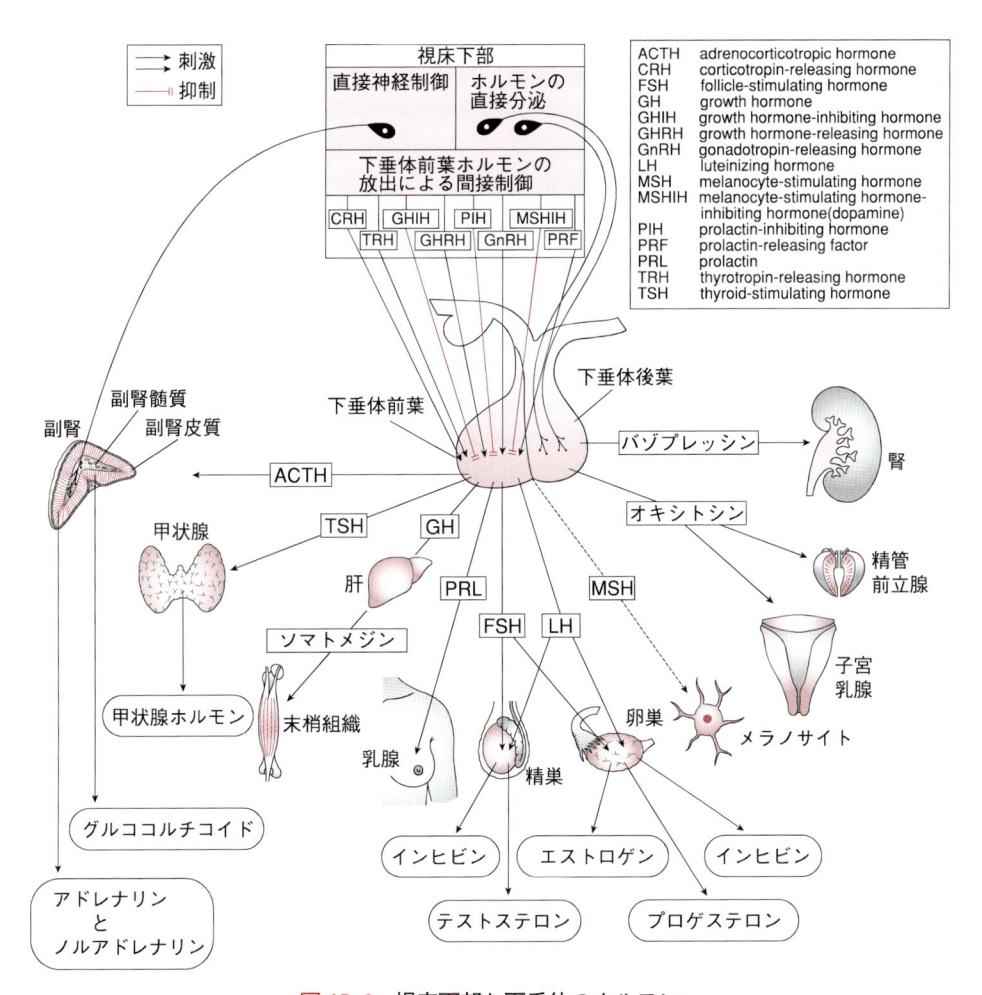

ACTH	adrenocorticotropic hormone
CRH	corticotropin-releasing hormone
FSH	follicle-stimulating hormone
GH	growth hormone
GHIH	growth hormone-inhibiting hormone
GHRH	growth hormone-releasing hormone
GnRH	gonadotropin-releasing hormone
LH	luteinizing hormone
MSH	melanocyte-stimulating hormone
MSHIH	melanocyte-stimulating hormone-inhibiting hormone (dopamine)
PIH	prolactin-inhibiting hormone
PRF	prolactin-releasing factor
PRL	prolactin
TRH	thyrotropin-releasing hormone
TSH	thyroid-stimulating hormone

図 15-6　視床下部と下垂体のホルモン

表 15-1 視床下部のホルモン

GnRH	1　　　　　5　　　　　　　10 pGlu His Trp Ser Tyr Gly Leu Arg Pro Gly—NH₂
ソマト スタチン	1　　　　　5　　　　　　10 Ala Gly Cys Lys Asn Phe Phe Trp Lys Thr Phe Thr Ser Cys
TRH	1 pGlu His Pro—NH₂
CRH	1　　　　　5　　　　10　　　　　15　　　　　20 Ser Glu Glu Pro Pro Ile Ser Leu Asp Leu Thr Phe His Leu Leu Arg Glu Val Leu Glu 　　　　　40　　　　　　35　　　　　　30　　　　　　25　　　Met H₂N—Ile Ile Glu Met Leu Lys Arg Asn Ser His Ala Gln Gln Ala Leu Gln Glu Ala Arg　Ala
GHRH	1　　　　　5　　　　　10　　　　　15　　　　　20 Tyr Ala Asp Ala Ile phe Thr Asn Ser Tyr Arg Lys Val Leu Gly Gly Leu Ser Ala Arg 　　　　　40　　　　　35　　　　　30　　　　　25　　　　Lys Arg Ala Gly Arg Gln Gln Asn Ser Glu Gly Gln Gln Arg Ser Met Ile Asp Gln Leu　Leu Ala Arg Leu—NH₂
ドーパ ミン	HO—⟨benzene⟩—CH₂—CH₂—NH₂ HO
オキシ トシン	1　　　　　5 Cys Tyr Ile Gln Asn Cys Pro Leu Gly—NH₂
バゾプ レッシン	1　　　　　5 Cys Tyr Phe Gln Asn Cys Pro Arg Gly—NH₂

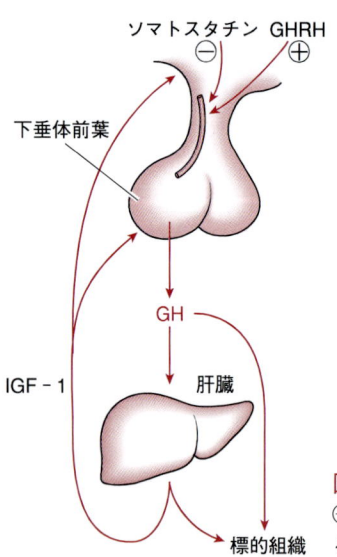

図 15-7　成長ホルモン(GH)の分泌調節
⊖は GH の分泌を抑制，⊕は GH の分泌を亢進させる．

(GHRH)と **GH放出抑制ホルモン**（ソマトスタチン）の分泌を変化させて，GH分泌量を調節する．

2　プロラクチン prolactin

プロラクチンは乳腺に作用して**乳汁**を産生する．乳汁の産生にはプロラクチンの他にエストロゲン，プロゲステロンなど数多くのホルモンが必要である．プロラクチン受容体は成長ホルモン受容体と似た構造をもったサイトカインスーパーファミリーに属するタンパク質である．

プロラクチンの分泌は視床下部から強く抑制されている．乳児による吸乳の刺激は視床下部の弓状核からプロラクチン抑制因子（**ドーパミン**）の分泌を抑制して，プロラクチンの分泌を増やす．ドーパミン受容体を阻害する向精神薬の投与や視床下部に障害があって，ドーパミンが十分分泌されないと，高プロラクチン血症になる．高プロラクチン血症では生殖機能が抑制されることがある．

下垂体後葉ホルモン

下垂体後葉ホルモンには**オキシトシン**と**バゾプレッシン**があり，いずれも9個のアミノ酸からなる．これらのホルモンを産生する細胞体は視床下部の室傍核および視索上核に存在する．

1　バゾプレッシン vasopressin（抗利尿ホルモン antidiuretic hormone，**ADH**）

a. 生理作用

バゾプレッシンの主な生理作用は**抗利尿作用**である．バゾプレッシンがGsタンパクに共役しているV_2受容体に結合すると，腎臓の集合管細胞のAMPが増加して，細胞質にある水チャネル（アクアポリン）が尿細管腔へ移動する．その結果集合管細胞の水の透過性が高まって，尿細管の管腔から間質への水の再吸収を促進して，尿量を減少させる（第16章，遠位尿細管と集合管の項参照）．高い濃度のバゾプレッシンはまた血管平滑筋に作用して血管収縮を引き起こす．バゾプレッシンの分泌が不足すると，低張の尿が多量に出る**尿崩症**になる．

b. バゾプレッシンの分泌調節（図15-8）

（1）血漿浸透圧（体液と血液の章参照）

ヒトでは血漿浸透圧が285mOsm/kgを超えると，血漿バゾプレッシン濃度が直線的に増加して尿の浸透圧が上がり，尿量が低下する．血漿浸透圧が285mOsm/kgより低いと，バゾプレッシン分泌が減少して尿の浸透圧が下がり，尿量が増す．血漿浸透圧の変化は視床下部にある浸透圧受容器によって感受され，その情報がバゾプレッシン細胞に伝えられてバゾプレッシン分泌が調節される．

図 15-8　血漿浸透圧によるバソプレッシンの分泌
（Robertson ら，1977 より）

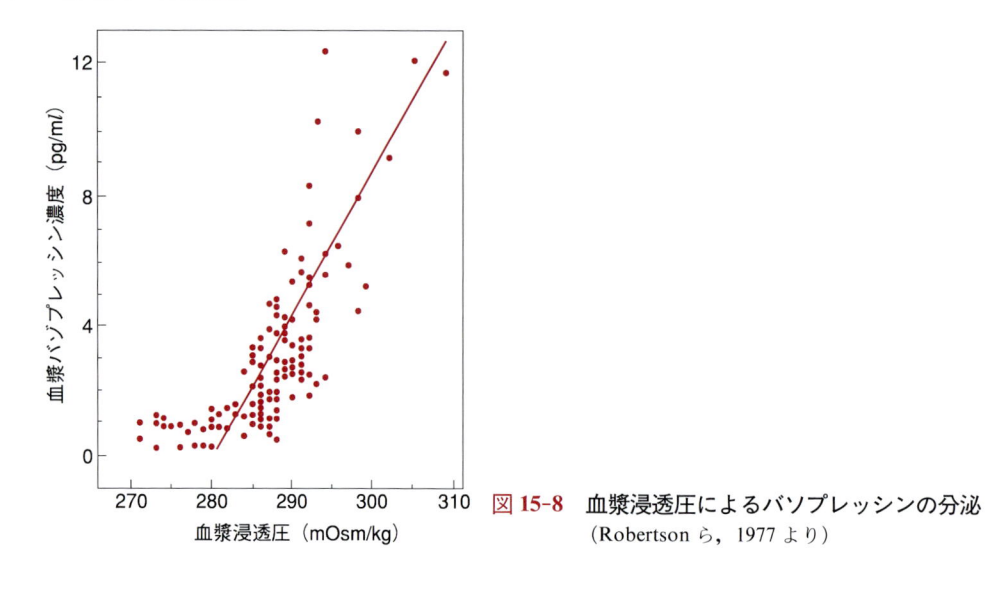

(2) 血液量と血圧

　出血などにより血液量が減少したり，血圧が低下したときにもバソプレッシン分泌が刺激され，逆に，輸液などによって血液量が増加するとバソプレッシン分泌は低下する．このバソプレッシン分泌の変化は心房壁の容量受容器や頸動脈洞および大動脈弓の圧受容器からの求心性インパルスがバソプレッシン細胞に伝えられることによる．分泌されたバソプレッシンは細動脈の血管平滑筋にある V_{1A} 受容体に結合し，ホスファチジルイノシトールの加水分解によって，細胞内 Ca^{2+} 濃度を増加させて，血管を収縮させる．その結果，血圧が上昇する．

2　オキシトシン oxytocin

　オキシトシンは，乳腺の腺房の周囲を取り囲むように存在する筋上皮細胞を収縮させて，腺房腔にたまっている乳汁を乳首から射出させる(図 17-21 参照)．オキシトシンには妊娠末期に子宮筋を収縮させる作用がある．乳児の吸乳刺激，胎児による子宮頸部の拡張刺激は視床下部へ伝えられてオキシトシン神経を興奮させ，オキシトシンの分泌を増加させる．

3　甲状腺ホルモン thyroid hormone

甲状腺の構造(図 15-9)

　甲状腺は甲状軟骨のすぐ下にある蝶形の腺で，重量は成人で約 20g である．内部に

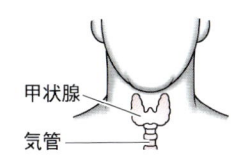

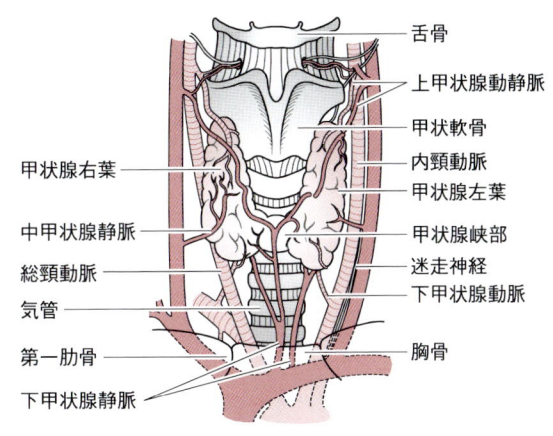

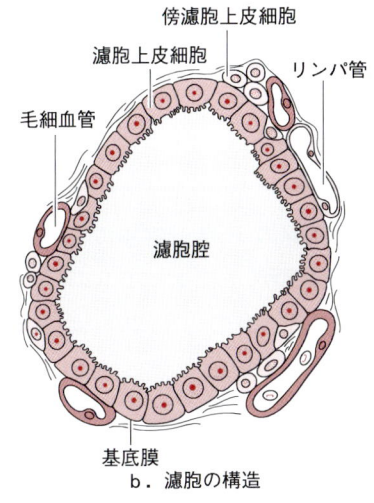

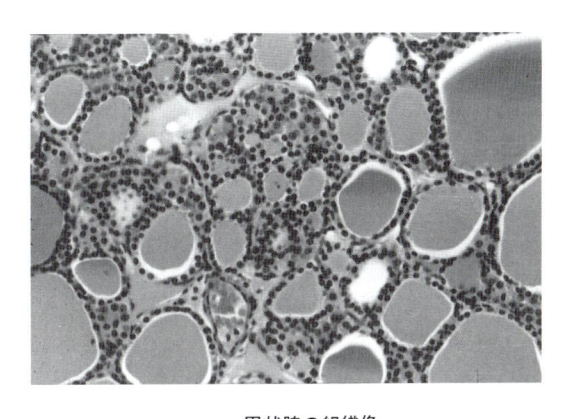

図 15-9 甲状腺の構造

(a, b：Tortora G., Grabowski SR：Principle of Anatomy and Physiology, 8th ed., Addison Wesley Longman, p. 521, 1996 より引用)

は一層の上皮細胞(腺細胞)と中央の腔よりなる多数の濾胞が存在し，濾胞内は**サイログロブリン**と呼ばれるタンパク質を主体としたコロイドで満たされている(図 15-9)．

サイログロブリン

合成と分泌

甲状腺は循環血中から**ヨウ素**を取り込む．取り込まれたヨウ素イオンはサイログロブリン分子中のチロシン残基に結合(ヨウ素化)して**チロキシン**(thyroxine, T_4)や**トリヨードチロニン**(triiode thyronine, T_3)が合成される．この状態で甲状腺ホルモンは濾胞中に貯蔵される．甲状腺細胞は濾胞内のコロイドを飲食作用によって取り込み，甲状腺ホルモンが遊離されて血中に出る．

ヨウ素

チロキシン(T_4)

トリヨードチロニン(T_3)

輸送と代謝

血中に分泌された T_4 および T_3 の多くはただちに血漿タンパク質と結合する．結合型と少量の遊離型との間に平衡関係が保たれる．細胞に作用できる活性型は遊離型のものである．

生理作用

甲状腺ホルモンの標的器官は広範で，作用は全身の臓器，器官に及ぶ．その作用は成長，成熟の促進，基礎代謝率(BMR)の促進などである．甲状腺ホルモンは細胞内に入って核内の甲状腺ホルモン受容体と結合する．このホルモン-受容体結合体はDNAと結合して遺伝子の発現を変化させる．

基礎代謝率

分泌調節

下垂体前葉から放出される甲状腺刺激ホルモン(TSH)が甲状腺のTSH受容体に結合して甲状腺ホルモン合成や分泌が刺激される．TSHの分泌は視床下部ホルモンの甲状腺刺激ホルモン放出ホルモン(TRH)によって促進される．血中の T_4 や T_3 はTRHやTSH分泌に対して負のフィードバックをかけている(図15-10)．

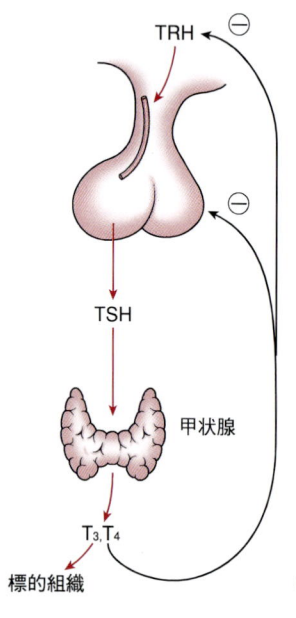

図15-10　甲状腺ホルモンの分泌調節
⊖はネガティブフィードバックを示す．

甲状腺機能の異常

1 甲状腺機能亢進症

甲状腺機能亢進症の特徴は，神経過敏，体重減少，過食，温熱耐性の低下，指先の振戦，発汗，基礎代謝の亢進などである．甲状腺機能亢進症の主なものとしてグレーブス(Graves)病(バセドウ Basedow 病)があげられる．これは甲状腺組織に対する自己免疫疾患であると考えられており，甲状腺刺激性免疫グロブリンが産生され，長期にわたって甲状腺を刺激するために起こる．上記症状に加えて，甲状腺肥大，眼球突出が認められる．

2 甲状腺機能低下症

成人における甲状腺機能低下症は一般に粘液水腫と呼ばれており，皮下にムコタンパク質が水とともに蓄積し，基礎代謝率の低下により寒冷耐性が低下する．また精神活動は緩慢となり，記憶力の低下が起こる．新生児期からの甲状腺ホルモン分泌欠落による疾病はクレチン症(cretinism)と呼ばれている．甲状腺ホルモンにより補充療法がされないと，中枢神経系の発育不全，小人症となる．

4 カルシウム代謝に関与するホルモン

カルシウムの代謝(図 15-11)

成人の体内にある約 1100g のカルシウム(calcium)の 99％は骨組織に含まれている．血漿 Ca^{2+} 濃度は 10mg/dl で，狭い範囲で一定に保たれている．Ca^{2+} は神経の興奮伝導，筋収縮，内分泌腺や外分泌腺の分泌活動，血液凝固，細胞内情報伝達などの重要な生物現象にかかわっているからである．食物として摂取された Ca^{2+} は腸管で吸収され，細胞外液プールに入る．細胞外液プールの Ca^{2+} は細胞内液，骨および糸球体濾液との間で常に交換されており，これら Ca^{2+} の交換過程がホルモンによる調節を受けている(第 5 章骨の項参照)．

骨はコラーゲンでできた線維に骨塩が沈着して形成されており，骨塩の主成分はヒドロキシアパタイトというリン酸カルシウムの結晶である．骨は常に形成と再吸収がおこなわれている．

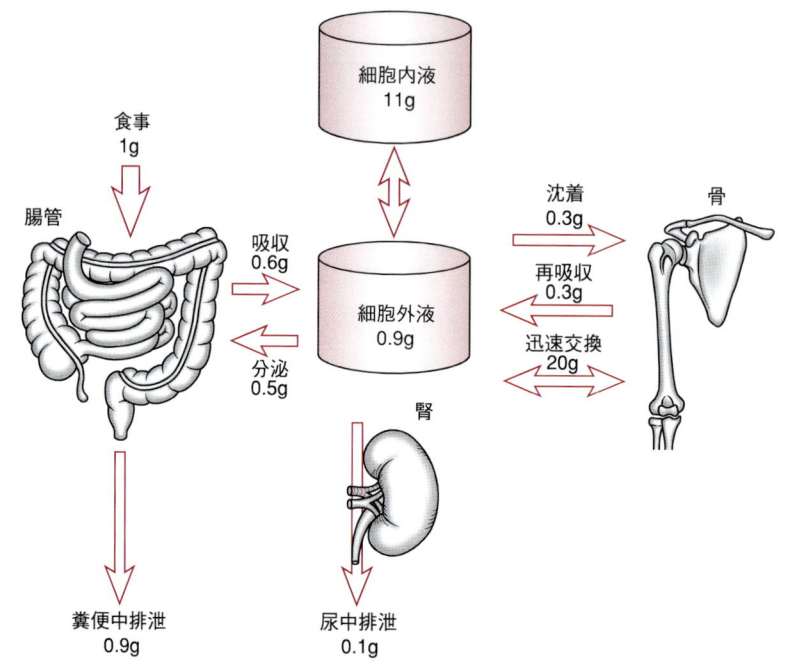

図 15-11 成人におけるカルシウムの代謝
数字は1日の移動量を示す．

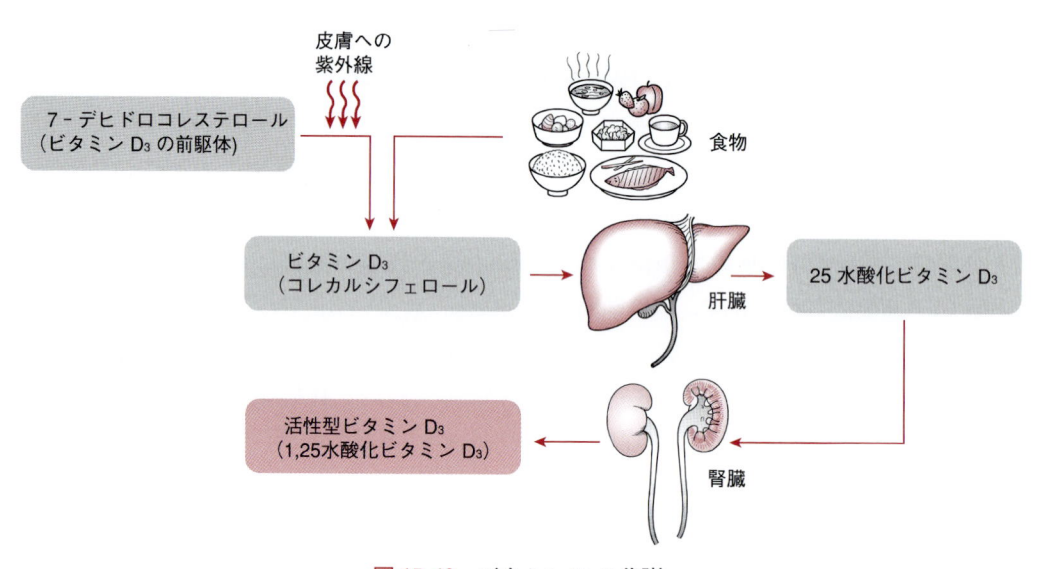

図 15-12 ビタミン D₃ の代謝

ビタミン D₃ vitamine D₃

1 ビタミン D₃ の化学構造および生合成

ビタミン D₃（ヒドロキシコレカルシフェロール）は食物として摂取されるか，紫外

線照射を受けることにより皮膚で生成される．ビタミンD_3は肝臓と腎臓において生理活性をもった1,25-ジヒドロキシコレカルシフェロール[1,25$(OH)_2D_3$]に変化する（図15-12）．したがって，以前に考えられていたようなビタミンではなくホルモンである．活性型ビタミンD_3の腎における生成は上皮小体ホルモン（PTH）によって刺激され，血漿Ca^{2+}濃度や活性ビタミンD_3自身によって負のフィードバック調節を受けている．

2　ビタミンD_3の生理作用

活性型ビタミンD_3は細胞内受容体に結合して，遺伝子の発現を変化させて生理作用をあらわす．

活性型ビタミンD_3は十二指腸上皮に作用して，Ca^{2+}の能動輸送による吸収を促進し，腎においてCa^{2+}の再吸収を促進し，破骨細胞を刺激して，骨からのカルシウムの遊離を促進する．血漿Ca^{2+}が上昇するうえに，活性型ビタミンD_3は骨芽細胞を刺激するので，骨形成は促進される．ビタミンD_3の不足で骨へのカルシウムの沈着が十分でない状態を小児ではくる病（rickets），成人では骨軟化症（osteomalacia）という．

くる病
骨軟化症

上皮小体ホルモン（副甲状腺ホルモン）parathyroid hormone（PTH）

上皮小体（副甲状腺）は左右の甲状腺の背部におのおの2個存在する内分泌腺である（図15-13）．上皮小体から分泌されるPTHの分泌は血漿Ca^{2+}の減少で亢進し，Ca^{2+}の増加で抑制される．

上皮小体

PTHは血中Ca^{2+}を増加させるようにはたらく主要なホルモンである．PTHはG

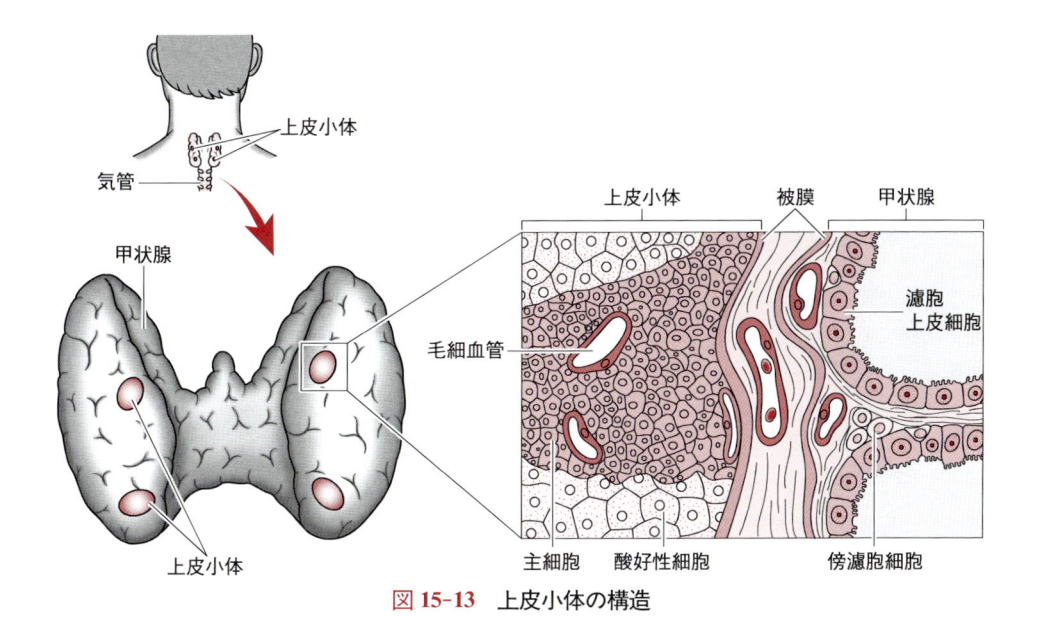

図15-13　上皮小体の構造

タンパク共役型受容体に結合して、細胞内 cAMP 濃度を上昇させて生理作用を発揮する。すなわち、PTH は破骨細胞の数を増やして骨の再吸収を促進し、腎における 1,25-ジヒドロキシコレカルシフェロールの生成を促進することにより腸管からの Ca^{2+} の吸収を促進し、腎での Ca^{2+} の再吸収を促進して血中 Ca^{2+} を増加させる。リン酸の再吸収を抑制するので、リン酸の尿への排泄が増加し、血中リン酸濃度は低下する。上皮小体ホルモンの不足では血中 Ca^{2+} 濃度が低下して、テタニー(tetany)と呼ばれる全身の痙攣が起きる。

5　副腎のホルモン

副腎の構造(図 15-14)

副腎は左右の腎臓の上部に乗っている内分泌腺で約 10g の重さである(図 15-13)。表層の皮質と内部の髄質の 2 種類の内分泌腺からなっている。副腎髄質は外胚葉性で、カテコールアミンを産生する。副腎皮質は中胚葉性で、電解質コルチコイド(ミネラルコルチコイド mineralocorticoid：アルドステロンが代表)を産生する球状層、糖質コルチコイド(グルココルチコイド glucocorticoid：コルチゾルが代表)を産生する束状層、アンドロゲンを産生する網状層の 3 層に区別される。

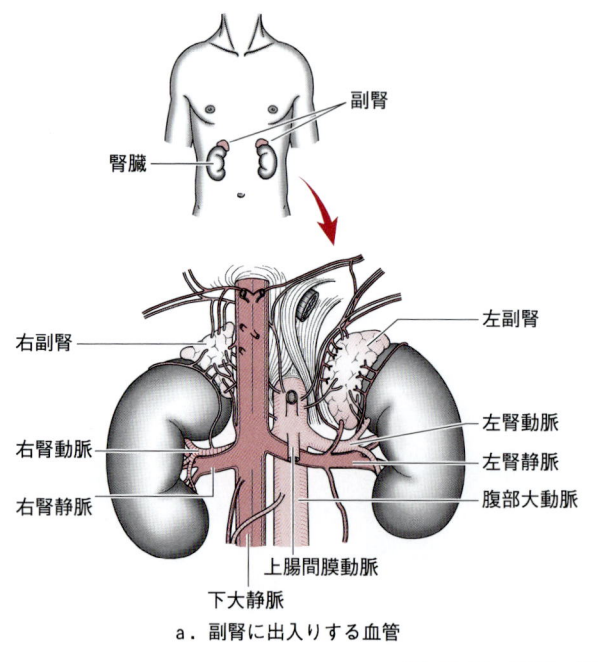

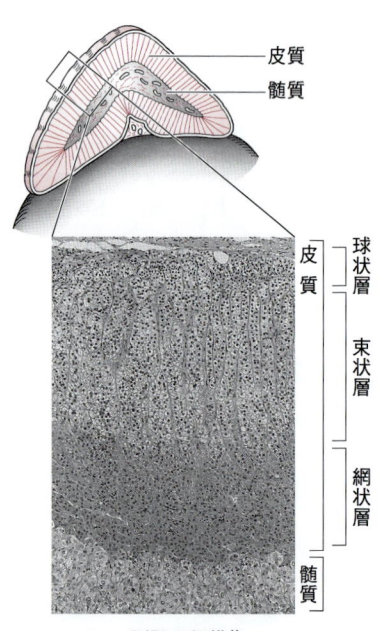

a．副腎に出入りする血管　　　　b．副腎の組織像

図 15-14　副腎の構造

副腎髄質細胞は交感神経節後神経に相当し，交感神経節前線維の支配を受けている．副腎髄質の機能を考える際は，必ず交感神経系と一緒に考える必要がある．

副腎皮質ホルモンの生理作用と分泌調節

副腎皮質ホルモンは細胞内の糖質コルチコイド受容体と結合して，遺伝子の発現を変化させることで，その生理作用を示す．

1　糖質コルチコイドの生理作用

a. 血糖上昇作用

糖質コルチコイドは筋肉，リンパ組織などでのタンパク質分解を促進して血中へのアミノ酸放出を増加させる．また，脂肪組織に作用して脂肪を分解し，遊離脂肪酸，グリセロールを血中に放出させる．肝臓では血中に放出されたアミノ酸やグリセロールを材料として**糖新生**(gluconeogenesis)が促進されるとともに，**グリコーゲン**合成も促進される．一方，脳や心臓を除く組織においては糖の利用が抑制され，結果的に血糖値が上昇する．

糖新生
グリコーゲン

b. 許容作用

糖質コルチコイドは種々のホルモン効果発現に対して**許容作用**(permissive effect)を発揮する．糖質コルチコイドの欠乏により，カテコールアミンに対する血管の反応が失われて血圧低下が起きたり，グルカゴンやカテコールアミンによる熱量産生効果が低下したりする．

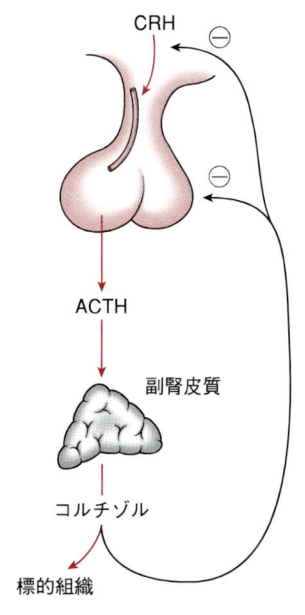

許容作用

図 15-15　糖質コルチコイドの分泌調節
⊖はネガティブフィードバックを示す．コルチゾルが増えると CRH や ACTH の分泌を抑える．

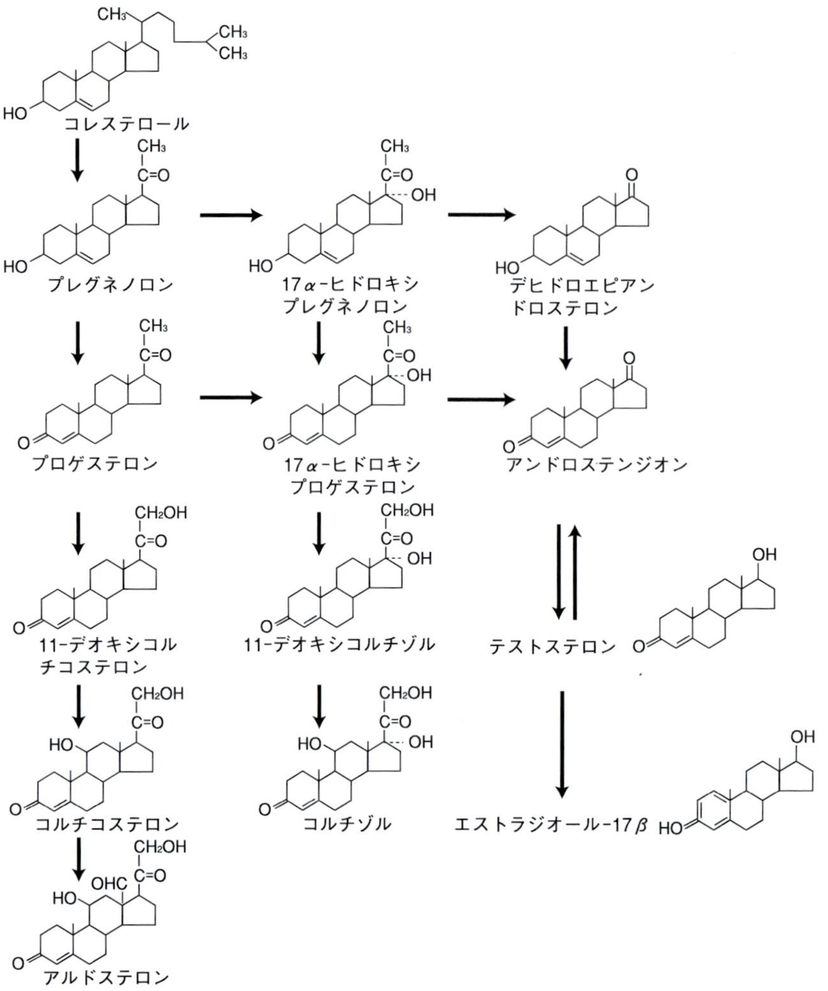

図 15-16　ステロイドホルモンの生合成経路

c. 抗炎症，抗免疫作用

糖質コルチコイドは各種の炎症や自己免疫疾患の治療に用いられる．これは糖質コルチコイドがヒスタミン放出を抑制したり，プロスタグランジン類の合成を抑制して炎症反応を抑制するからである．また，リンパ球数を減少させて細胞性免疫機能および抗体産生能を低下させて免疫機能を抑制する．

炎症

免疫機能

d. 分泌調節(図 15-15)

視床下部の副腎皮質刺激ホルモン放出ホルモン(CRH)産生細胞から分泌された CRH は下垂体門脈を介して下垂体前葉に到達し，副腎皮質刺激ホルモン(ACTH)の分泌を促進する．ACTH は副腎皮質に作用して糖質コルチコイドのコルチゾル分泌を刺激する．コルチゾルはコレステロールから合成されるステロイドホルモンである(図 15-16)．一方，糖質コルチコイド濃度が目標値以上に増加すると視床下部および下垂体に対して負のフィードバックがかけられ，CRH，ACTH の分泌が抑制され

副腎皮質刺激ホルモン放出ホルモン(CRH)

副腎皮質刺激ホルモン(ACTH)

る．

ACTHと糖質コルチコイド分泌には，早朝に高く，夕方に低いという**サーカディアンリズム**〔circadian rhythm，**概日リズム**（p235参照）〕がある．

ストレス（stress）が加わると視床下部-下垂体-副腎皮質系の活動亢進が起こり，副腎皮質ホルモンの分泌が亢進する．セリエ（Selye）は生体に有害な刺激を加えて副腎皮質の亢進を起こすものをストレッサーと呼び，生体にストレッサーが加わっている状態をストレスと呼んだ．そして，この時の副腎皮質からの糖質コルチコイドの分泌亢進がストレスへの適応に重要であるとするストレス学説を提唱した．

> サーカディアンリズム（概日リズム）
>
> ストレス

ストレスとはなに？　　　　　　　　　　　　　　　　　コラム 15-2

物理学ではストレスは圧迫，引き延ばしなどの固体を変形させる力で，単位面積あたりの力で表現される．ストレスが加えられた固体には「ひずみ」が生じる．比較的低いレベルのストレスでは，ひずみはストレスの大きさに比例し，ストレスが除かれるとひずみは完全にもとに戻る．生体におけるホメオスタシス機構と似ていると考えられる．しかし，もしも一定の限度より大きいストレスが固体に加えられると，ストレスが除かれても，ひずみは完全にはもとに戻らない．さらに強いストレスでは固体が壊れてしまう（破断）．ストレスが持続的に長期間，あるいは短期間でも繰り返し加えられると，固体に疲労をもたらして，大きなひずみが生じ，ときには破断をもたらす．このような物理学の考えをキャノンは生理学に適用した．破断はホメオスタシス機構の完全な破綻を意味した．もちろん，生体は固体のように，加えられたストレスに対して，ただ受動的に反応するだけではない．生体は積極的にダメージを修復し，持続的なストレスに適応して抵抗力を増し，ストレスを避けたり，弱めたりする行動をとる．

ハンス・セリエはキャノンの考え方をさらに発展させて，現在広く使われれている「ストレス」の概念をつくり上げた．セリエの考えの特徴は，キャノンの考えにホルモンによってもたらされる生体反応を含めた点にある．セリエは個々の刺激に対して特異的な，全体的で刺激の種類にかかわらず何時も同じ反応を示す「ストレス反応」を提唱した．これを「汎適応症候群」とした．汎適応症候群には３つの時期が区別できる．第一相は警告反応期で，キャノンのホメオスタシス反応に相当し，副腎髄質からのホルモン分泌をともなう，続いて第二相の抵抗期には副腎皮質から分泌されるホルモンが適応反応の中心的な役割を演じている．第三相は疲弊期で，固体が破断するのに相当する．

2　電解質コルチコイド

a. 生理作用

アルドステロン（aldosterone）は腎の遠位尿細管および集合管の上皮細胞に作用し，Na^+の再吸収とK^+の排泄を促進し，Na^+の再吸収にともなって水の再吸収も増加し，体液量を増加させる．

> アルドステロン

b. 分泌調節(図 15-17)

電解質コルチコイドの分泌は主にレニン-アンジオテンシン系によって調節されている．血圧低下，交感神経活動亢進，緻密斑への NaCl 負荷の減少などによって腎臓の糸球体近接細胞(傍糸球体細胞)からレニンが分泌される．レニンはアンジオテンシノゲンに作用して，アンジオテンシン I を分離する．アンジオテンシン I は肺などの血管内皮に存在する変換酵素によってアンジオテンシン II に変換される．アンジオテンシン II が副腎皮質から電解質コルチコイドのアルドステロン分泌を刺激する．またアンジオテンシン II は渇きの感覚をもたらす．

副腎皮質機能の異常

1　クッシング症候群

糖質コルチコイドの過剰による臨床症状をクッシング(Cushing)症候群と呼ぶ．糖質コルチコイドのタンパク質分解作用が強く発現するため，タンパク質欠乏状態となり，四肢の筋肉の発達が悪く傷の治りが悪くなる．脂肪分布に偏りが生じ，中心性肥満となる．また，多量の糖質コルチコイドによって電解質コルチコイド作用が発現し，水，塩分の保持が亢進して，高血圧，満月様の顔となる．

クッシング症候群

2　アジソン病

アジソン(Addison)病は自己免疫疾患などよる副腎機能不全症で，電解質コルチコイド不足により，Na⁺再吸収の低下，細胞外液量の減少が起こり，慢性的低血圧や循環不全を呈する．また，糖質コルチコイド不足により，低血糖，食欲低下，ストレス抵抗性の低下等が起こる．

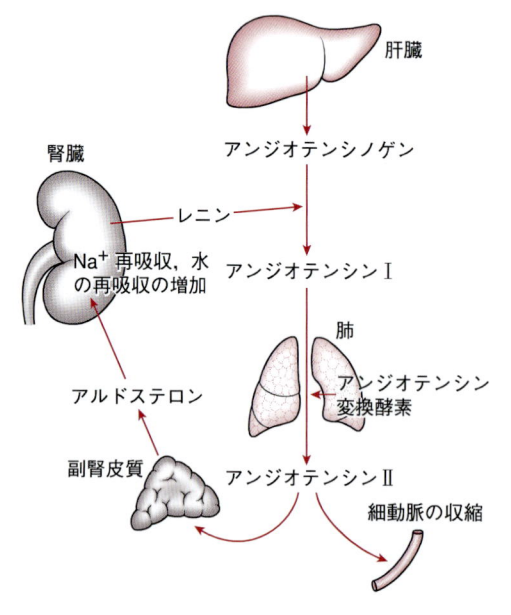

図 15-17　レニン-アンジオテンシン-アルドステロン系

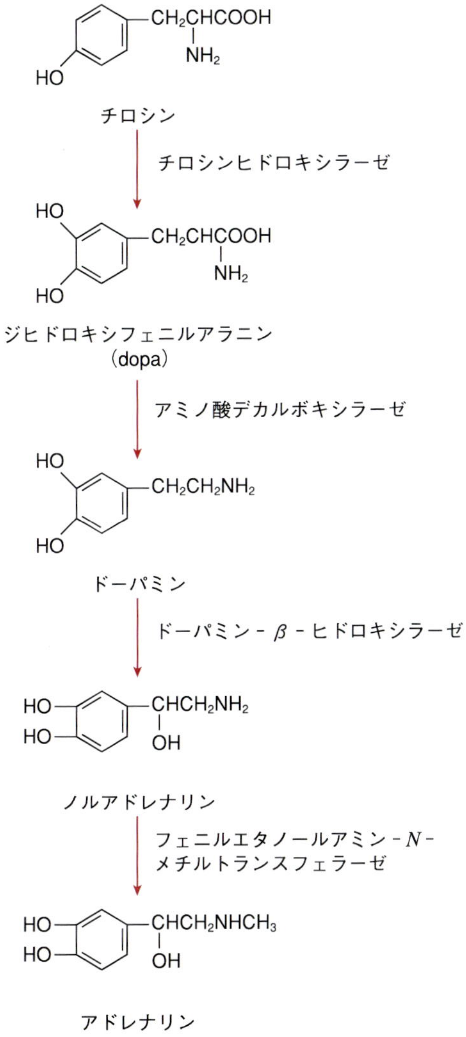

図15-18 副腎髄質でのカテコールアミンの生成経路

3 副腎性器症候群

図15-16に示すように性ホルモンと副腎皮質ホルモンは共通の合成経路をもっているので，合成酵素の欠損で副腎皮質ホルモンの合成ができないと，副腎性アンドロゲンの前駆体が多くなるので，副腎性アンドロゲンが過剰に分泌されて女性の男性化が起きることがある．

副腎髄質ホルモン

副腎髄質では**アドレナリン**(adrenaline，エピネフリン)，**ノルアドレナリン**(noradrenaline，ノルエピネフリン)のカテコールアミンが分泌される．図15-18に示すように，カテコールアミンは合成される．ヒト副腎髄質から分泌されるカテコールアミンの80％はアドレナリンであり，20％がノルアドレナリンである．

アドレナリン
ノルアドレナリン

1 分泌調節

　副腎髄質ホルモンは，筋運動，寒冷刺激，血圧低下，低血糖，精神的ストレス等による**交感神経系**(sympathetic nervous system)の活動亢進で分泌が刺激される．直接の分泌刺激は，髄質細胞を支配する交感神経節前線維終末から分泌されるアセチルコリンである．敵と戦ったり，敵から逃げたりする(fight or flight)ような「緊急時」には全身的な交感神経系活動の亢進の1つとして，副腎髄質からのカテコールアミンの放出も増加し，生体の適応力を高めることになる．

交感神経系

2 生理作用

　アドレナリンとノルアドレナリンは，いずれも交感神経活動亢進時と類似の生理作用を発揮するが，両者の作用には異なる点がある(図13-38参照)．アドレナリンは心機能促進，グリコーゲン分解作用が強いのに対して，ノルアドレナリンは血管収縮作用が強く，血圧上昇をもたらす．この差は両者のカテコールアミン受容体との親和性の違いによる．ノルアドレナリンはα受容体との，アドレナリンはβ_2受容体との結合性が相対的に強い．

6　膵臓のホルモン

膵島の内分泌細胞(図15-19)

　膵臓の大部分は膵液を分泌する外分泌腺であるが，**ランゲルハンス島**(Langerhans islet, **膵島**)と呼ばれる内分泌腺が散在する．ヒト膵島は100万〜200万個あり，直径約100μmで，豊富な血管分布と神経支配がある．個々の膵島は3種類の細胞からなっており，それぞれ異なったホルモンを分泌する．**インスリン**を産生するB細胞(β細胞)が60％，**グルカゴン**を産生するA細胞(α細胞)が25％，ソマトスタチンを産生するD細胞(δ細胞)が15％を占める．

ランゲルハンス島(膵島)

インスリン
グルカゴン

インスリン insulin

1 生合成

　インスリンはA鎖とB鎖の2本のペプチド鎖が2ヵ所でジスルフィド結合によって結ばれた分子量が5,808のタンパク質である．遺伝子の情報にしたがって，まずプレプロインスリンが合成される．この分子は折りたたまれて，ジスルフィド結合が生じてプロインスリンとなる．A鎖とB鎖を結合している連結ペプチド(Cペプチド)は分泌される前に酵素によって切り離される．

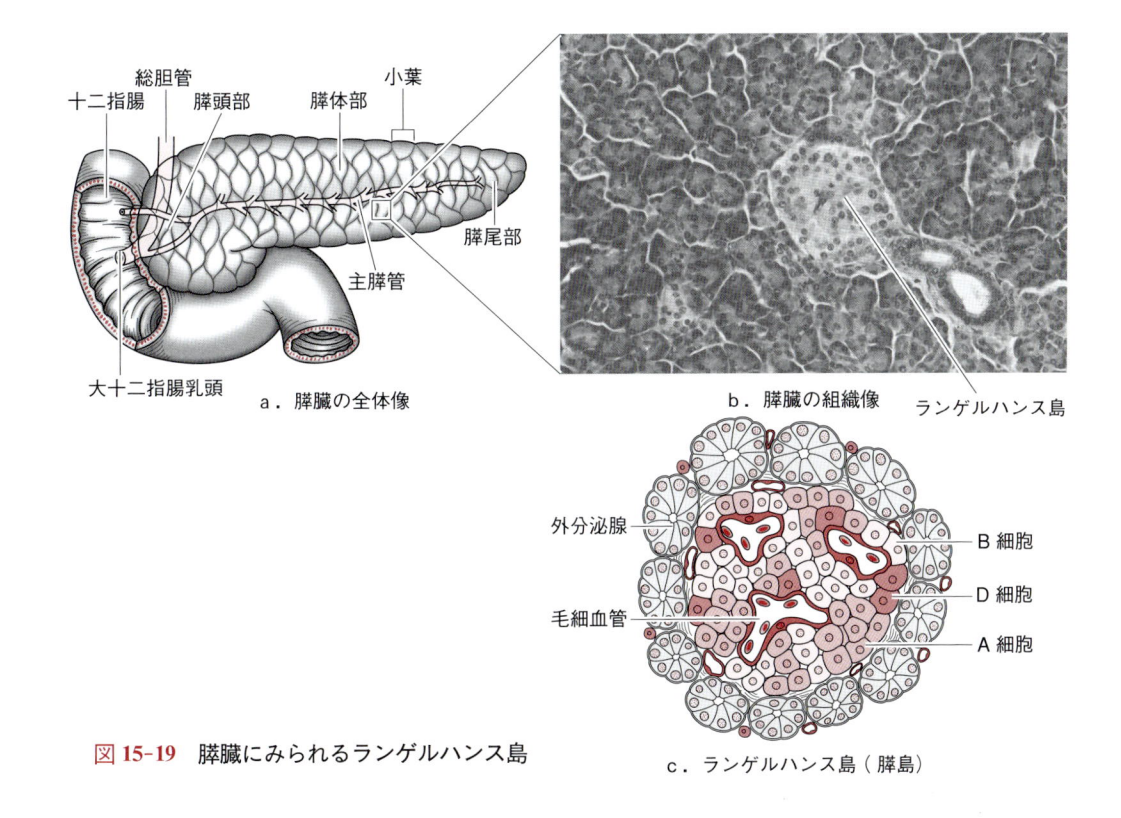

図 15-19 膵臓にみられるランゲルハンス島

a．膵臓の全体像
（十二指腸，総胆管，膵頭部，膵体部，小葉，膵尾部，主膵管，大十二指腸乳頭）

b．膵臓の組織像（ランゲルハンス島）

c．ランゲルハンス島（膵島）
（外分泌腺，毛細血管，B細胞，D細胞，A細胞）

2 インスリンの分泌調節

　糖，アミノ酸，脂肪酸はインスリンを分泌させるが，**グルコース**(ブドウ糖)がもっとも強力なインスリン分泌刺激因子である．食事の後，血中グルコース濃度が上昇すると，その刺激でインスリンが分泌されるので，正常なヒトでは**血糖値**の上昇は大きくない．ところが糖尿病のヒトでは，血糖値の上昇が大きくしかも長く続く．

3 インスリンの生理作用（図 15-20）

　インスリンの生理作用をまとめると，同化作用を促進し異化作用を抑制して，体にエネルギーを貯蔵することである．インスリンは細胞膜にあるインスリン受容体に結合すると，受容体のチロシンキナーゼが活性化され，受容体のチロシン残基が自己リン酸化される．この作用に続いてインスリンの生理作用があらわれる．

a．グルコース取り込みの促進

　インスリンは筋肉や脂肪組織におけるグルコースの取り込みを促進する．グルコースは細胞膜に存在する担体によって細胞内に輸送されるが，インスリンが細胞膜の受容体に結合すると，細胞質に存在するグルコース担体のプールが外向き膜能動輸送によって細胞膜に移行してグルコースの取り込みが促進する．

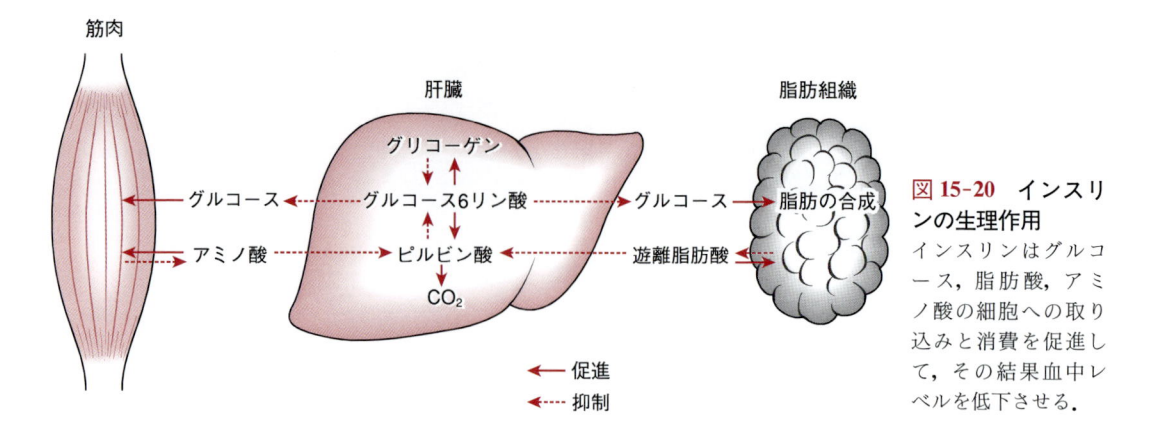

図15-20 インスリンの生理作用
インスリンはグルコース，脂肪酸，アミノ酸の細胞への取り込みと消費を促進して，その結果血中レベルを低下させる．

b. グリコーゲン合成の促進

インスリンは肝臓でのグリコーゲン合成を促進する．

c. アミノ酸輸送とタンパク質合成の促進

インスリンは筋肉におけるタンパク質合成を促進する結果，アミノ酸の取り込みも刺激する．

d. 脂肪分解の抑制

インスリンは脂肪組織へのグルコース取り込みを促進する結果として，脂肪の合成を促進する．それと同時に，インスリンはホルモン感受性リパーゼを抑制することで脂肪分解を抑制する．この2つの作用により，脂肪の蓄積が進行する．

糖尿病 diabetes mellitus

糖尿病の症状は，多尿症，多飲症，多食症，高血糖，尿糖などである（また，糖尿病の診断基準は空腹時血糖値が126mg/dl 以上あるいは75gのグルコース経口負荷2時間値が200mg/dl 以上である）．

1型糖尿病は自己免疫疾患で，膵島B細胞が破壊されて，インスリン欠乏となって発症する．通常30歳以下で発症する（若年発症糖尿病）．その臨床症状は上記症状に加えて，体重減少，過剰な脂肪分解と脂肪合成の低下によるケトン体産生増加が引き起こすアシドーシス（ケトアシドーシス）等であり，インスリン治療が必要である．2型糖尿病は40歳以降に発症する．その主な病因は標的組織でインスリンが効かない（インスリン耐性）ことによるのか，インスリン分泌障害にあるのかは明らかではない．前者の場合には代償性に高インスリン血症が起こり，これが持続するとB細胞が疲弊してインスリン分泌能の低下も起こると考えられている．ケトーシスや顕著な高血糖は生じない．しかし，末梢神経症，網膜症，腎症などの合併症を引き起こす．

グルカゴン glucagon

グルカゴンは分子量3,485の一本鎖のポリペプチドである．

1　分泌調節

グルカゴンの分泌は低血糖，アミノ酸で刺激され，遊離脂肪酸，高血糖で抑制される．

2　生理作用

グルカゴンはインスリンとは逆に貯蔵エネルギー源を動員して異化作用を発揮するホルモンである．すなわち，肝臓におけるグリコーゲンの分解，アミノ酸からの糖新生の促進により血糖値を上昇させる．また，脂肪細胞ではホルモン感受性リパーゼを活性化して脂肪分解を促進して遊離脂肪酸を放出させる．

7　その他のホルモン

メラトニン

松果体から分泌されるホルモンで，セロトニンからつくられる．松果体は間脳の上部に存在し，第三脳室の天井の後部に位置する．松果体は軟膜で包まれ，メラトニンを産生する松果体細胞と，グリア細胞からなる．メラトニンの産生，分泌は日中は抑えられ，夜間に増加する．われわれの身体が太陽の光に当たるとメラトニンの産生が抑えられるのは，次の経路によってメラトニンの産生が調節されているからである．（図15-21）

光刺激が網膜の視細胞を興奮させ，その結果，視神経からの刺激が視交叉上核の神経細胞を興奮させる．視交叉上核からは交感神経に属する上頚神経節に刺激が伝わり，その興奮は上頚神経節の節後ニューロンを刺激する．上頚神経節の節後ニューロンの神経線維は血管とともに松果体に入り，松果体細胞にシナプスをつくり，松果体細胞のメラトニン産生を制御する．したがって，明るい時には網膜からの情報が松果細胞に働きかけてメラトニン産生を抑え，逆に暗い時にはメラトニン産生が増加することになる．

メラトニンは生物時計のタイミングをセットするのにはたらいたり，ヒトでの作用は明らかでないが，生殖機能を抑制させるはたらきをもつ．

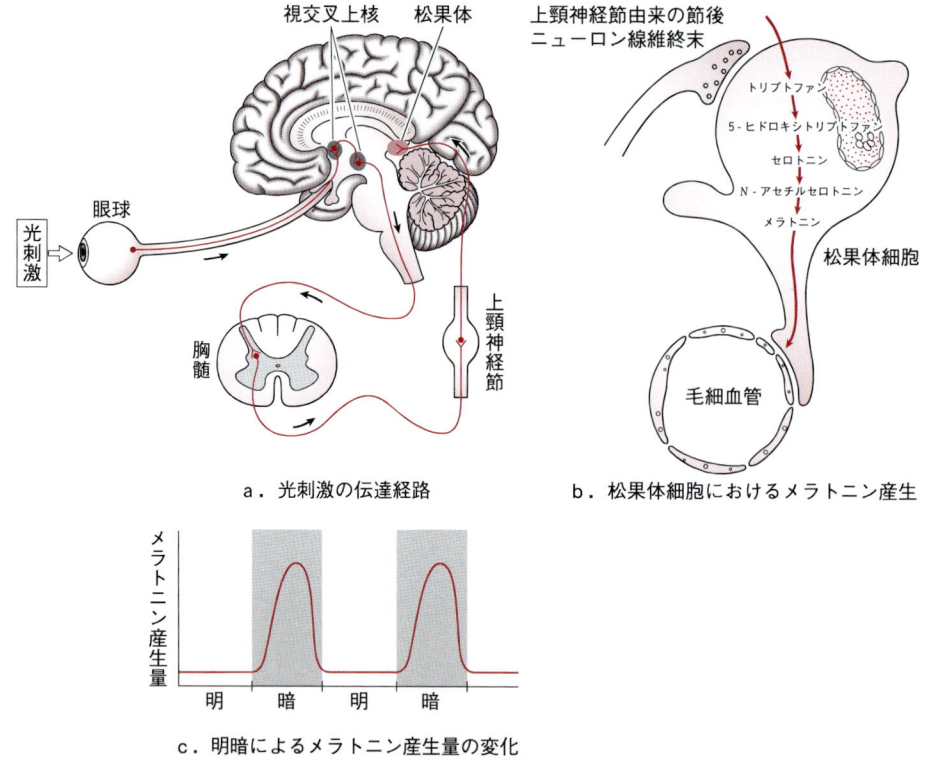

a．光刺激の伝達経路
b．松果体細胞におけるメラトニン産生
c．明暗によるメラトニン産生量の変化

図 15-21　松果体に体する光刺激とメラトニン産生

消化管ホルモン

　消化管からは多数のペプチドホルモンが分泌され，消化管からの分泌や消化管運動の調節に関与している（第12章消化の項参照）．その分泌細胞は消化管内腔面に出した微絨毛によって内腔からの刺激を受容して，ホルモンを基底部の血管に分泌する．

レプチン leptin

　エネルギー代謝にかかわるホルモンとして，脂肪組織から分泌されるレプチンがある．レプチンの主な作用は摂食量と体重増加の抑制である（コラム 11-1 参照）．レプチンは，生殖機能をも修飾している可能性がある．

練習問題

1. 内分泌と外分泌はどこが違うか．
2. ホルモンとはどういう物質でなにをしているのか．
3. ホルモンの分泌量はどのように調節されているか．
4. ホルモンが標的細胞にだけ作用するのはなぜか．
5. ホルモンは標的細胞でどのように情報を伝えるか．
6. 主要なホルモンの生理作用はなにか．
7. 主要なホルモンの分泌異常でどのような病気が発生するか．

第16章
泌尿器系

学習ポイント
- 泌尿器系を構成する器官の構造を覚える．その組織学的特徴を理解する．
- 腎臓で尿がつくられる仕組みを理解する．
- 腎臓がホメオスタシスを維持するために果たす役割を理解する．
- 膀胱に溜められた尿が排泄される仕組みを理解する．

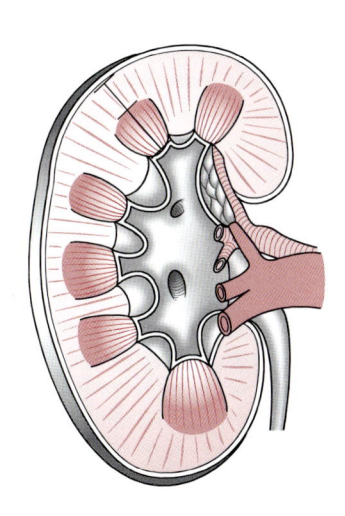

泌尿器系は，尿を産生し排泄するための腎臓と，膀胱を中心とした系である．泌尿器系の役割は，①体液の量と成分を一定にし，体にとって不用な物質を排泄すること，②体液のpHを一定にすること，③血圧を一定にすること，④ホルモンを産生することである．

key word

1 腎臓の構造(図16-1)

腎臓(kidney)は横隔膜の下で，腹膜腔の後ろに存在する後腹膜臓器で，重さが約150gの空豆型をした左右一対の臓器である．内側中央のくぼみを腎門といい，ここから腎動脈，静脈，尿管が出入りしている．腎臓は丈夫な腎被膜でおおわれていて，さらにその外側には脂肪組織と結合組織があって腎臓を腹腔壁に固定して，腎臓を外部からの衝撃から保護している．

腎臓

腎臓の内部構造(図16-2，16-3)

腎臓の前額断面で，表面に近い皮質と内部の髄質が区別できる．髄質には8～18個の腎錐体がある．腎錐体の底面は皮質に接し，先端部分(腎乳頭という)には集合管が腎盂(尿管に連なる空間)に開口している．

腎臓は絶えず血液を濾過する必要があり，心拍出量の20～25％の血液を大動脈より直接分岐した腎動脈から供給されている．腎門から入った腎動脈は数本に分かれて，腎錐体の間を通って腎皮質へ向かう．皮質と髄質の間を弓状動脈となって走り，弓状動脈からさらに表面へ向かって小葉間動脈が枝分かれする．小葉間動脈から分か

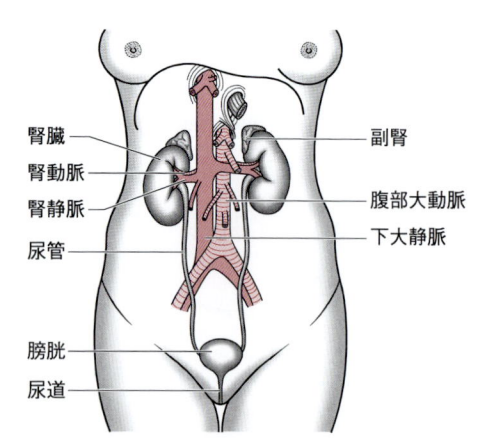

図16-1 腎臓の位置と大血管との関係

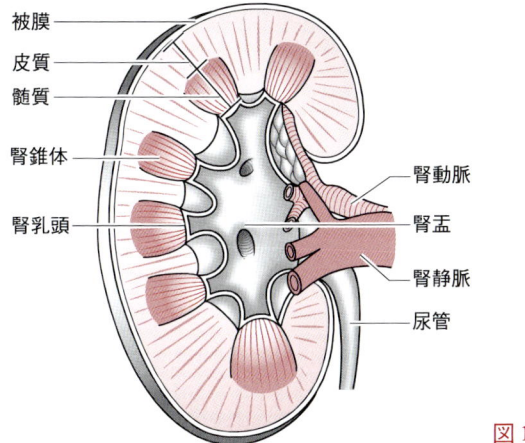

図 16-2　腎臓の内部構造

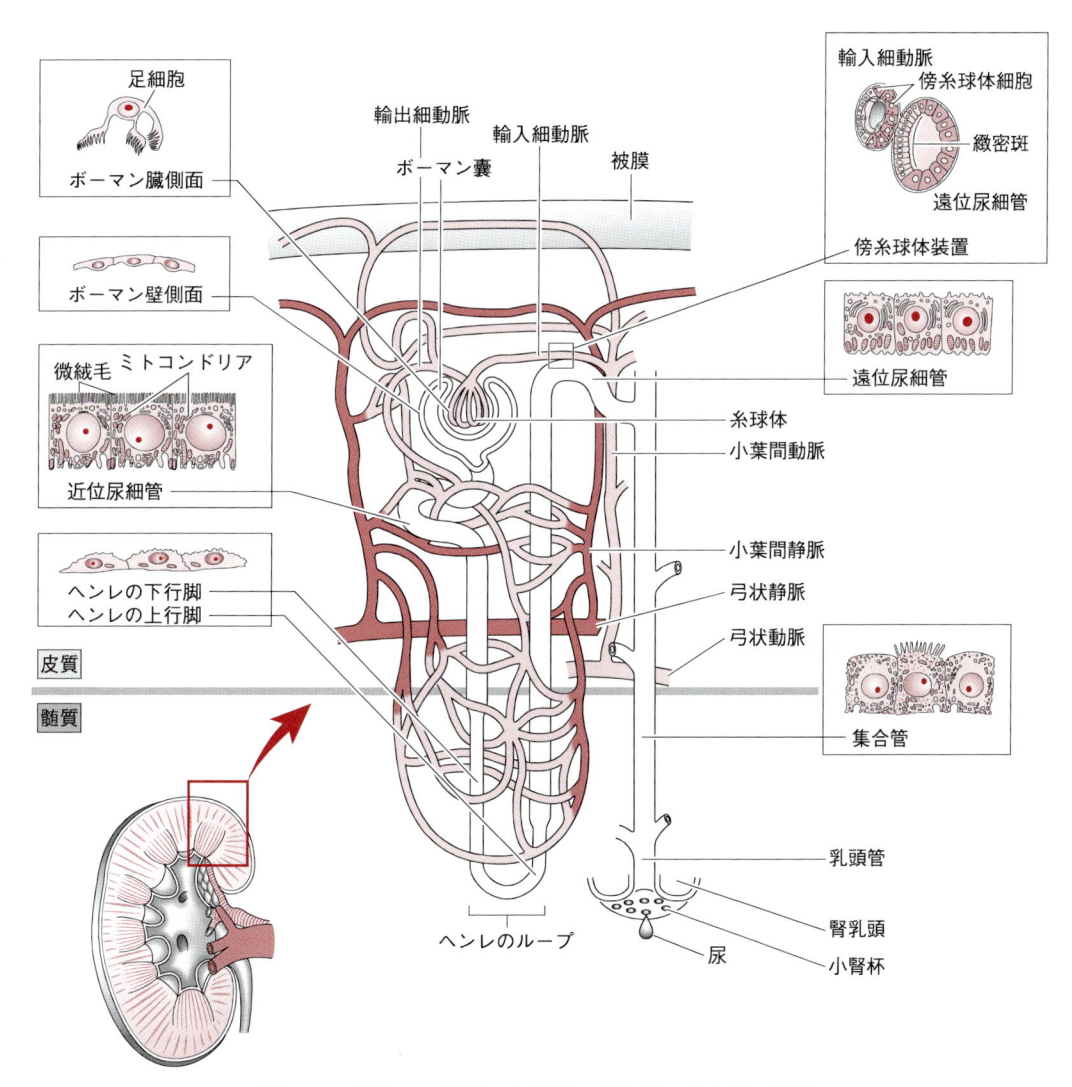

図 16-3　腎臓の血管系，糸球体，尿細管，集合管の構造

れた枝が**輸入細動脈**となって腎小体に入って**糸球体**(glomerulus)を形成し，**輸出細動脈**として糸球体を出る．輸出細動脈はまた枝分かれして毛細血管となり，皮質で尿細管(renal tubule)にからみつくように走り，静脈系に移行する．

ネフロン nephron

ネフロンは血液を濾過する部分(腎小体)，濾液を通す管の部分(尿細管)から形成されている．腎小体は毛細血管が糸玉状になった糸球体とボーマン嚢からなる．糸球体は血管内皮細胞と，その間に存在する足細胞から構成される．なお血管内皮細胞の細胞質には多数の小孔があり，足細胞と内皮細胞の間には基底膜が発達している．ネフロンのはたらきは，① 血液を濾過し，② 体にとって必要な物質を**尿細管**から血液へ戻し(再吸収という)，③ 体にとって不用か，余分な物質を血液から尿細管中へ出す(分泌という)ことである(図16-4)．

糸球体で濾過された原尿はボーマン嚢(Bowman's capsule, 糸球体嚢)に入り，尿細管へ送られる．尿細管の始まりの部分は皮質にあり，曲がりくねっている(近位尿細管曲部)．やがて真っすぐに走るようになって(近位尿細管直部)，髄質へのびる．髄質の深部に達すると，反転して再び皮質へ向かって真っすぐのびる．このU字型をした尿細管のループをヘンレのループ(loop of Henle)という．近位尿細管は立方上皮である．皮質に戻った尿細管はやや蛇行しながら腎小体に近づく．この部分を遠位尿細管という．遠位尿細管は立方上皮である．数本の遠位尿細管が集まって1本の**集合管**(collecting duct)を形成する．集合管は立方上皮からなる．

傍糸球体装置 juxtaglomerular apparatus

輸入細動脈と遠位尿細管が接する部分では，細動脈の細胞と尿細管の細胞が傍糸球体装置という特殊な構造をしている．この部分の尿細管の細胞は丈が高く，密に配列して**緻密斑**(Macula densa)と呼ばれ，尿細管内液のNa^+とCl^-の濃度をモニターして

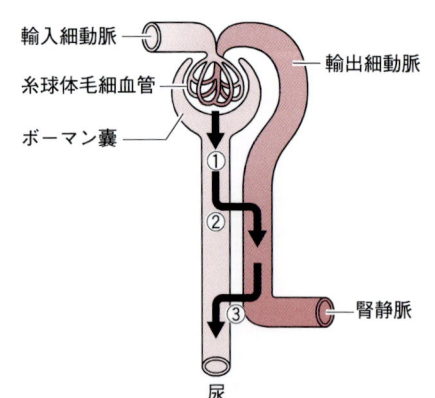

図16-4 尿の組成を調節する3つの一般的な過程を表現した腎臓のネフロン集団の模式図
①；糸球体濾過，②；尿細管での再吸収，③；尿細管での分泌

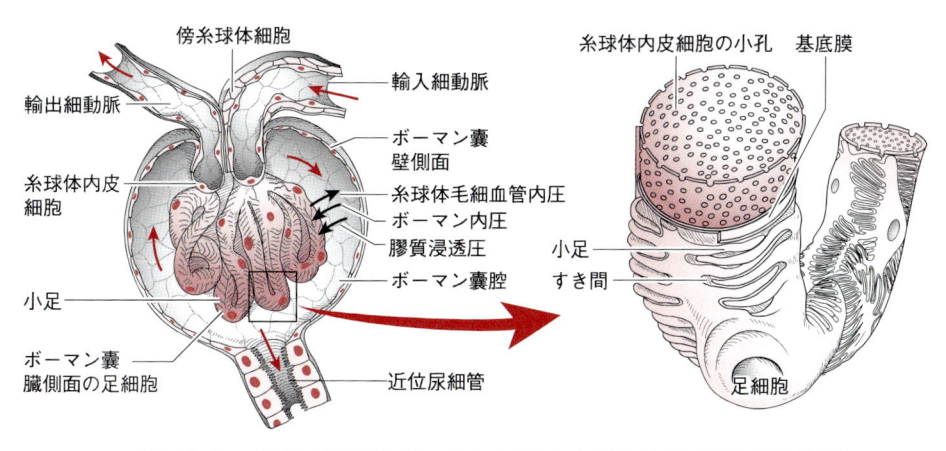

a. 糸球体とボーマン嚢の構造（左図），および糸球体内皮細胞と足細胞の関係（右図）

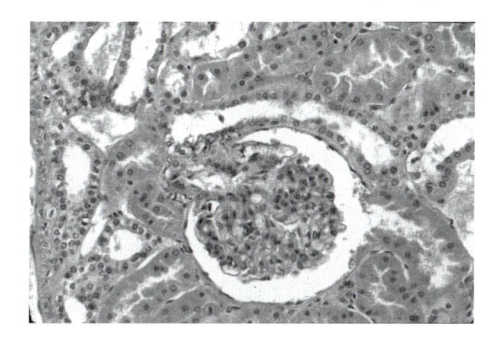

b. ネフロンの組織像　　図 16-5　腎小体，ネフロンの構造

いる．これと接する輸入細動脈の壁には特殊な血管平滑筋細胞である傍糸球体細胞があって，**レニン**（renin）を分泌する（図 16-5）．レニンは 340 個のアミノ酸からなるプロテアーゼで，アンジオテンシン II の合成に関与するホルモンである（第 15 章内分泌系の電解質コルチコイドの項参照）．

レニン

2　腎臓のはたらき

クリアランス clearance

クリアランス

　尿中に排泄される物質の量は，（**糸球体の濾液中の量**）−（**尿細管での再吸収量**）＋（**尿細管での分泌量**）で表される．ある物質の単位時間あたりの**尿中排泄量（尿中濃度 U×尿量 V**）をその物質の**血漿濃度 P** で割った値を，その物質の**クリアランス C** という．クリアランスとは，単位時間内に尿中に排泄されたある物質を糸球体で濾過するために必要な血漿量である．

> ### 尿毒症は文字通り危険！　　　　　　　　　　　　　　　　コラム16-1
>
> 　もし腎機能が完全に失われた(腎不全)ヒトが正常のヒトと同じような食事をとり続けたとしたら，1) 塩分と水分が排泄できないための浮腫，2) 酸の排泄ができないためのアシドーシス，3) タンパク質の分解産物が排泄できないための高非タンパク性窒素血症などの症状が現れる．このような状況を，体液中に尿素が高濃度にみられるので，尿毒症という．非タンパク性窒素としては尿素，尿酸，クレアチニンなどがある．これらの物質はタンパク質が代謝された最終産物であり，体外へ排出されねばならない．これらの物質の濃度は機能するネフロンの減少の程度と比例するので，腎不全の程度を評価するために，重要である．生体には7章で述べたように，体液の水素イオン濃度の変動を打ち消すいくつもの機能がある．しかし，腎不全によるアシドーシスはこれらの緩衝作用を圧倒して，死に至らしめる．このような腎不全に陥った患者は人工腎臓による血液透析を定期的に受けるか，腎移植以外に治療法はない．

糸球体濾過と腎血漿流量

1　糸球体濾過(図16-5)

　尿ができる最初の過程は糸球体における血液の濾過である．これは体の他の部位の微小循環で起きていることと同じである．糸球体の毛細血管内圧(50mmHg)は血液の水分と内容物をボーマン嚢側へ押しだそうとする(濾過)．それに対立する力として血液の膠質浸透圧(25mmHg)とボーマン嚢の内圧(15mmHg)がある．その結果10mmHgの濾過圧で血液が濾過される．毛細血管の内皮細胞，基底膜，ボーマン嚢の上皮細胞の層を通過できるのは水と直径6～7nm以下の分子にかぎられるので，血球，ほとんどのタンパク質は濾過されない．

　単位時間あたり糸球体で濾過される原尿の量を**糸球体濾過量**(glomerular filtration rate, GFR)という．糸球体濾過量を変化させる因子には，上に述べた糸球体毛細血管内圧，血液の膠質浸透圧，ボーマン嚢の内圧の他に毛細血管の透過性，腎血流量の変化がある．血圧が変動しても，輸入細動脈の平滑筋の作用で，腎血流量は自動的に一定に維持される．しかし血圧が80mmHg以下になると，血液を濾過する圧力が不足して，腎不全となる．糸球体濾過量は毎分125mlなので，1日あたり180lに及ぶ．イヌリンは糸球体で自由に濾過され，ボーマン嚢内の原尿中の濃度が血漿濃度に等しくなるまで濾過される．しかも，尿細管で再吸収も分泌もされないので，尿中に排泄されたイヌリン量($U_{in}×V$)は糸球体濾液中のイヌリン量($P_{in}×GFR$)に等しい．したがって，GFRはイヌリンのクリアランスとなる(図16-6)．糸球体濾過量の指標としてクレアチニンクリアランスがよく用いられる．

糸球体濾過量

2　腎血漿流量

腎血漿流量

　パラアミノ馬尿酸のクリアランスから腎血流量が求まる．パラアミノ馬尿酸(para-

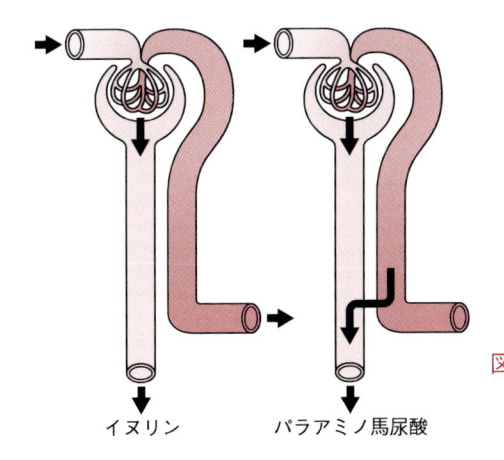

図 16-6 糸球体濾過量と腎血流量がそれぞれイヌリンクリアランス，パラアミノ馬尿酸クリアランスで求められる

aminohippuric acid, PHA)は糸球体で濾過され，尿細管で分泌されるが再吸収されない．しかもパラアミノ馬尿酸は血液が1回腎を通過すると，その90％が尿中に排泄される．腎静脈を通って体循環にほとんど戻らないと考えられる．したがって，単位時間内に尿中に排泄されたパラアミノ馬尿酸の量($U_{PHA} \times V$)は腎血漿流量の90％に含まれていたパラアミノ馬尿酸量($P_{PHA} \times$腎血漿流量$\times 0.9$)となる．つまりパラアミノ馬尿酸のクリアランスを0.9で割った値である．

尿細管の役割

糸球体で濾過された原尿(180l)のうち99％は再吸収されて尿細管から毛細血管へ移動するので，尿量は1日あたり1.5l程である．濃度の勾配にしたがった，エネルギーを消費しない形での移動(受動輸送)と濃度勾配に逆らってエネルギーを消費して移動する(能動輸送)しくみで，グルコース，アミノ酸，Na^+，K^+，Ca^{2+}，Cl^-，HCO_3^-，HPO_4^{2-}などが再吸収される．これらの物質のなかで，Na^+の再吸収は水，他のイオン，栄養素の再吸収に影響する．

尿細管

Na^+と水の再吸収(図 16-7)

1 近位尿細管

尿細管壁の細胞の内部は尿細管内と比べてNa^+濃度が低く，電気的には負になっているので，原尿中のNa^+は受動的に尿細管壁細胞の中へ入る．この細胞から間質へはNa^+ポンプによって能動的にNa^+が汲み出される．このNa^+の移動に伴って，浸透圧を一定に保つために水が，電気的平衡を保つためにCl^-が同時に再吸収される．したがって，近位尿細管内外の浸透圧は等しい(等張)．

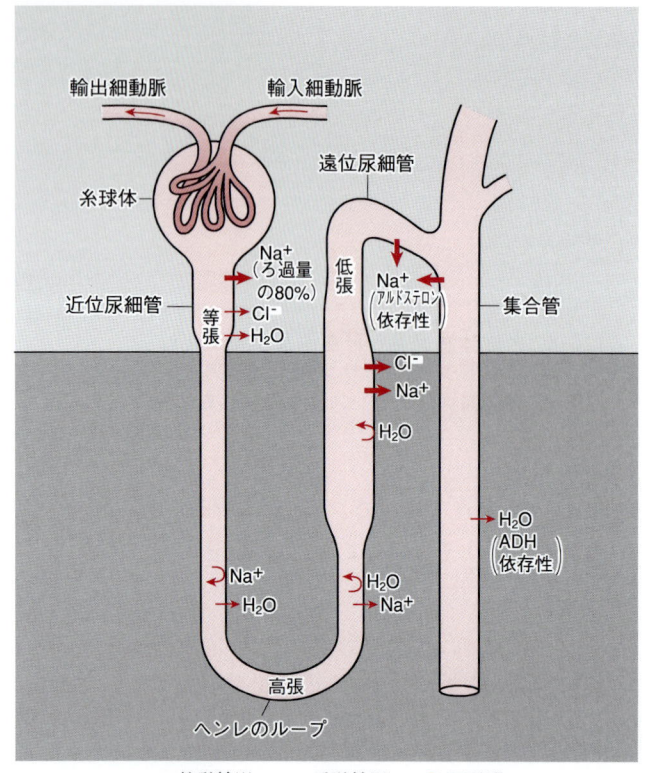

図 16-7　Na^+と水の再吸収

2 ヘンレのループ

ヘンレのループの上行脚の部分は，近位尿細管と同様にNa^+が再吸収されるが，水を通さない．したがって，間質は高張に，尿細管内液は低張になる．

3 遠位尿細管と集合管

遠位尿細管でのNa^+の再吸収の特長は，K^+の分泌と同時に起きることである．Na^+1個が再吸収されると同時にK^+1個が分泌される．このNa^+とK^+の移動はアルドステロンによって盛んになる．集合管では水のみが再吸収される．下垂体後葉ホルモンの**バゾプレッシン**(ADH，抗利尿ホルモン)は集合管壁細胞の管腔側の壁に水チャネル(アクアポリン)を組み込ませることによって，水の再吸収を促進する．最終的な尿量は集合管での再吸収量に依存するので，ADHの分泌が多いと尿量が減り，少ないと尿量が増える．

　抗利尿ホルモンによって，集合管の水の透過性が高まると，水の再吸収が増加するのは，腎の間質の浸透圧が皮質から髄質に向かって浸透圧が高くなる，浸透圧勾配ができているからである(図 16-3)．この浸透圧勾配はヘンレのループが対向流増幅器としてはたらくために形成さる．ヘンレのループの上行脚では，管内液のNaClが能動的に再吸収されるが，水の透過性が低いので，管内液のNaCl濃度は低下し，間質

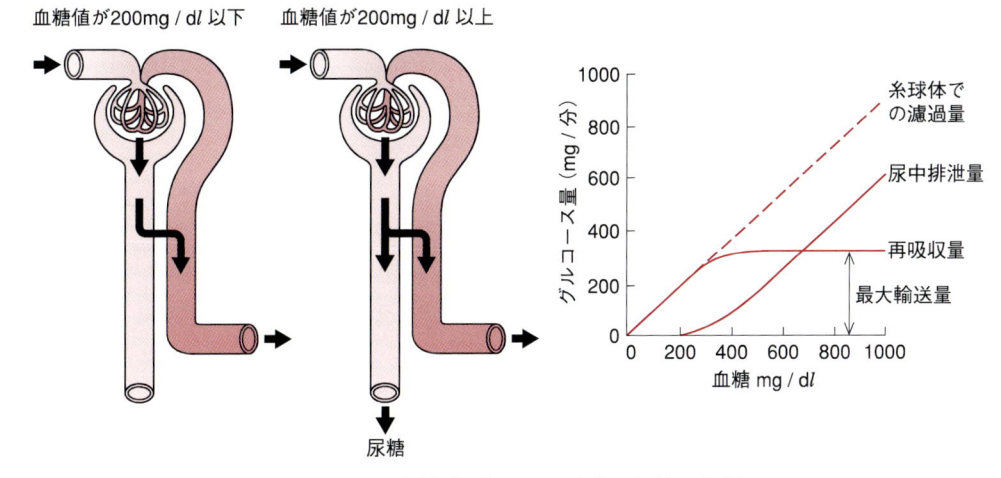

図 16-8　血糖（血中グルコース）値と尿糖の関係

では上昇する．そのため下行脚では水は間質へ，NaClは管腔内へ受動的に移動することによって管内液の濃縮が起きる．上行脚からのNaClの汲み出しが続いて間質の浸透圧が上昇するので，下行脚の管内液の濃度がさらに上昇する．その結果皮質から髄質へ向かって浸透圧の勾配がつくられる．こうして髄質錐体の間質にたまった浸透圧物質が，循環血液によって運びさられてしまわないのは，直血管が対向流交換器としてはたらくからである．これらの溶質は拡散によって，錐体内を下行する血管内に入り，上行する血管から出てくる．したがって，溶質は髄質内で循環し，髄質の高張性が維持される．

栄養素の再吸収

濾過されたグルコース，アミノ酸などの栄養素は近位尿細管でほぼ完全に再吸収される（図 16-8）．グルコース，アミノ酸の再吸収は二次性能動輸送と呼ばれる機構で移動する．Na^+とこれらの栄養素は共通の輸送体で運ばれる．Na^+は受動的に尿細管内から管壁細胞へ運ばれる．その際，同時にグルコース，アミノ酸も細胞内に運ばれる．糖尿病では血糖値が非常に高くなり，尿細管で再吸収できる能力を超えてしまうことがある．すると尿中にグルコースが表れる（尿糖）．

尿糖

> **利尿薬 —— 腎機能を調整する薬**　　　　　　　　　　　　　　　　　コラム 16-2
>
> 　利用薬とは尿量を増やす薬である．利尿薬について整理すると，腎機能をまとめるのに役に立つ．利尿薬を用いるには浮腫・高血圧などで，細胞外液量を減らすためである．多くの利尿薬は尿細管での Na^+ の再吸収を抑制して，Na^+ の排出を増やし，それに伴って水の排出量を増やす．個々の利尿薬の作用機構をみてみよう．
>
> 　1）浸透圧利尿薬：尿素，マンニトール，スクロース（ショ糖）などの尿細管から再吸収されない物質は，主として近位尿細管で，尿細管腔の浸透圧を増加させて，溶質と水の再吸収を抑制する．
>
> 　2）ループ利尿薬：フロセミドなどはヘンレの上行脚の能動的 Na^+-Cl^--K^+ 共輸送を阻害する．臨床で使われる利尿薬の中でもっとも強力な作用をもつ．
>
> 　3）サイアザイド利尿薬：クロロサイアザイドなどは遠位尿細管の近位部で Na^+-Cl^- 共輸送を抑制する．
>
> 　4）炭酸脱水酵素阻害薬：アセタゾラミドなどは近位尿細管で，炭酸脱水酵素を阻害して H^+ 分泌と HCO_3^- 再吸収を抑制して，Na^+ 再吸収を抑える．
>
> 　5）アルドステロン拮抗薬：スピロノラクトンなどは集合管でアルドステロンの作用に拮抗して，Na^+ 再吸収と K^+ 分泌を減少させる．
>
> 　6）Na^+ チャネル阻害薬：アミロライドなどはアルドステロンの作用とは別に，直接に集合管の Na^+ チャネルからの Na^+ の流入を阻害する．

3　排　　尿 micturition

尿　管 urethra（図 16-9）

　腎臓の集合管は腎盂に開口する．腎盂は結合組織の袋でその下部から尿管が出る．尿管は太さが約 2.5mm 長さが約 30cm の管で，ヒダのある粘膜，平滑筋二層からなる筋層，外膜の部分から構成され後腹膜腔を走って膀胱に達する．尿管の内腔は腎盂尿管移行部，総腸骨動脈と接する部位，膀胱へ開口する部位の 3 ヵ所が狭くなっており，これを生理的狭窄部と呼ぶ．尿管の開口部は膀胱を斜めに貫いていて，弁としてはたらく．尿は尿管の中を蠕動運動によって運ばれる．

膀　胱 bladder（図 16-10）

　膀胱は平滑筋を主体とした中空の臓器で，小骨盤の前部で，恥骨のすぐ後方にある．膀胱の上部（膀胱底）は腹膜でおおわれる．膀胱の底部は両側の尿管の開口部と内尿道口とが三角形を形成している（膀胱三角）．女性では後方に腟と子宮が接してしる．膀胱の出口の部分は肥厚して**内尿道括約筋**を形成している．外尿道口はさらに骨

盤底を構成する横紋筋の**外尿道括約筋**によって囲まれる．

外尿道括約筋

排尿反射(図16-10)

　膀胱内の尿量が150m*l*程になると尿意を感じ始め，400m*l*に達すると強い膀胱の充満感を感じる．排尿は基本的には脊髄反射であるが，脳幹に存在する排尿中枢によって反射の開始が支配されているので，随意運動として始まる．排尿の開始時に腹圧

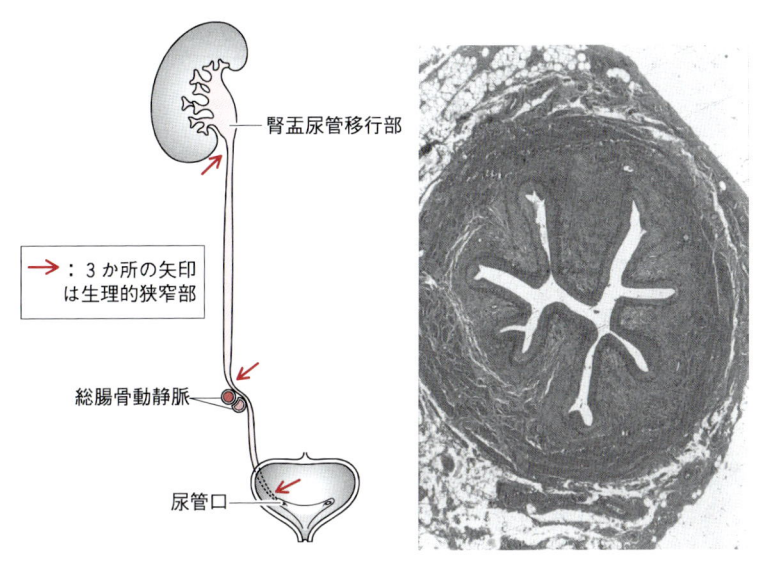

a. 尿管の3つの生理的狭窄部　　b. 尿管の組織像(横断面)　　**図16-9**　尿管

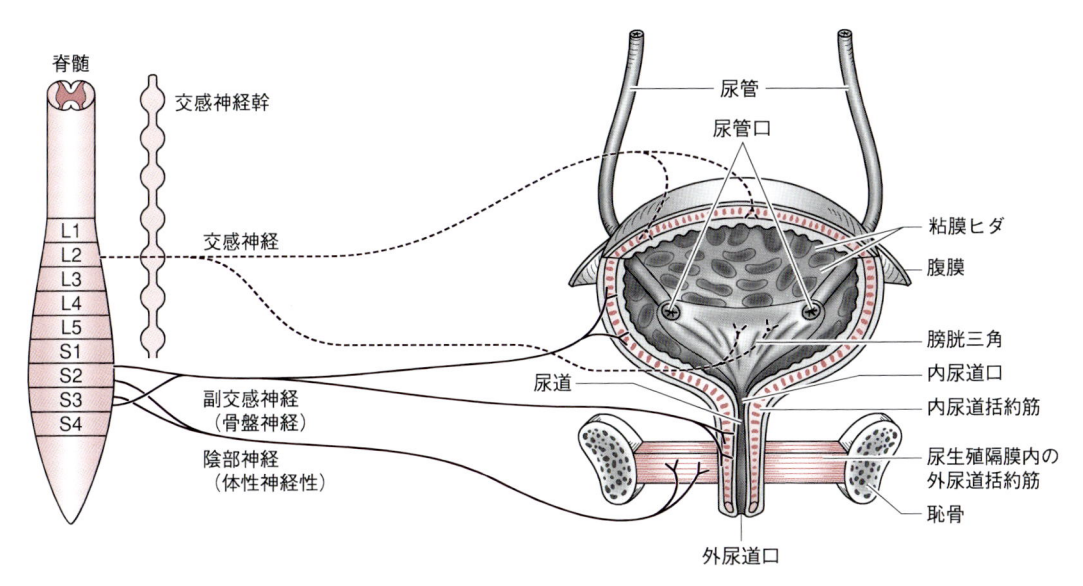

図16-10　膀胱の構造と神経支配

を高めると，膀胱内圧がさらに高まって，仙髄の排尿中枢から骨盤神経（副交感神経）を介して，膀胱平滑筋の収縮と内尿道括約筋の弛緩が起きる．これが排尿反射である．排尿しようと腹圧を高める（息む）と，この排尿反射が起きるのと同時に，随意に陰部神経（体性神経）を抑制させるので，骨格筋である外尿道括約筋が弛緩して排尿が起きる．膀胱内の尿が多くなって強い尿意を感じても，意識して外尿道括約筋を収縮させることによって，ある程度まではこの排尿反射が起きないようにすることができる．生まれてからしばらくの間，乳児は脳による排尿の調節ができないので，膀胱にある程度尿が溜まると，反射的に排尿する．

膀胱平滑筋と内尿道括約筋は下腹神経の交感神経の支配も受けている．男性では射精の際に，この交感神経の興奮で内尿道括約筋が収縮して，精液が膀胱内に流入しないようにしている．

膀胱内に尿がたまって排出できない状態を尿閉，尿を膀胱にためておけないで，尿意がなくても尿が漏れてしまう状態を失禁という．

練習問題
1. 腎臓の構造，組織はどうなっているか．
2. ネフロンとはなにか．
3. パラアミノ馬尿酸のクリアランスで腎血流量が，イヌリンのクリアランスで糸球体濾過量がわかるのはなぜか．
4. ナトリウムと水はどのように再吸収されるか．
5. グルコース，アミノ酸はどのように再吸収されるか．
6. 排尿はどのようにおこなわれるか．

第17章
生殖と発生

学習ポイント
- 男性・女性の生殖器の構造を覚える．その組織学的特徴を理解する．
- 精子が産生される仕組み，排卵が生じる仕組みを理解する．
- 女性の生殖機能が周期的に変化する仕組みを理解する．
- 妊娠と分娩の経過を覚える．
- 受精の現象とその後の受精卵の発達分化について理解する．
- 胎児の発生学的年齢と産科学的年齢の差について理解する．
- 胎児循環の特徴を理解する．

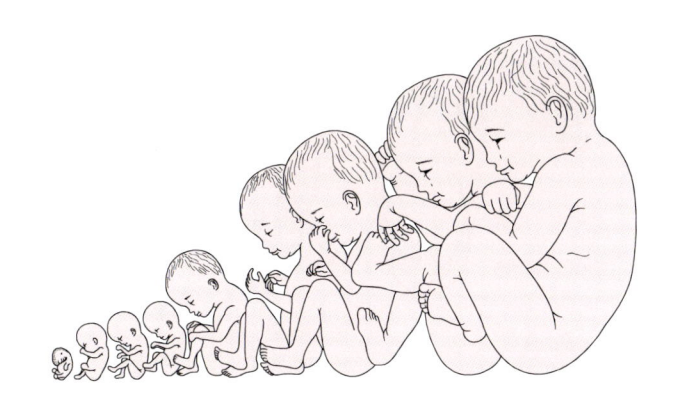

第17章 生殖と発生

　種の保存のために，個体を再生産するはたらきが生殖機能である．男女の生殖機能はそれぞれの配偶子の産生と成熟，2つの配偶子の受精，その結果生じた新しい個体の成長に関与している．生殖機能の発達と遂行にはホルモンの果たす役割が大きい．

key word

1　生殖器系の分化と発達

遺伝的な性の決定（図17-1）

　遺伝的な性は，卵子と精子が受精して，受精卵が形成された時に決まる．ヒトの染色体は23組，46本で，そのうち2本（X染色体とY染色体）が性の決定に関与する**性染色体**（sex chromosome）である．性腺で卵子と精子が形成される過程で，減数分裂が起こり，卵子は22本の常染色体とX染色体をもち，精子は22本の常染色体とXかYどちらかの性染色体をもつ．X染色体をもつ精子が受精した場合には女性，Y染色体をもつ精子が受精した場合には男性である．

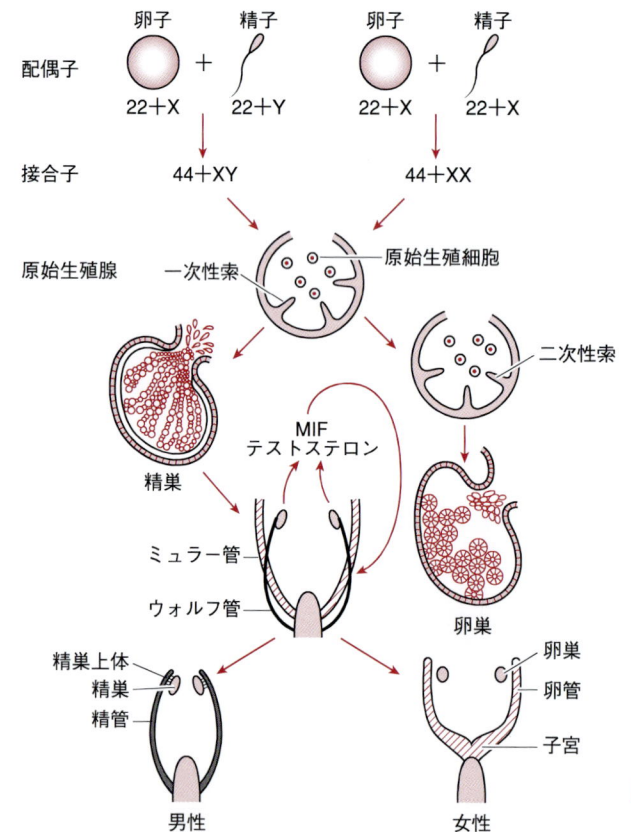

性染色体

図17-1　性の決定と生殖器の分化発達
X，Y：性染色体，MIF：ミュラー管抑制物質

生殖器系の分化(図17-1)

　ヒトの胎生5週頃に現れる原始生殖腺はY染色体をもつ個体では，精巣へと分化する．次に**ライディッヒ**(Leydig)**細胞**と**セルトリ**(Sertoli)**細胞**が現れ，それぞれテストステロンとミュラー(Müller)管抑制物質を分泌する．このホルモンのはたらきにより，未分化の原始生殖管のうちウォルフ(Wolff)管が精巣上体と精管に分化し，ミュラー管は退化する．さらに，**テストステロン**(testosterone)が未分化の外生殖器を男性型に分化させるので，泌尿生殖裂が消失する．一方，女性では11～12週に原始生殖腺の中に原始卵胞ができてくる．ミュラー管から卵管と子宮が発達し，外生殖器も泌尿生殖裂がそのまま残って女性型となる．

　染色体の異常とホルモンによる発達異常によって，性腺，生殖管，外生殖器の分化の過程の異常が発生する．

ライディッヒ細胞

セルトリ細胞

テストステロン

生殖器系の生後発達

　生後は精巣，卵巣ともに思春期に至るまで活動は低いままである．**思春期**(puberty)が近づくとゴナドトロピン放出ホルモン(GnRH)，ゴナドトロピンの分泌量が増加して，血中の**性ホルモン**(sex hormone)濃度が徐々に増加してくる(図17-2)．この性ホルモンの作用によって，男女それぞれの性に特有の特徴(**二次性徴**)が現れてくる．この時期に男性では**精子形成**，女性では周期的に**排卵**(ovulation)と**月経**(menstruation)が始まり(初潮)，生殖が可能となる．

思春期

性ホルモン

二次性徴

精子形成

排卵

月経

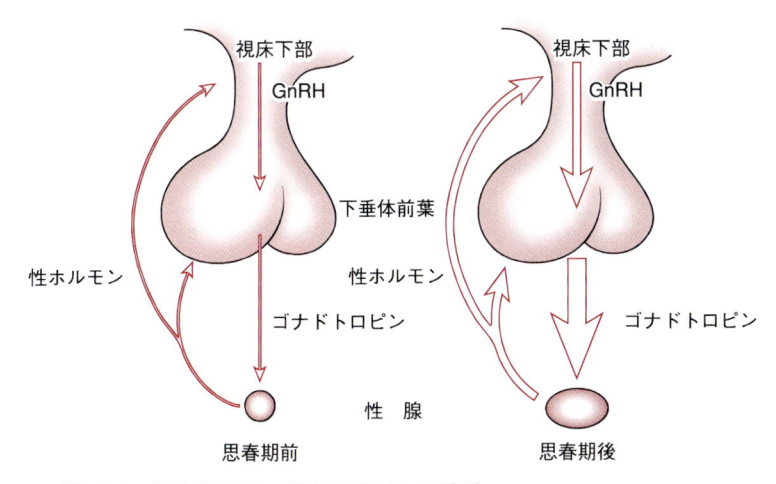

図17-2　思春期前後の間脳-下垂体-性腺系
矢印の太さはホルモン濃度を示す．GnRH：ゴナドトロピン放出ホルモン

2 男性生殖機能

受精能力をもつ精子を生産し，体外へ射出することが男性生殖機能である．

男性生殖器の構造(図 17-3，17-4)

男性生殖器系は精子を生産する精巣と，精子の成熟，運搬，射出に関与する精巣上体，精管，陰茎および精管に付属する精嚢，前立腺，尿道球腺などの外分泌腺から構成される．男性ホルモンは男性生殖器機能の発達と維持に重要な役割を果たす．精巣はもともと腹腔にあったものが下降して陰嚢の部位におさまるようになった．精巣は白膜と呼ばれる強靭な結合組織の被膜でおおわれる．この結合組織が精巣内に入り，区域に分けている．各区域には曲りくねった曲精細管が数本入っており，それらは直精細管，精巣網をへて精巣輸出管となる．精子形成は**精巣**の曲精細管でおこなわれる．曲精細管には生殖細胞と**精細管**の基底膜に接して管腔側へ向かってセルトリ細胞がある．セルトリ細胞は分裂していく精子形成細胞をだきかかえるようにして支持し，同時にこれらの細胞へ栄養物を与えている．曲精細管と曲精細管の間の間質には間質細胞(ライディッヒ細胞)があって男性ホルモン(テストステロン)を血中へ分泌する．精巣輸出管は合わさって1本の長い精管となって精巣上体のなかにパックされた状態で存在する．したがって精巣上体には頭部，尾部が区別される．精管は精索と呼ばれる平滑筋や静脈で包まれた索状物のなかを通って鼡径管をくぐり，膀胱の裏から前立腺へ入る．精管は前立腺に入る直前，少し膨らみ精管膨大部と呼ばれる部分をつ

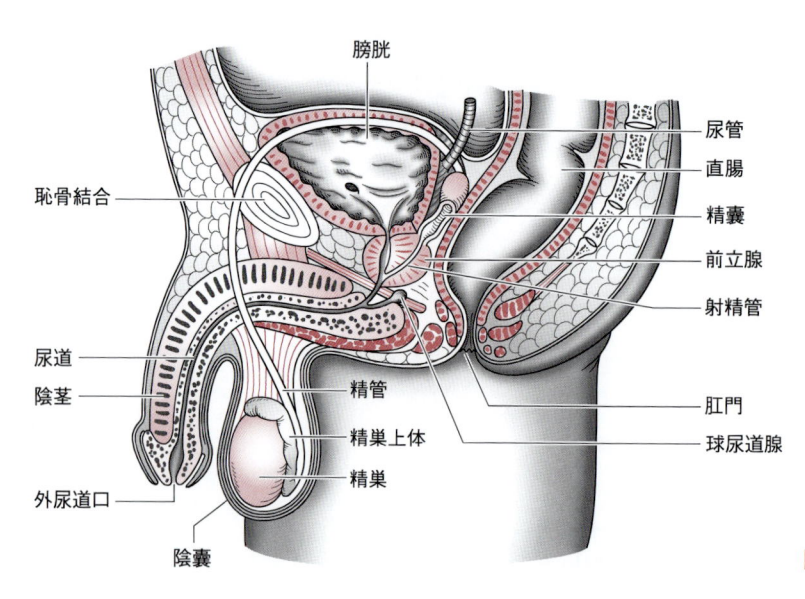

精巣
精細管

図 17-3　男性生殖器の構造

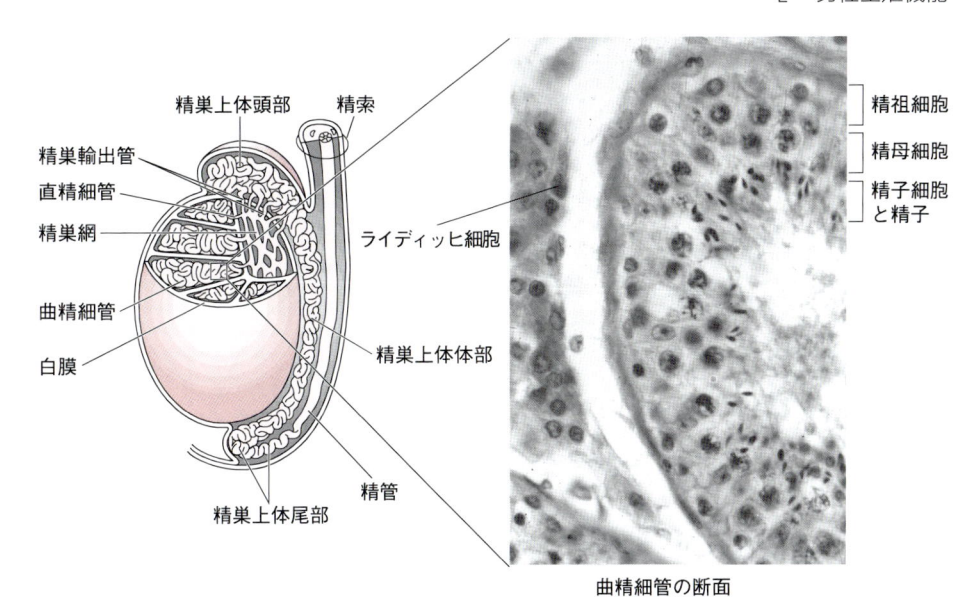

図 17-4　精巣と精巣上体の構造

くる．精管膨大部からはさらに精嚢という扁平な房状構造物が付着している．精管膨大部をへて精管は前立腺のなかを射精管となって貫く．**前立腺**(prostate)は膀胱の底部に位置し，尿道をとり囲む．前立腺は上皮細胞からなる腺組織で，多数の平滑筋細胞が腺細胞の間に存在している．大きさはクルミ大で左と右の葉に分かれ，尿道に近い内腺と外側の被膜側の外腺に区別される．直腸から膀胱の底部に向かって内診を施すと，前立腺を触診することができる（図 17-7c）．前立腺の底部には尿道隔膜と呼ばれる横紋筋が存在し周辺に尿道球腺が分布する．

陰茎は陰茎体と陰茎亀頭に区別される．陰茎は伸縮性のある皮膚に包まれ，包皮と呼ばれる二重の皮膚のひだでおおわれている．

前立腺の主な役割は精液の液体成分を産生することである．前立腺肥大症では尿道が圧迫されて，排尿困難が起きる．

陰茎(penis)の内部は，1 対の陰茎海綿体と尿道のまわりに存在する尿道海綿体からなる．海綿体は平滑筋や結合組織でできた多数の小さな空洞をもつ組織でスポンジ状を呈している．性的に興奮すると血液が洞内に急速に流入して，血液が貯留した状態になって，陰茎は固く勃起する．興奮がおさまるとすみやかに洞内の血液は静脈へ流れ出る．

精子形成 spermatogenesis（図 17-5）

精祖細胞が分裂して，一次精母細胞，二次精母細胞となり，精子細胞は初期のものから先体と呼ばれる精子の頭の部分が明らかに認められる後期のものへ移行してい

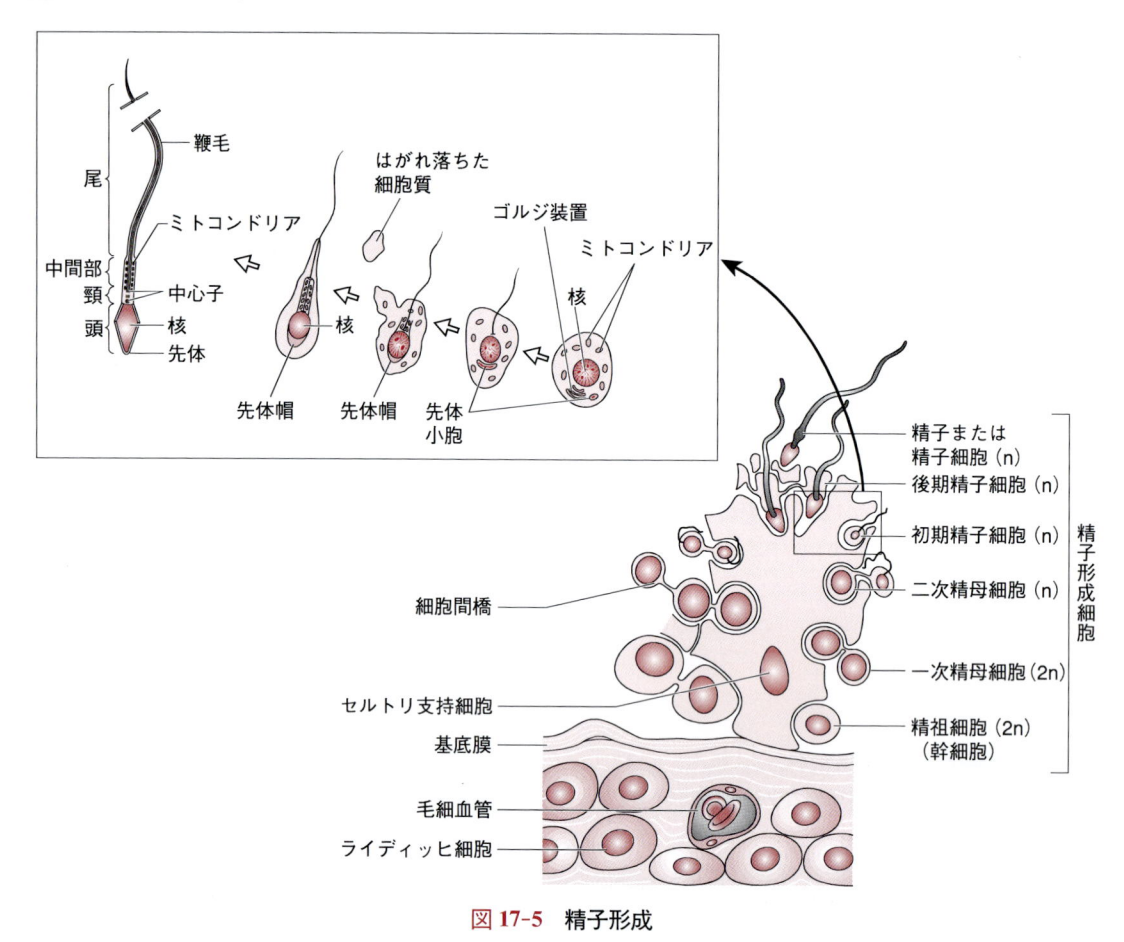

図 17-5　精子形成

図 17-6　男性生殖機能の調節
GnRH：ゴナドトロピン放出ホルモン
ABP：アンドロゲン結合タンパク質
T：テストステロン
LH：黄体形成ホルモン
FSH：卵胞刺激ホルモン
⊖はネガティブフィードバックを示す．

く．その後さらに精子細胞は形を変え，頭部と尾部をもつ精子(sperm)となる．精子細胞のゴルジ装置が変形して核の上に先体という構造物が生じ，核をとり囲むような形となる．この過程に約90日を要する．精子頭部の核内には全遺伝情報がある．先端部の先体は多量のタンパク質分解酵素を含むリソソーム様の細胞内小器官で，受精の際には卵子の周囲にある透明体を通過するために重要である．精巣で形成されたばかりの精子には運動能力がなく，精巣上体を通過する間に運動能力が現れる．精祖細胞から精子ができる過程で，生殖細胞はセルトリ細胞に包まれるようにして精細管壁から管腔側へ移動していく．この過程は平均74日かかる．

セルトリ細胞は互いに強く結合していて血液-精巣関門を形成して，精細管内液の組成(細胞外液であるが，細胞内液に近い組成をもつ)を維持している．

精子形成の調節 (図17-6)

思春期に増加してくるゴナドトロピン(卵胞刺激ホルモン：FSHと黄体形成ホルモン：LH)と男性ホルモンによって，精子形成が始まる．いったん開始された精子形成はFSHと男性ホルモンの作用によって維持される．FSHはセルトリ細胞のはたらきを介して精子形成を促進する．一方，LHは間質細胞に作用して男性ホルモン分泌を促して，男性ホルモンが精子形成を促進する．

精子形成には，体温より低い温度環境が必要である．精巣温度は約32〜33℃になっている．胎児期に腹腔内で分化した精巣が陰嚢内に下降しないと(停留睾丸)，精子形成が起きない．

精液(semen)は精子と液体成分の精漿の混合物である．1回の射精で射出される精液はその頻度に依存するが，2〜5ml である．精子の数は精液1mlあたり1億個ほどであり，2000万個以下であれば不妊の可能性が高い．男性不妊の診断に精液検査をおこなう．

男性性行動 (図17-7)

外陰部の触刺激，性的な精神的刺激は仙髄にある勃起反射中枢からでる副交感神経を興奮させ，細動脈を拡張させて，陰茎海綿体へ流入する血流量が増す．海綿体は周囲が伸展性の乏しい白膜で囲まれているので，静脈が圧迫されて血液の流出が妨げられて，海綿体洞に血液が充満して陰茎が太く長くなる(勃起)．陰茎への刺激が一定レベルに達すると，腰髄の射精中枢から交感神経性のインパルスが下腹神経を経由して，精管，精巣上体，精嚢，前立腺の平滑筋を収縮させる．その結果精液は尿道へ流入する．この流入が刺激となって求心性インパルスが陰部神経を経由して仙髄へ達し，仙髄から出た反射性の遠心性インパルスが海綿体筋にリズミカルな収縮を引き起こして，尿道内の精液を外尿道口から射出する(射精 ejaculation)．

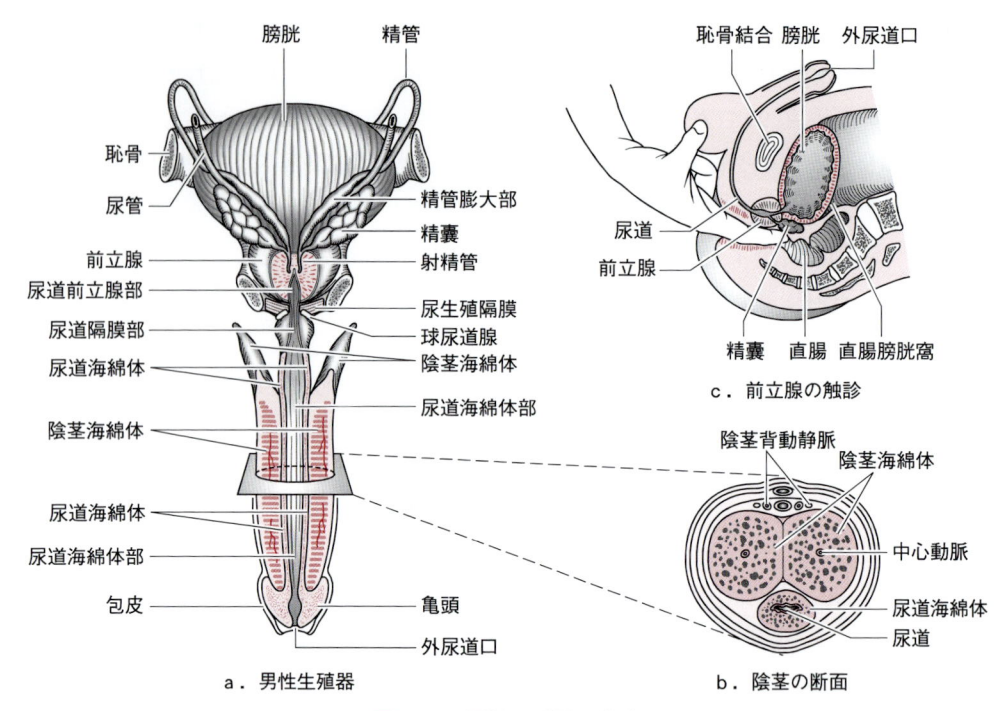

図 17-7　男性生殖器の構造

環境ホルモン —— 20 世紀社会の積み残し　　　コラム 17-1

　Carlsen らは 1938 年から 1991 年の間に発表された 61 編の論文から男性の精液に関するデータを統計学的に処理して，その間に精子の濃度が 113×10^6/ml から 66×10^6/ml に減少し，射精される精液量が 3.40ml から 2.75ml に減少したと報告した．さらに，この時期に停留睾丸，尿道下裂の発生率が上昇し，睾丸のがんが急増している事を引用して，比較的短期間にこのような男性生殖機能の異常が増えていることから，その原因として環境因子の関与を指摘した．続いて Sharpe と Skakkebaek はその原因はエストロゲンにあるという仮説を提出した．

　では異常な女性ホルモンはどこからきたのだろうか．そこで問題になったのが環境ホルモンである．天然の性ホルモンと合成ホルモン以外に，体内に入ると，ホルモンと同じような作用を示す物質が明らかになってきた．殺虫剤の DDT 類，種々の工業製品に用いられたポリ塩化ビフェニール(PCB)類，プラスチックのポリカーボネートからもれだすビスフェノール A などがエストロゲン作用をもつ．環境ホルモンのエストロゲン作用は代表的なエストロゲン(estradiol-17β)の，1/50 から 1/10000 にすぎない．それほど弱い作用しかもたない環境ホルモンが，はたして本当に前述のような異常を引き起こすのか．これに対していくつかの説明がある．1 つはこれらの合成物は分解されにくく，食物連鎖を通して蓄積されて，ヒトが食べる時にはかなりの濃度になっている事．2 つにはヒトの体に入った後で，天然のエストロゲンのように代謝，排泄されにくい事などである．

　しかし，ヒト精液の質の低下についても，確かな事かどうかいまだ十分な証拠があるとはいえない．今後の研究が期待される．

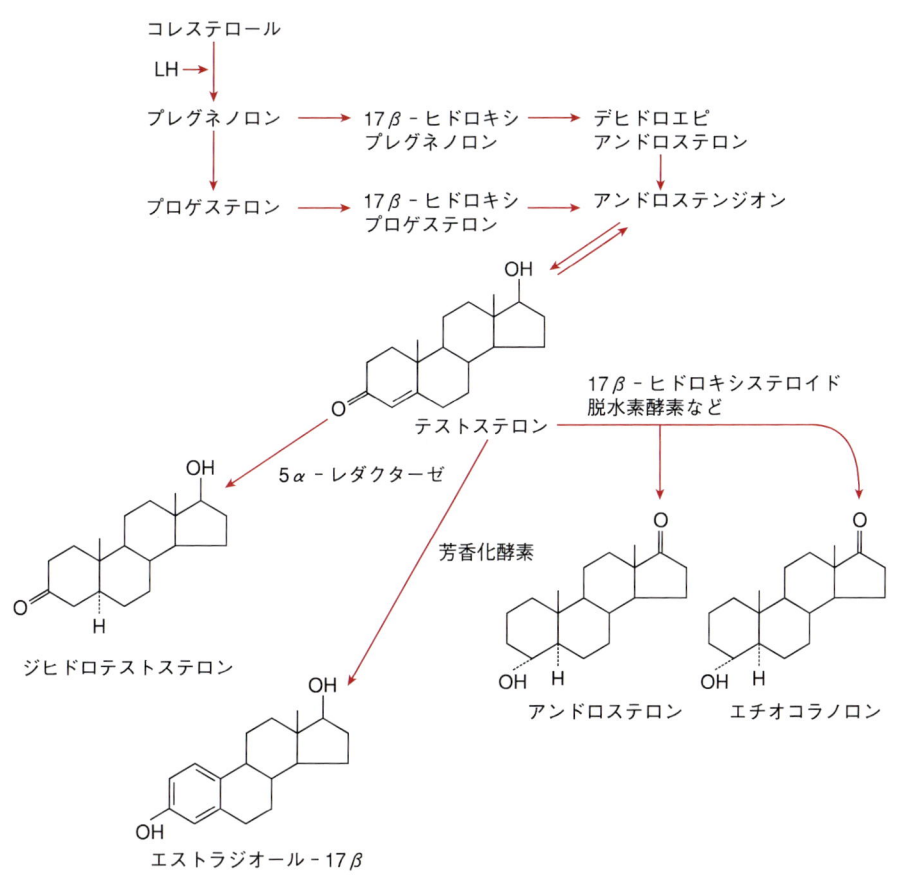

図 17-8 男性ホルモンの合成と代謝

男性ホルモン

1 男性ホルモンの合成（図 17-8）

　LH が間質細胞（ライディッヒ細胞）の細胞膜にある LH 受容体に結合すると，G タンパク質-cAMP を介して男性ホルモンの生産を促す．男性ホルモンの合成経路は副腎皮質，卵巣でのステロイドホルモンと共通する部分が多い（図 15-16）．血中に放出された男性ホルモンは視床下部と下垂体前葉に作用して，ゴナドトロピン放出ホルモン（GnRH）と LH の分泌を抑制する．血中テストステロンは思春期に増加し始めて成人男性では 500〜600ng/ml の値を維持するが，70〜80 歳になると徐々に低下する．

2 男性ホルモンの輸送と代謝

　血中へ放出された男性ホルモンは，性ホルモン結合グロブリンなどと結合して運ばれる．標的細胞の中へ入って，生理作用を表すのはタンパク質と結合していない，遊離型の男性ホルモンである．

　テストステロンの代謝には次の 3 つの経路がある．①標的細胞内でテストステロ

ンより男性ホルモン活性の強い**5α-ジヒドロテストステロン**(5α-dihydrotestosterone)にかわる．②肝臓で活性の低いアンドロステロン，エチオコラノロンに変わって尿中に排泄される．③皮膚，脂肪組織，肝臓，脳などで，芳香化酵素(アロマターゼ)の作用でエストラジオールに変わる．男性血中の女性ホルモンの多くは，こうして男性ホルモンから代謝されて生じたものである．

> 5α-ジヒドロテストステロン

3 男性ホルモンの生理作用

a. 副生殖器に対する作用

胎生期にみられる内生殖器および外生殖器の分化と思春期にみられるその発達を引き起こす．成人型となった男性生殖器の形態と機能(分泌活動，収縮能など)を維持する．

b. 精子形成作用

精細管内は高濃度の男性ホルモンが存在してFSHとともに，精子形成を促す．

c. 男性二次性徴に対する作用

生殖器以外に男性ホルモンが作用して，成人男性を特徴づける体型，精神活動に影響をあたえて，いわゆる男らしさを付与する．これを男性二次性徴といい，男性型の体毛(恥毛，胸毛，髭など)，喉頭の増大と声帯の肥大による低い声，皮脂腺の発達と分泌増加，異性に対する興味の増加，骨格・筋の発達などが知られている．

> 男性二次性徴

d. 視床下部，下垂体に対する作用(図17-6参照)

男性ホルモンはGnRHの分泌を抑制し，LHの分泌を抑制する負のフィードバックループの一環である．

e. タンパク質同化作用

男性ホルモンにはタンパク質の合成を増加させ，分解を減少させてタンパク質を体に蓄積させる作用(タンパク質同化作用)がある．思春期に起きる成長の加速は男性ホルモンの増加が引き起こす．

3 女性生殖機能

女性生殖機能には周期的な受精可能な卵子の生産(**排卵** ovulation)，受精卵の子宮内での発育(**妊娠**)と排出(**分娩**)，乳児への**授乳**が含まれる．男性生殖機能と異なる点は生殖機能が周期的に変化する(月経周期)ことである．

排卵
妊娠
分娩
授乳
女性生殖器

女性生殖器の構造(図 17-9)

女性生殖器は外陰部，交接器で分娩の際には産道となる腟，受精可能な卵子をつくる卵巣，排卵された卵子を運ぶ卵管，妊娠中に胎児を育てる子宮で構成されている．

子宮は前に膀胱，後に直腸ではさまれた骨盤内に存在する臓器で，正常では前へ少し傾いている(前傾前屈)．したがって膀胱と子宮，子宮と直腸の接する部分が少し陥凹し，それぞれ膀胱子宮窩，直腸子宮窩と呼ばれ，この部分で腹膜が反転することになる．また子宮は子宮円索で骨盤内に固定され，広間膜という膜で前後におおわれている．子宮の最上部を子宮底と呼び，底より下の幅広い部分を子宮体部，下部で臍の方へ突出している部分を子宮頸部と呼ぶ．子宮の壁は子宮腔側より外に向かって内膜，筋層，外膜の 3 つの部分に区別される．内膜は子宮の腺上皮細胞からなる腺と，その間を埋める結合組織からなる．さらに性ホルモンの変動にともなって増殖，分泌，剝離をくり返す機能層と，ほとんど変化しない基底層からなる．基底層から機能層に向かってラセン動脈が侵入する．筋層は子宮そのものをたすきがけしたような平滑筋の束からなり，妊娠にともなって肥大し，分娩時にはオキシトシン作用によって

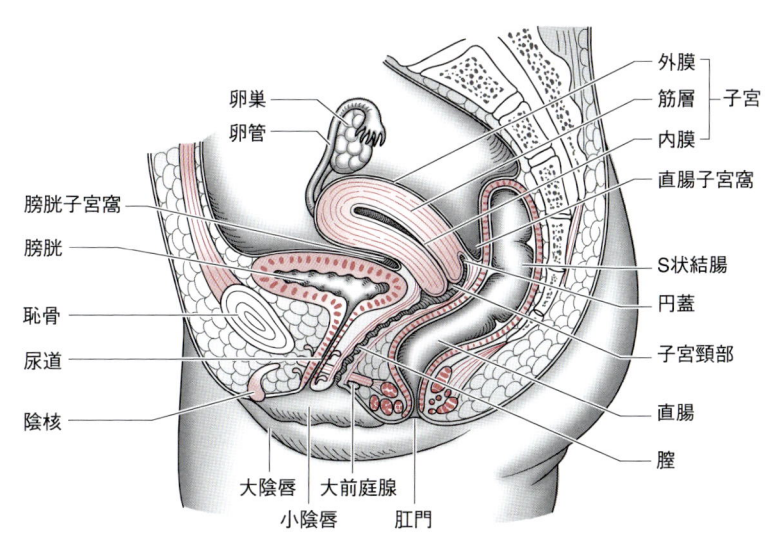

図 17-9 女性生殖器の解剖

収縮し，胎児を腟から娩出させる．外膜は結合組織性の被膜からなり，血管が侵入する．子宮頸部は筋層も少なく子宮頸腺と呼ばれる腺組織が発達する．またこの部分を子宮頸管とも呼び，子宮腔側の部位を内子宮口，腟側の部位を外子宮口という．子宮体部の上方から左右の卵管が出る．卵管は線毛をもった上皮細胞と腺細胞からなりそのまわりに平滑筋が分布する．線毛と平滑筋の動きによって卵子を卵巣から子宮腔内へ運ぶ．卵管の腹腔側の部分はヒダ状になり卵管采と呼ばれ卵巣を包む．また卵管の卵巣側の部分には卵管膨大部があり，この部位で受精がおこなわれる．腟は皮膚組織が入り込んできた組織で角化はせず，腺が開口し，分泌物を出す．交接器と産道になる．腟から外子宮口に向かって内診すると子宮が触診される．また直腸子宮窩(ダグラス Douglas 窩)も触知でき，子宮外妊娠の診断に利用される．

　卵巣は堤靱帯や卵巣固有索によって骨盤内で子宮としっかり固定されている．卵巣固有索の部分は卵巣門とも呼ばれ血管が入り込む．卵巣には卵子とそのまわりの細胞からなる卵胞が多数存在する．表面近くには原始卵胞が存在し，一側の卵巣で20万個存在している．これらの原始卵胞は性周期にともなって成熟していく．排卵のあとは黄体や白体がみられる．

月経周期 menstrual cycle

　思春期以後更年期までの性成熟期の女性では，生殖機能が約28日周期で変化する．ヒトを含む一部の霊長類では，周期的な子宮からの出血がみられるので，月経周期と呼ばれる．月経がなくなる(閉経)前の数年は，月経周期が不規則となり50歳前後で閉経となる．

1　卵巣の周期的変化(図17-10，17-11)

　月経周期を排卵を境として，卵胞の発育が主となる**卵胞期**と，新たに形成された黄体の分泌活動が主となる**黄体期**とに分ける．原始卵胞は卵細胞とそれを包む一層の顆粒膜細胞からなる．その外側には莢膜細胞(theca cell)が存在する．原始卵胞の卵細胞が増大し，顆粒膜細胞が多層性になると，これを一次卵胞と呼ぶ．LHが莢膜細胞を刺激すると，**エストラジオール-17β**(estradiol-17β)が分泌される．FSHとエストロゲンの刺激を受けて顆粒膜細胞はさらに分裂して，中心部に卵胞液を満たした卵胞腔(洞)が形成されると，二次卵胞と呼ばれる(図17-10)．月経周期のはじめに，いくつかの卵胞が発育するが，1個の卵胞だけが成熟卵胞(グラーフ卵胞 graafian follicle)となる．その他の卵胞は途中で成長を中止して萎縮する(**閉鎖**)．14日頃グラーフ卵胞の卵胞壁がLHの作用で破れ，卵細胞が腹腔内へ排出される(排卵)．排卵された卵子は卵管の先端部で拾い上げられて，子宮へ運ばれる．

　排卵後の卵胞に残った顆粒膜細胞と莢膜細胞はLHの作用で急に増殖し始め，**黄体**が生まれる．黄体は多量の**プロゲステロン**(progesterone)とエストロゲンを分泌する．

卵胞期
黄体期

エストラジオール-17β

閉鎖

黄体
プロゲステロン

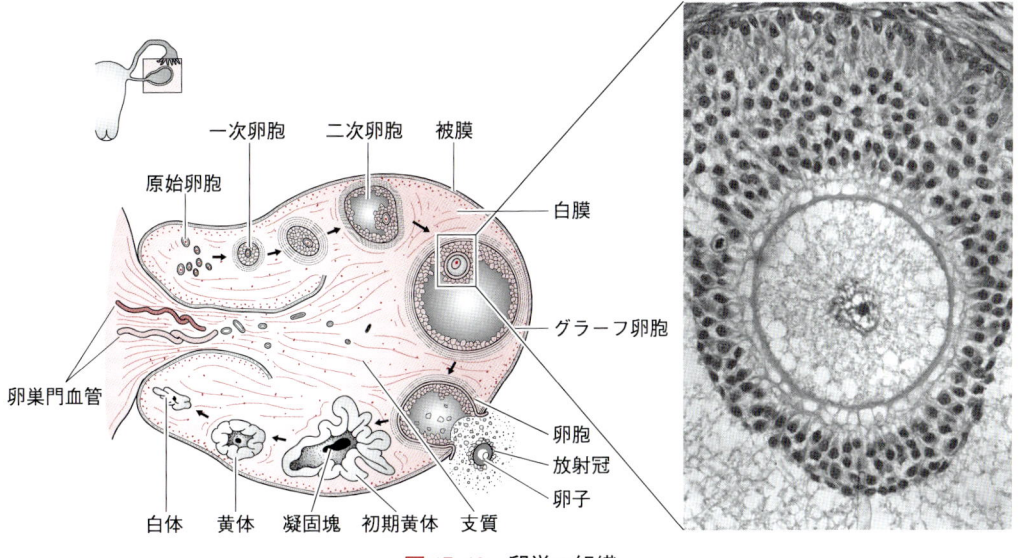

図 17-10 卵巣の組織

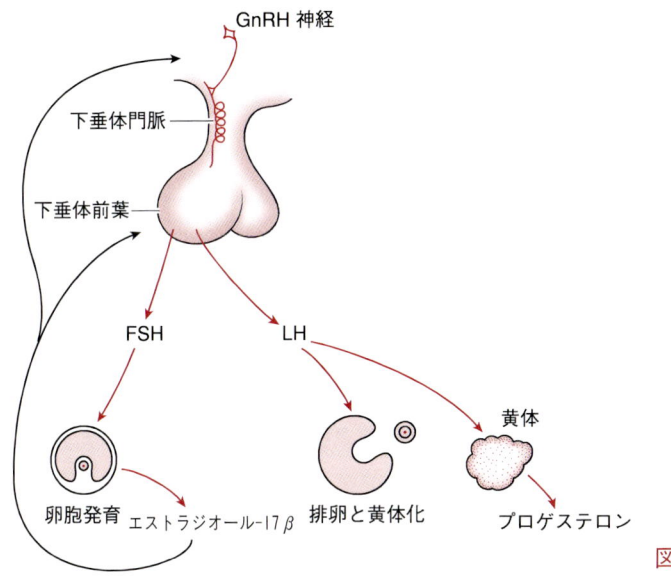

図 17-11 視床下部-下垂体-卵巣系

妊娠すると黄体は妊娠黄体として存続するが，妊娠しなければ20日頃から黄体は退化し始め，性ホルモンのレベルも低下する．退化した黄体は白体と呼ばれる結合組織に置き換わる．ほとんどすべての卵胞が消失してしまうと閉経となる．

2　ホルモンの周期的変化（図 17-12）

卵胞期初期の卵胞の発育は下垂体前葉から分泌されるFSHによる．卵胞の発育にしたがって，血中のエストラジオール-17β濃度が上昇し，その負のフィードバック

作用によって卵胞期の LH は低値である．ところが，グラーフ卵胞から分泌されるエストロゲンが月経周期の 13 日頃にピークとなると，この多量のエストロゲンは LH 分泌に正のフィードバック作用を発揮して血中 LH 濃度が急激に上昇する（**LH サージ** LH surge）．LH サージによって約 10 時間後に排卵が起こり，黄体が形成される．黄体から多量のプロゲステロンが分泌されるとともに，エストラジオール-17β（estradiol-17β）も分泌されて，黄体期に再びピークを示す．この性ホルモンの負のフィードバック作用のはたらきによって，黄体期には LH と FSH はともに低値である．閉経後は血中のエストラジオール-17β はほとんどが副腎から分泌された男性ホ

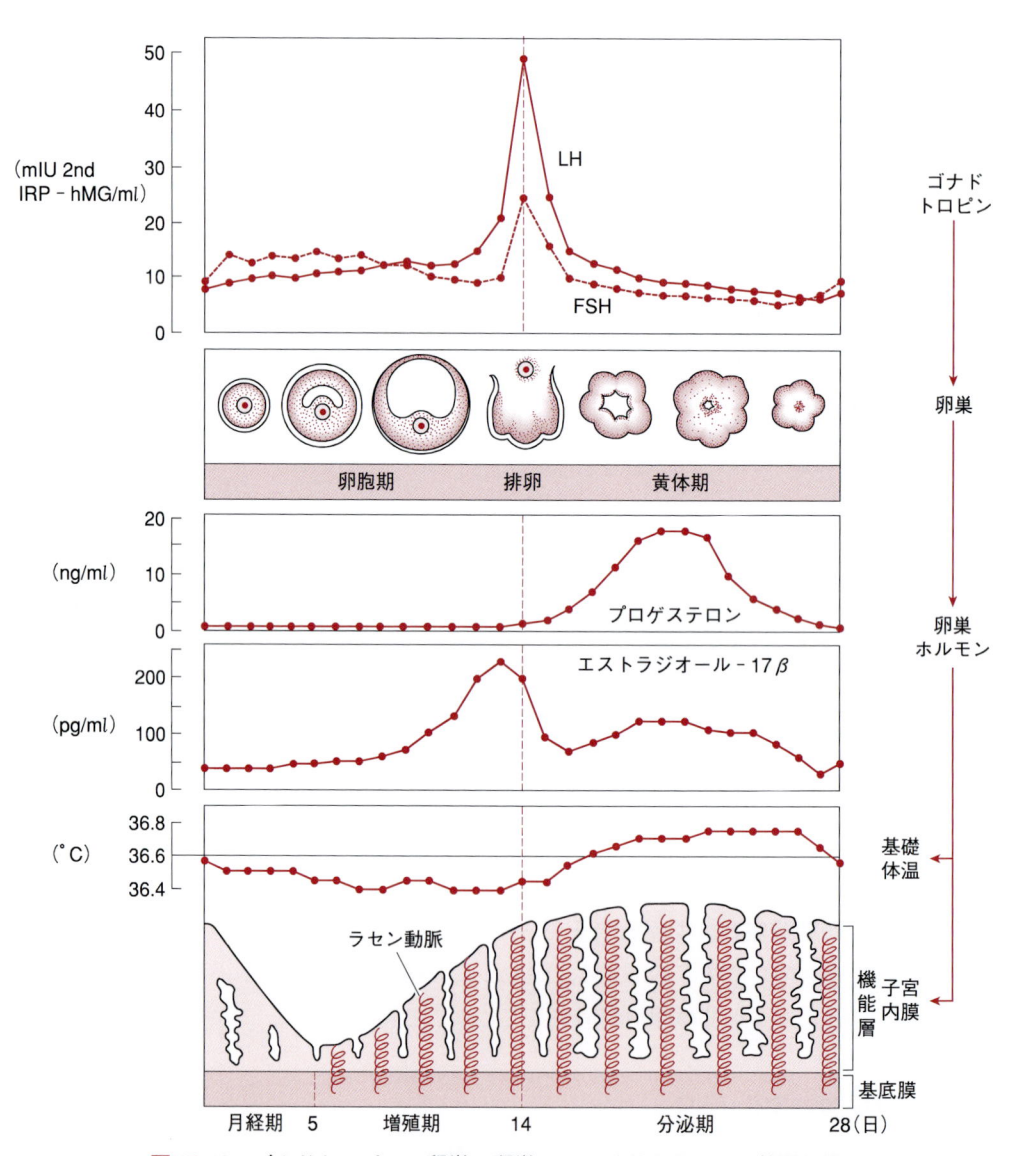

図 17-12　ゴナドトロピン，卵巣，卵巣ステロイドホルモン，基礎体温，子宮内膜の月経周期にともなう変化（Midgley, 1973 を改変）

ルモンが変化したもので,その値は生殖年齢の時とくらべて低い.エストロゲンの負のフィードバック作用が低下するので,血中ゴナドトロピン値は高くなる.

3 子宮の周期的変化と月経

卵胞期にはエストロゲンの作用により,子宮内膜の表面に近い部分(機能層)が増殖して肥厚する.子宮腺と血管は延長し内腔も拡大する.子宮頸部にある子宮頸腺はエストロゲンの作用で薄い頸管粘液を多量に分泌する.卵胞期は子宮内膜からみると,増殖期である.黄体期にはプロゲステロンの作用が強く,子宮腺,血管はらせん状に曲がりくねるようになる.子宮腺からは透明な粘液が分泌されるので,この時期を分泌期と呼ぶ.内膜の間質は浮腫状になって,受精卵が着床するのに適した状態である.プロゲステロンは頸管粘液を濃くする.排卵された卵子が受精しなかった場合には,黄体は14日で退化してしまい,子宮内膜の機能を維持してきた性ホルモンの供給がなくなるので,機能層が壊死に陥る.壊死に陥った子宮内膜は基底層を残して剥離して出血を起こす.これが**月経**で,持続期間は3〜5日で,出血量は40〜60ml程度である.

月経

4 基礎体温の周期的変化

排卵を境として,**基礎体温**(朝目覚めてすぐ,起床する前に測定した体温)が卵胞期で低く,黄体期に高い二相性の変化を示す.この現象を利用して,排卵の有無と,排卵日を推定することができる.

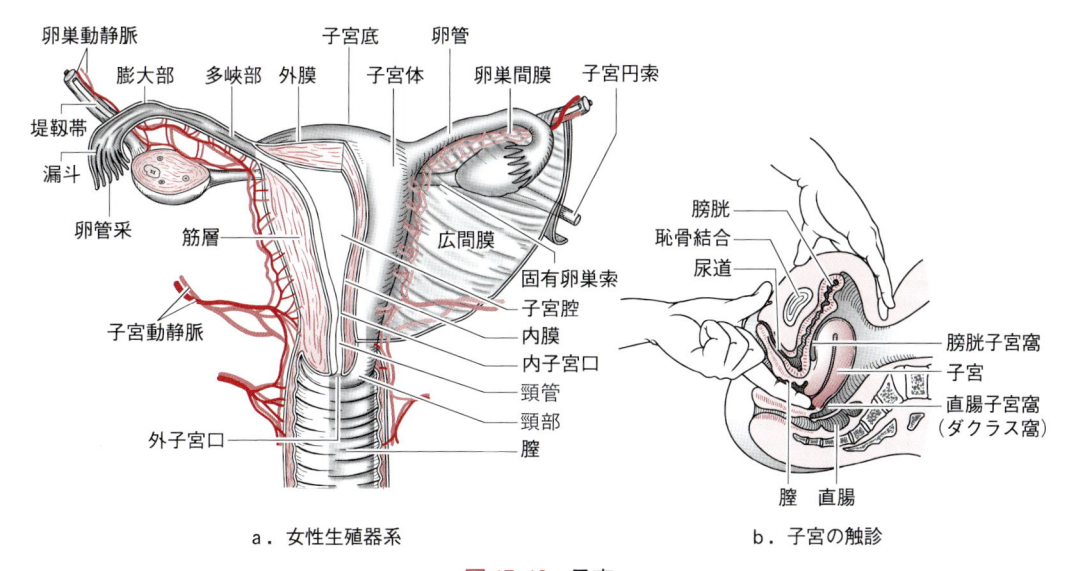

基礎体温

a. 女性生殖器系

b. 子宮の触診

図 17-13 子宮

卵巣ホルモン

1 卵巣ホルモンの合成と分泌調節

エストロゲンは女性ホルモン作用を示すホルモンの総称である．一方，黄体ホルモン作用を示すホルモンを総称して，プロゲスチンというが，生理的にはプロゲステロンとプロゲスチンを同じ意味で用いることが多い．卵巣でのエストロゲンとプロゲステロンの合成経路は精巣，副腎皮質での合成経路と共通である（図15-16，17-8参照）．

2 輸送と代謝

循環血中へでたエストロゲン，プロゲステロンは性ホルモン-結合タンパク質などのタンパク質と結合して運ばれる．遊離状態の卵巣ホルモンが生理作用を示す．エストロゲン，プロゲステロンは肝臓で処理されて，一部は胆汁中に排泄され，残りは腎臓から排泄される．

3 卵巣ホルモンの生理作用

a. 生殖器に対する作用

エストロゲンは子宮内膜を肥厚，増殖させる．また子宮頸部の粘液腺から薄い粘液を分泌させる．プロゲステロンはエストロゲンとともに子宮内膜に作用して，分泌期の状態にする．また子宮頸部の粘液腺から濃い粘液を分泌させる．エストロゲンは卵管の運動性を高め，膣上皮を角化させるはたらきがある．プロゲステロンは卵管の運動性を抑制する．プロゲステロンは乳腺組織の腺房を発達させるので，妊娠時に乳腺が増殖する．エストロゲンは子宮平滑筋の活動性を高める．プロゲステロンはその働きを抑制するので，妊娠の維持に重要である．

b. 卵胞に対する作用

エストロゲンは卵胞の発育に関与している．

c. 女性二次性徴に対する作用

思春期に乳房が大きくなるのはエストロゲンの乳腺組織を発育させる作用のためである．しかし体脂肪の分布，高い声など女性二次性徴の多くは去勢した男性にも現れるので，男性ホルモン作用が無い状態では女性二次性徴が現れるといえる．エストロゲンのはたらきはその傾向をより顕著にする．

d. 視床下部，下垂体に対する作用

エストロゲンが視床下部と下垂体前葉にはたらいて，LHとFSHの分泌に正あるいは負のフィードバック作用をおよぼす．プロゲステロンはこのエストロゲンの作用を増強する．

e. 骨に対する作用

エストロゲンは骨吸収を抑制する．閉経後に血中エストロゲン値が低下するので骨粗鬆症が増加する．それを防ぐためにエストロゲンの補充療法がおこなわれる．

妊娠と発生

ある特定の1個体の発生，すなわちヒトが受精によって生まれ発達していく過程を個体発生と呼ぶ．これに対して，各生物種属のそれぞれの異なる発生進化の過程を系統発生という．

ドイツの生物学者ヘッケル(E.Haeckel, 1834-1919)は，「個体発生は系統発生を繰り返す」という有名な説を唱えた．これは1個体が胎生時期に発育していく過程において，その動物が進化の歴史を繰り返しながら進むことを表現している．

受精(精子と卵子の有機的結合)から始まって，出生までヒトでは約265日(38週)かかる．これは発生学における胎齢(胎児の発育年齢)であり，胎児を中心に受精時からのものである．産科学的な胎齢は，母体側からみたものであるため，母親の最終月経から数えて胎児が第何週であるかを示したものである．したがって，産科学的発育は発生学的発育より約2週間はやいことになる(産科学的な胎児齢は妊婦の最終月経初日から数えるので，受精現象と約14日ずれることになる)．

ヒトの発生発達は便宜的に次の三期に分けて考えると整理しやすい．

1．受精卵期(割球期)：受精卵(接合子)が分割を繰り返しながら，子宮内膜に着床するまでの期間．約1週(7日)．

2．胎子期(胎芽期)：着床から器官形成の初期段階が完成されるまでの期間をいう．この時期の個体を胎子または胎芽と呼び，2週から8週までにあたる．この時期にほとんどの奇形が誘発される．

3．胎児期：器官形成がさらに進行し，外部形態がヒトらしくなるので，この時期の個体を胎児と呼ぶ．9週から母体の産道から娩出される38週までにあたる．

1 受精卵期(割球期)(図17-14)

受精は成熟した卵子と精子がある特定の条件が整った段階で，卵管の膨大部でおこなわれる．

そのときどちらも染色体の数が半減していなければならない．つまり，22＋Xまたは22＋Yの精子と，22＋Xの卵子が受精し，44＋XY(男性)または44＋XX(女性)の受精卵となる．したがって性は，男性の精子の染色体がどちらか(22＋Xまたは22＋Y)で決定される．受精は排卵後12〜24時間に起こる．卵子は透明帯によって囲まれており，精子の先体が透明帯に接すると透明帯の性質が急激に変化し，他の精子は侵入できないことになる．

受精卵は透明帯に囲まれて分割しながら数を増やし，16分割卵(桑実胚)，胞胚(胚

図 17-14　受精卵期

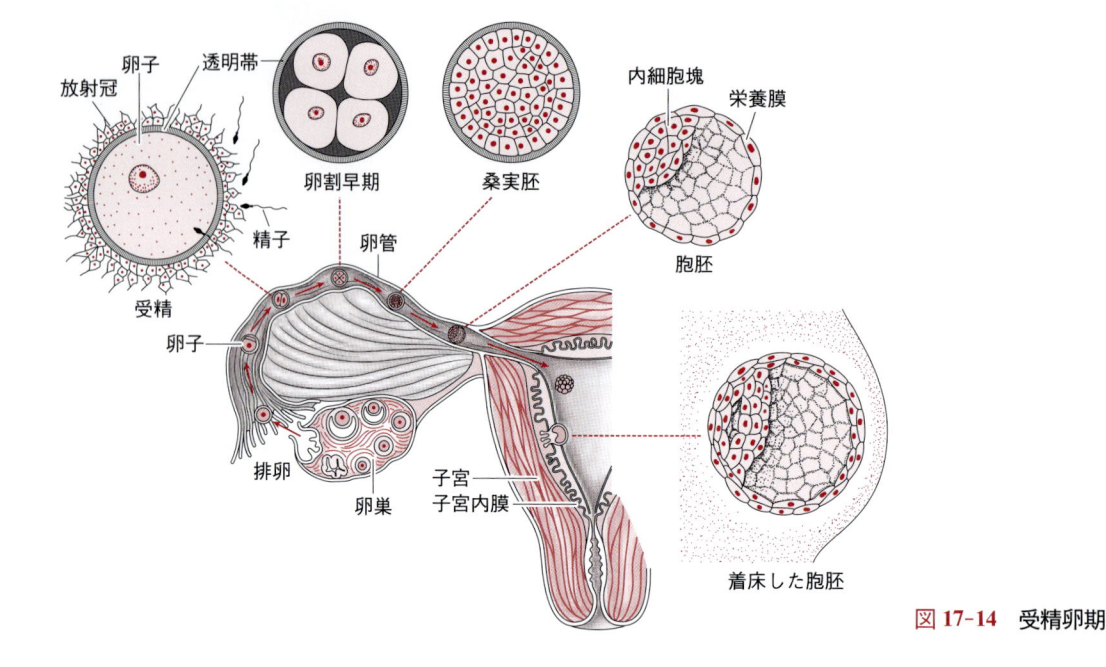

盤胞)となり，しだいに外側の栄養膜と内側の内細胞塊に分かれる．

桑実胚
胞胚

2　胎子期（胎芽期）embryo（図 17-15）

　受精後 7 日目に，内細胞塊側の栄養膜が子宮内膜（分泌期）の上皮に接触，侵食しはじめ，胚盤胞と内膜が有機的連絡をもつようになる．これを着床という．

　通常は子宮体の前壁または後壁の子宮内膜に着床するが，異常着床部位としては卵管がもっとも多く，これを子宮外妊娠と呼ぶ．卵管に着床した胎芽（胎児）は大きくなるため卵管の破裂をきたし，その結果，出血，激痛を引き起こす．また内子宮口に着床すると前置胎盤となる．

　栄養膜はタンパク融解酵素を分泌しながら，子宮内膜の深部へ進入しながら，2 層に分化する．外側が栄養膜合胞体層（細胞境界が不明瞭なのでこのような名称がついた）で内側が栄養膜細胞層である．栄養膜合胞体層からなるさまざまな大きさの細胞集団が内膜へ伸びていき，絨毛をつくる．この絨毛組織からヒト絨毛性ゴナドトロピン（hCG）が分泌され，黄体の機能を維持し妊娠を継続させる．また，ヒト絨毛性ゴナドトロピンの代謝産物が尿中にでるため，これを検出すれば妊娠が確定される（妊娠反応）．栄養膜でできた絨毛は子宮内部にどんどんと伸びていくと同時に腔所が多数生じてくる．この部分が絨毛間腔となり，母体からの血液がラセン動脈を介して流入することになる．

栄養膜
栄養膜細胞層
栄養膜合胞体層

　一方，子宮内膜機能層も変化して，名称をかえ，脱落膜となる．これらの両者，つまり絨毛と脱落膜が胎盤をつくることとなる．

　この間，内細胞塊は細胞分裂を繰り返しながら細胞増殖し，最初二葉（外胚葉，内

内細胞塊

図17-15 胎子期の発生

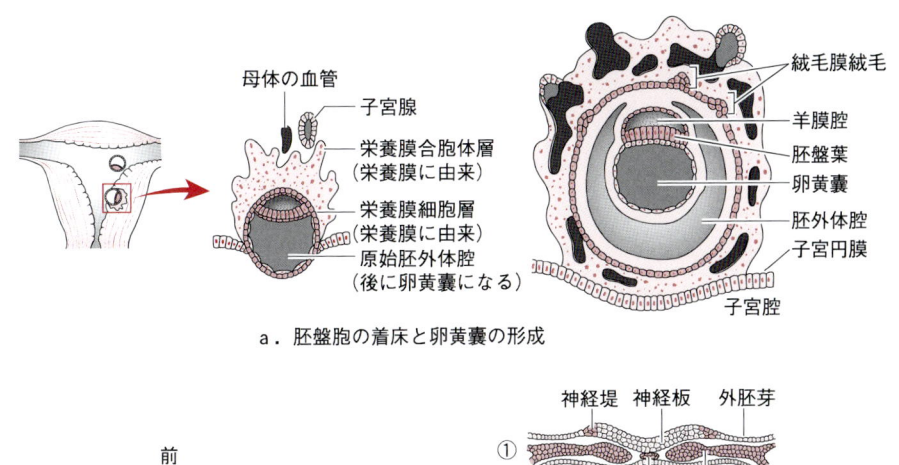

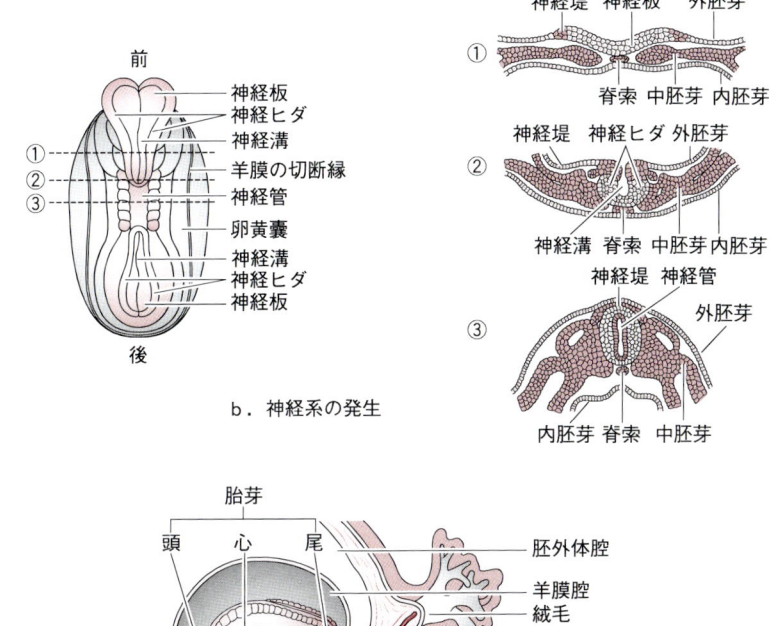

- a. 胚盤胞の着床と卵黄嚢の形成
- b. 神経系の発生
- c. 受精後25日目の胚

胚葉),ついで三葉(外胚葉,内胚葉,中胚葉)となる.外胚葉組織と内胚葉組織は栄養膜との間に腔所をつくり,それぞれ羊膜腔,卵黄嚢と呼ばれる.羊膜腔は胎児の成長とともに大きくなり,表面の羊膜から羊水が分泌される.卵黄嚢の部分はしだいに退縮し,臍帯の中へ押しやられる.

外胚葉からは,神経系(中枢,末梢),副腎髄質,感覚器(角膜,レンズ,網膜,内耳,嗅粘膜),皮膚の表皮,毛,腺(汗腺,脂腺,乳腺),口腔粘膜,歯のエナメル質,

外胚葉

肛門上皮が形成される．**内胚葉**からは，呼吸器上皮，消化管上皮，肝臓，膵臓，唾液腺，泌尿器，内分泌腺（甲状腺，上皮小体），**中胚葉**からは，結合組織，筋，骨，軟骨，血管，リンパ管，泌尿器の一部，皮膚の真皮，副腎皮質が分化することとなる．

内胚葉

中胚葉

　栄養膜細胞層と内細胞塊から分化した胚盤葉は最初密着しているが，次第に離解し，腔が出現してくる．これを，羊膜腔といい，栄養膜細胞層側の層を羊膜と呼ぶ．羊膜からは羊水が分泌され，胎子は羊水中に浮いていることになる．

　内胚葉のどちらか一方に細胞の局所的増殖が起こる．これは脊索前板と呼ばれ，この部位が将来の身体の頭部になる．脊索前板と反対の部位に，外胚葉の細胞が増殖し，原始線条となる．この原始線条の隆起部の中央に溝ができ（原始溝），この溝に向かって細胞が陥入し，外胚葉と内胚葉の間に，中胚葉が形成してくる．陥入ははじめ側方であるが，次第に脊索前板の方向へと進み，索状の構造物ができる．これを脊索突起という．脊索ができると，外胚葉の頭部側が盛り上がり，神経板，さらに神経ヒダが形成され，この神経ヒダは中央部で癒合し，神経管となる．神経管は，次第に局所的に膨らみ脳の原基（脳胞）ができる．脳胞は前脳，中脳，菱脳に分かれ，さらに前脳は，終脳（大脳皮質と大脳基底核），間脳へ，中脳は中脳，菱脳は後脳（橋，小脳），髄脳（延髄）となる．脳胞の後の部分の神経管は脳へ分化せず，脊髄となる．

　一方，中胚葉からは体節が神経管の横にできる．中胚葉は，肥厚，増殖して，体節と呼ばれる分節状の隆起をつくる．これが最終的に筋肉へと分化する．さらに，残りの中胚葉は骨芽細胞，軟骨芽細胞，血球芽細胞，線維芽細胞へと分化し，身体の骨，軟骨，血管，結合組織（この時期は間葉組織と呼ばれ，いまだに未分化である）となる．

　内胚葉は，前腸，中腸，後腸に分けられ，消化管が形成され，前腸の前からは口腔と鼻腔，咽頭，喉頭が分かれ，呼吸器系がつくられる．後腸の一部からは生殖器，泌尿器ができることになる．

　これらの内部変化にともなって外部の形も変化してくる．

　前腸の前半部に中胚葉性細胞の増殖によって，5対の隆起がみられる．これを咽頭弓または鰓弓と呼び，顔面がこれらによってつくられることになる．また，心臓隆起もでき，眼胞，耳胞，さらには肢芽（上肢芽，下肢芽）ができてくる．

　胎芽の長さを測定するには，胎芽は屈曲しているため，頭殿長（crown-rump length）がよく用いられる．

3　胎児期 fetus（図 17-16）

　8週までにからだの器官の基本的な形はできあがる．9週以降はからだのプロポーションの変化をともなう成長と，それぞれの器官の分化が進行する．胎児の成長は13〜16週にかけて急速に進む．超音波診断においては16週以降に外性器の男女差がはっきりしてくる．下半身が発達し，頭部が相対的に小さくなる．17〜20週では胎児の動き（胎動）を母親が感じるようになる．30週以降は皮下脂肪が沈着し，丸みを

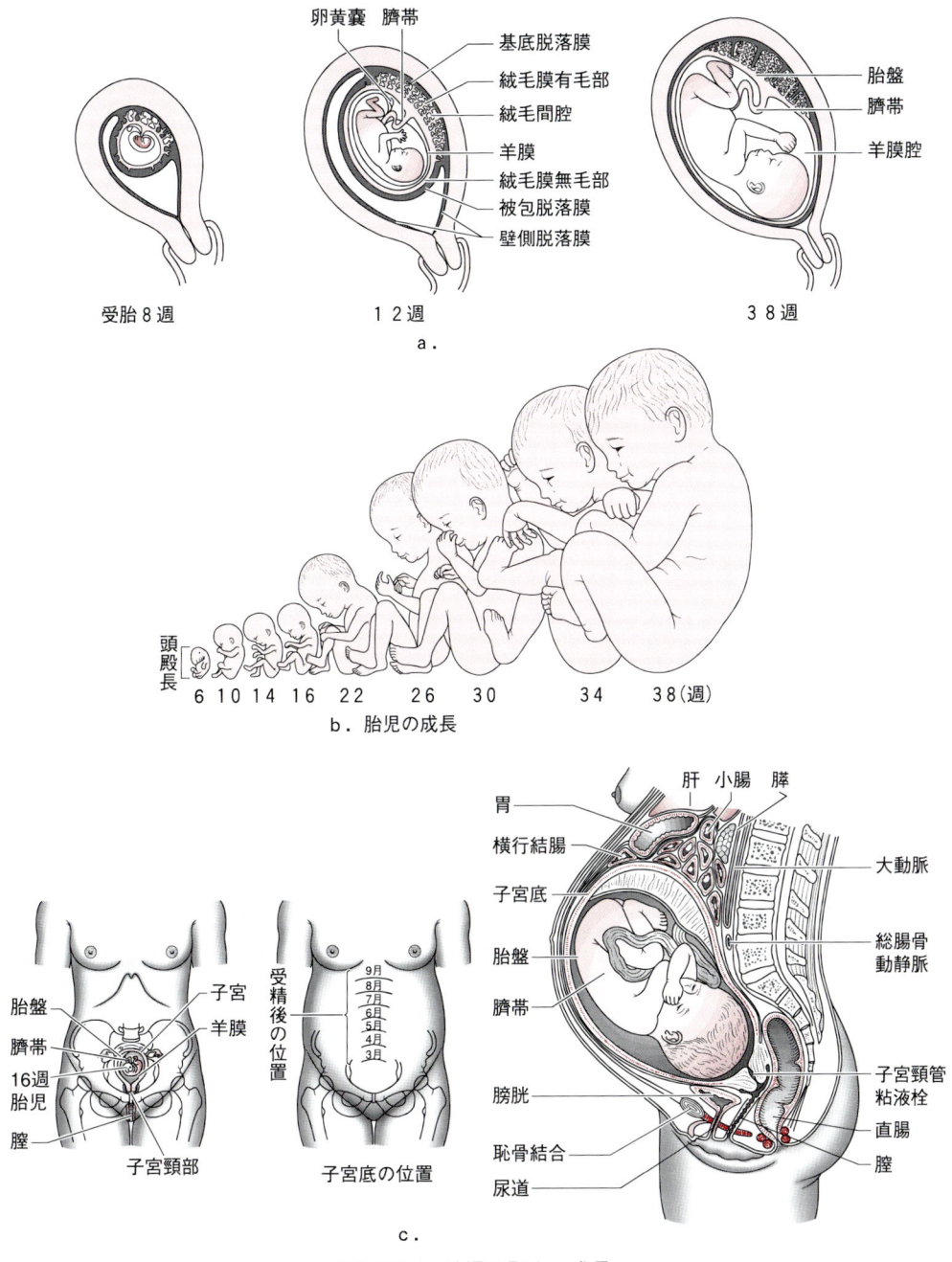

図 17-16 胎児の発生，成長

帯びるようになる．38 週になると身長 50cm，体重 3000〜3800g となり，出産される．胎児の成長にともなって子宮も肥大し子宮底を体表から触知することができる妊娠末期にいたるまで子宮底部はどんどんと上昇し，ついには臍の高さを超える．また胎児は通常頭部を下に向けた状態で子宮内に位置している．

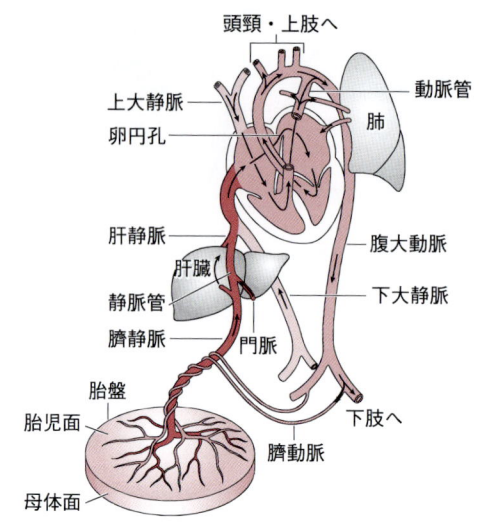

図 17-17　胎児循環

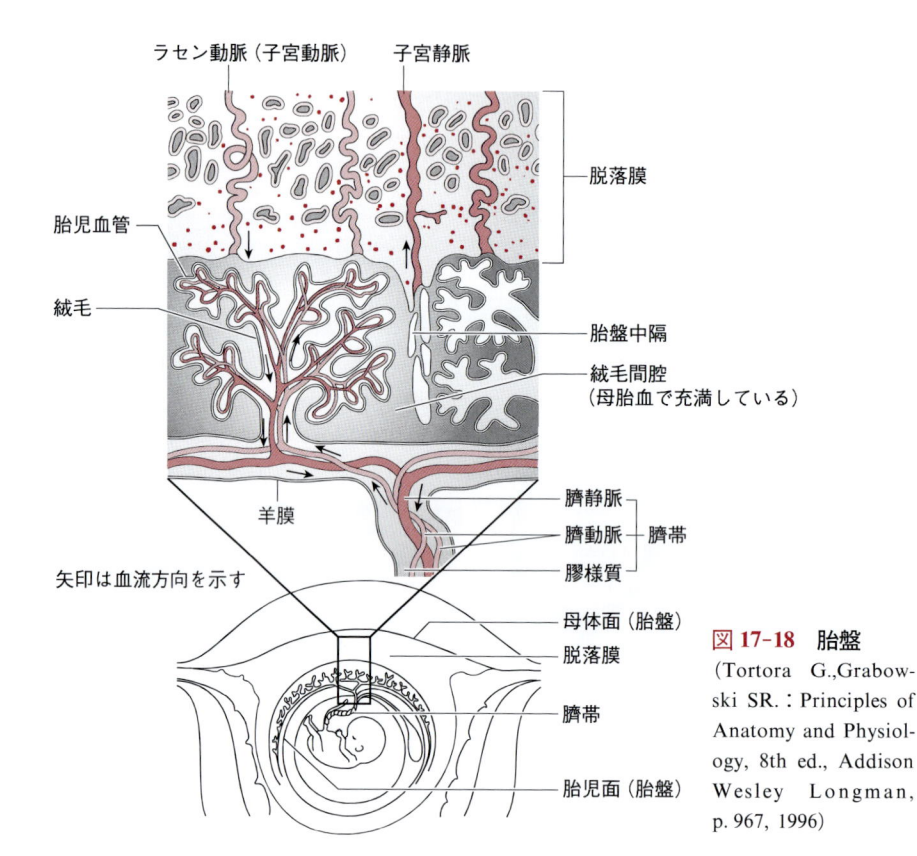

図 17-18　胎盤
(Tortora G., Grabowski SR.：Principles of Anatomy and Physiology, 8th ed., Addison Wesley Longman, p. 967, 1996)

4　**胎児循環**(図 17-17)

　胎児にとっては胎盤がガス交換をする場所であるため，胎盤によって酸素飽和度の高い動脈血が臍静脈を通って胎児に入ってくる（胎児にとってみれば，心臓に血液をもどす血管は静脈，心臓から血液を駆出する血管は動脈である．しかし，胎児おいては肺の呼吸ではなく，胎盤でガス交換が行われるため，臍静脈に動脈血が，臍動脈に

臍静脈

臍動脈

静脈血が流れることになる)．臍静脈は肝臓の下面で肝臓に入らず，**静脈管**(アランチウス管)を経て下大静脈に注ぐ．下大静脈からの血液は右心房に入り，心房の中隔の卵円孔を通って左心房へ入り，左心室から大動脈へと向かう．右心室を経て肺動脈に入った血液は，肺呼吸がおこなわれていない胎児では，一部は肺へ入るが，多くは**動脈管**(ボタロー管)を通って大動脈へ流れ込む．腹部大動脈の枝である内腸骨動脈は，胎児で使われた血液(静脈血)を臍動脈(したがって2本ある)胎盤に運び，酸素と栄養素が交換される．

静脈管

動脈管

5 胎 盤 placenta (図17-18)

胎盤は直径15cm，厚さ3cmの円盤状を呈し，胎児と母体のガス交換，栄養物や老廃物のやりとりがおこなわれる．胎盤そのものは胎児が娩出された約20分後に，後産として腟から排出される．

胎盤

胎盤の構造は胎児側からつくられる**絨毛**と，母体側の**脱落膜**(もとは子宮内膜の一部)から構成される．円盤状である胎盤には2つの面が区別される．それは胎児面と母体面である．胎児面は羊膜でおおわれているため滑らかであるが，母体面は脱落膜が母体の子宮から剝がれるためにざらざらとしている．

絨毛
脱落膜

胎児の血液は臍動脈を通って胎盤に達し，絨毛内で毛細管となって臍静脈から胎児に戻る．絨毛間腔(それぞれの絨毛と絨毛の間)には母体のラセン動脈(子宮動脈)からの血液が満ちている．したがって，基本的には胎児の血液と母体の血液とは直接まじりあわず，絨毛上皮を介して母体血と胎児血の間で呼吸ガス，栄養素，老廃物の交換が行われる．胎盤からは，ヒト絨毛性ゴナドトロピン(hCG，妊娠の診断に利用される)やプロゲステロンなどのホルモンが分泌される．

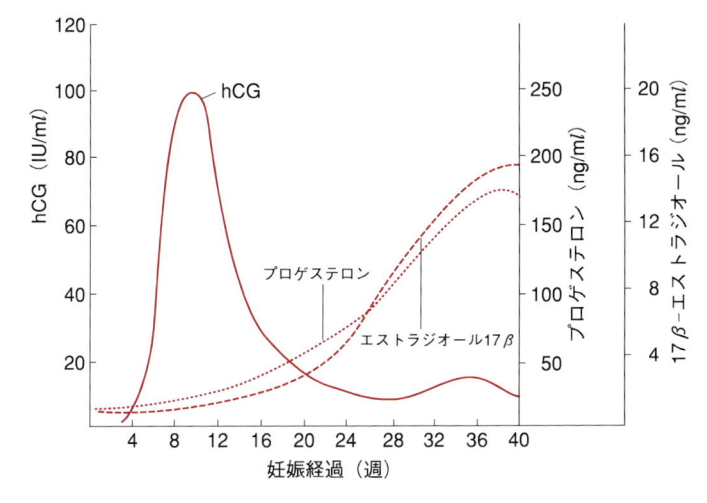

図17-19 妊娠中のホルモン変化

6 臍　帯 umbilical cord

臍帯

胎盤と胎児をつなぐ直径1cm，長さ50cmの索状構造物で，膠様組織(未分化な中胚葉組織)のなかに2本の臍動脈(静脈血を含む)と1本の臍静脈(動脈血を含む)が走っている(図17-18)．

7 分　娩 parturition

妊娠280日頃に子宮筋が強い痛みを伴う規則的な収縮を始める(**陣痛**)．妊娠末期には，産道を構成する組織が軟化して，子宮の収縮によって胎児の娩出が可能になる．分娩開始の引き金は不明だが，分娩開始後胎児による子宮頸部の拡張刺激で，オキシトシンの分泌が増えて，分娩を促進する．

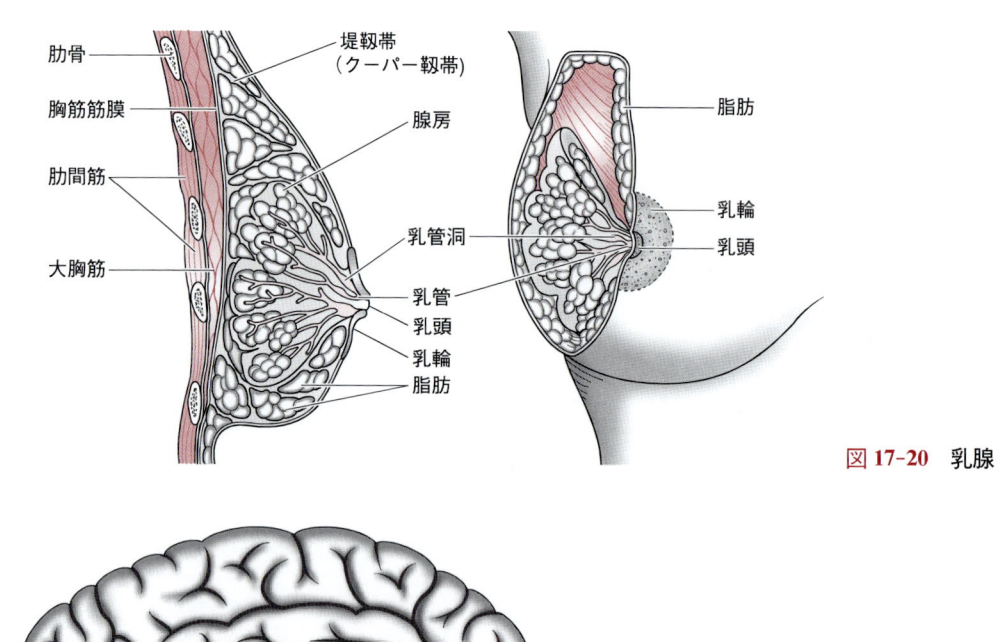

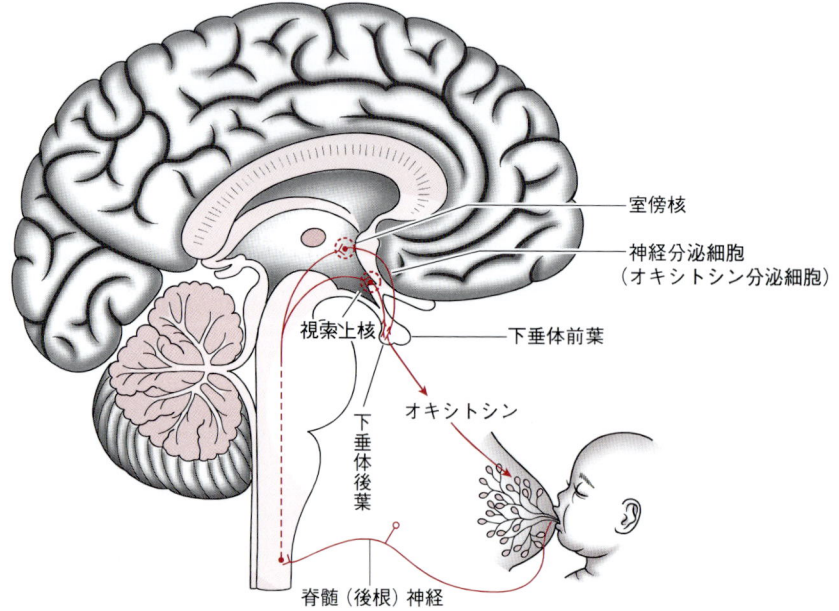

陣痛

図 17-20　乳腺

図 17-21　射乳反射

8 授乳

妊娠中は高濃度のエストロゲン，プロゲステロン，プロラクチンなどの作用で，乳腺が発育する(図 17-19, 17-20)．分娩後 3〜4 日に乳腺上皮細胞で乳汁の合成が始まる．乳汁は乳糖，乳脂肪，カゼインを主成分とする完全栄養食である．乳児の吸乳刺激は脊髄を経由して視床下部に達し，下垂体前葉から**プロラクチン**，下垂体後葉から**オキシトシン**を分泌させる．プロラクチンは乳腺上皮細胞に作用して，乳汁の合成を刺激し，オキシトシンは乳腺腺房をとりまく筋上皮細胞を収縮させて腺房腔にたまっている乳汁を排出させる．これを**射乳反射**(milk ejection reflex)という(図 17-21)．授乳期間中は排卵が起きず，無月経になる．

プロラクチン
オキシトシン
射乳反射

練習問題

1. 性染色体とはなにか．
2. 生殖器系の分化と発達はどのようにおこなわれるか．
3. 精子はどのように産生されるか．
4. 男性ホルモンの生理作用はなにか．
5. 性周期とはなにか．
6. 女性ホルモンの生理作用はなにか．
7. 卵胞はどのように発育し，排卵されるか．
8. 黄体とはなにか．
9. 受精から分娩までの経過はどのようなものか．
10. 胎児と胎芽の違いはなにか．
11. 外胚葉，中胚葉，内胚葉から分化する組織を列挙せよ．
12. 胎盤について説明せよ．
13. 胎児循環に特徴的なものはなにか．
14. 臍帯の中にはどのようなものが走っているのか．

クローン人間の誕生か　　　　　　　　　　　　　コラム 17-2

　つい最近まで，哺乳類の生殖は卵子と精子が受精することによってのみおこなわれると信じられてきた．ところが1997年にWilmutらはヒツジの乳腺細胞から新しい生命(Dollyと命名)を誕生させてしまった．彼らがおこなった方法は以下のようなものである．乳腺細胞から核を取り出し，あらかじめ核を除いた卵子に入れる．この卵子に刺激を加えて分裂をうながし，ある程度分裂が進んだところで，母ヒツジの子宮に移植する．同じような方法でウシ，マウス(図A)などでも，体細胞から子供を産ませる事に成功している．この方法は当然ヒトにも応用が可能であるので，クローン人間を産む方法として大きな議論を呼んだ．もちろん，倫理的にも法的にもクローン人間をつくることは，禁止されるべきである．しかし，臓器移植以外に助かる望みがない多くの人々にとっては，自分のクローン人間をつくって必要な臓器をとりだせば，拒絶反応の心配のない理想的な臓器を手に入れられることになる．

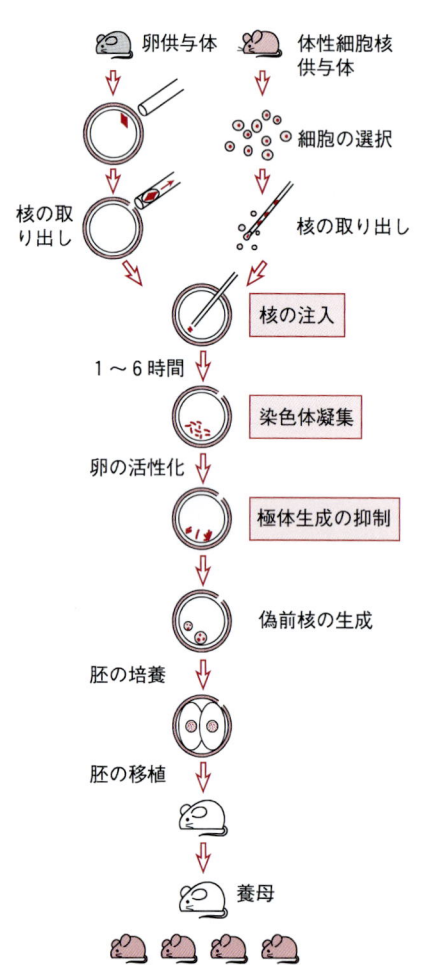

　1998年にはヒトの胎生幹細胞(embryonic stem cell)の細胞株をつくることに成功した．この細胞は，理論的にはヒトのあらゆる細胞に分化する能力をもち，しかも増殖する能力ももっている．この細胞を使えば，障害を受けても再生させることが難しい神経，筋などもつくり出すことができる．しかしこの細胞もクローン人間にもなりうるのである．ヒトは神が支配してきた生殖の神秘の領域に足を踏み入れたといえる．

図A　クローンマウスの作成法

索　引

■和文索引

あ

アウエルバッハ神経叢　191
垢　270
アキレス腱　95, 100
アクチン　25, 87
あくび　161
アジソン病　294
アシドーシス　108, 164
アスパラギン酸　221
アセチルコリン　91, 213, 244
アセチルコリンニューロン　221
圧受容器　148
圧受容器反射　148
アデニン　36
アデノシン三リン酸（ATP）　19, 169
アデノシン二リン酸（ADP）　20
アトピー性皮膚炎　129
アドレナリン　295
アドレナリン作動性神経　188
アナフィラキシーショック　129
アパタイト　68
アブミ骨　264
アポクリン汗腺　272
アマクリン細胞　257
アミノ酸　172
アミノ酸誘導体　277
アミン　213
アルカリ性ホスファターゼ　67
アルカローシス　108, 164
アルツハイマー病　232
アルドステロン　106, 293
α-アミラーゼ（プチアリン）　183, 198
α 運動ニューロン　91
α 波　230
アレルギー　56, 129
アレルギー反応　127
　　Ⅰ型反応（即時型）　129, 130
　　Ⅱ型反応（細胞障害型）　129, 130
　　Ⅲ型反応（免疫複合体型）　129, 130
　　Ⅳ型反応（遅延型過敏症）　130
アロマターゼ　324
アンジオテンシン　148, 294, 307
アンドロゲン　277
アンモン角　233

い

胃　186
胃液　186, 188
イオンチャネル　18
閾値　252
閾電位　215
移行上皮　47
意識　230
意識レベル　239
萎縮　95
胃相（胃液分泌の）　188
胃体　186
1型糖尿病　131, 298
一次骨化点　71
一次視覚野　225
一次体性感覚野　224
一次聴覚野（41野）　225
異調染色（メタクロマジー）　56
1回換気量　161
1回拍出量　141, 145
一酸化炭素　164
一酸化炭素中毒　164
胃底　186
遺伝子　34
イヌリン　308
　　——のクリアランス　308
胃粘膜　186
陰茎　318, 319
飲作用（ピノサイトーシス）　24
インスリン　296
インスリン依存型糖尿病（1型糖尿病）　131, 298
インスリン受容体　297
インターフェロン　128
インターロイキン　128
咽頭　185
インパルス　212

う

ウィルソンの中心電極　139
ウエルニッケ　229
　　——の領域　226
烏口突起　79
う歯　184

うつ熱　177
運動器　64
運動系　208
運動失調　237
運動性言語野　229
運動性失語　229
運動前野　224
運動単位　91
運動ニューロン（運動神経）　231
運動野　224

え

エイズ　120
栄養膜　332
栄養膜合胞体層　332
栄養膜細胞層　332
腋窩静脈　144
腋窩動脈　142
液性免疫　126
エクリン汗腺　272
エストラジオール-17β　326
エストロゲン　277, 330
エナメル質　182
エネルギー　168
　　所要量　168
　　代謝　169
　　変換器　252
エラスチン　59
エリスロポエチン　111, 163
遠位　9
遠位尿細管　306
塩基　36
塩基性色素　209
嚥下　155, 185, 243
嚥下性肺炎　185
嚥下反射　155, 243
エンケファリン　213
塩酸　186, 188
遠視　255
炎症　292
延髄　235, 236
エンドルフィン　213

お

横隔膜　98, 157
横行結腸　191
横静脈洞　144

黄色骨髄　69
黄色靱帯　59
横側頭回　225
黄体　326, 328
黄体期　326
黄体形成ホルモン（LH）　279, 321
黄疸　112, 196, 197
嘔吐　189
嘔吐反射　189
横突起　77
大型上皮性細網細胞　122
オキシトシン　234, 283, 338, 339
オステオカルシン　67
オーダーメイド医療　41
オッディ括約筋　196
音の周波数　265
親知らず　183
オリーブ　236
温度受容器　174

か

外因性凝固系　114
外果　82
回（回転）　219
外核膜　27
外顆粒細胞層　221
外顆粒層　257
外眼角　252
外眼筋　262
外基礎（環状）層板　65
外境界膜　257
外頸静脈　144
外頸動脈　142
開口分泌　23, 53
外肛門括約筋　193
外呼吸　154
介在層板　66
外耳　263
概日リズム　235
外錐体細胞層　221
外側　9
外側広筋　100
外側視床下部　234
外側上顆　79
外側直筋　262
外側翼突筋　97
外側溝　220
回腸　189
外腸骨静脈　144
外腸骨動脈　144
回転運動　268
　　──の加速度　265
外転筋　242
外転神経　242
外套細胞　95
外尿道括約筋　313
海馬　220, 233

外胚葉　44, 332
灰白質　239
海馬傍回　233
外腹斜筋　98
外分泌腺　51
解剖頸　79
蓋膜　265
海綿質　64
外網状層　257
外有細胞　265
外リンパ　265
外肋間筋　98, 159
下オリーブ核　236
化学受容器　148, 165
下顎神経　97, 242
蝸牛　265
蝸牛管　265
蝸牛神経（聴神経）　243, 266
蝸牛神経核　266
核　27
角化　270
核ゲノム　34
核磁気共鳴画像　12
角質層　270
核周部　209
核小体　28
覚醒　239
拡張期（心臓周期の）　141
核膜　27
角膜　60, 253
核膜孔　27
角膜固有質　254
角膜上皮　254
角膜内皮　254
角膜反射　254, 261
下行結腸　191
下行大動脈　142
籠細胞　220
仮骨　72
下肢　8
下斜筋　262
過食　234
下垂体　75
下垂体窩　75
下垂体後葉　279
下垂体後葉ホルモン　234, 283
下垂体前葉調節ホルモン　234
下垂体前葉ホルモン　279
下垂体門脈　279
下垂体門脈系　234
加水分解酵素　24
ガス交換　162
ガストリン　186
下前頭回　226
　　三角部　229
下腿三頭筋　99
下大静脈　144
肩関節　79

下腸間膜静脈　196
下腸間膜動脈　142
下直筋　262
滑液　72
顎下腺　183
滑車神経　242
褐色脂肪組織　61
活動電位　211, 215, 279
滑膜　72
カテコールアミン受容体　296
ガドヘリン　49
カハール法　210
下鼻道　262
過分極　216
カリウム　18
顆粒球マクロファージコロニー刺激因子　124
顆粒細胞　220
顆粒細胞層　237
顆粒層　270
顆粒膜細胞　326
カルシウム　287
カルシトニン遺伝子関連ペプチド（CGRP）　240
カルモデュリン　100
ガレヌス　245
がん（癌）　45
眼窩　75
感覚器系　4
感覚系　208
感覚受容器細胞　252
感覚神経　240
感覚性言語野　229
感覚性失語症　229
眼窩裂　75
換気　159
眼球　253
眼球運動　262
眼球血管膜　253
眼球線維膜　253
眼球内圧　255
環境ホルモン　322
眼瞼　252
寛骨　81
寛骨臼　81
間質液　104
間質細胞　124
杆状体　256, 257
杆状体錐状体細胞層　257
冠状動脈　136
冠状縫合　73
肝静脈　144
肝小葉　195
眼神経　242, 254
幹神経節　244
関節　72
関節窩　72
関節環状面　79

和文索引

関節腔　72
関節頭　72
関節突起　76, 77
関節軟骨　72
関節包　72
関節リウマチ　131
汗腺　272
感染防御機構　120
肝臓　112, 194
環椎　77
間脳　218, 233
眼房水　254
ガンマアミノ酪酸（GABA）　213
γ運動ニューロン　92
γ線維　92
顔面神経　97, 243
顔面頭蓋　73
間葉組織　69
眼輪筋　97

き

記憶　229
記憶B細胞　126
記憶障害　232
気管　156
器官　3
気管支　156
気管支喘息　56
気胸　160
基質（マトリックス）　59
基質小胞　67
基節骨　81, 83
規則性緻密結合組織　60
基礎体温　329
基礎代謝率（BMR）　168, 286
基底陥入　50
基底層　270
基底膜　50, 265
企図振戦　237
希突起膠細胞　211, 217
キヌタ骨　264
キネシン　26, 212
機能（生理学）　2
機能の局在　222
ギムザ　36
逆行性軸索輸送　212
ギャップ結合　49, 66, 100, 101
嗅覚　269
嗅球　220
球形嚢　265
球形嚢斑　264
球状核　237
弓状核　234
嗅上皮　154
嗅神経　242, 269
吸息　159
吸息運動　159

嗅内野　233
嗅脳　220
嗅皮質　269
橋　235, 236
胸郭　78
胸郭腔　159
胸腔　11
凝固阻止剤　115
胸骨　78, 79
胸骨角　78
胸骨剣状突起　78
胸骨体　78
胸骨柄　78
胸鎖乳突筋　97, 243
凝集原　117
凝集素　117
強縮　95
狭心症　136
胸髄　239
胸腺　121
　　髄質　122
　　皮質　121
協調運動　236
胸椎　76, 77
胸部大動脈　142
胸部誘導　139
胸膜　157
強膜　254
莢膜細胞　326
強膜静脈洞　254
局所電流　215
棘（スパイン）　210
極性　47
棘突起　77
距骨　83
巨人症　71, 280
キロミクロン　203
近位　9
近位尿細管　306, 309
筋芽細胞　87
筋系　4
筋形質　87
筋形質小胞体　88
筋原線維　87
筋固縮　232
筋細胞　87
近視　255
筋周膜　87
筋鞘　87
筋上皮細胞（籠細胞）　52
筋上膜　87
筋節　87
筋線維　87
筋層　180, 187
筋層間神経叢（アウエルバッハ神経叢）　191
筋突起　76
筋内膜　87

筋肉注射　99
筋紡錘　91
筋膜　87

く

グアニン　36
空腸　189
クエン酸回路（TCAサイクル）　19, 169
くしゃみ　161
クスマウルの呼吸　166
屈曲（引っ込め）反射　241
屈筋支帯　99
クッシング症候群　294
屈折異常　255
クッパー細胞　56, 195
クモ膜　218
クモ膜下腔　218
クラウゼ小体　273
グラーフ卵胞　326
グリア細胞　299
クリアランス　307
グリコーゲン　89
グリコーゲン合成　291, 298
グリコサミノグリカン　59
グリシン　213
クリステ　19
グルカゴン　296, 299
グルコース　169, 199, 297
グルタミン酸　213, 221
くる病　289
クレアチニン　308
クレアチン—リン酸　94
クレチン症　287
グレーブス病（バセドウ病）　131, 287
クロマチン（染色質）　27, 35
クローン人間　340

け

毛　271
系　3
脛骨　82
脛骨静脈　144
脛骨粗面　82
形質細胞（プラズマ細胞）　56
形質性星状膠細胞　216
茎状突起　79
頸髄　239
頸椎　76
頸動脈小体　109, 165
頸膨大　239
外科頸　79
血圧　145
　　——の決定因子　145
　　——の測定法　146

血液　109
血液型　116
血液型不適合輸血　129
血液凝固　114
血液凝固因子　114
血液抗凝固作用　56
血液-精巣関門　321
血液-脳関門　217
血管　141
血管機能曲線　151
血管抵抗　145
血球　124
月経　317, 329
月経周期　173, 326
結合組織　54, 60
血漿　104, 110
楔状骨　83
月状骨　81
血漿浸透圧　283, 284
楔状束　240
血漿タンパク質　110
血小板　114
血小板血栓（白色血栓）　114
血清　110
血清病　129
結節　79
血栓　114, 116
血栓症　116
結腸　191
結腸ヒモ　193
血糖値　291
血餅　110
血友病A　116
血流抵抗　145
ケトアシドーシス　109, 298
ゲノム　34
ゲノム解読　40
　　――プロジェクト　41
ケラチン　270
下痢　204
ゲル　59
腱　60, 95
嫌気性代謝　94
肩甲棘　79
肩甲骨　79
言語中枢　226, 227
言語野　229
幻肢　225
原始溝　334
原始線条　334
減数分裂　28
瞼板腺　252
顕微解剖　2
顕微鏡　29
原皮質　220
肩峰　79
腱紡錘　95
腱膜　98

こ

溝　219
好塩基球　113
好塩基性　52
恒温動物　176
口蓋　183
後外側腹側核　221
口蓋扁桃　183
後角　239
岬角　78, 81
口渇　234
交換血管　145
交感神経（系）　100, 244, 296
交感神経幹　244
後眼房　255
後境界膜　254
咬筋　97
好銀線維　59
口腔　182
広頸筋　97
後脛骨動脈　144
高血圧　147
膠原原線維（コラーゲン分子）　55
抗原抗体反応　117
膠原線維　58, 66
抗原提示機能　128
咬合　50
硬口蓋　183
後根　239
虹彩　256
後索　240
交叉性　226
交叉適合試験　116, 117
好酸球　113
格子線維　59
膠質浸透圧　110
恒常性の維持（ホメオスタシス）　8, 64, 104
甲状腺機能亢進症　287
甲状腺機能低下症　287
甲状腺刺激ホルモン（TSH）　279, 286
甲状腺刺激ホルモン放出ホルモン（TRH）　286
甲状腺ホルモン　279, 284
項靱帯　59
後仙骨孔　78
構造（解剖学）　2
高地トレーニング　163
好中球　112
喉頭　155
後頭蓋底　73
後頭骨　73
後頭頭頂溝　220
後頭葉　220
後内側腹側核　221, 226
広背筋　98

後腹膜腔　181
高プロラクチン血症　283
興奮　208
興奮収縮連関　93
興奮性シナプス　216
興奮性シナプス後電位　216
硬膜　218
肛門　193, 194
膠様組織　60
抗利尿作用　283
抗利尿ホルモン　283
口輪筋　97
後弯　77
股関節　81
呼吸運動　159
呼吸器系　4
呼吸鎖　19
呼吸性アシドーシス　109
呼吸中枢　109, 164
呼吸量　161
黒質　232, 236
黒質緻密質　221
後根神経節　240
鼓室　264
鼓室階　265
呼息　159
孤束核　226
個体発生　331
骨塩　287
骨格　64, 73
骨格筋　86, 87, 89
　　――の成長　95
骨格筋細胞　87
骨格系　4
骨芽細胞　58, 65, 66
骨幹　64
骨細管　65, 66
骨細胞　66
骨小腔　65, 66
骨髄　64, 69, 111, 124
骨髄腔　69
骨折　72
骨端　64
骨単位　66
骨端軟骨　64, 71
骨端坂（骨端線）　64
骨頭　64
骨内膜　66
骨軟化症　289
骨盤　81
　　――の大きさ　81
骨盤腔　11, 81
骨膜　65
骨迷路　264
骨梁　66, 67, 69
ゴナドトロピン　321
コネキシン(性腺刺激ホルモン)　49
古皮質　220

小人症　71, 280	三角筋　98	脂質二重膜　16
コラーゲン　54	三角筋粗面　79	思春期　317
Ⅰ型　58, 66, 68	三角骨　81	視床　233
Ⅱ型　58	酸化的リン酸化　20	歯状回　233
Ⅲ型（細網線維）　55, 58	残気量　161	歯状核　237
Ⅳ型　51, 58	三叉神経　242	視床下部　233, 234
コラーゲン分子　58	三尖弁　135	視床下部ホルモン　279
コリン作動性神経　188	酸素負債　94	耳小骨　264
ゴルジ染色　220		視床上部　233
ゴルジ装置　23	**し**	矢状静脈洞　144
ゴルジ法　210		視床皮質路　226
コルチ器　265	耳介　263	矢状縫合　73
コルチゾル　290	視蓋前野　235	矢状面　10
コレシストキニン（CCK）　196, 198	視覚失認　225	視神経　242
コレラ菌　204	視覚の反射中枢　235	視神経管　75
混合腺　52	視覚野　225	視神経交叉　242
コンピューター断層撮影　12	視覚路　260	視神経乳頭　259
	耳下腺　183	歯髄　182
さ	歯冠　182	耳石　267
	弛緩　86	持続性頸反射　237
再吸収　309	耳管　264	持続性迷路反射　237
サイクリックAMP　278	耳管咽頭口　264	膝蓋腱　82, 241
再構築（リモデリング）　68	時間肺活量　162	膝蓋腱反射　241
臍静脈　336	色弱　259	膝蓋骨　82
再生　95	色素細胞　57	膝蓋靱帯　82
臍帯　338	色素上皮層　257	膝窩静脈　144
細動脈　145	色盲　259	膝窩動脈　144
臍動脈　336	子宮　325	膝関節　82
サイトカイン　120, 122	子宮円索　98	失禁　314
細胞　3	子宮筋　284	膝状体　221
細胞外液　104	糸球体　306	室頂核　237
細胞間接着装置　48	四丘体　235	室傍核　234, 279
細胞間物質　44, 57	下丘　235	耳道腺　263
細胞骨格　22	上丘　235	シトシン　36
細胞質　18	糸球体腎炎　130	シナプス　212, 215
細胞周期　28	糸球体濾過　308	シナプス間隙　213
細胞障害性（キラー）T細胞　128	糸球体濾過量　308	シナプス後膜（終末）　213
細胞内液　104	死腔　161	シナプス小胞　91
細胞内小器官（オルガネラ）　18	軸索　210, 211	シナプス前終末（軸索終末）　213
細胞膜　16	軸索小丘　211	歯肉　182
細胞免疫応答機能　128	軸索輸送　212	紫斑病　116
細網細胞　121	軸椎　77	1,25-ジヒドロキシコレカルシフェロール　289
細網線維　51, 59	刺激（興奮）伝導系　101, 137	5α-ジヒドロテストステロン　324
細網組織　59, 61	止血　114	脂肪　168
サイログロブリン　285	視交叉上核　235	脂肪細胞　55
杯細胞　51, 191	自己抗体　131	脂肪酸鎖　17
サーカディアンリズム（概日リズム）　235, 293	自己調節機能（血流量）　147	2,3ジホスホグリセロール　164
鎖骨　79	指骨　81, 83	尺側手根屈筋　99
坐骨　81	篩骨　73	尺側手根伸筋　99
鎖骨下静脈　144	篩骨洞　76	尺側皮静脈　144
鎖骨下動脈　142	自己複製　124	射精　321
坐骨結節　82	自己免疫　131	しゃっくり　161
刷子縁　47	自己免疫疾患　131	尺骨　81
サブスタンスP　213, 241	視索上核　234, 279	尺骨静脈　144
サプレッサーT細胞　128	四肢　8	尺骨神経溝　79
酸塩基平衡　108	視軸　259	尺骨動脈　142
産科学的結合線（真結合線）　81	支持細胞（ストローマ細胞）　122, 265	射乳反射　339
	脂質　202	

索引

シャーピー線維　65
縦隔　157
集合管　306
集合リンパ小節（パイエル板）　191
シュウ酸塩　115
自由終末　273
収縮　86
収縮期（心臓周期の）　141
収縮調節タンパク質　88
重症筋無力症　131
舟状骨　81, 83
重層円柱上皮　47
重層扁平上皮（角化）　45
重層立方上皮　45
重炭酸イオン　164
十二指腸　189
十二指腸腺（ブルンネル腺）　191
周皮細胞　57
終末槽　88
絨毛　337
手骨　81
手根骨　81
種子骨　82
樹状細胞　56
樹状突起　210
受精　331
受精卵　331
受動免疫　129
受容器電位　252, 265
主要組織適合遺伝子複合体（MHC）　122
受容体（レセプター）　18, 276
受容野　260
シュワン細胞　91, 211, 218
循環器系　4
循環系　134
循環血液量　145
循環性ショック　148
循環中枢　148
循環調節　147
順行性軸索輸送　212
　　遅い流れ　212
　　中間の流れ　212
　　非常に速い流れ　212
順応　252
上衣細胞　218
漿液腺　51
漿液半月　52
消化　180
消化管　180
消化管ホルモン　300
消化器系　4
上顎神経　242
上顎洞　76
消化性潰瘍　189
松果体　234, 299
松果体細胞　299
小胸筋　98

上顎神経節　234
上行結腸　191
小膠細胞　218
上行性網様体賦活系　230
上行大動脈　142
踵骨　83
上肢　8
上斜筋　243, 262
小循環（肺循環）　134
常染色体　36
上前腸骨棘　81
小泉門　69, 73
小足　217
上側頭回　226, 229
上大静脈　144
小腸　189
上腸間膜静脈　196
上腸間膜動脈　142
小腸粘膜　191
上直筋　262
小転子　82
小脳　218, 237
小脳核　237
小脳顆粒細胞　209
小脳半球　237
小皮縁　47
上皮細胞　47
　　基底面　47
　　自由面　47
　　側面　47
上皮小体（副甲状腺）　289
上皮小体ホルモン（副甲状腺ホルモン）　67, 289
上皮性細網細胞　121
上皮組織　44
小伏在静脈　144
小胞　23
小帽　265
小胞体　22
　　滑面　22
　　粗面　22
漿膜　180
静脈管（アランチウス管）　337
静脈還流　141
睫毛　253
小菱形骨　81
小弯　186
上腕　79
上腕骨　79
上腕骨小頭　79
上腕三角筋　98
上腕静脈　144
上腕動脈　142
上腕二頭筋　79, 98
食作用（ファゴサイトーシス）　24, 56
食餌性熱産生　174
食道　185
食欲　234

女性生殖器　325
女性二次性徴　330
触覚失認　224
初乳　127
除脳固縮　237
徐波睡眠（ノンレム睡眠）　230
ショパール関節　83
自律神経　100, 244
自律神経系　208
視力　260
腎盂　304
心音　140
　　第Ⅰ音　140
　　第Ⅱ音　140
心外膜　137
真核生物　34
心奇形　140
心機能曲線　151
心筋　86, 100, 137
心筋梗塞　136, 140
伸筋支帯　99
心筋層　137
神経　208
神経回路網　209
神経筋接合部（運動終板）　91
神経系　4
神経膠細胞（グリア細胞）　208, 216
神経細胞（ニューロン）　208
　　活動状態　213
　　偽単極性——　210, 240
　　静止状態　213
　　双極性——　210
　　多極性——　210
　　単極性——　210
　　——の細胞体　209
　　——の突起　210
神経細胞層　257
神経節細胞　257
神経線維層　257
神経堤　57
神経伝達物質　213
神経分泌ニューロン　234
腎血流量　308
進行波　266
心雑音　140
心室筋　140
心室中隔　134
腎静脈　144
親水性　17
新生児　61
新生児溶血性疾患　117
振戦　232
心尖　134
心尖拍動　134
心臓　100, 134
腎臓　304
心臓周期　140, 141
心臓壁　137

和文索引

心臓弁膜症　140
深側　9
靭帯　60
陣痛　338
心電図　138
伸張反射　241
浸透圧　106, 107, 283, 284
浸透圧受容器　106, 283
腎動脈　142
心内膜　137
心拍出量　141
心拍数　138
真皮　60, 270
新皮質　220
真皮乳頭　270
深部温　172
深部感覚　273
心不全　141
心房筋　140
心房性ナトリウム利尿ホルモン（ANP）　106
心房中隔　134
蕁麻疹　56

す

随意運動　224
随意筋　86
膵液　197, 198
錘外筋　91
髄核　61, 77
水酸化アパタイト　68
髄鞘（ミエリン）　211, 217
錘状体　256, 257
膵臓　197
膵臓腺房細胞　198
水素結合　37
錐体　231, 236
錐体外路　231
錐体交叉　231, 236
錐体細胞　209, 220
錐体路　224, 231
水頭症　73
錘内筋　91
水平細胞　257
水平面（横断面）　10
睡眠　230, 239
頭蓋腔　11
頭蓋骨　73
スクラップアンドビルド　68
スクロース　199
スターリングの法則　141, 151
ステロイドホルモン　277
ストレス　293
スフィンゴミエリン　217

せ

精液　321
生活習慣病　168
精管　318
精細管　318
精索　98
精子　321
精子形成　317, 319
静止帯　71
静止膜電位　213
成熟帯　71
星状膠細胞　216
生殖器系　7
精神性発汗　174
性染色体　36, 316
精巣　318
精巣上体　318
精祖細胞　319
声帯　156
生体染色　56
声帯ヒダ　156
正中肘皮静脈　144
成長因子　71
成長ホルモン　71, 280
精嚢　318
性ホルモン　317
性欲　234
生理的弯曲　77
セカンドメッセンジャー　278
咳　161
赤核　236
赤色骨髄　69
脊髄　218, 239
脊髄小脳路　237
脊髄神経　239
脊髄神経節　240
脊髄前角　91
脊髄側索　231
脊髄反射　240
脊柱　76
脊柱管　11, 77
赤脾髄　124
セクレチン　198
舌　185
舌咽神経　243
石灰化　69
石灰帯　71
舌下神経　243
舌下腺　183
赤血球　111
舌骨下筋　97
舌骨上筋　97
節後ニューロン　245
節上皮細胞　284
接触性皮膚炎　130
摂食中枢　234
節前ニューロン　239, 244

接着帯　49, 101
接着斑　49
設定温度　175
舌乳頭　185
セルトリ細胞　317, 321
セロトニン　213
セロトニンニューロン　221
腺　51
線維芽細胞　54, 58
線維細胞　55
線維性膠細胞酸性タンパク（GFAP）　216
線維性星状膠細胞　216
線維性タンパク質　44
線維素（フィブリン）　114
線維素溶解　115
線維輪　77
前角　239
全か無かの法則　215
前眼房の隅角　254
前境界板　254
前鋸筋　98
前脛骨動脈　144
仙骨　78
仙骨神経叢　239
前根　239
前索　239
前縦隔　121
栓状核　237
線条体　232
線状体系　232
染色　30
染色体　36
全身性エリテマトーデス（SLE）　129, 131
仙髄　239
前仙骨孔　78
浅側　9
栓塞　116
先体　321
仙椎　76, 78
前庭　265
前庭階　265
前庭神経　244, 267
前庭窓　264
蠕動　100
蠕動運動　191
前頭蓋底　73
前頭骨　73
前頭前野　227
前頭前野白質切除術（ロボトミー）　249
前頭洞　76
前頭面（冠状面）　10
前頭葉　220, 248
セントロメア　36
全分泌　52
腺房（終末部）　51

線毛　47	体細胞分裂　28	男性化　295
前立腺　318, 319	体肢　8	弾性血管　145
前腕　79	胎児循環　336	男性生殖器　318
前弯　77	代謝性アシドーシス　109	弾性線維　59
	体臭　272	弾性軟骨　59
そ	大循環（体循環）　134	男性二次性徴　324
総肝動脈　144	帯状回　233	男性ホルモン　323
総頸動脈　142	体性感覚野　224	単層円柱上皮　45
造血　111	体性感覚野連合野　224	淡蒼球　232
造血幹細胞　124	大泉門　69, 73	単層扁平上皮　45
造血組織　64	大腿骨　82	単層立方上皮　45
増高単極肢誘導　139	大腿骨頭　81	短橈側手根伸筋　99
総指伸筋　99	大腿四頭筋　82, 99, 242	タンパク質　168, 201
桑実胚　331	大腿静脈　144	同化作用　324
増殖帯　71	大腿直筋　100	淡明層　270
叢神経節　243	大腿動脈　144	
総腸骨静脈　144	大唾液腺　183	**ち**
総腸骨動脈　144	大腸　191	チェイン・ストークス型呼吸　166
僧帽筋　98, 243	大殿筋　99	知覚神経線維　65
僧帽弁　135	大転子　82	遅筋（赤筋）　89
相補的配列　36	大動脈　142	恥骨　81
側角　239	大動脈弓　142	腟　325
側索　239	大動脈体　165	痴呆　232
即時型アレルギー反応　127	大動脈弁　135, 140	緻密結合組織　60
側頭筋　97	体内時計　235	緻密質　65
側頭骨　73	ダイニン　26, 212	緻密小体　100
側頭平面　226	大脳　218, 219	緻密層　50
側頭葉　220	大脳基底核　218, 231	緻密斑　306
足背動脈　144	大脳脚　235	チミン　36
足背動脈弓　144	大脳縦裂　227	中隔　233
側腹筋　98	大脳半球　227	中間径フィラメント　26
鼠径管　98	大脳皮質　218, 219, 220	中間広筋　100
鼠径靱帯　98	大脳辺縁系　233	中間神経　226, 243, 268
組織　3, 44	胎盤　337	中耳　264
咀嚼　182	大伏在静脈　144	中手骨　81
咀嚼筋　96	大菱形骨　81	柱状構造（カラム）　222
疎水性　17	大弯　186	中心窩（黄斑）　259
疎性結合組織　60	唾液腺　183	中心溝　220
速筋（白筋）　89	多形細胞層　221	中心後回　224
足骨　83	多シナプス反射　242	中心子　26
足根骨　83	脱水　30, 105	中心小体　26
ソマトメジン（IGF-I）　280	脱分極　215	中心前回　229
	脱落膜　337	虫垂　81, 191
た	多能性造血幹細胞　111	中枢神経　218
体液　104, 247	多発性硬化症　131	中枢神経系　208
体液性免疫　120	多列円柱上皮　47	中性脂肪　55
体温　172	単位　11	中節骨　81, 83
体温調節異常　176	単球　114	中足骨　83
体温調節機構　174	単屈折性　87	肘頭　81
体温調節中枢　174	短骨　64	中頭蓋底　73
体幹　8	炭酸ガス　162	中脳　235
大胸筋　98	炭酸脱水酵素　109	中脳水道　236
体腔　11	単シナプス反射　242	中脳腹側被蓋野　221
大後頭窩（大孔）　75	胆汁　196	中胚葉　44, 333
大後頭孔　11	胆汁酸　196, 202	中皮　47
対光反射　242, 261	単収縮　94	チュブリン　26
	炭水化物　199	超音波検査　12
	炭水化物吸収不全症　201	

和文索引

聴覚　243, 264
　――の反射中枢　235
聴覚野　225
腸間膜静脈　144
長期増強　233
鳥距溝　225
蝶形骨　73
蝶形骨洞　76
長骨　64
腸骨　81
長骨骨端板　280
腸骨静脈　144
腸骨稜　81
腸腺（リーベルキューン腺）　191
腸相　188
長橈側手根伸筋　99
聴放線　266
跳躍伝導　211
直静脈洞　144
直腸　191, 193
直腸子宮窩　326
直立二足歩行　77
チロキシン　285
チロシンキナーゼ　297

つ

椎間孔　78, 91
椎間板　77
椎間板ヘルニア　79
椎弓　77
椎孔　77
椎骨動脈　142
追視　235
椎体　77
ツチ骨　264
ツベルクリン反応　130
爪　273

て

抵抗血管　145
停留睾丸　321
適当刺激　252
テストステロン　317, 323
デスミン　100
デスモソーム　101
テタニー　290
電解質コルチコイド（ミネラルコルチコイド）　290, 293
癲癇　230
電子伝達系　19
転写　38
転写因子　27
伝導　215
伝導速度　211

と

島（大脳の）　226
頭蓋冠　73
頭蓋腔　220
頭蓋骨　73
頭蓋底　73
導管　51, 54
導管介在部　54
動眼神経　242
動眼神経副核　235
導管線条部　54
瞳孔　242, 256
瞳孔括約筋　256
瞳孔散大筋　256
瞳孔収縮筋　242
橈骨　79
橈骨静脈　144
橈骨神経　79
橈骨神経溝　79
橈骨動脈　142
糖鎖　18
糖質　168
糖質コルチコイド（グルココルチコイド）　290
等尺性収縮　94
透出分泌　53
豆状骨　81
動静脈吻合　271
糖新生　291
頭相　188
橈側手根屈筋　99
橈側皮静脈　144
糖タンパク質　60
頭頂骨　73
等張性収縮　94
頭頂葉　220
頭殿長　334
糖尿病　298
逃避反射　241
洞房結節　137, 140
動脈管（ボタロー管）　337
動脈周囲リンパ組織鞘　124
動脈のコンプライアンス　145
冬眠動物　61
透明層　50
特異動的作用　174
特殊心筋　101, 137
ドーパミン　213, 283
ドーパミンニューロン　221
トランスゴルジネットワーク　23
トランスファーRNA　40
トランスポーター　18
トリグリセリド　202
取り込み小胞（エンドソーム）　24
トリヨードチロニン　285
トロポコラーゲン　58
トロポニン　87

トロポミオシン　87
トロンビン　114
トロンボプラスチン　114
貪食　56, 114

な

内因性因子　188
内因性凝固系　114
内因性発熱物質　176
内果　82
内外肋間筋　98
内核膜　27
内顆粒細胞層　221
内顆粒層　257
内眼角　252
内基礎（環状）層板　66
内境界膜　257
内頸静脈　144
内頸動脈　142
内肛門括約筋　193
内呼吸　154
内細胞塊　332
内耳　264
内耳神経　243
内錐体細胞層　221
内側　9
内側広筋　100
内側膝状体　225, 235, 266
内側上顆　79
内側直筋　262
内側面（中心傍小葉）　224
内側翼突筋　97
内腸骨動脈　144
内転　98
内転筋群　99
内尿道括約筋　312
内胚葉　44, 332
内皮細胞　57
内部環境　104
内腹斜筋　98
内分泌器系　4
内分泌腺　51, 276
内網状層　257
内有細胞　265
内リンパ　265
内肋間筋　98
ナチュラルキラー細胞　128
ナトリウム　18
ナトリウム利尿ペプチド（ANP）　101
ナルコレプシー　230
軟口蓋　183
軟骨芽細胞　58
軟骨（硝子軟骨）のモデル　69
軟骨内骨化　69
軟膜　218

に

2型糖尿病　298
肉眼解剖　2
ニコチン性アセチルコリン受容体　91
二次骨化点　71
二次性徴　317
二次性能動輸送　311
二重らせんモデル　36
日周期リズム　173
ニッスル染色　220
ニッスル物質　209
乳汁　283
乳腺　339
乳頭体　233
尿管　312
尿細管　306, 309
尿浸透圧　108
尿道球腺　318
尿毒症　308
尿閉　314
尿崩症　283
尿量　108

ぬ

ヌクレオソーム　35
ヌクレオチド鎖　36

ね

ネガティブフィードバック調節　279
熱産生　174
熱中症　177
ネフロン　306
粘液水腫　287
粘液腺　52
粘膜　180
粘膜下神経叢（マイスネル神経叢）　191
粘膜下組織　60, 180

の

脳幹　218, 235
脳室　218
脳神経　242
脳神経核　236
脳脊髄液　218
脳電図　230
脳頭蓋　73
能動免疫　129
脳波　229
脳梁　227
脳梁切断患者　227
ノルアドレナリン　213, 245, 295

ノルアドレナリンニューロン　221

は

歯　182
肺　157, 158
肺活量　162
背筋力　98
肺水腫　166
肺尖　157
胚中心　125
肺底　157
肺動脈弁　135, 140
排尿　312
排尿反射　313
排便反射　194
肺胞　157
肺胞マクロファージ　56
廃用萎縮　68
排卵　317, 325
倍率　29
パーキンソン病　232
白質　239
白色脂肪細胞　61
薄束　240
白脾髄　124
麦粒腫　252
破骨細胞　67
バセドウ病　287
バゾプレッシン（抗利尿ホルモン）　106, 234, 283, 284, 310
パチニ小体　273
発汗　174
白血球　112
ハッサル小体　122
発声　243
発熱　176
ハバース管　66
ハバース層板　65, 66
パペッツの回路　233
パラアミノ馬尿酸　308
　　──のクリアランス　308
パラフィン　30
反回神経　156, 243
半規管　265, 268
反射　240
反射弓　240
ハンチントン病（舞踏病）　232

ひ

被蓋　235, 236
被殻　232
皮下脂肪　55, 271
皮下組織　60, 271
鼻腔　75, 76, 154
鼻甲介　75
非交叉性　226

腓骨　82
尾骨　78
脾索　124
皮脂腺　272
皮質核路　224, 231
皮質下構造（基底核）　219
皮質脊髄路　224, 231
微絨毛　47
尾状核　232
微小管　26
微小終板電位　93
脾静脈　196
尾髄　239
ヒス束　137
ヒスタミン　56
ヒスタミンニューロン　221
ヒストン　27, 35
脾臓　112, 124
ビタミン　172
　A　257
　B_{12}　188
　D_3（ヒドロキシコレカルシフェロール）　288
左胃動脈　144
左鎖骨下動脈　142
左総頸動脈　142
鼻中隔　75, 154
尾椎　76, 78
脾洞　124
脾動脈　144
ヒト絨毛性ゴナドトロピン（hCG）　332, 337
泌尿器系　4
皮膚　269
皮膚感覚　273
腓腹静脈　144
腓腹動脈　144
皮膚血管　175
腓腹筋　100
非ふるえ熱産生　174
ヒポクラテス　247
ヒポクレチン（オレキシン）　230
肥満　168, 234
肥満細胞（マスト細胞）　56
ビメンチン　100
眉毛　253
標準肢誘導　139
表情筋　96
標的細胞　276
表皮　269
ヒラメ筋　100
ビリルビン　112, 196
鼻涙管　262
披裂軟骨　155
ピロリ菌　189
貧血　112

ふ

ファブリキウス嚢　126
フィブリノゲン　110, 114
フィブリリン　59
フィブリン　114
フィブロネクチン　60
不応期　215
フォルクマン管　66
フォルマリン　29
不感蒸泄　174
不規則性緻密結合組織　60
腹横筋　98
複屈折性　87
副交感神経　100, 244
複視　262
副腎　290
副神経　97, 243
副腎髄質　290
副腎髄質ホルモン　295
副腎性アンドロゲン　295
副腎性器症候群　295
副腎皮質　290
副腎皮質刺激放出ホルモン（CRH）　292
副腎皮質刺激ホルモン（ACTH）　279, 292
副腎皮質ホルモン　277, 291
複製　38
輻輳　235
輻輳反射　261
腹側視床核　221
腹直筋　98
腹直筋鞘　98
腹内側核　234
副鼻腔　75, 155
腹部大動脈　142
腹膜　181
腹膜腔　181
浮腫　56, 60, 105, 106
不随意筋　86
不整脈　140
普通心筋　101
腹腔　11, 181
腹腔動脈　142
ブドウ糖　169, 199, 297
プラスミン　115
ふるえ　174
プルキンエ細胞層　237
プルキンエ線維　101, 137
ブローカ野　229
プロゲステロン　277, 326, 328, 330
プロコラーゲン　54, 58
プロセッシング　53
プロテアーゼ　198, 201
プロテオグリカン　52, 60
ブロードマンの分類　222
　1野　224
　2野　224
　3野　224
　4野　224
　5野　224
　6野　224
　7野　224
　9野　227
　10野　227
　11野　227
　12野　227
　17野　225
　22野　226, 229
　44野　229
　45野　229
プロラクチン　283, 339
分界線　81
分解能　29
分極状態　215
分子　3
分子層　221, 237
分節運動　191
分泌小胞　23, 53
分泌様式　52
分娩　81, 338
噴門　186
分裂周期　28

へ

平滑筋　86, 100
平衡感覚　243, 264, 267
平衡砂　265
平衡斑　265
閉鎖帯　48
ペースメーカー　138
β酸化　172
β波　230
ヘッシェル回　225
ヘテロクロマチン　27
ヘパリン　56, 115
ペプシノゲン　186, 188
ペプチダーゼ　201
ペプチド　213, 277
ヘマトキシリン・エオジン染色　30
ヘマトクリット　110
ヘム　112
ヘモグロビン　111, 163
ヘモグロビン酸素解離曲線　163
ヘリング・ブロイエルの反射　165
ペルオキシソーム　25
ヘルパーT細胞　126, 128
ベル・マジャンジーの法則　239
変温動物　176
弁蓋　226
扁桃体　233
ペンフィールドの小人　224
扁平骨　64
弁膜症　135
ヘンレのループ　306, 310

ほ

膀胱　312
放散　174
傍糸球体装置　106, 306
房室結節　137
房室弁　140
紡錘細胞　220
紡錘体　26
縫線核　221
膨大部　265
胞胚　331
ポジトロンCT　12
補助呼吸筋　159
補体　127
補体系　129
勃起　319, 321
ボーマン嚢　306
ホーミング　122
ホメオスタシス　8, 64, 104
ポリソーム　22
ポリペプチドα鎖　58
ホルモン　276
翻訳　21, 40

ま

マイスネル小体　273
マイスネル神経叢　191
マイネルトの基底核（マイネルト核）　221, 232
膜内骨化　69
膜迷路　264
マクロファージ（大食細胞）　56, 114, 128
麻疹（はしか）　129
マックバーニーの点　82, 191
末梢神経　242
末梢神経系　208
末節骨　81, 83
末端肥大症　71, 280
マトリックス　44
マルチノッチ細胞　220
満腹中枢　234

み

ミオグロビン　89
ミオシン　87
ミオシン分子　87
味覚　268
味覚中枢　268
味覚野　226
右鎖骨下動脈　142
右総頸動脈　142
ミクログリア　56

ミクロトーム　30
水の吸収　204
ミセル　202
ミトコンドリア　19
ミトコンドリアDNA　20, 34
ミネラル（無機質）　172
脈圧　145
脈絡叢　218
脈絡膜　255
味蕾　185, 226

む
ムコ多糖類　59
ムチン　52
無定形質　59
無動症　232
無名質　232

め
明暗順応　259
迷走神経　243
メッセンジャーRNA　38
めまい　268
メラトニン　234, 299
メラニン細胞　270
メラニン色素顆粒　57
メルケル細胞　270
メルケル盤　273
メロミオシン　87
免疫　120
免疫応答　128
免疫・感染防御系　4
免疫寛容　131
免疫寛容機構　131
免疫機能　292
免疫グロブリン　57, 126
　　　長い鎖　126
　　　短い鎖　126
免疫細胞化学法　210
免疫担当細胞　125

も
網工　61
蒙古斑　57, 270
毛細血管　145
網状層　50
盲腸　191
盲点　259
毛包　271
網膜　253, 257
毛様体　255
網様体　230, 239
毛様体小帯　255
毛様体突起　255
モータータンパク質　26, 212

門脈　196

ゆ
優位半球　227
有棘層　270
有鈎骨　81
有糸分裂　28
有頭骨　81
有毛細胞　265
幽門　186
遊離脂肪酸　172
ユークロマチン　27
輸出細動脈　306
輸出リンパ管　125
輸入細動脈　306
輸入リンパ管　125

よ
溶血　112
腰神経叢　239
羊水　334
腰髄　239
容積受容器（低圧受容器）　106
ヨウ素　285
腰椎　76, 78
腰方形筋　98
腰膨大　239
羊膜腔　333
容量血管　145
抑制性シナプス　216
抑制性シナプス後電位　216
予備吸気量　161
予備呼気量　161

ら
ライディッヒ細胞　317
ラクトース　199
ラセン神経節細胞　265
ラセン動脈　325, 337
ラミニン　50, 60
ラムダ縫合（人字縫合）　73
卵黄嚢　333
卵管　325
卵管采　326
卵形嚢　265
卵形嚢斑　265
ランゲルハンス細胞　270
ランゲルハンス島（膵島）　197, 296
卵巣　325
卵巣ホルモン　330
ランツの点　82
ランビエ絞輪　211
卵胞期　326
卵胞刺激ホルモン（FSH）　279, 321

り
離出分泌　52
リスフラン関節　83
リソソーム（水解小体）　24, 56
立体視　226
立方骨　83
立毛筋　271
利尿薬　312
リパーゼ　198
リボ核酸　40
リボソーム　21
リボソームRNA　21, 28, 40
リボソームタンパク質　21
リモデリング　68
隆起乳頭体核　221
隆椎　77
流動モザイク説　16
緑内障　255
臨界期　222
リン酸化　100
リン脂質　17
リンパ液　104
リンパ芽球　124
リンパ管　150
リンパ球　114, 125
リンパ系　150
リンパ小節　125
リンパ節　125

る
涙丘　252
涙腺　262
涙点　252, 262
ルフィニ小体　273

れ
レシチン　202
レチウス・カハール細胞　220
レチナール　257
レニン　106, 307
レニン-アンジオテンシン系　294
レプチン　56, 171, 300
レム睡眠　230
攣縮　94

ろ
老視　255
ロドプシン　257
濾胞　285

わ
ワイゲルト染色　220
ワーキングメモリー　227

ワクチン　120
腕神経叢　239
腕橈骨筋　98, 99
腕頭静脈　144
腕頭動脈　142

■欧文索引

A

A 帯　87
ABO 式血液型　117
acidosis　108
ACTH　292
actin　25
Addison 病　294
ADH (antidiuretic hormone)　283, 310
adipocyte (fat cell)　55
ADP　20
adrenaline　295
aldosterone　106, 293
alkalosis　108
Ammon's horn　233
ANP　106
anterior pituitary hormone　279
anus　194
aorta　142
arortic valve　135
arteriol　145
astrocyte　216
ATP (adenosine triphosphate)　19, 169
auditory area　225
autonomic nervous system　244
axon　211

B

B 細胞　120, 124, 126
B リンパ球　57
baroreceptor　148
basal ganglia　231
basal infolding　50
Basedow 病　287
basement membrane　50
BCG　129
Bell-Magendie の法則　239
Betz の巨大錐体細胞　221
bile　196
bladder　312
blood　109
blood pressure　145
blood type　116
blood-brain-barrier　217
BMI (body mass index)　169
BMR (basal metabolic rate)　168, 286
body fluid　104
body temperature　172
bone marrow　69, 124
Bowman's capsule　306
brain stem　235
Broca　229
Brodmann の分類　222
bronchus　156

C

calcium　287
calmodulin　100
capillary　145
carbohydrate　199
cardiac conduction system　137
cardiac cycle　140
cardiac muscle　100
cardiac output　141
CD　122
CD 4　122
CD 8　122
cell　3
cell membrane　16
central nervous system　218
centriole　26
cerebral cortex　219
cerebral hemisphere　227
cerebrum　219
CGRP（カルシトニン遺伝子関連ペプチド）　241
chemoreceptor　148, 165
Cheyne-Stokes 型呼吸　166
cholecystokinin　198
choroid　255
chromatin　35
chromosome　36
chylomicron　203
cilia　47
circadian rhythm　173, 293
circulation system　134
clearance　307
collagen fiber　58
collecting duct　306
colon　191
compact bone　65
connective tissue　54
cornea　253
coronary artery　136
cranial nerves　242
cranium　73
cretinism　287
CRH (corticotropin releasing hormone)　292
crown-rump length　334
CT (computed tomography)　12
Cushing 症候群　294
cyclic AMP　278
cytoplasm　18
cytoskeleton　24

D

dendrite　210
dermis　270
desmosome　49
diabetes mellitus　298
diarrhea　204
diencephalon　233
digestion　180
DNA　34
DNA 合成　28
dominant hemisphere　227
duct　54

E

ectoderm　44
edema　105
ejaculation　321
elastic fiber　59
electroencephalogram (EEG)　230
enchondral ossification　69
endocrine　51
endocrine gland　276
endoplasmic reticulum　22
ento (endo) derm　44
ependyma　218
epidermis　269
epithelium　44
EPSP (excitatory postsynaptic potential)　216
erythrocyte　111
esophagus　157, 185
estrogen　326
exocrine　51
expiration　159
extrapyramidal tract　231
eyelid　252

F

fever　176
fibrin　114
fibroblast　54
fracture　72
free fatty acid　172
FSH　321, 326, 327

G

G_1 期　28
G_2 期　28
G タンパク質　257
gap junction (nexus)　49

gastric juice 186
gastrin 186
gene 34
genome 34
GFR（糸球体濾過量） 308
GHRH 280, 283
GH 放出ホルモン（GHRH） 280, 283
GH 放出抑制ホルモン（ソマトスタチン） 283
gland 51
glomerular filtration rate (GFR) 308
glomerulus 306
glucagon 299
glucocorticoid 290
gluconeogenesis 291
glucose 199
glycosaminoglycan 59
GM-CSF 124
Goblet cell 51
Golgi apparatus（成熟卵胞） 23
graafian follicle 326
Graves 病 287
growth hormone (GH) 71, 280
glia 216
gustatory area 226

H

H 鎖 127
H 帯 87
Haverse 層板 65
heart 134
heart sound 140
hematocrit 110
hemoglobin 111, 163
hemostasis 114
Heschl 回 225
His 束 137
homeostasis 8
hormone 276

I

I 帯 87
IgA 126, 127
IgD 126, 127
IgE 56, 126, 127
IGF-I 280
IgG 126, 127
IgM 126, 127
immunoglobulin (Ig) 57
impulse 212
inspiration 159
insulin 296
intermediate filament 26
IPSP (inhibitory postsynaptic potential) 216
iris 256

J

jaundice 196
joint 72
juxtaglomerular apparatus 306

K

kidney 304
Kupffer cell 195
Kussmaul の呼吸 166

L

L 鎖 127
lacrimal gland 262
Langerhans islet 197, 296
Lanz の点 82
larynx 155
leptin 300
leukocyte 112
Leydig 細胞 317
LH 321, 326
LH サージ 328
limbic system 233
lipid 202
liver 194
LTP (long-term potentiation) 233
lung 157
lymph nodes 125
lymphatic system 150
lysosome 24

M

M 期 28
macrophage 56
Macula densa 306
Martinotti 細胞 220
mast cell 56
McBurney の点 82
membraneous ossification 69
menstrual cycle 326
menstruation 317
mesoderm 44
metachromasia 56
Meynert の基底核 221
micelle 202
microglia 218
microscope 29
microtubule 26
microvilli 47
micturition 312
midbrain 235
milk ejection reflex 339
mineralocorticoid 290
mitochondria 19
mitral valve 135
mongolian spot 57
motor area 224
MRI (magnetic resonance imaging) 12
mRNA 38
myocyte 87

N

Na$^+$チャネル 211
Na$^+$ポンプ 204
Na$^+$-K$^+$チャネル 93
negative feedback 279
nephron 306
neurite 210
neuron 208
noradrenaline 295
nuclear envelope (membrane) 27
nucleolus 28
nucleus 27

O

Oddi 括約筋 196
oligodendrocyte 217
organ 3
organella 18
osteoblast 66
osteoclast 67
osteocyte 66
osteomalacia 289
osteon 66
ovulation 317, 325
oxytocin 284

P

pacemaker 138
palate 183
pancreas 197
pancreatic juice 197
Papez の回路 233
paraaminohippuric acid (PHA) 308
parathyroid hormone (PTH) 67, 289
parturition 338
PAS 染色（PAS 反応） 50, 52
peptide 277
perikaryon 209
peripheral nervous system 242
peritoneum 181
permissive effect 291
PET (positron emission tomography)

欧文索引

12
phagocytosis 24, 56
phantom limb 225
pharynx 185
pigment cell 57
pinocytosis 24
placenta 337
plasma 110
plasma cell 56
platelet 114
pleura 157
portal vein 196
posterior pituitary gland 279
prefrontal area 227
premotor area 224
progesterone 326
prolactin 283
prostate 319
protein 201
PTH 67, 289
puberty 317
pulmonary valve 135
Purkinje 線維 137
pyramidal tract 231

R

Ranvier 絞輪 211
reflex 240
REM (repid eye movement) sleep 230
renal tubule 306
renin 106, 307
reticular fiber 59
retina 255, 257
Retius-Cajal 細胞 220
Rh 式血液型 117
ribosome 21
rickets 289
rRNA 21, 28

S

S 状結腸 193
S 状静脈洞 144
salivary gland 183
Schwann 細胞 91, 211
sclera 254
second messenger 278
secretin 198
sectum 193
semen 321
sensory area 224
Sertoli 細胞 317
serum 110
set point 175
sex chromosome 316
sex hormone 317
Sharpey 線維 65
sinoatrial node 137
SI 単位 (International System of Units) 11
skeletal muscle 87
skeleton 73
small intestine 189
smooth muscle 100
speech area 229
sperm 321
spermatogenesis 319
spinal reflex 240
spleen 124
spongy bone 64
Starling の法則 141
steroid hormone 277
stomach 186
stress 293
stroke volume 141
Sudan black 55
Sudan III 55
swallowing 185
synapse 212
system 3

T

T 系 (T 細管) 88
T 細胞 120, 122, 127
T 細胞受容体 122
target cell 276
TCA サイクル 94, 169
teeth 182
testosterone 317
tetany 290
TGN (trans-Golgi network) 23
theca cell 326
thymus 121
thyroid hormone 279, 284
thyroxine (T_4) 285
tidal volume 161
tight junction 48
tissue 3, 44
tongue 185
trachea 156
transducer 252
TRH 286
tricuspid valve 135
triiode thyronine (T_3) 285
TSH 286

U

ultrasonography 12
umbilical cord 338
urethra 312

V

V 1 (一次視覚野, 17 野) 225
V 2 (18 野) 225
V 3 (19 野) 225
V 4 (19 野) 225
V 5 (中側頭回) 225
vasopressin (antidiuretic hormone) 106, 283
venous return 141
vesicle 23
visual area 225
vital capacity 162
vitamine D_3 288
vocal cord 156
Volkmann 管 66
vomiting 189

W

Wernicke 229
　　——の領域 226

X

X 染色体 36

Y

Y 字軟骨 81
Y 染色体 36

Z

Z 線 87
zonula adherens 49

シンプル解剖生理学

2004年 1月20日 第1刷発行	著 者 河田光博,樋口　隆
2023年 1月30日 第16刷発行	発行者 小立健太
	発行所 株式会社 南江堂
	〒113-8410 東京都文京区本郷三丁目42番6号
	☎(出版) 03-3811-7236 (営業) 03-3811-7239
	ホームページ https://www.nankodo.co.jp/
	印刷・製本　壮光舎印刷

Concise Text of Anatomy and Physiology
Ⓒ Mitsuhiro Kawata, Takashi Higuchi, 2004

定価は表紙に表示してあります。　　　　　　　　　　　Printed and Bound in Japan
落丁・乱丁の場合はお取り替えいたします。　　　　　　ISBN978-4-524-22054-0
ご意見・お問い合わせはホームページまでお寄せください。

本書の無断複製を禁じます.

JCOPY 〈出版者著作権管理機構 委託出版物〉
本書の無断複製は，著作権法上での例外を除き禁じられています．複製される場合は，そのつど事前に，出版者著作権管理機構(TEL 03-5244-5088, FAX 03-5244-5089, e-mail: info@jcopy.or.jp)の許諾を得てください．

本書の複製(複写，スキャン，デジタルデータ化等)を無許諾で行う行為は，著作権法上での限られた例外『私的使用のための複製』等を除き禁じられています．大学，病院，企業等の内部において，業務上使用する目的で上記の行為を行うことは私的使用には該当せず違法です．また私的使用であっても，代行業者等の第三者に依頼して上記の行為を行うことは違法です．